みてわかる薬学

図解
腫瘍薬学

改訂 2 版

編集

鈴鹿医療科学大学薬学部 客員教授　川西正祐
静岡県立大学薬学部 教授　賀川義之
鈴鹿医療科学大学薬学部 教授　大井一弥

南山堂

改訂2版の序

わが国は超高齢社会になり，年々がんの発症率が高まっている．2023年のがんによる死亡者数は約38万人であり，死亡総数に占める割合は24.3％で，心疾患14.7％と脳血管疾患6.6％を合わせた循環器疾患の割合よりも多い．また，循環器疾患による死亡数は男女でほとんど変わらないが，がんについては男性が女性に比べて約1.4倍多く，結果として，男性は女性に比べて平均寿命が短い．現在，およそ2人に1人ががんに罹患し，4人に1人ががんで死亡している．がんは，国民にとって最大の健康上の課題である．

がんは生活習慣病の一つで，食習慣，運動不足，喫煙，飲酒，肥満などに起因している．がん細胞は，自立増殖能を有し，発生部位から増殖・浸潤し，さらに転移することがある．進行度によっては，がん悪液質を経て死亡することが多い．近年，がん治療では手術療法，放射線療法，薬物療法に免疫療法を加えた集学的な治療が行われている．がん薬物療法として，化学療法に用いられる細胞障害性抗がん薬に加えて画期的な分子標的薬が続々と開発されている．免疫チェックポイント阻害薬は分子標的薬でもあるが，重要な免疫療法の一つでもある．

薬学教育の分野には，がんに関連する専門教科が多い．生体が発がん因子に曝露されて，標的である遺伝子（DNA）に変異をもたらす発がん機構に基づいて，がん予防に関与する「衛生薬学」がある．次いで，がん生物学，特にがん細胞の増殖・浸潤やシグナル伝達を研究する「生物系薬学」がある．さらに，抗がん薬の薬理から治療法を探求する「薬物治療学」を含む「医療薬学」があり，がん患者に対するファーマシューティカル（薬学的）ケアを研究する「臨床薬学」分野もある．しかし，これらの分野は，がんを部分的に扱っており，がんの基礎から臨床まで体系的に編集した教科書はなかった．本書は，「腫瘍薬学」を新しい薬学分野の一つとして位置付けている．腫瘍薬学とは，がん予防に重要な発がんの発症メカニズムおよびがん治療法の作用や副作用の発現メカニズムを，病態と関連付けて薬学的視点から総括する学問であると定義した．本書では，基礎と臨床の知識がシームレスに結びつくよう構成し，最近の情報も盛り込んだ教科書として編纂した．近年，がんは治療だけでなく予防の重要性も増しているため，基礎・臨床の両視点を統合的に学び，薬学的にアプローチすることが重要と考えられる．

なお，「図解 腫瘍薬学」初版は2020年8月に刊行されている．初版発刊後のがん研究では，エピジェネティクス（後成遺伝学）とも呼ばれ，DNAの配列変化なしに遺伝子機能が変化する現象を解明する研究が進展し，DNAのメチル化など，エピジェネティックな変化ががん化を引き起こす可能性が示された．今後も新規の診断や治療の開発が期待されている．改訂2版では，最近のがん研究の成果を踏まえ全面的に書き直し，理解を深めるために内容の多くを図解する方針で編集を進めた．薬学生だけでなく，薬剤師やがん専門薬剤師を目指す方など，がん予防やがん治療に関わるすべての医療従事者に本書をお読みいただければ幸いである．

最後に，本書の編集に多大なご協力をいただいた南山堂編集部の江石遥夏氏，庄司豊隆氏，古川晶彦取締役および関係諸氏に感謝する．

2025年2月

編者を代表して　川西　正祐

序

　超高齢社会を迎えたわが国では，加齢とともにがんの発症率が益々高まっている．2018年のがんによる死亡者数は約37万人である．また，死亡総数に占める割合は27.4％で，心疾患15.3％と脳血管疾患7.9を合わせた循環器疾患の割合より多い．長寿国のわが国において男性は女性に比べて平均寿命が短い．循環器疾患による死亡数は男女で変わらないが，がんについては男性が女性に比べて約1.4倍多いことが主な要因と考えられる．現在，男性ではおよそ2人に1人ががんになり，3人に1人ががんで亡くなっている．このように，がんは国民にとって最大の健康上の課題であるが，薬学ではこれまで，それに対応する教科書がなかった．本書『図解 腫瘍薬学』は，がんの発生機序を踏まえてがんの予防と治療を総括的にまとめた教科書である．

　がんは生活習慣病の一つで，食習慣，運動，喫煙，飲酒などの生活習慣に起因している．詳しくみれば，発がん因子には化学的因子，生物学的因子，物理学的因子がある．これらの発がん因子は発がん部位（臓器）により異なり，多種多様である．われわれの細胞が発がん因子の曝露を受け，遺伝子に変異が起こることでがんになる．がん細胞は，増殖，浸潤し，さらに転移することもあり，進行度によっては，がんは死に至らしめる．近年，画期的な新規のがん薬物療法として，分子標的薬や免疫チェックポイント阻害薬が続々と開発されているが，いまだ死因の第1位はがんである．このような中，がんの根治に向けた研究がわが国だけではなく世界的に展開されている．

　薬学ががんに関与する研究分野としては，まず，生体が発がん因子に曝露されて，長期間にわたり標的である遺伝子に変化をもたらす発がん機序と，それに基づくがん予防についての研究を含む「衛生薬学」がある．また，がん生物学，特にがん細胞の増殖・浸潤・転移や関連シグナル伝達を研究する「生物系薬学」がある．次いで検査・診断，そして，がん薬物療法を探求する抗がん分野の「薬物治療学」を含む「医療薬学」がある．さらには，がん患者に対するファーマシューティカル（薬学的）ケアを研究する分野もある．

　また近年，がんの治療だけでなく予防も重要性が増しており，その薬学的アプローチが重要となっている．それにもかかわらず，研究分野が多岐にわたることもあり，これまで，「がん」を系統的にまとめることは困難であった．そこで，我々は，発がんから抗がんまでのすべてを薬学的視点から総括し，かつ医療薬学・臨床薬学において系統的かつ斬新的にがん患者ケアを可能にする学問を「腫瘍薬学」と新たに定義した．

　なお，前版『腫瘍薬学』は11年前に刊行されているが，その後のがん研究発展の成果を踏まえて，今回全面的に書き直すとともに，内容の多くを図解し理解しやすいように編集して『図解 腫瘍薬学』として新たに刊行することとなった．一般の薬学生や薬剤師，がん予防やがん治療に関わる研究者や医療関係者にとって有益となれば幸いである．

　最後に，本書の編集に多大なご協力をいただいた南山堂編集部のみなさま，古川晶彦取締役および関係諸氏に深謝する．

　2020年6月

　　　　　　　　　　　　　　　　　　　　　　　　　　　　　　川西　正祐

■ 執筆者一覧 〔執筆順〕 ■

編著者

川 西 正 祐	鈴鹿医療科学大学 客員教授
賀 川 義 之	静岡県立大学薬学部 教授
大 井 一 弥	鈴鹿医療科学大学薬学部 教授

著　者

柴 沼 質 子	昭和大学薬学部 教授
坂 　 晋	鈴鹿医療科学大学薬学部 准教授
及 川 伸 二	三重大学大学院医学系研究科 准教授
大 西 志 保	鈴鹿医療科学大学薬学部 助教
川 西 美知子	元 京都大学医学研究科 助教
平 工 雄 介	福井大学学術研究院医学系部門 教授
出屋敷 喜宏	鈴鹿医療科学大学薬学部 特任教授
牛 島 俊 和	星薬科大学 学長
竹 島 秀 幸	星薬科大学 特任准教授
戸 塚 ゆ加里	星薬科大学 教授
武 藤 倫 弘	京都府立医科大学医学部 教授
里 見 佳 子	元 鈴鹿医療科学大学薬学部 教授
秋 本 和 憲	東京理科大学薬学部 教授
片 山 和 浩	日本大学薬学部 教授
上 原 知 也	千葉大学大学院薬学研究院 教授
飯 田 靖 彦	鈴鹿医療科学大学薬学部 教授
田 中 章 太	鈴鹿医療科学大学薬学部 助教
大河原 賢一	神戸薬科大学 教授
中 田 　 晋	京都薬科大学 准教授
坂梨 まゆ子	金城学院大学薬学部 准教授
水 谷 秀 樹	金城学院大学薬学部 教授
金 田 典 雄	名城大学 名誉教授
米 田 誠 治	鈴鹿医療科学大学薬学部 教授

井口和弘　　岐阜薬科大学 教授

浅井章良　　静岡県立大学大学院薬学研究院 教授

野口耕司　　東京理科大学薬学部 教授

西田圭吾　　鈴鹿医療科学大学薬学部 教授

松尾一彦　　近畿大学薬学部 准教授

中山隆志　　近畿大学薬学部 教授

浅井知浩　　静岡県立大学薬学部 教授

井出直仁　　日本薬科大学 准教授

野田哲史　　立命館大学薬学部 准教授

横山聡　　　近畿大学薬学部 准教授

佐竹尚子　　横浜薬科大学 准教授

平出誠　　　東京薬科大学薬学部 講師

柳澤聖　　　名城大学薬学部 教授

力武良行　　神戸薬科大学 教授

齋藤義正　　慶應義塾大学薬学部 教授

下枝貞彦　　東京薬科大学薬学部 教授

日髙宗明　　九州医療科学大学薬学部 准教授

青木定夫　　新潟薬科大学医療技術学部 教授

森山雅人　　新潟薬科大学薬学部 教授

杉富行　　　明治薬科大学 講師

佐藤淳也　　湘南医療大学薬学部 教授

安武夫　　　明治薬科大学 准教授

名德倫明　　大阪大谷大学薬学部 教授

平田尚人　　東京薬科大学薬学部 准教授

菅野秀一　　東北医科薬科大学薬学部 教授

築山郁人　　名城大学薬学部 教授

細谷治　　　日本赤十字社医療センター 薬剤部長

野澤玲子　　明治薬科大学 准教授

大澤匡弘　　帝京大学薬学部 教授

目　次

1章　がんの分類と疫学　1

1 腫瘍の分類 ……………… 柴沼 質子　2
1. 腫瘍の定義　2
2. 組織発生学的分類：上皮性腫瘍と非上皮性腫瘍　2
3. 組織型分類：悪性腫瘍の分類　3
4. 病期分類：TNM 分類と病期分類　3

2 がん統計の概要 ……………… 坂 晋，川西 正祐　6
わが国におけるがん死亡と罹患　6

3 がんの成因 ……………… 坂 晋，川西 正祐　10
がんのリスク要因　10

2章　発がん因子と発がん過程　19

1 化学的因子 ……………… 及川 伸二，川西 正祐　20
1. 多環芳香族炭化水素　20
2. 芳香族アミノ化合物　20
3. 有機溶剤　22
4. 金 属　23
5. 高分子・プラスチックモノマー　25
6. 高分子添加剤　26
7. ガス状物質　27
8. 農 薬　27
9. ダイオキシン類　28
10. カビ毒（マイコトキシン）　29
11. ニトロソ化合物　30
12. 有機フッ素化合物（PFAS）　31
13. 食用植物　32
14. 食品添加物　32

2 生物学的因子 ……………… 大西 志保，川西 美知子　33
1. 寄生虫　33
2. 細 菌　34
3. ウイルス　34

3 物理化学的因子 ……………… 平工 雄介，川西 正祐　38
1. 紫外線　38
2. 電離放射線　40
3. 繊維・粒子状物質　41

4 イニシエーションとプロモーション（多段階発がん） ……………… 大西 志保，川西 正祐　46
1. 多段階発がん説　46
2. プロモーション　46
3. プログレッション　46

5 発がん物質の代謝活性化による遺伝子損傷 ……………… 出屋敷 喜宏，川西 正祐　48
1. 発がん物質　48
2. 代謝活性化　49
3. 代謝活性化された究極発がん物質による遺伝子損傷　49

6 活性酸素，一酸化窒素による遺伝子損傷 ……………… 大西 志保，川西 正祐　53
1. 活性酸素種　53
2. 一酸化窒素　54

7 遺伝子変異・修復 ……………… 大西 志保，川西 正祐　55
1. 酵素による直接修復　55
2. DNA 1 本鎖切断の修復機構　56
3. DNA 2 本鎖切断の修復機構　56
4. 損傷乗り越え複製　58
5. 染色体の異常　59

8 がん関連遺伝子 ……………… 大西 志保，川西 正祐　60
がん原遺伝子　60

9 がんのエピジェネティクス ──────
──────────── 竹島 秀幸, 牛島 俊和 64

1. DNA メチル化とは 64
2. がんにおける DNA メチル化異常と治療応
   用 64

3. ヒストン修飾とは 65
4. がんにおけるヒストン修飾異常と治療応
   用 66

3章 がんの予防 69

1 一次予防と二次予防 ─── 武藤 倫弘, 戸塚 ゆ加里 70
1. がん予防の背景 70
2. がん予防の分類 70
3. がん予防の分類と戦略 71
4. 一次予防の課題と対策 71
5. 二次予防の課題と対策 72

2 がんの化学予防物質 ─── 武藤 倫弘, 戸塚 ゆ加里 74

3 発がん性リスクアセスメント ──────
──────────── 戸塚 ゆ加里, 武藤 倫弘 76
1. 発がん性の確認 76

2. 量 – 反応アセスメント 77
3. 曝露アセスメント 78
4. リスク判定 78

4 発がん性物質のスクリーニング法 ──────
──────────── 里見 佳子, 川西 正祐 79
1. 変異原性試験 79
2. 染色体異常試験 80
3. DNA 損傷性試験 80
4. 遺伝子損傷性のない発がん性物質のスク
   リーニング法 81

4章 がんの生物学 83

1 がんの転移・浸潤 ────── 柴沼 質子 84
1. 転移のメカニズム 84
2. 転移と上皮間葉転換 88
3. 転移の臓器特異性／組織向性 88
Column ① 上皮間葉転換 90
Column ② エクソソーム 91

2 がんの微小環境 ────── 秋本 和憲 92
1. がん微小環境の概要 92
2. 上皮性腫瘍細胞と間質細胞との相互作用
   92
3. 腫瘍における血管新生誘導 93
4. HIF-1 による血管新生因子（VEGF）の発
   現制御 94

5. がん細胞における解糖系代謝の亢進 95

3 がん悪性化とがん幹細胞 ────── 秋本 和憲 98
1. がん幹細胞の概要 98
2. 腫瘍におけるクローンの多様化 99
3. がん幹細胞の薬剤耐性 100
Column がん幹細胞マーカー 104

4 がん特異的シグナル伝達 ────── 片山 和浩 105
1. MAPK シグナル 105
2. PI3K/AKT/mTOR シグナル 107
3. VEGF シグナル 108
4. Wnt/β- カテニンシグナル 109
5. NF-κB シグナル 110

5章 がんの検査・診断 — 113

1 腫瘍マーカー ———————— 柴沼 質子 114

2 画像診断 ———————— 上原 知也, 飯田 靖彦 118

  1. 単純X線（レントゲン） 118

  2. X線コンピュータ断層撮像検査（X線 CT，CTスキャン） 118

  3. 磁気共鳴画像撮像（MRI撮像法） 119

  4. 超音波診断法 119

  5. 内視鏡 120

  6. 核医学診断法 121

3 次世代がん診断（マイクロRNA） ———————— 田中 章太, 大河原 賢一 124

  1. リキッドバイオプシーの現状 124

  2. マイクロRNAのバイオマーカーとしての期待 124

  3. エクソソーム中のマイクロRNAによる早期がん診断 125

  4. エクソソーム中マイクロRNAによるがん細胞情報の取得 126

  5. 体液中マイクロRNA診断の今後の展望 127

  Column 早期診断への適応が期待される腫瘍マーカー"PSA" 128

6章 がん治療と薬物療法の位置付け — 中田 晋 129

1 がん治療の歴史 ———————— 130

2 がん治療の基本 ———————— 132

  1. がん治療の種類 132

  2. がん治療の目的 132

  3. がんの集学的治療 132

  4. 延命・緩和を目的とした治療 133

  5. 臓器横断的な治療 134

3 手術療法 ———————— 135

  1. がんの外科学のはじまり 135

  2. がんの手術療法の意義 135

  3. がんの外科手術の高精度化 136

  4. がんに対する移植手術 136

  5. 診断を目的とした外科的処置 136

  6. 姑息的手術 137

  7. がんの予防的手術 138

4 放射線療法 ———————— 139

  1. がんの放射線療法のはじまり 139

  2. がんの放射線療法の発展 139

  3. がんの放射線療法の進歩 141

5 薬物療法 ———————— 142

  1. 抗がん薬のはじまり 142

  2. 抗がん薬開発の加速 142

  3. 抗がん薬治療の理論 143

  4. 抗がん薬治療の進歩 143

  5. ホルモン剤や分化誘導療法などの新たな治療の登場 144

  6. がん遺伝子に対する分子標的薬の幕開け 145

  7. がん抑制遺伝子の失活を標的とした治療 145

  8. がんの免疫療法 145

  9. がん細胞の薬剤耐性 146

7章 がん薬物療法における薬効・薬理 149

1 化学療法（抗がん薬の薬効・薬理） ………… 150

Ⅰ 化学療法総論 …………… 川西 正祐 150
1. 抗がん薬の作用点と分類　150
2. 抗がん薬に対する耐性　153

Ⅱ アルキル化薬 …… 坂梨 まゆ子, 水谷 秀樹 154
1. ナイトロジェンマスタード類（クロロエチルアミン）　154
2. ニトロソ尿素類　156
3. スルホン酸エステル類　158
4. トリアゼン類　160
5. その他のアルキル化薬　160

Ⅲ 代謝拮抗薬 …………………… 大井 一弥 162
1. 葉酸代謝拮抗薬　162
2. ピリミジン系代謝拮抗薬　163
3. シトシンアラビノシド系　165

Ⅳ 抗がん性抗生物質 …………………… 坂梨 まゆ子, 水谷 秀樹 167
1. アクチノマイシンD　167
2. アントラサイクリン系抗生物質　168
3. マイトマイシンC　172
4. ブレオマイシン　173

Ⅴ 天然物由来抗がん薬（抗がん性植物成分薬） …………………… 金田 典雄 178
1. 微小管阻害薬　178
2. トポイソメラーゼ阻害薬　182

Ⅵ 白金（プラチナ）製剤 ………… 米田 誠治 186
1. 構　造　186
2. 作用機序　187
3. 効能・効果　187
4. 薬物動態　188
5. 毒性と副作用　189

Ⅶ ホルモン剤 ………………… 井口 和弘 191
1. 男性ホルモンに作用する薬剤　191
2. 女性ホルモンに作用する薬剤　196

2 分子標的治療 ………………………………… 201

Ⅰ 分子標的薬総論 ………… 坂 晋, 川西 正祐 201
1. 抗がん薬と分子標的薬との違い　201
2. 分子標的薬　201
3. がんゲノム療法　202

Ⅱ 抗体薬 …………………… 浅井 章良 204
1. リガンド標的抗体薬　208
2. 膜受容体標的抗体薬　209
3. 膜上分化抗原標的抗体薬　211
4. 抗体薬物複合体　212

Ⅲ 低分子薬 ………………… 浅井 章良 216
1. 非受容体型チロシンキナーゼ標的低分子薬　216
2. 受容体型チロシンキナーゼ標的低分子薬　220
3. セリン／スレオニン標的低分子薬　226
4. マルチキナーゼ標的低分子薬（マルチキナーゼ阻害薬）　229
5. キナーゼ標的以外の分子標的薬　231

Ⅳ がんゲノム医療 …………… 野口 耕司 240
1. がんゲノム医療とは　240
2. がん分子標的薬とプレシジョン・メディシン　241
3. コンパニオン診断から遺伝子パネル検査へ　241
4. がんゲノム医療の体制と治療の流れ　242
5. 行政によるがんゲノム医療の推進　243
6. がんゲノム医療の今後　243

3 がん免疫療法 …………………………………… 245

Ⅰ がん免疫療法総論 …… 西田 圭吾, 川西 正祐 245
1. がん細胞に対する免疫監視　245
2. がん細胞に対する免疫応答　245

目　次

　　3. がん細胞の免疫系からの回避機構　246
　　4. がん免疫療法の分類　247
　Ⅱ　がん抗体療法 ……… 松尾 一彦，中山 隆志　249
　　1. がん抗体療法の概念　249
　　2. モノクローナル抗体の開発と分類　249
　　3. 抗体医薬品の種類　249
　　4. 抗体医薬品の作用機序　250
　　5. 抗体医薬品　251
　　6. 抗体医薬品の副作用　251
　Ⅲ　免疫チェックポイント阻害薬 ………………
　　 ……………………… 松尾 一彦，中山 隆志　254
　　1. 免疫チェックポイント阻害薬とは　254
　　2. 免疫監視機構とがん免疫療法　254
　　3. 免疫逃避機構と免疫チェックポイント分
　　　子　254
　　4. 免疫チェックポイント阻害薬と化学療法
　　　の併用　257
　Ⅳ　CAR-T 療法 ……… 松尾 一彦，中山 隆志　258
　　1. CAR-T 療法とは　258
　　2. 養子免疫療法　258

　　3. キメラ抗原受容体　259
　　4. CAR-T 療法　260
　　5. TCR 遺伝子改変 T 細胞療法　260
　　6. CAR-T 療法の副作用と今後の課題　260
　Ⅴ　がんワクチン療法 …………… 片山 和浩　262
　　1. がんワクチン研究の歴史　262
　　2. がんワクチン療法の種類　262
　　3. がんワクチンの現状と将来性　266
4 がん薬物療法におけるドラッグデリバリーシス
　テム ……………………………… 浅井 知浩　268
　　1. ドラッグデリバリーシステムの役割　268
　　2. ドラッグデリバリーシステムと腫瘍微小
　　　環境　268
　　3. 抗体薬物複合体　269
　　4. マイクロカプセル型徐放製剤　271
　　5. アルブミンナノ粒子　271
　　6. リポソームの腫瘍集積性　273
　　7. リポソーム化抗がん薬　274
　　8. 臨床応用が期待されるリポソーム　276

8章　がん薬物併用療法
277

1 併用の考え方 ………………… 賀川 義之　278
2 biochemical modulation ………… 賀川 義之　281
　　1. 5-フルオロウラシル・ロイコボリン併用
　　　療法　281
　　2. テガフール・ウラシル併用療法　283
　　3. テガフール・ギメラシル・オテラシルカ
　　　リウム配合剤（S-1療法）　284
　　4. TAS-102（トリフルリジン・チピラシル配
　　　合錠）　285
3 薬物相互作用 ………………… 井出 直仁　287
　　1. メルカプトプリンと高尿酸血症治療薬
　　　287

　　2. フッ化ピリミジン系抗がん薬（カペシタビ
　　　ン，フルオロウラシル，テガフールなど）
　　　とワルファリン　287
　　3. フッ化ピリミジン系抗がん薬（カペシタビ
　　　ン，フルオロウラシル，テガフールなど）
　　　とフェニトイン　288
　　4. テガフール・ギメラシル・オテラシルカ
　　　リウム配合剤（S-1）とフルシトシン　288
　　5. パクリタキセルとシスプラチン　288
　　6. パクリタキセルとドキソルビシン　288
　　7. 葉酸代謝拮抗薬（メトトレキサート，ペメ
　　　トレキセド）と非ステロイド性抗炎症薬
　　　288
　　8. イリノテカンとアタザナビル　289

目 次

9. ブレオマイシンとブレンツキシマブ ベド
チン　289

10. CYP3A 系で代謝される抗がん薬　289

11. 胃酸分泌抑制薬の影響を受ける抗がん薬
290

4 エビデンスのある併用療法 ──── 賀川 義之　291

1. FOLFOX4 療法　291

2. mFOLFOX6 療法　291

3. FOLFIRI 療法　291

4. テガフール・ギメラシル・オテラシルカ
リウム配合剤（S-1 療法）　291

5. 大量メトトレキサート・ロイコボリン救
援療法　293

5 レジメン管理 ──────────── 野田 哲史　295

1. レジメンとは　295

2. レジメン管理されるようになった経緯
295

3. レジメンに記載する内容　295

4. レジメンの申請・審査・登録までの流れ
298

5. レジメン情報を把握して患者指導に活か
す　298

6. 薬薬連携を見据えたレジメン管理　298

9章　薬理効果の評価
横山 聡, 大井 一弥　299

1 薬物動態（PK/PD） ──────────── 300

1. イリノテカン　300

2. フッ化ピリミジン系抗がん薬　301

3. 白金（プラチナ）製剤　302

4. 葉酸代謝拮抗薬の薬物動態　303

5. 薬物動態に基づいた抗がん薬の血中モニ
タリング　303

6. 薬物相互作用　304

7. 薬物トランスポーターと薬物代謝酵素
305

2 薬理ゲノム・毒性ゲノム ──────────── 307

1. 生殖細胞遺伝子変異　307

2. 体細胞遺伝子変異　309

10章　臓器別がん薬物療法と腫瘍随伴症状
313

1 頭頸部がん ──────── 佐竹 尚子　314

2 脳腫瘍 ──────── 平出 誠　322

3 肺がん総論 ──────── 柳澤 聖　331

4 小細胞肺がん ──────── 柳澤 聖　334

5 非細胞肺がん ──────── 柳澤 聖　337

6 消化器がん総論 ──────── 力武 良行　342

7 食道がん ──────── 力武 良行　348

8 胃がん ──────── 力武 良行　351

9 大腸がん ──────── 力武 良行　354

10 肝細胞がん ──────── 齋藤 義正　358

11 胆道がん ──────── 齋藤 義正　366

12 膵がん ──────── 齋藤 義正　371

13 乳がん ──────── 下枝 貞彦　377

14 子宮がん総論 ──────── 日髙 宗明　385

15 子宮頸がん ──────── 日髙 宗明　388

16 子宮体がん ──────── 日髙 宗明　391

17 卵巣がん ──────── 日髙 宗明　394

18 泌尿器がん総論 ──────── 日髙 宗明　399

19 腎がん ──────── 日髙 宗明　403

20 前立腺がん ──────── 日髙 宗明　405

21 膀胱がん ──────── 日髙 宗明　409

22 造血器がん総論 ──────── 青木 定夫　412

23 急性白血病 ──────── 森山 雅人　415

24 慢性骨髄性白血病 ──────── 森山 雅人　423

xiii

目 次

25 ホジキンリンパ腫 ……………… 青木 定夫 427

26 非ホジキンリンパ腫 …………… 青木 定夫 430

27 多発性骨髄腫 …………………… 青木 定夫 435

28 骨軟部腫瘍 ……………………… 杉 富行 439

29 悪性黒色腫（メラノーマ）……… 杉 富行 443

30 腫瘍随伴症状 …………………… 佐藤 淳也 449

11章 がん薬物療法の有害事象と支持療法 451

1 概 要 …………………………… 大井 一弥 452

2 骨髄抑制 ………………………… 安 武夫 455

3 消化器障害 ……………………… 名德 倫明 465

4 皮膚障害 ………………………… 佐藤 淳也 476

5 心毒性（心血管障害）………… 平田 尚人 484

6 神経障害 ………………………… 下枝 貞彦 490

7 間質性肺障害 …………………… 大井 一弥 494

8 腎障害 …………………………… 菅野 秀一 496

9 インフュージョンリアクション … 菅野 秀一 499

12章 緩和療法と治療薬 503

1 緩和医療とは ………………… 築山 郁人 504

2 緩和ケアにおける患者の意思確認の重要性

　　………………………………… 細谷 治 506

　　1. インフォームド・コンセント 506

　　2. 緩和ケアにおける意思決定 507

3 がんに伴う疼痛とその治療薬 ……… 509

　Ⅰ 痛みの性質・分類とその発症メカニズム ……

　　………………………………… 野澤 玲子 509

　　1. 疼痛伝達系 509

　　2. 痛みの分類 509

　Ⅱ がん疼痛治療薬の種類と作用メカニズム ……

　　………………………………… 野澤 玲子 512

　　1. オピオイド鎮痛薬 512

　　2. 麻薬拮抗性鎮痛薬 517

　　3. 非オピオイド鎮痛薬 518

　　4. 鎮痛補助薬 519

　Ⅲ 痛みの評価尺度 ………… 築山 郁人 521

　　1. 視覚的アナログ評価尺度 521

　　2. 数値評価尺度 521

　　3. 表情尺度スケール 522

　　4. 言語表現評価尺度 522

　Ⅳ WHO 方式がん疼痛治療法 … 築山 郁人 524

　Ⅴ がん疼痛治療薬の類似点・相違点

　　………………………………… 佐藤 淳也 526

　　1. 概 要 526

　　2. アセトアミノフェンと非ステロイド性抗
　　　炎症薬の類似点と相違点 526

　　3. オピオイドの類似点・相違点 528

　Ⅵ がん疼痛治療薬の副作用対策 ………

　　………………………………… 佐藤 淳也 532

　　1. オピオイドの副作用対策の重要性 532

　　2. オピオイドによる眠気 533

　　3. 悪心・嘔吐 533

　　4. 便 秘 534

　Ⅶ オピオイド鎮痛薬への理解 …… 佐藤 淳也 537

　　1. 概 要 537

　　2. オピオイドへの理解を深める 537

4 終末期症状とその治療薬 …………… 539

　Ⅰ がん終末期に発現する症状と対応 ………

　　………………………………… 佐藤 淳也 539

　　1. 概 要 539

　　2. 悪液質 539

　　3. せん妄 540

　　4. その他の症状 541

Ⅱ　がん悪液質の病態生理 ············ 大澤 匡弘　543

　1. 概　要　543

　2. 症　状　544

　3. 発現機序　544

　4. 発症時期　545

　5. リスク因子　545

Ⅲ　がん悪液質の治療 ················· 大澤 匡弘　546

　1. 概　要　546

　2. 栄養療法　546

　3. 運動療法　546

　4. 薬物療法　547

　5. 心理療法　548

一般索引　549

薬剤索引　553

本書を読むにあたって

悪性腫瘍「がん」の定義

腫瘍には，良性腫瘍と悪性腫瘍がある．良性腫瘍は「自律性増殖」があるが，悪性腫瘍では「自律性増殖」に加えて「浸潤・転移」と「がん悪液質」を特徴とする．

本書は，悪性腫瘍を対象とする．悪性腫瘍は，一般的に「がん」と呼ばれる．がんは上皮性細胞から発生するがんと非上皮性細胞から発生する肉腫さらに，造血器から発生するがんがある．

悪性腫瘍で多い上皮性がんは，漢字の「癌」ないしは「がん腫」とも呼ばれ，扁平上皮がんと腺がんに分類される．統計学で用いられる悪性新生物は悪性腫瘍（がん）のことである．悪性新生物は，進行性のがんを意味することがある．

「化学療法」と「薬物療法」

薬物療法には，「化学療法」「内分泌療法（ホルモン療法）」「分子標的療法」などの種類がある．化学療法とは，「細胞障害性抗がん薬」という種類の薬を使う治療のことである．

1章

がんの分類と疫学

1 腫瘍の分類

1. 腫瘍の定義

　腫瘍は，異常な増殖能や生存能を獲得した細胞（腫瘍細胞）が構成する病変である．腫瘍細胞は，複数の遺伝子変異が積み重なった結果，細胞の生存・増殖を正常に制御できなくなった細胞であり，自律的かつ無秩序に増殖して発生臓器/器官に機能障害を及ぼす．

　腫瘍は，**図1-1-1**のように，由来する組織に基づいて組織発生学的に上皮性と非上皮性に大別され，増殖・進展様式に基づいて良性と悪性に区別される．

2. 組織発生学的分類：上皮性腫瘍と非上皮性腫瘍

　腫瘍はさまざまな組織から種類の異なる細胞を起源として発生する．そこで，起源となった細胞の種類に基づいて，上皮性（上皮細胞が由来）と非上皮性（上皮細胞以外が由来）に分けられる．さらに，それぞれ良性と悪性に区別されるが，良性腫瘍には，上皮性のものとして乳頭腫，腺腫，非上皮性のものとして線維腫，脂肪腫や平滑筋腫などがある（**表1-1-1**）．

　悪性腫瘍の場合，上皮性のものは癌と呼ばれる（**表1-1-2**）．癌は単にがん腫（carcinoma）とも表され，腫瘍の多くは上皮由来である．非上皮性の悪性腫瘍には肉腫（sarcoma），造血器悪性腫瘍，神経外胚葉性腫瘍がある（**表1-1-2**）．

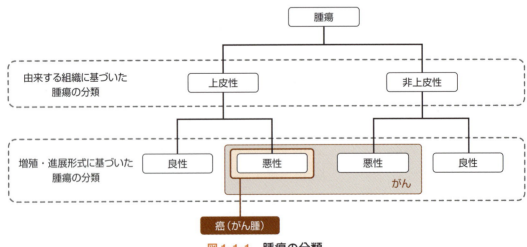

図1-1-1　腫瘍の分類

表 1-1-1　良性腫瘍の例

組　織	良性腫瘍
上皮性	乳頭腫，腺腫
非上皮性	線維腫，脂肪腫，平滑筋腫　など

良性腫瘍の特徴として，①起源となった細胞に比較的類似した細胞形態を示すこと，②細胞機能を保持すること，③細胞や組織構築の異型が軽度であること，④細胞増殖が遅く，腫瘍全体の発育も遅いこと，⑤腫瘍周辺に被膜を形成することが多いことが挙げられる.

表 1-1-2　悪性腫瘍（がん）の分類（がん腫と肉腫，その他）と例

組　織		悪性腫瘍		悪性腫瘍の例
上皮性	扁平上皮	癌（がん腫）	扁平上皮がん	肺がん（扁平上皮がん） 食道がん，子宮頸がん　など
	腺上皮		腺がん	胃がん，大腸がん，子宮体がん 乳がん，前立腺がん，肺がん（腺がん）　など
非上皮性		肉腫 造血器悪性腫瘍 神経外胚葉性腫瘍		線維肉腫，脂肪肉腫， 白血病，悪性リンパ腫 神経膠腫，神経芽腫　など

- ・がんの大多数はがん腫である（肉腫：約1％，造血器悪性腫瘍：約3％）.
- ・「がん」には（漢字の）癌（＝がん腫），肉腫，白血病および悪性リンパ腫などが含まれる.
  一方，（漢字の）「癌」はがん腫と同じ意味であり，肉腫や白血病などは含まれない.
- ・がん腫はさらに，発生母地（由来する上皮：扁平上皮，腺上皮，移行上皮など）により，扁平上皮がん，腺がんなどに細分類される（組織型分類）.
- ・組織型によって抗がん薬や放射線などに対する感受性が異なる
  （例：放射線療法への感受性は，扁平上皮がん＞腺がんであり，治療方針が異なる）.

3. 組織型分類：悪性腫瘍の分類

　　悪性腫瘍のうちがん腫は上皮組織に発生するが，上皮組織には構成する細胞の形態（扁平，立方，円柱）と配列（単層，重層）の組み合わせによって異なる種類が存在する（図1-1-2 **a**〜**f**，表1-1-3）. おもなものには単層扁平上皮，重層扁平上皮，単層円柱上皮，多列円柱上皮，移行上皮がある. また，分泌を専門に行う上皮細胞（腺細胞）が形成する構造として腺がある. がん腫は，由来するこれらの上皮の種類／組織型 によってさらに扁平上皮がん（squamous cell carcinomas），腺がん（adenocarcinomas）などに分類される（**表1-1-2**）. 臓器／器官によって発生するがん腫の組織型に偏りがみられるが，これは臓器／器官を構成する上皮組織の種類や割合が異なるからである. 肉腫は，由来した非上皮組織にちなんで分類される（**表1-1-2**）.

4. 病期分類：TNM分類と病期分類

　　がんの進行度は，患者の予後を左右するとともに，治療方針の決定に重要である. 臓器／器官ごとに詳細は異なるが，一般に治療前に，以下のような臨床学的な基準に基づいて，病期分類・評価が行われる.

　　進行度（病変の解剖学的広がり）は通常 TNM分類によって評価される. TNM分

類は，それぞれ T（tumor）：原発巣，N（node）：リンパ節転移，M（metastasis）：遠隔転移について評価し，それらを組み合わせて病変の解剖学的進展度を表す（**表 1-1-4**）．T は原発巣の大きさについて T1〜T4 に分けて表す（大きさに応じて数字が大きくなる）．N はリンパ節の転移がない場合 N0 であり，転移があれば，その程度に応じて N1〜N3 に分類される．M は遠隔転移について，ある場合 M1，なければ M0 とする．そして，TNM 分類の総合評価として臨床進行期 / 病期（基本 0 期〜Ⅳ期）が決められる．0 期は非浸潤がん，Ⅰ期は原発巣にとどまるが浸潤性のがん，Ⅱ〜Ⅳ期は原発巣から進展したがんである（**表 1-1-4**）．悪性腫瘍であってもその初期には上皮内にとどまっており，その時期の段階を非浸潤がん，あるいは上皮内がん（in situ carcinoma）と呼ぶ（**図 1-1-3 a**, **b**）．

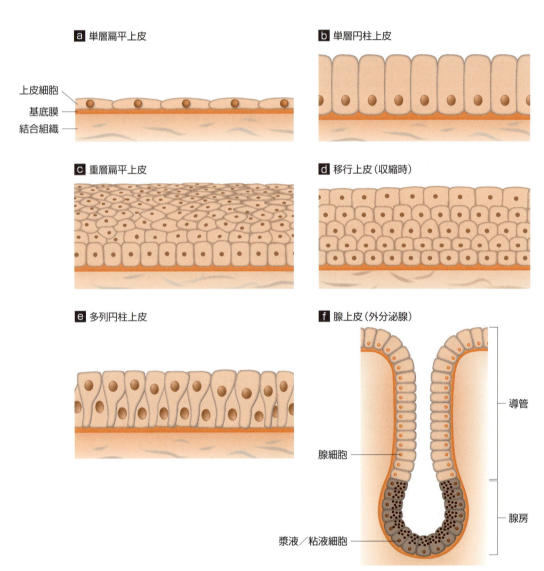

図 1-1-2　おもな上皮組織の種類

1 腫瘍の分類

表 1-1-3　上皮組織の構成

上皮の型	おもな存在部位
単層扁平上皮	肺胞，血管，胸膜，腹膜など
単層円柱上皮	卵管，子宮，消化管など
重層扁平上皮	口腔，食道，表皮など
移行上皮	尿路
多列円柱上皮	気管など

表 1-1-4　TNM 分類と病期分類

病変の解剖学的広がり（進行度）に関する分類

分類	内容（範囲/有無）
T（tumor）	T0〜T4：原発巣 の進展範囲（大きさ，浸潤の程度）
N（node）	N0〜N3：所属リンパ節転移 の有無と進展範囲
M（metastasis）	M0 or M1：遠隔転移 の有無

臨床進行期（病期）分類（T, N, M 因子の総合評価）

病期	進展範囲
0期	上皮内がん
Ⅰ期	原発臓器に限局 ↓
Ⅱ期	所属リンパ節へ転移 ↓
Ⅲ期	隣接臓器へ浸潤
Ⅳ期	遠隔転移あり

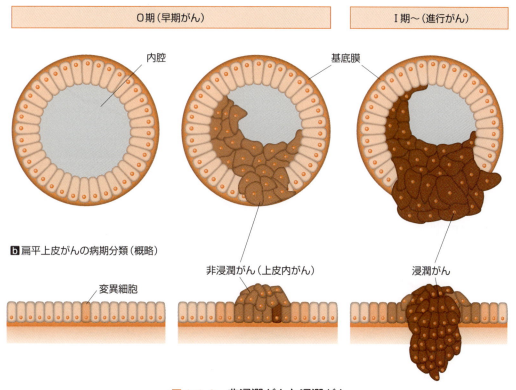

a 腺がんの病期分類（概略）
　0期（早期がん）　　　Ⅰ期〜（進行がん）
　内腔　　基底膜
b 扁平上皮がんの病期分類（概略）
　変異細胞　　非浸潤がん（上皮内がん）　　浸潤がん

図 1-1-3　非浸潤がんと浸潤がん

悪性腫瘍でも，その初期には上皮内にとどまっており，その時期の段階を非浸潤がん，あるいは上皮内がん（in situ carcinoma）と呼ぶ．

2 がん統計の概要

わが国におけるがん死亡と罹患[1,2]

　わが国では，第二次世界大戦後の1950年頃まで，結核や肺炎などの感染性疾患が死因の上位を占めていた．しかし，医療水準の向上，抗生物質をはじめとした医薬品の開発，さらには衛生環境の改善などによって，これらの感染性疾患による死亡は激減した．その後，感染性疾患に代わって，がん（悪性新生物），脳血管疾患，心疾患に代表される生活習慣病が死因の上位を占めるようになった．その後も悪性新生物による死亡数は増加し続け，1981年以降現在に至るまで，わが国の死因の第1位となっている（図1-2-1）．一方で，悪性新生物の年齢調整死亡率は，近年低下に転じていることから，悪性新生物による死亡数の増加の大きな要因は，わが国の急激な高齢化であることがわかる．現在のわが国では，およそ2人に1人は悪性新生物と診断され，およそ3人に1人は悪性新生物で死亡している（図1-2-2）．今後も急激な高齢化は続くため，ますます悪性新生物による死亡数は増加すると予想され

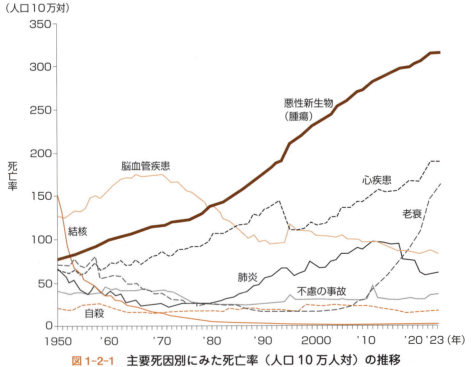

図1-2-1　主要死因別にみた死亡率（人口10万人対）の推移

悪性新生物による死亡数は増加し続け，1981年以降現在に至るまで，わが国の死因の第1位となっている．

（文献1より転載，一部改変）

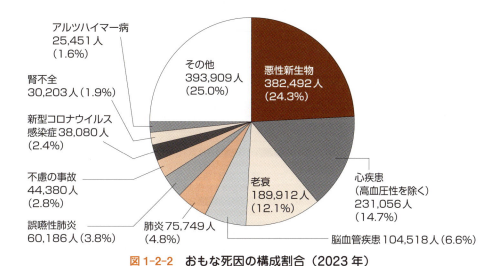

図 1-2-2　おもな死因の構成割合（2023 年）

現在，わが国では，悪性新生物の年間死亡数は約 38.6 万人まで増加しており，およそ 3 人に 1 人は悪性新生物で死亡している．

（文献 1 を参考に筆者作成）

ている．

　2021 年の悪性新生物による死亡数は約 38.2 万人で，男性では 22.2 万人，女性では 15.9 万人となっており，男性が女性の約 1.4 倍である．部位別でみると，男性では肺，大腸，胃，膵臓，肝臓の順に死亡数が多く，女性では大腸，肺，膵臓，乳房，胃の順に多い．死亡率においても，男性の死亡率は 372.3（人口 10 万対）であり，女性の死亡率である 252.1（人口 10 万対）に比べて約 1.5 倍高い．特に，口腔・咽頭，食道，肝臓，喉頭，肺，膀胱では，男性の死亡率は女性の 2 倍以上である．それに対して，甲状腺の死亡率は男性よりも女性の方が高い．このように，悪性新生物の死亡率は，部位によって男女で大きく異なる場合がある（**図 1-2-3**）．また，部位別の年齢調整死亡率の推移をみると，食道，胃，大腸，肝臓，胆のう・胆管，肺，甲状腺，白血病，大腸など多くの部位で，男女とも近年は減少している．特に，胃がんは 1960 年代から低下の一途をたどっているが，これは食塩摂取量の低下をはじめとする日本人の生活様式が大きく変化したことや早期胃がんの発見や治療などによるものである．肝臓がんによる死亡者の 70％以上は C 型肝炎ウイルス（HCV）によると考えられているが，1992 年に HCV 感染の診断が可能となったこともあって，近年の減少が顕著である．しかしその一方で，膵臓がんは男女ともに近年増加傾向である．膵臓がんの発症には，喫煙，肥満，糖尿病などが関与しているが，その発症機序には不明な点が多い．また，子宮がんは減少傾向が続いていたが，2000 年代中頃から上昇傾向に転じている（**図 1-2-4**）．これは，近年若年者において子宮頸がんの罹患が増加しているためである．子宮頸がんのおもなリスク因子は喫煙やヒトパピローマウイルス（HPV）感染である．したがって，若年者における禁煙や HPV による感染防止が対策として重要である．

　2019 年に新たに診断されたがんは約 99.9 万人であり，男性では約 56.6 万人であ

1章 がんの分類と疫学

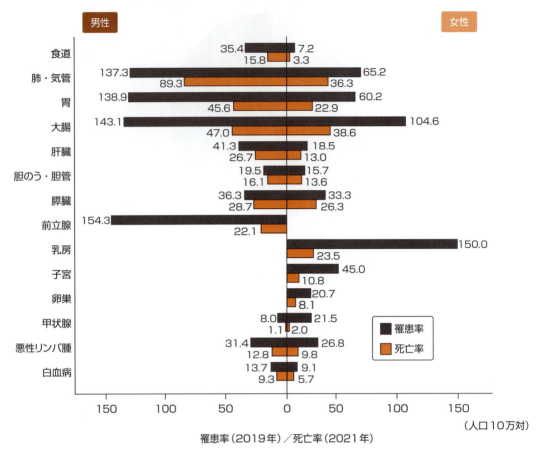

図 1-2-3 部位別がん罹患率（2019 年）と死亡率（2021 年），および死亡率の男女比

悪性新生物の部位別死亡数において，男性で最も多いのは肺であり（23.9%），次いで大腸（12.6%），胃（12.2%），膵臓（8.7%），肝臓（7.2%）の順に多い．それに対して，女性では大腸が最も多く（15.3%），次いで肺（14.4%），膵臓（12.1%），乳房（9.3%），胃（9.1%）の順となっており，部位によっては，男女で死亡率が大きく異なる場合がある．また，罹患率と死亡率との差が大きいほど治癒率が高く，小さいほど治癒率が低いがんの部位であるといえる．

(文献 2 を参考に筆者作成)

り女性の約 43.3 万人に比べて約 1.3 倍多い．部位別の罹患数は，男性では前立腺が最も多く，次いで大腸，胃，肺が同程度で多い．それに対して，女性では乳房が最も多く，次いで大腸，肺，胃，子宮の順となっている．これらの罹患数の順位が死亡数の順位と異なるのは，各部位における治癒率の差が影響している．**図 1-2-4** に，部位別のがん罹患率と死亡率を示した．この中で罹患率と死亡率との差が大きいほど治癒率が高く，小さいほど治癒率が低いがんの部位であるといえる．たとえば，甲状腺がんは，男女ともに罹患率に対して死亡率が 1 割程度であり，治癒率が高い．また，前立腺がん，乳がんなどは検診などで早期発見されることが多いため，早期の効果的な治療につながっている．その一方で，膵がん，胆のう・胆管がん，肝がんなどは悪性度が高く治療が困難であり，罹患率に対する死亡率の割合が高い．

2 がん統計の概要

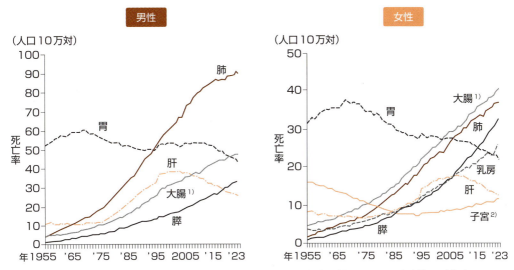

図 1-2-4　悪性新生物のおもな部位別にみた死亡率（人口 10 万人対）の推移

1）大腸の悪性新生物〈腫瘍〉は，結腸の悪性新生物〈腫瘍〉と直腸Ｓ状結腸移行部および直腸の悪性新生物〈腫瘍〉を示す．ただし，昭和 42 年までは直腸肛門部の悪性新生物を含む．　2）平成 6 年以前の子宮の悪性新生物〈腫瘍〉は，胎盤を含む．

（文献 3 より引用，一部改変）

引用文献

1) 厚生労働統計協会：国民衛生の動向 2024/2025．2024．
2) がん研究振興財団：がんの統計 2023．〈https://ganjoho.jp/reg_stat/statistics/brochure/backnumber/2023_jp.html〉
3) 厚生労働省：令和 5 年（2023）人口動態統計月報年計（概数）の概況．〈https://www.mhlw.go.jp/tokei/saikin/hw/jinkou/geppo/nengai23/index.html〉（2024 年 4 月 1 日閲覧）

3 がんの成因

　1981 年にドール（Doll）とピート（Peto）は，米国人のがんによる死亡の成因に関する大規模な疫学研究の結果を発表した．その後，ハーバード大学のがん予防センターも同様の研究を実施し，1996 年にその結果を発表した[1]．この研究結果では，がんによる死亡の成因の 7 割近くを食生活（30％），喫煙（30％），運動不足（5％），飲酒（3％）などが占めていた．すなわち，がんによる死亡の成因の大部分が生活習慣によるものであり，これらの要因への曝露は制御可能であることを示している．わが国では，2022 年に国立がん研究センターが日本人におけるがんの罹患の成因に関する疫学研究の結果を発表した[2]．この発表では，おもな成因として，日本人男性では喫煙（23.6％），感染（18.1％），飲酒（8.3％），日本人女性では感染（14.7％），喫煙（4.0％），飲酒（3.5％）がそれぞれ挙げられ，男女でその成因の割合が異なることを示している（**図 1-3-1**）．また，がんによる死亡のおもな部位が肺，大腸，乳房，前立腺などである米国人と，肺，胃，大腸，膵臓などをおもな部位とする日本人とでは，成因の詳細について異なる可能性がある．

がんのリスク要因

1）喫　煙

　喫煙は，ドール（Doll）とヒル（Hill）による肺がんに関するコホート研究をはじめとして，数多くの疫学研究によってがんの主要な成因として確立されており，国際がん研究機関（IARC）では，グループ 1（ヒトに対して発がん性がある）に分類されている．タバコの煙には 7,000 以上の化学物質が含まれており，その中にはホルムアルデビド，タバコ特異的ニトロソアミン，多環芳香族炭化水素，金属類，芳香族アミノ化合物など 70 種類以上の発がん物質が存在する（**表 1-3-1**）[3,4]．これらの物質は，DNA 損傷，変異，炎症，酸化ストレス，エピジェネティックな変化などを介して発がんに寄与する．近年，煙を発生する紙タバコだけでなく，多くの発がん物質を含めて 3,000 以上の化学物質が含まれている無煙タバコによるがんとの関連についても問題となっている．

　日本人を対象とした前向きコホート研究のメタアナリシスでは，喫煙者ががんにより死亡するリスクは，非喫煙者に比べて男性で 2.0 倍，女性で 1.6 倍上昇し，特に男性において喫煙によりリスクが上昇するがんの部位が多く示された（**図 1-3-2**）[5]．また，喫煙ががんの罹患の要因に占める割合は，日本人女性で 4％であるのに対して，日本人男性では 23.6％と非常に高い（**図 1-3-1**）．すなわち，日本人では，男性

3 がんの成因

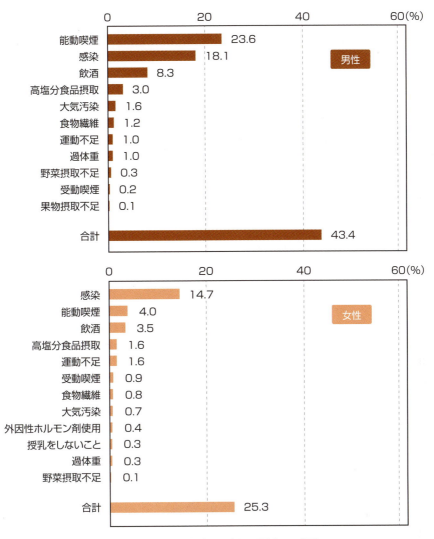

図 1-3-1　日本人のがんの罹患の成因

日本人におけるがん罹患のおもな成因は喫煙，感染，飲酒である．しかし，男女でその成因の割合が異なり，男性では能動喫煙，感染，飲酒，日本人女性では感染，能動喫煙，飲酒の順に高い．　　　　　　　　　　（文献2を参考に筆者作成）

の方が女性に比べて，多くの部位におけるがん罹患に喫煙が大きく寄与している．これは，わが国において，長い間，女性に比べて男性の喫煙率が高い状況が続いているためであると考えられる．喫煙の発がん性は，喫煙期間が長いほど，喫煙量が多いほど，喫煙開始年齢が低いほど，そのリスクは大きく，特にブリンクマン指数*が400以上になると，肺がんに罹患するリスクが上昇する．また，部位によって異なるが，一般に禁煙すると発がんリスクは低下していくことが知られており，特に禁煙年齢が低いほどそのリスクは低下する．

＊ブリンクマン指数：1日の平均喫煙本数×喫煙年数

11

表 1-3-1　タバコ煙中のおもなヒト発がん物質（IARC グループ 1）と推定発がん寄与部位

推定発がん寄与部位	発がん物質
上咽頭	ホルムアルデヒド
鼻腔	タバコ特異的ニトロソアミン（N'-ニトロソノルニコチン（NNN），4-（メチルニトロソアミノ）-1-（3-ピリジル）-1-ブタノン（NNK）），金属（ニッケル）
肺	タバコ特異的ニトロソアミン（N'-ニトロソノルニコチン（NNN），4-（メチルニトロソアミノ）-1-（3-ピリジル）-1-ブタノン（NNK）），多環芳香族炭化水素（ベンゾ［a］ピレン），金属（ニッケル，カドミウム，ヒ素，クロム，ベリリウム）
食道	タバコ特異的ニトロソアミン（N'-ニトロソノルニコチン（NNN））
肝臓	塩化ビニル
腎臓	トリクロロエチレン
膀胱	芳香族アミノ化合物（4-アミノビフェニル，2-ナフチルアミン，o-トルイジン）
造血系	ベンゼン，1,3-ブタジエン，エチレンオキサイド
リンパ	1,3-ブタジエン，トリクロロエチレン

（文献 3，4 を参考に筆者作成）

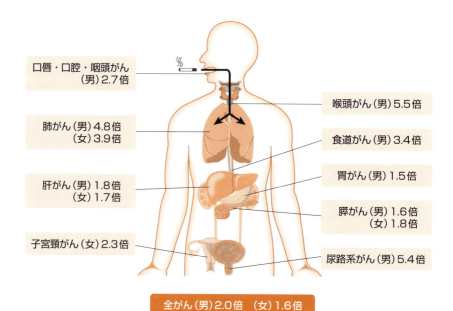

図 1-3-2　喫煙による部位別がん死亡リスク

喫煙者ががんにより死亡するリスクは，非喫煙者に比べて男性で 2.0 倍，女性で 1.6 倍上昇し，特に男性において喫煙によりリスクが上昇するがんの部位が多くみられる．喫煙は，図中の部位のほかに，鼻腔・副鼻腔や骨髄性白血病などの 14 種類のがんの部位に対するリスク因子であることが明らかとなっている．

（文献 5 を参考に筆者作成）

現在，喫煙者本人のリスクだけでなく，受動喫煙によるリスクも社会的問題となっている．現在，IARC は，受動喫煙をグループ 1（ヒトに対して発がん性がある）に分類している．日本人におけるがんの罹患の要因のうち，男性では 0.2％，女性では 0.9％を受動喫煙が占め，特に，肺がんの 10〜15％は受動喫煙が要因と考え

3 がんの成因

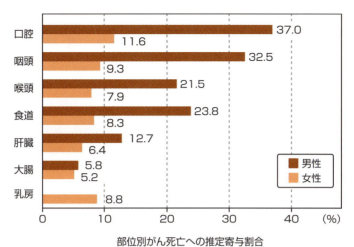

図 1-3-3　アルコールによる部位別がん死亡への推定寄与割合
アルコールの摂取は，口腔がん，咽頭がん，喉頭がん，食道がん，肝がん，大腸がん，閉経後の乳がんのリスクを増大させる．特に，男性の方が女性に比べて，多くの部位のがんによる死亡に大きく寄与している．

（文献 4 より引用，一部改変）

られている．タバコの副流煙は，低温不完全燃焼により多くの有害性物質を含む．タバコ煙中の分析結果から，主流煙中よりも副流煙中の方で含有量の多い発がん物質も存在することが知られている．

2）飲　酒

　飲酒とがんとの関係は，20世紀初めにすでに知られている．特に，男性の方が女性に比べて，口腔がん，咽頭がん，喉頭がん，食道がん，肝がんなど，多くの部位のがんによる死亡に飲酒が大きく寄与している（**図1-3-3**）．その発がんメカニズムには，エタノールの中間代謝物であるアセトアルデヒドによる遺伝毒性が重要であると考えられている．アセトアルデヒドは悪酔いの原因物質であり，アルデヒド脱水素酵素2（ALDH2）によって酢酸に代謝される．この酵素の遺伝子多型では，活性欠損のホモ型である人はほとんど飲酒できないが，低活性のヘテロ型である人はある程度飲酒できるために，代謝能力を超える量を飲酒することで，アセトアルデヒド量が増大すると考えられる．そして，このようなヘテロ型の人では，飲酒によって上部消化管の発がんリスクが上昇することが報告されている[6]．日本人などのアジア人種では，この酵素の活性が低い人の割合が高いことが知られている．また，飲酒と喫煙の両方への曝露により口腔，咽頭，喉頭，食道の部位における発がんリスクは大きく増大する．

3）職業的曝露

　現在，ヒトでの発がん性が判明している化学物質の大部分は，労働者を対象とした職業的曝露に関する疫学研究によって明らかにされてきた．職業的曝露による発

1章 がんの分類と疫学

表 1-3-2 食物・栄養・身体活動とがんリスク関連の判定

関連の強さ	リスクを増大させる因子
確　実 (convincing)	アフラトキシン（肝臓） 加工肉（大腸） 飲料水中のヒ素（肺） アルコール飲料〔口腔・咽頭・喉頭，食道，肝臓，大腸，乳房（閉経後）〕 高濃度のβ-カロテンのサプリメント（肺） 肥満〔食道，膵臓，肝臓，大腸，乳房（閉経後），子宮内膜，腎臓〕 成人期の体重増加〔乳房（閉経後）〕 成人期の身長増加〔大腸，乳房（閉経前・閉経後），卵巣〕
おそらく (probable)	赤身肉（大腸） 広東風塩蔵魚（鼻咽頭） 塩蔵食品（胃） マテ茶（食道） 飲料水中のヒ素（皮膚，膀胱） アルコール飲料〔胃，乳房（閉経前）〕 グリセミック負荷*（子宮内膜） 肥満（口腔・咽頭・喉頭，胃，胆のう，卵巣，前立腺） 成人期の身長増加（膵臓，子宮内膜，前立腺，腎臓） 出生時の過体重〔乳房（閉経前）〕

＊：血糖値を上昇させる程度を示す指標　　　　　　　　　　　　　　　　　（文献7を参考に筆者作成）

がんの原因となった化学物質については，「2章1節，化学的因子（p.20）」で詳細を述べる．

4）環境汚染

発がん物質による大気，水域，土壌への汚染も発がんに寄与している．これら環境汚染による発がんの原因となる化学物質については，「2章1節，化学的因子（p.20）」で述べる．

5）食物・栄養・身体活動

世界がん研究基金（WCRF）と米国がん研究協会（AICR）は，食物・栄養・身体活動とがんリスクとの関連について，多くの疫学研究の結果をもとに，「食物・栄養・身体活動とがん予防」として報告している（**表1-3-2**）[7]．その中で，がんのリスクを増大させる確実な因子として，カビ毒であるアフラトキシン，加工肉，飲料水中のヒ素，アルコール飲料などの飲食物，β-カロテンサプリメント，肥満，成人期の体重増加や身長増加などの身体要因が分類されている．

ハム，サラミ，ベーコンなどの加工肉は，大腸がんとの関連が知られている*KRAS*や*APC*遺伝子の変異に関与するヘム鉄を多く含み，燻製などの加工によりベンゾ［a］ピレンなどの多環芳香族炭化水素を生成する．そして，牛，豚，羊肉などの赤身肉の摂取は，加熱調理などによって発がん物質であるヘテロサイクリックアミンを生成し，大腸がんのリスクを上昇させる．その他に，塩蔵食品は，高濃度の塩分が胃粘膜の炎症やヘリコバクター・ピロリ菌の持続感染を促進させることに

3 がんの成因

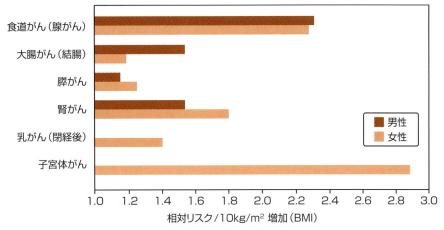

図 1-3-4　BMI 増加と部位別がんの相対リスク

肥満は，食道がん，膵がん，肝がん，大腸がん，閉経後の乳がん，子宮体がん，腎がんなどの多くの部位のがんのリスクを増大させる．
（文献4を参考に筆者作成）

より，胃がんのリスクを増大させると考えられる．

　肥満は，食道がん，膵がん，肝がん，大腸がん，閉経後の乳がん，子宮体がん，腎がんなどの多くの部位のがんのリスクを増大させる因子である（**図1-3-4**）．肥満が発がんに寄与する機序は，多様なメカニズムによると考えられている．脂肪の増大あるいはω-6脂肪酸の過剰摂取，インスリン抵抗性による高インスリン血症，インスリン様成長因子（IGF-1）の持続的増加などが炎症を起こしたり，酸化ストレスによる影響を受けたりして，細胞増殖やサイトカイン活性化につながり，大腸がんなどのリスクを増大することが示唆されている．また，脂肪組織中のアロマターゼがエストロゲン産生を増大させ，子宮内膜や閉経後の乳房のがんのリスクを増大させると考えられている．なお，糖尿病患者では，がんによる死亡率が高い．近年のコホート研究により，糖尿病歴を有する男性では肝がん，膵がん，腎がん，女性では肝がん，胃がんのリスクが増大することが報告されている[8]．

6）医薬品・医療行為

　発がんの原因のうち，約1％が医療品あるいは電離放射線や放射線治療などの医療行為によるものであるとされている．ヒトに対して発がん性を示す医薬品は抗がん薬，ホルモン薬，免疫抑制薬の占める割合が非常に高く，特に抗がん薬はおよそ半数を占める（**表1-3-3**）[9]．これらの抗がん薬の多くは，そのDNA障害作用によって，がん細胞では抗がん作用を示すが，正常な造血組織ではアポトーシスによる骨髄抑制や造血幹細胞のがん化が起きることで白血病を引き起こす．また，クロルナファジンはナイトロジェンマスタード系アルキル化薬で膀胱がんの原因となっているが，白血病についての報告はない．クロルナファジンは，職業性膀胱がんを引き起こす2-ナフチルアミンと構造上よく似ている．

1章 がんの分類と疫学

表1-3-3　ヒトに発がん性を示す医薬品（IARC グループ1）

医薬品の種類	医薬品名	発がん部位
抗がん薬	クロラムブシル*1，メルファラン，ブスルファン，トレオスルファン*1，セムスチン*1，チオテパ，エトポシド*2，エトポシドとシスプラチンおよびブレオマイシンの併用	白血病
	シクロホスファミド	白血病・膀胱・リンパ腫
	クロルナファジン*1	膀胱
	MOPP 療法*2とほかのアルキル化抗がん薬の併用	白血病・肺
ホルモン剤	タモキシフェン	子宮
	エストロゲン療法	乳房・子宮・卵巣
	エストロゲン-プロゲステロン併用療法	乳房・子宮
	エストロゲン-プロゲステロン併用による経口避妊薬	乳房・子宮・肝臓
	ジエチルスチルベストロール*1	乳房・子宮・腟・精巣
免疫抑制薬	アザチオプリン	リンパ腫・皮膚・肝・胆管・結合組織
	シクロスポリン	リンパ腫・皮膚・多臓器
その他	メトキサレン（8-メトキシソラレン）と UVA 照射	皮膚
	アストロキア酸*2，アリストロキア酸を含む植物，フェナセチン*1,2，フェナセチンを含む解熱鎮痛薬*1	腎臓・膀胱

MOPP 療法：メクロレタミン，ビンクリスチン，プロカルバジン，プレドニゾロンによる多剤療法
＊1：国内で発売停止
＊2：発がん性のメカニズムに関するデータなども考慮してグループ1に評価している

（文献9を参考に筆者作成）

　　抗がん薬に次いで発がん性を示すことが多いのは，ホルモン剤である．乳がん，子宮がん，前立腺がんなどの生殖系組織がんには，性ホルモンが大きく関与している．女性ホルモン薬は，乳がん細胞の中のエストロゲン受容体と結びつき，乳がん細胞の増殖を促し，副作用として乳がんを引き起こす．抗がん薬であるタモキシフェンはエストロゲン受容体に作用するが，臓器によってその作用が異なる．乳がん組織では拮抗薬（アンタゴニスト）として働き，エストロゲン（特にエストラジオール）と競合して乳がん組織のエストロゲン受容体に結合し抗エストロゲン作用を示すため，乳がん治療薬として用いられる．しかし，子宮では作動薬（アゴニスト）として働き，そのエストロゲン作用などによって発がん性を示し，子宮がんを引き起こす．

　　免疫抑制薬などの使用によって免疫システムが低下すると，NK 細胞などの活性が低下してがん細胞を除去することが難しくなるため，がんになりやすくなる．シクロスポリンやアザチオプリンなどの免疫抑制薬は，関節リウマチなどの自己免疫疾患に対する長期投与や臓器移植における拒絶反応を抑制するために使用される．しかし，一般的に免疫抑制が起こるとリンパ腫を発症しやすくなるため，これらの免疫抑制薬の使用は非ホジキンリンパ腫を引き起こす．

3 がんの成因

表 1-3-4　**主要ながんのリスク因子**

がんの種類	リスク因子
肺がん	喫煙，大気汚染物質，アスベスト
口腔・咽頭がん	飲酒，喫煙
食道がん	飲酒，喫煙，肥満，熱い飲食物
胃がん	ヘリコバクター・ピロリ菌，食塩過剰摂取，喫煙，亜硝酸（胃でニトロソアミン生成）
膵がん	喫煙，肥満，糖尿病，慢性膵炎（アルコール），遺伝的要因
肝がん	Ｂ・Ｃ型肝炎ウイルス，アルコール，喫煙，アフラトキシン
大腸がん	肥満，低食物繊維，加工肉，運動不足，遺伝的要因
腎がん	喫煙，肥満
膀胱がん	喫煙，芳香族アミン，ビルハルツ住血吸虫症
乳がん	肥満，アルコール，女性ホルモン剤，未経産（授乳なし），遺伝的要因（BRCA）
子宮頸がん	ヒトパピローマウイルス（HPV），喫煙
子宮体がん	肥満
前立腺がん	肥満，遺伝的要因
皮膚がん	紫外線（UVA，UVB），ヒ素
悪性リンパ腫	EB ウイルス（EBV-4），エイズウイルス（HIV），免疫抑制薬
白血病	放射線，ヒトT細胞白血病ウイルス（HTLV-1），ベンゼン，抗がん薬

7）感染症

　ウイルス，細菌，寄生虫などによる持続感染によって発症するがんの割合は，先進国の約7％に比べて，発展途上国では約23％と高く，世界全体では約16％となっている．発がんの原因となる感染症については，「2章2節，生物学的因子（p.33）」で詳細を説明する．

　これまでの疫学研究で明らかにされた主要ながんのリスク因子をまとめると，**表1-3-4**のようになる．

　がんの成因の中で，喫煙が最も重要なリスク因子である．疫学研究による結果の蓄積から，がんと喫煙との因果関係は明白である．タバコの煙中には，タバコ特異的ニトロソアミン，多環芳香族炭化水素など100種以上の発がん物質が見出されており，肺がんをはじめとして口腔がん，咽頭がん，食道がん，膀胱がんなど多くの部位のがんの発症に寄与する．また，これらの発がん物質の多くは，臓器特異的な物質であると推定されている．喫煙者は非喫煙者に比べて肺がんの死亡リスクが4～5倍上昇し，危険度は喫煙本数が多いほど，喫煙年数が長いほど，喫煙開始年齢が低いほど高い．

　食生活は，喫煙と並んで重要なリスク因子である．しかし，食生活は各個人によって多様なため，食生活とがんに関する疫学研究は十分には進んでいない．現在までの研究により，高脂肪食とエネルギーの過剰摂取による肥満が食道がん，膵がん，結腸がん，乳がん，前立腺がんの発生率を上昇させることが報告されている．食物繊維の摂取量を増加させることは大腸がんをはじめ多くのがんの予防に有効で

ある．また，胃がんのリスク因子には，食塩や亜硝酸の過剰摂取がある．

　一般に，飲酒は少量（1 日 1 合以下）であれば，血圧を下げ，健康に良いとされている．しかし，過剰な飲酒は，口腔がん，咽頭がん，喉頭がん，食道がん，肝がん，大腸がん，閉経後の乳がんのリスクを増大させ，そのリスクはアルコールの 1 日平均摂取量に比例する．

　さらに，感染も発がんの原因となることが知られている．ヘリコバクター・ピロリ菌（*Helicobacter pylori*）は胃がんのリスク因子としてよく知られている．*H. pylori* はアンモニアを生成して胃酸を中和することにより胃に生息することができる．そして，粘膜に侵入して胃炎を起こし，さらに胃がんへと進展する．また，C 型肝炎ウイルス（HCV）および B 型肝炎ウイルス（HBV）は肝がんのリスク因子であり，その寄与率は，それぞれ約 70％と約 20％であると推定されている．そのほかに，ヒト T 細胞白血病ウイルス（HTLV-1）は主として母子感染により伝播するレトロウイルスであり，感染者の約 1％が白血病を発症する．そしてヒトパピローマウイルス（HPV）は，近年若年者において増加している子宮頸がんの原因ウイルスである．

　これらの成因に関連して，各リスク因子に関しては「2 章 発がん因子と発がん過程（p.19）」に，がん予防に関しては「3 章 がんの予防（p.69）」で詳細に述べる．

引用文献

1) Harvard Center for Cancer Prevention: Report on Cancer Prevention. Vol.1. Causes of human cancer, 7: S3-S59, 1996.
2) Inoue M, et al: Burden of cancer attributable to modifiable factors in Japan in 2015. Glob Health Med, 28: 26-36, 2022.
3) IARC World Cancer Report: Chapter 2.2 Tobacco smoking, 2008.
4) IARC World Cancer Report: Chapter 2.2 Tobacco smoking and Smokeless tobacco use, 2014.
5) Katanoda K et al: Population attributable fraction of mortality associated with tobacco smoking in Japan: a pooled analysis of three large-scale cohort studies. J Epidemiol, 18: 251-264, 2008.
6) Matsuo K, et al: Gene-environment interaction between an aldehyde dehydrogenase-2（ALDH2）polymorphism and alcohol consumption for the risk of esophageal cancer. Carcinogenesis, 22: 913-916, 2001.
7) World Cancer Research Fund/Summary of strong evidence on diet, nutrition, physical activity and the prevention of cancer. 2018.
8) Inoue M, et al: Diabetes mellitus and the risk of cancer: results from a large-scale population-based cohort study in Japan. Arch Intern Med, 166: 1871-1877, 2006.
9) IARC Monograph on the Evaluation of Carcinogenic Risks to Humans: 100A. 2012.

2章

発がん因子と発がん過程

1 化学的因子

表2-1-1に示すとおりヒトに対する化学発がん物質は，過去産業現場において職業がんとして明らかにされてきた．最近では，これらの発がん物質は，タバコ煙中にも検出されている．本節では，国際がん研究機関（IARC）[1]においてグループ1（ヒトに発がん性あり）と評価されている医薬品以外の化学物質について概説する．

1. 多環芳香族炭化水素

コールタールは煤に次いで認められた発がん物質で，皮膚がんや肺がんを誘発する．また，コールタールピッチによる皮膚がん，肺がん，膀胱がんや，ミネラルオイルとけつ岩油による皮膚がんも報告されている．これらは，IARCにおいてグループ1と分類され，多環芳香族炭化水素（PAHs）を多量に含んでいる．

発がん性PAHsの代表例であるベンゾ［a］ピレン（図2-1-1）はコールタールのほかにタバコの煙にも含まれている．IARCではベンゾ［a］ピレンの発がん性をグループ1に分類している．

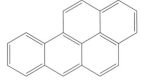

IARC：グループ1

ベンゾ［a］ピレン
［ヒト：肺がん（推定）］

図 2-1-1　多環芳香族炭化水素

2. 芳香族アミノ化合物

芳香族アミノ化合物，2-ナフチルアミンは染料や酸化防止剤の合成中間体として広く用いられてきたが，疫学研究によりヒト膀胱がんの原因物質であることが示された．また，4-アミノビフェニルとベンジジンもヒト膀胱がんの原因物質である（図2-1-2）．これらは，IARCにおいてグループ1と分類され，労働安全衛生法においても製造が禁止されている．2-ナフチルアミンや4-アミノビフェニルはタバコの主流煙中に含まれていることが明らかになっていることから，喫煙者の膀胱がんの原因物質の一つと考えられている．4-アミノビフェニルと類似構造の4-ニトロビ

1 化学的因子

表 2-1-1　ヒトに発がん性を示すと分類された化学物質（医薬品以外の IARC グループ 1）

化学物質	用途	発がん部位*	職業がん	タバコ
① 多環芳香族炭化水素				
ベンゾ［a］ピレン	コールタール成分	（肺）*	○	○
② 芳香族アミノ化合物				
2-ナフチルアミン	染料，化学工業	膀胱	○	○
4-アミノビフェニル	染料，化学工業	膀胱	○	○
ベンジジン	染料	膀胱	○	
オルトトルイジン	染料，除草剤	膀胱	○	○
4,4′-メチレンビス（2-クロロアニリン）（MOCA）	硬化剤	膀胱	○	
③ 有機溶剤				
ベンゼン	溶剤	白血病	○	○
トリクロロエチレン	溶剤	腎臓	○	
1,2-ジクロロプロパン	溶剤	胆管	○	
④ 金属				
六価クロム化合物	顔料，汚染	肺	○	○
ニッケル化合物	金属産業，触媒	肺	○	○
ヒ素およびヒ素化合物	鉱業，汚染	肺，皮膚，肝臓，腎臓，膀胱	○	○
ベリリウムおよびベリリウム化合物	合金	肺	○	
カドミウムおよびカドミウム化合物	顔料	肺	○	○
⑤ 高分子モノマー				
塩化ビニルモノマー	プラスチック	肝血管肉腫	○	○
1,3-ブタジエン	ゴム産業	悪性リンパ腫，造血器系	○	○
ホルムアルデヒド	樹脂，塗料	上咽頭	○	○
⑥ 高分子添加剤				
ビスクロロメチルエーテル	架橋剤	肺	○	
⑦ ガス状物質				
マスタードガス	化学兵器（毒ガス）	咽頭，肺		
エチレンオキサイド	滅菌ガス	リンパ腺腫，造血器系		
⑧ 農薬				
リンデン（ベンゼンヘキサクロライド）	殺虫剤	悪性リンパ腫	○	
ペンタクロロフェノール	殺菌剤・除草剤	悪性リンパ腫	○	
⑨ ダイオキシン類				
2,3,7,8-テトラクロロジベンゾ-p-ジオキシン（2,3,7,8-TCDD）	環境汚染	軟部組織肉腫・悪性リンパ腫・肺		
ポリ塩化ビフェニル（PCB）	環境汚染	メラノーマ・悪性リンパ腫・乳房		
3,3′,4,4′,5-ペンタクロロ［1,1′-ビフェニル］（PCB 126）	環境汚染	（TCDD 発がん類似機構から推定）		
2,3,4,7,8-ペンタクロロジベンゾフラン	環境汚染	（TCDD 発がん類似機構から推定）		
⑩ カビ毒				
アフラトキシン	食品汚染	肝		
⑪ ニトロソ化合物				
N′-ニトロソノルニコチン	タバコ	（肺）*		○
4-(メチルニトロソアミノ)-1-(3-ピリジル)-1-ブタノン	タバコ	（肺）*		○
⑫ 有機フッ素化合物（PFAS）				
ペルフルオロオクタン酸（PFOA）	環境汚染	（腎臓，精巣）*		

＊：推定標的臓器

21

2章 発がん因子と発がん過程

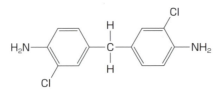

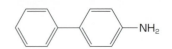

図 2-1-2　芳香族アミノ化合物

フェニルは，IARC においてはグループ 3（ヒトに対する発がん性について分類できない）に分類されているが，4-アミノビフェニルと同じ代謝中間体である N-ヒドロキシ体に還元されるので発がんの可能性が否定できないことから，労働安全衛生法において製造禁止物質に指定されている．

最近，染料や化学薬品に使用され単核の芳香族アミノ化合物であるオルトトルイジンにおいてもヒトに対して発がん性が報告された．また，4,4'-メチレンビス（2-クロロアニリン）（MOCA）は，おもにポリウレタン産業でエポキシ樹脂などの硬化剤として用いられ，MOCA 製造労働者に膀胱がんが起こることが指摘されている．

3. 有機溶剤（図 2-1-3）

1）ベンゼン，トルエン，エチルベンゼン

ベンゼンは，最も単純な構造の芳香族炭化水素である．その用途としては，合成ゴム，合成繊維，合成樹脂，医薬品など，各種化学製品の原料や溶剤として用いられてきた．自動車用のガソリンにも含まれ，排ガスからも検出される．わが国では，環境基本法による大気汚染に係る環境基準，労働安全衛生法の特定化学物質，大気汚染防止法の特定物質，水質汚濁防止法の有害物質に指定されている．ベンゼンの高濃度作業によって造血幹細胞の傷害による骨髄形成の低下に起因する再生不良性貧血が報告されている．また，ヒトに白血病を引き起こすことが示されている．ベンゼンは IARC においてグループ 1 と分類されているが，変異原性試験（Ames 試験）

図 2-1-3　有機溶剤

に対し陰性を示す．ベンゼンの発がん機構として，その代謝産物であるカテコールなどが酸化的に DNA を損傷することが明らかにされている[2]．

2）有機塩素系溶剤

　有機塩素系溶剤は，金属部品脱脂洗浄，抽出溶剤，モノマー重合度調整剤，低温用熱媒体に使用されている．

　トリクロロエチレンは，化学工業製品の合成原料，溶剤，洗浄剤など，広範な用途に使用されており，ヒトにおいて腎がんや肝がんを誘発することが報告されている．また，トリクロロエチレンとテトラクロロエチレンは大気汚染に係る環境基準が設定されている．

　1,2-ジクロロプロパンは，オゾン層破壊物質の代替品として特殊印刷のインク洗浄剤の成分に1990年代中頃から用いられてきたが，高濃度曝露者に胆管がんが認められている．また，ジクロロメタンは化学工業製品の洗浄と脱脂溶剤，塗料剥離剤などに使用されている．ジクロロメタンの急性毒性は強くないが，ヒトでは胆管がんや悪性リンパ腫に関与すると推定されている．

4. 金　属

　金属は生体にとって必須なものもあるが，その量や種類により毒性を示すものがある．6価クロム，ニッケル，ヒ素，ベリリウム，カドミウムの発がん性は，職業がんや動物実験の研究などから疑う余地はない（IARC グループ 1）．著者らは，発がん性金属の DNA 損傷機構について，6価クロムやニッケル化合物が内因性物質（過酸化水素など）と反応することにより，活性酸素種を生成し DNA を損傷する「金属発がんの活性酸素説」を提唱した（**図 2-1-4**）[3]．

1）クロム

　3価クロムは糖代謝に必要なことから必須微量元素である．しかし6価クロムは毒性が強い．6価クロムの中毒症状は，腐蝕作用としての鼻中隔穿孔症，アレルギー作用としての皮膚障害や喘息が認められている．また6価クロム化合物による発がん性も古くから知られている．疫学的には，クロム酸塩製造業，クロム色素製造業などでがんが高率に発生することが認められ，がん好発部位は肺および鼻腔などで

2章 発がん因子と発がん過程

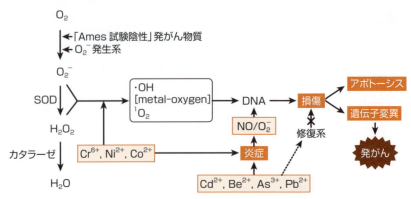

図2-1-4　発がん性金属によるDNA損傷機構

6価クロム（Cr^{6+}），ニッケル（Ni^{2+}），コバルト（Co^{2+}）などは，生体内で生成されたスーパーオキシド（O_2^-）や過酸化水素（H_2O_2）とのハーバー・ワイス反応により活性酸素の中でも反応性の高い活性種〔ヒドロキシルラジカル（・OH）や金属酸素錯体（metal-oxygen），一重項酸素（$^1O_2$）〕を生成しDNAを損傷する．これらの金属に加えカドミウム（Cd^{2+}），ベリリウム（Be^{2+}），ヒ素（As^{3+}），鉛（Pb^{2+}）などは，炎症を介した活性窒素酸素種（NO/O_2^-）の生成によりDNAを損傷する．さらに，Cd^{2+}，Be^{2+}，As^{3+}，Pb^{2+}などは，DNA損傷修復機構を阻害する報告もある．

ある．6価クロムの発がん性はIARCでグループ1に分類されている．3価クロム化合物や金属クロムの発がん性はIARCの最近の評価でも認められていない．

2) ニッケル

ニッケルは細菌のウレアーゼ酵素の中に含まれている．一方ヒトでは，金属ニッケル（nickel metal）の接触や経気道曝露により，喘息，接触皮膚炎などをもたらす．また発がん性も古くから知られており，呼吸器系のがん，特に鼻腔がん，肺がんが高率に発生する．ニッケルおよびニッケル化合物はIARCでグループ1に分類されている．

3) ヒ素

地球上に広く存在し，古くから医薬品などに利用され，現在では三酸化二ヒ素が急性骨髄性白血病の治療薬として承認されている．しかし，ヒ素化合物は毒性が強く，中毒事件が多数起きており1955年の粉ミルクヒ素混入事件が有名である．無機ヒ素の毒性は，5価より3価が強い．ヒ素化合物の慢性毒性として肝臓障害，色素沈着や白斑，皮膚障害および手足のしびれなどの末梢神経障害が知られている．発がん性も疫学的に古くから認められている．

ヒ素による皮膚がんについてのパリス（Paris）らの報告は古く，1822年のことである．これまでヒ素を含む鉱石を原料として行う銅精錬工場，三酸化ヒ素の製造および農薬（ヒ酸鉛）の製造に従事していた労働者に肺がんの多発が認められている．

4) ベリリウム

地球上に微量にしか存在しないがその特性から近代産業にとって不可欠な金属

1 化学的因子

で，航空機用部品や原子炉，セラミック製造に用いられる．ベリリウム原鉱石の採掘，精錬，またベリリウム化合物の加工などの作業従事者に，肉芽腫を呈するベリリウム肺や皮膚障害などが報告されている．疫学的にベリリウムは肺がんを引き起こすことが示されている．

5) カドミウム

カドミウムは，電池やベアリング，錆止めの材料やテレビのモニター蛍光材料に用いられる．原子炉における中性子制御棒にも用いられている．カドミウムは公害として，腎障害と骨軟化症を主徴とするイタイイタイ病の発生に関与する．カドミウム化合物は疫学的に肺と前立腺にがんをもたらすことが明らかにされている．

5. 高分子・プラスチックモノマー (図 2-1-5)

高分子・プラスチックモノマーの発がん性は産業保健および食品衛生上，留意すべき課題である．食品衛生上の問題点は，包装，食器などに残存する有害なモノマーの溶出である．原料のモノマーのうち塩化ビニルやホルムアルデヒド，1,3-ブタジエンは，ヒトに対して発がん性が認められている．

1) 塩化ビニルモノマー

塩化ビニルモノマー（クロロエチレン）は，常温条件下で無色の気体もしくは液体である．塩化ビニルモノマーの重合体であるポリ塩化ビニルは，パイプ，建築材料，玩具，プラスチック消しゴム・合成ゴムなどに広く用いられている．塩化ビニルモノマーは，ヒトに対し肝臓に血管肉腫を引き起こす．また，肝細胞がんのリスクファクターでもある．

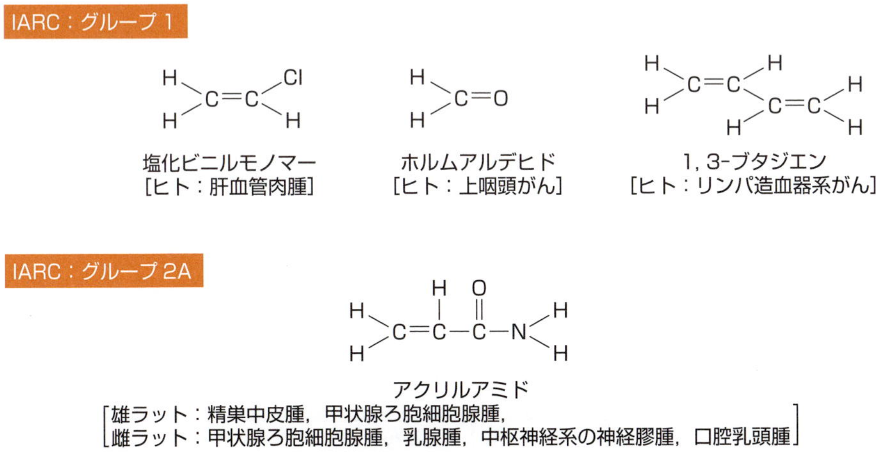

IARC：グループ 1

塩化ビニルモノマー
［ヒト：肝血管肉腫］

ホルムアルデヒド
［ヒト：上咽頭がん］

1, 3-ブタジエン
［ヒト：リンパ造血器系がん］

IARC：グループ 2A

アクリルアミド
［雄ラット：精巣中皮腫，甲状腺ろ胞細胞腺腫，
雌ラット：甲状腺ろ胞細胞腺腫，乳腺腫，中枢神経系の神経膠腫，口腔乳頭腫］

図 2-1-5　発がん性高分子・プラスチックモノマー

25

2章 発がん因子と発がん過程

2) ブタジエン

1,3-ブタジエンは，化学反応性に富み，熱または酸素の存在下で容易に重合する．用途としては，合成ゴムなどに使われている．発がん性については，疫学研究からヒトに対して白血病や非ホジキンリンパ腫といったリンパ造血器系のがんが認められている．

3) ホルムアルデヒド

ホルムアルデヒドは，常温で無色の刺激臭のある気体で，タバコの煙・ガソリンの排気ガスなどに含まれている．ホルムアルデヒドは毒性が強く，視覚障害，皮膚や消化器の炎症，鼻や咽頭の刺激などの症状を引き起こし，シックハウス症候群の原因物質の一つとされている．ホルムアルデヒドの発がん性については，ヒトに対して上咽頭がんの原因である十分な疫学的根拠がある．

4) アクリルアミド

アクリルアミドのおもな用途は，紙力増強剤，合成樹脂，合成繊維，排水中の沈殿物凝集剤，土壌改良剤，接着剤，塗料，土壌安定剤などの原料として広く用いられている．また，アクリルアミドの生成は，食材の成分であるアスパラギンとグルコースなどが，100℃を超える高温加熱により反応して起こる（メイラード反応）[4]ため，ポテトチップスやフライドポテトなどに多く含まれる．さらに，水に溶けやすいため，高温で焙煎した食品（コーヒー，ほうじ茶）からも検出されている．

アクリルアミドの毒性は，神経毒性や生殖毒性が報告されているが，最近の疫学研究からアクリルアミドの摂取により腎細胞がんや卵巣がんなどの発がんリスクが増加する報告がいくつかなされており，IARC による発がん性評価では，グループ2A に分類されている．

6. 高分子添加剤（図 2-1-6）

ビス（クロロメチル）エーテル（架橋剤）は有機ハロゲン化合物で染料中間体や有機合成試薬として用いられ，ヒトに肺がんを引き起こす．また，労働安全衛生法において製造禁止物質に指定されている．ビス（クロロメチル）エーテルは，マスタードガスと構造が類似していることから DNA に付加体を形成し発がんに至ると考えられる．

IARC：グループ 1

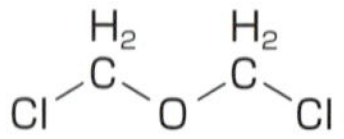

ビス（クロロメチル）エーテル（架橋剤）
［ヒト：肺がん］

図 2-1-6　発がん性高分子添加剤

7. ガス状物質 (図2-1-7)

1) マスタードガス

マスタードガス［ビス（2-クロロエチル）スルフィド，硫黄マスタード］は化学兵器に使われるびらん剤で皮膚に水疱を起こす．マスタード類（硫黄マスタードや窒素マスタード）は，活性なクロロエチル基をもつアルキル化剤として働く．マスタードガスはヒトに肺がんを引き起こす．マスタードガスの造血器に対する作用を応用し，ある種の窒素（ナイトロジェン）マスタード誘導体は悪性リンパ腫に対しての抗がん薬として使用されている．

2) エチレンオキシド (酸化エチレン)

エチレンオキシドはエチレングリコールなどの有機合成原料や界面活性剤などとしてさまざまな産業現場で用いられている．また，医療現場では，ガス滅菌に用いられていた．エチレンオキシドの慢性曝露において，末梢神経障害が報告されている．また，発がん性も指摘されており，疫学研究からリンパ腺腫，造血器系がん，乳がんを引き起こすことが認められている．発がん機構としてDNAに直接付加体を形成する．

IARC：グループ1

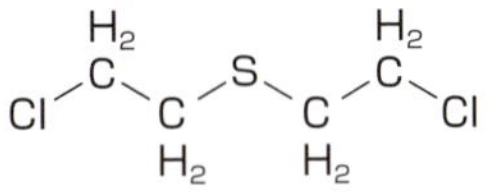

マスタードガス
[ヒト：咽頭がん，肺がん]

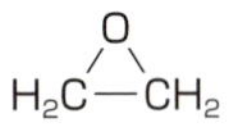

エチレンオキシド
[ヒト：リンパ腺腫，造血器系がん]

図2-1-7　ガス状発がん物質

8. 農　薬 (図2-1-8)

農薬を製造する労働者や使用する農業従事者に対し発がん性の問題が指摘されている．特に，有機塩素系農薬では，残留性が高く動物に発がん性が認められる種類が多いので注意が必要である．

IARC：グループ1

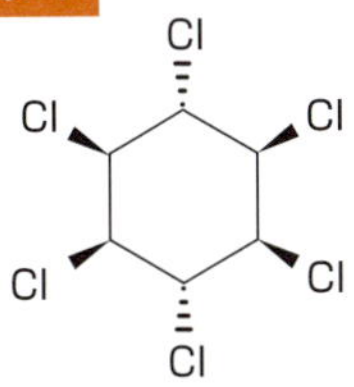

リンデン（γ-BHC）
[ヒト：非ホジキンリンパ腫]

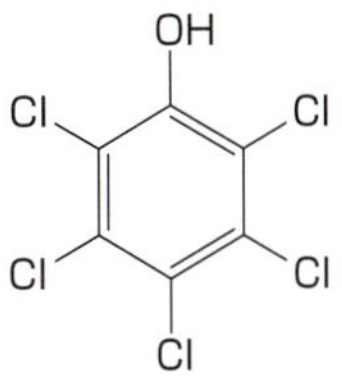

ペンタクロロフェノール
[ヒト：非ホジキンリンパ腫]

図2-1-8　発がん性農薬

2章 発がん因子と発がん過程

1) γ-ベンゼンヘキサクロライド（γ-BHC）

ベンゼンヘキサクロライドは，ヘキサクロロシクロヘキサン（HCH）とも呼ばれる有機塩素系殺虫剤の一つである．環境汚染物質として古くから認知されており，環境ホルモンとしても指摘されている．α，β，γ などの異性体があり，日本で農薬として使われたものはこれら異性体の混合物である．特にγ-BHC が99％以上の純度のものがリンデンである．リンデン（γ-BHC）は，ヒトに非ホジキンリンパ腫（悪性リンパ腫）を引き起こすことから，最近 IARC においてグループ1に分類された．日本では，「化学物質の審査及び製造等の規制に関する法律（化審法）」により第一種特定化学物質に指定され，使用は禁止されている．

2) ペンタクロロフェノール（PCP）

ペンタクロロフェノールは，植物成長調節剤や水田用除草剤，イネいもち病などの殺菌剤，防腐剤などに使用されていた物質であり，化審法により第一種特定化学物質に指定され，使用は現在禁止されている．ペンタクロロフェノールは，ヒトに非ホジキンリンパ腫（悪性リンパ腫）を引き起こすことから，IARC においてグループ1に分類されている．

9. ダイオキシン類（図2-1-9）

ダイオキシン類とは，塩素含有物質などが燃焼する際に発生するポリ塩化ジベンゾ-*p*-ジオキシン（PCDD），ポリ塩化ジベンゾフラン（PCDF），コプラナーポリ塩化ビフェニルの3種類の物質群の総称で，環境中に微量ではあるが広く存在する．しかし，その毒性は強く，皮膚障害，生殖障害，肝障害，催奇形性，免疫抑制，内分泌攪乱作用（子宮内膜症）などが動物実験で報告されている．発がん性において

IARC：グループ1

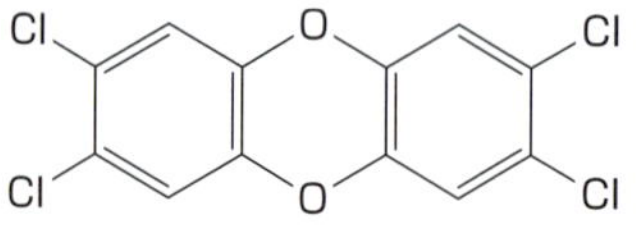

2, 3, 7, 8-テトラクロロジベンゾ-*p*-ジオキシン
（2, 3, 7, 8-TCDD）[ヒト：軟部組織肉腫]

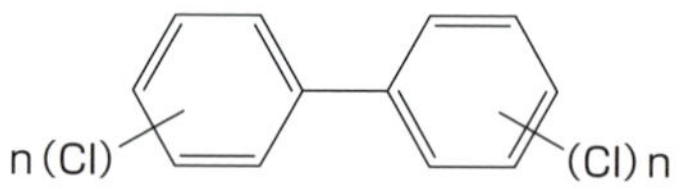

ポリ塩化ビフェニル（PCB）
[ヒト：メラノーマ，悪性リンパ腫，乳がん]

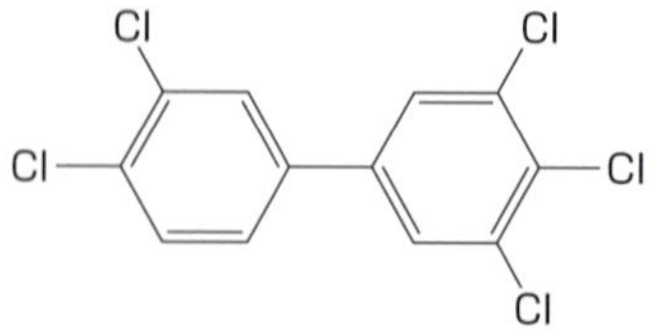

3, 3′, 4′, 4, 5-ペンタクロロ [1, 1′-ビフェニル]（PCB 126）
[ラット：胆管がん，肺がん，口腔扁平上皮がん]

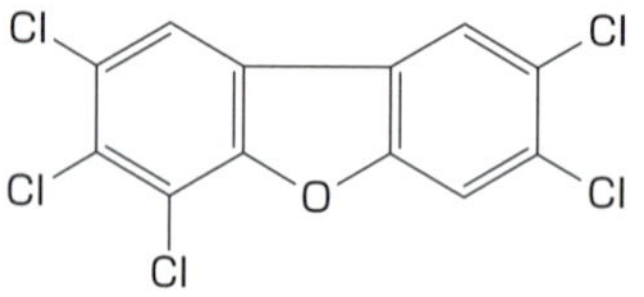

2, 3, 4, 7, 8-ペンタクロロジベンゾフラン
[ラット：胆管がん，乳がん]

図2-1-9　ダイオキシン類

は，一番毒性が強い2,3,7,8-テトラクロロジベンゾ-p-ジオキシン（2,3,7,8-TCDD）とポリ塩化ビフェニル（PCB），3,3′,4,4′,5-ペンタクロロ［1,1′-ビフェニル］（PCB 126），2,3,4,7,8-ペンタクロロジベンゾフランがIARCにおいてグループ1と評価されている．PCB 126と2,3,4,7,8-ペンタクロロジベンゾフランは，ヒトにおける発がん性は十分には証明されていないが，2,3,7,8-TCDDと同様に転写調節因子である多環芳香族炭化水素受容体の転写活性化を誘導することなどからグループ1に分類された．

1）ダイオキシン（2,3,7,8-テトラクロロジベンゾ-p-ジオキシン）

2,3,7,8-テトラクロロジベンゾ-p-ジオキシン（2,3,7,8-TCDD）は，ベトナム戦争で枯葉作戦に使用された除草剤である2,4,5-トリクロロフェノキシ酢酸（2,4,5-T）に不純物として含まれ，催奇性を有しヒトや生態系に深刻な被害を及ぼした．ヒトに対する発がん性については，広範な部位にがんを発生させる可能性が示唆されており，その中でも疫学研究から軟部組織肉腫などにおいてリスクの増加が報告されている．さらに，2,3,7,8-TCDDを含むダイオキシン類の中には内分泌撹乱化学物質（環境ホルモン）として生殖毒性や免疫毒性にも関与している物質も多い．

2）PCB（ポリ塩化ビフェニル）

PCBは，ポリ塩化ビフェニル化合物の総称であり，その分子が保有する塩素の数やその位置の違いにより理論的に209種類の異性体が存在する．PCBは，不燃性や絶縁性に優れ，かつては熱媒体や潤滑油など，さまざまな用途で利用されてきた．しかし，PCBは化学的にきわめて安定で自然界ではほとんど分解されず高い生物濃縮性を示すため，過去には魚介類をはじめ母乳，牛乳，肉類などの食品から検出されていた．このため，PCBの慢性曝露による健康影響が懸念されたことから1972年にはPCBの製造・使用が中止され，1973年には化審法の第一種特定化学物質の第一号に指定された．PCBは，ヒトにメラノーマ，悪性リンパ腫，乳がんを引き起こすことが明らかにされている．

10. カビ毒（マイコトキシン）（図2-1-10）

アフラトキシンはカビ毒素の一種で，わが国では輸入食品のピーナッツおよびピーナッツバターなどの加工品，トウモロコシとその加工品，ナツメグ，白コショウなどの香辛料，ピスタチオナッツ，製あん原料雑豆，ナチュラルチーズなどから検出されている．自然界で食品にアフラトキシン汚染を引き起こす主なカビは，麹菌の一種でアスペルギルス フラバスとアスペルギルス パラシティカスである．

アフラトキシンにおいて，食品での含有が問題となるのは青（Blue）の蛍光を発するB$_1$，B$_2$や緑（Green）の蛍光を発するG$_1$，G$_2$およびミルク中で多く検出されるM$_1$であり，特にアフラトキシンB$_1$は強い発がん性を有しヒトに肝がんを引き起

2章 発がん因子と発がん過程

IARC：グループ1

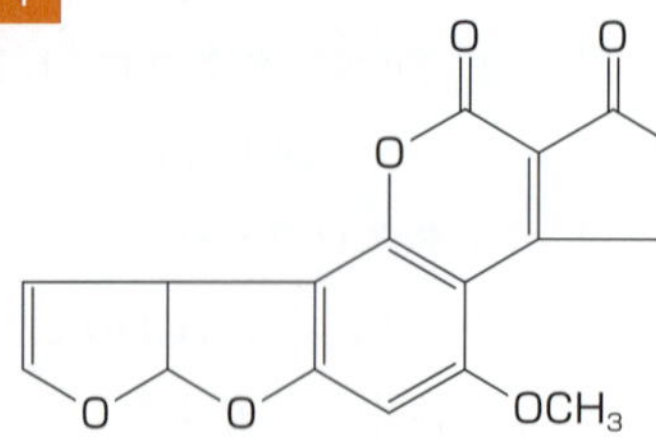

アフラトキシン B₁
[ヒト：肝細胞がん]

図 2-1-10　カビ毒

こすことがアフリカや東南アジアでの疫学研究から示されている．最近では，アフラトキシン B₂，G₁，G₂ もグループ1に分類された．

11. ニトロソ化合物

ニトロソ化合物は，自然食品や加工食品，タバコの煙に含まれ，「N-N＝O」という特徴的な構造をもっている．N-ニトロソ化合物の中には強力な発がん物質がある．タバコ煙中に含まれるニトロソアミンの N'-ニトロソノルニコチン（NNN）および 4-(メチルニトロソアミノ)-1-(3-ピリジル)-1-ブタノン（NNK）は，ヒトに対し肺がんを引き起こすことが推定されていることから IARC においてグループ1に分類されている（**図 2-1-11**）．生体内では，唾液中の亜硝酸や亜硝酸塩がタンパク質に由来する2級アミンまたは2級アミドと酸性条件下で化学反応を起こし，ニトロソ化合物が生成される（**図 2-1-12**）．亜硝酸塩は食品発色剤としても用いられている．

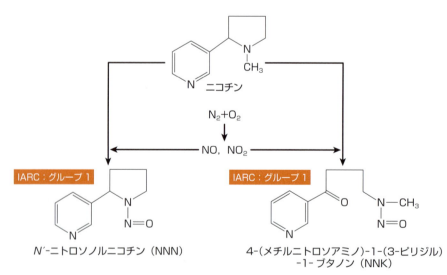

図 2-1-11　タバコ煙の中に含まれる発がん性ニトロソ化合物のニコチンからの生成反応

タバコに含まれるニコチンは，燃焼時に酸素と窒素が高温で反応した NO や NO₂ によりニトロソ化され，ヒトに発がんを引き起こす NNN や NNK が生成される．

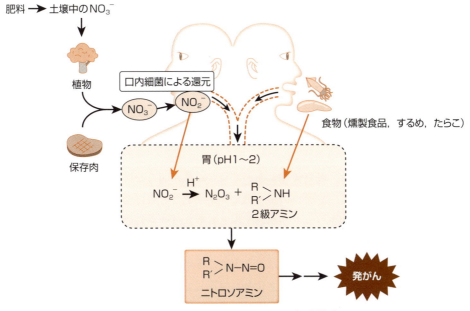

図 2-1-12　ニトロソアミンの生成機序

ニトロソアミンは，酸性条件下において亜硝酸塩（NO_2^-）が三酸化二窒素（N_2O_3）に変化し，2級アミンと反応することによって生成される．生体内においては，食品中に含まれる亜硝酸塩や2級アミンが，酸性条件下の胃液中で反応しニトロソアミンが生成される．

12. 有機フッ素化合物（PFAS）

　有機フッ素化合物のうち，ペルフルオロアルキル化合物およびポリフルオロアルキル化合物を総称して「PFAS」と呼び，現在1万種類以上の物質が存在し，幅広い用途で使用されている．PFASの一種であるPFOA（ペルフルオロオクタン酸）（図 2-1-13）やPFOS（ペルフルオロオクタンスルホン酸）は，撥水性と撥油性の性質を持つためフライパンなどのコーティング剤，消火器などの泡消火剤，半導体用反射防止剤や界面活性剤などとして幅広く使用されている．しかし，難分解性のため，環境への排出が継続された場合，食物連鎖などを通じて人の健康や動植物の生息・生育に影響を及ぼす可能性が指摘されていることから，現在では国内での使用・製造や輸入が原則禁止されている．

IARC：グループ1

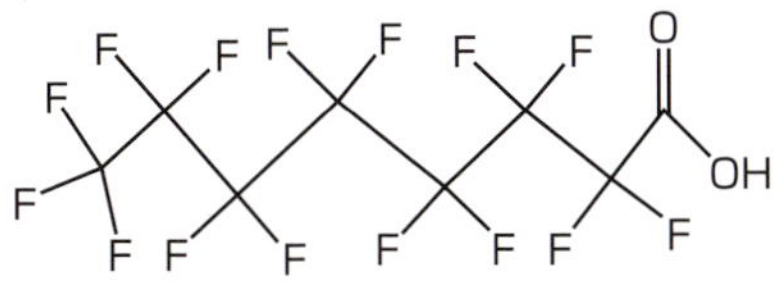

PFOA
[ヒト：腎細胞がん，精巣がん（推定）]

図 2-1-13　ペルフルオロオクタン酸（PFOA）

PFOA や PFOS は，ヒトに対して，免疫系や甲状腺ホルモンなどへの影響，また腎細胞がんや精巣がんの可能性が指摘されている．毒性発現機構はいまだ不明な点が多いが，その一つとして脂質代謝の制御などに関与するペルオキシソーム増殖剤活性化受容体 α（PPARα）を活性化することが報告されている．IARC による評価は，2023 年に PFOA についてはグループ 1（発がん性がある）に 2 段階引き上げられ，PFOS についてはグループ 2B（発がんの可能性がある）に初めて位置付けられた．

13. 食用植物

食用植物には，動物実験において発がん性が明らかにされている成分を含むものがいくつかある．ソテツの茎や実にデンプンとともに含まれるサイカシン，ワラビに含まれるプタキロシドがある．キク科やムラサキ科の植物に含まれる発がん性ピロリチジンアルカロイドおよびマッシュルームなどに含まれるヒドラジン化合物などもある．しかし，それらは通常大量に常用される食品ではないために事実上問題となることは少ないが，食文化とも関連して常用される地域でがん発生の可能性がある．

14. 食品添加物

発色剤の亜硝酸ナトリウム，酸化防止剤として医薬品にも含まれるブチルヒドロキシアニソール（BHA），防カビ剤の o-フェニルフェノールや小麦改良剤の過酸化ベンゾイルや臭素酸カリウム，赤色 2 号の発がん性も指摘されている．

引用文献

1) 国際がん研究機関（International Agency for Research on Cancer）：発がん性分類モノグラフ．<http://monographs.iarc.fr/>（2024 年 4 月 1 日閲覧）
2) Oikawa S, et al: Site specificity and mechanism of oxidative DNA damage induced by carcinogenic catechol. Carcinogenesis, 22: 1239-1245, 2001.
3) 川西正祐ほか：化学物質の全身毒性 2. 発癌性. In: 荒記俊一編，中毒学．pp54-61，朝倉書店，2002.
4) Mottram DS, et al: Acrylamide is formed in the Maillard reaction. Nature, 419: 448-449, 2002.

2 生物学的因子

慢性感染および炎症はきわめて重要な発がん要因である．ヒトに対して発がん性がある感染要因は10種類ある（**表2-2-1**）．慢性炎症は全世界のがんの約13%，年間220万例に寄与する．後進国では，さらに感染症の発がんへの寄与が大きく，約30%という地域もある．わが国でもC型肝炎ウイルスによる肝がんやヘリコバクター・ピロリ菌による胃がんなど，解決すべき課題となっている．

1. 寄生虫

発がんに関与する寄生虫は，世界的にみてタイ肝吸虫，肝吸虫とビルハルツ住血吸虫の3つである．

タイ肝吸虫は，おもにタイ東北部のメコン川流域を中心に分布する．肝吸虫は，おもに中国の西江流域を中心に，東アジアに広く分布する．幼生のメタセルカリアは魚の筋肉組織中に存在しており，川魚を生食する習慣があると感染率が高く，胆管細胞がんが多発している．タイ肝吸虫は再感染が多く，慢性的な経過をたどり，胆管がんの発症に至る．タイ肝吸虫の感染者や胆管細胞がん患者の尿を調べると，酸化的DNA損傷8-オキソデオキシグアノシン（8-oxodG）の量が有意に増加しており，抗寄生虫薬を投与すると8-oxodG量が減少する報告があり，抗寄生虫薬によるがん予防が可能と考えられる．

ビルハルツ住血吸虫は，アフリカから中東にかけて分布する．感染源となるナイ

表2-2-1　ヒトに発がん性を示す感染要因

	感染要因	がんの種類
寄生虫	タイ肝吸虫 *Opisthorchis viverrini*	胆管がん
	肝吸虫 *Clonorchis sinensis*	胆管がん
	ビルハルツ住血吸虫 *Schistosoma haematobium*	膀胱がん
細　菌	ヘリコバクター・ピロリ菌 *Helicobacter pylori*	胃がん
ウイルス	ヒトパピローマウイルス（HPV）	子宮頸がん
	B型，C型肝炎ウイルス（HBV, HCV）	肝がん
	エプシュタイン-バーウイルス（EBV）	リンパ腫，上咽頭がん
	ヘルペスウイルス-8（HHV-8）	カポジ肉腫
	ヒトT細胞白血病ウイルスI型（HTLV-I）	白血病
	ヒト免疫不全ウイルス（HIV-1）	種々のがん

これらの感染要因はIARCでグループ1「ヒトに対して発がん性がある」に分類されている．

ル川で皮膚から感染し，宿主（ヒト）の膀胱や小腸に卵を産みつけ，ビルハルツ住血吸虫症を引き起こし，膀胱がんの原因となる．発がん機構は不明であるが，虫の卵の殻が膀胱組織で慢性炎症を起こすことが報告されている．慢性炎症によって生じた活性種による DNA 損傷が発がんに関与すると考えられる．

2. 細　菌

　ピロリ菌は，1983 年にウォーレン（Warren）とマーシャル（Marchall）によって発見された細菌で，急性胃炎や慢性胃炎の原因になることが証明され，その功績で 2 人に 2005 年ノーベル医学・生理学賞が授与された．1994 年には国際がん研究機関（IARC）によって胃がんのリスク因子とされた．ピロリ菌はウレアーゼ活性をもち，尿素を分解してアンモニアを産生し，胃酸を中和することで，酸性の胃内に持続感染できる．後進国では人口の 8〜9 割，先進国では人口の 5 割に感染がみられ，全世界では約 20 億人が感染している．

　ピロリ菌の約半数は *cagA* 遺伝子をもつ強毒性の菌株で，わが国の菌株はほとんどが強毒性である．CagA タンパク質は宿主の上皮細胞内に入り，細胞内シグナル伝達分子 SHP-2 チロシンホスファターゼと特異的に結合する．SHP-2 は細胞の増殖，形態変化，運動亢進に働き，発がんに関与する．また，ピロリ菌感染による炎症ではペプチドグリカンにより一酸化窒素合成酵素（iNOS）を誘導する結果，活性酸素（ROS）や活性酸化窒素種（RNOS）も DNA 損傷を引き起こし，発がんに関与する．

3. ウイルス

　ヒト悪性腫瘍の直接的原因となるウイルス，および強く関与するウイルスを**表 2-2-2** に示す．

1）ヒトパピローマウイルス

　ヒトパピローマウイルス（human papilloma virus；HPV）は子宮頸がん発症の主要因である．HPV が子宮頸がんの原因ウイルスであることを発見したツルハウゼン（zur Hausen）は 2008 年ノーベル医学・生理学賞を授与された．HPV は子宮頸がんのほかにも口腔咽頭がんの原因ウイルスであると推測されている．HPV は約 8kbp の環状 2 本鎖 DNA をゲノムとする小型のウイルスであり，その種類は 100 種以上あり，40 種程度が生殖器に感染する．これらは遺伝子型によって高リスク型（16, 18, 30, 31, 33, 45, 52, 58 型など）と低リスク型（6, 11 型など）とに分けられ，高リスク型 HPV は子宮頸がんなどのがんに検出される（**表 2-2-2**）．

　HPV は約 80％の女性が一度は感染し，多くの場合半年程度で自然に感染が排除される．しかし，約 10％では 3 年以上持続感染し，その中から一定の頻度で子宮頸がんが発生する．子宮頸がん細胞中ではウイルス遺伝子のうち，E6 と E7 が必ず高発現されており，この 2 つががん化，がん形質の維持に深くかかわる．

表 2-2-2　ヒトがん関連ウイルス（IARC グループ 1）

	ウイルス科	ウイルス名	関連がん	高率発生地域
DNA ウイルス	パポバウイルス	ヒトパピローマウイルス（HPV）	子宮頸がん	世界各国
	ヘパドナウイルス	B 型肝炎ウイルス（HBV）	肝がん	東南アジア 熱帯アフリカ
	ヘルペスウイルス	エプシュタイン-バーウイルス（EBV, HHV-4）	バーキットリンパ腫 上咽頭がん	赤道アフリカ パプアニューギニア 中国東南部
		ヘルペスウイルス-8（HHV-8）	カポジ肉腫	東ヨーロッパ 地中海沿岸
RNA ウイルス	レトロウイルス	ヒト T 細胞白血病ウイルス I 型（HTLV-I）	成人 T 細胞白血病	日本 西インド諸島
		ヒト免疫不全ウイルス（HIV-1）	カポジ肉腫 非ホジキンリンパ腫 子宮頸がん, 肝がん	世界各国
	フラビウイルス	C 型肝炎ウイルス（HCV）	肝がん	日本 東南アジア 熱帯アフリカ

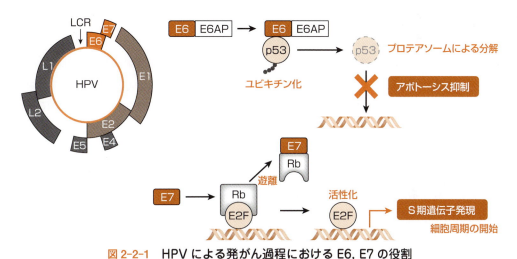

図 2-2-1　HPV による発がん過程における E6, E7 の役割

E6 は E3 ユビキチンリガーゼ活性をもつ E6AP と相互作用してがん抑制遺伝子産物 p53 と結合し分解する．E7 は転写因子 E2F とがん抑制遺伝子産物 Rb タンパク質と競合的に結合して，Rb と結合している E2F を遊離して活性化し，細胞周期の促進を介して発がんに関与する．

　　HPV は，扁平重層上皮の基底細胞に感染し，感染基底細胞ではウイルスゲノムは環状で維持されており，E6 と E7 の高発現が誘導されると，細胞のがん化が進行する．E6 タンパク質のおもな標的は p53 タンパク質である（**図 2-2-1**）．E6 はユビキチンリガーゼ E6AP と結合し，p53 をユビキチン化しプロテアソーム系での分解を促進し，アポトーシスを阻止する．E7 タンパク質は網膜芽腫がん抑制遺伝子産物の Retinoblastoma 1（Rb）タンパク質と複合体を形成し，S 期タンパク質の転写発現

を誘導する．Rbタンパク質は転写因子E2Fと複合体を形成して，その転写を抑制しているが，E7が結合したRbは，E2Fから解離する．その結果，恒常的な遺伝子発現が誘導され細胞周期を無制限に回転させ，がん化に重要な役割を果たす（**図2-2-1**）．一方，疫学調査によると，HPV感染者で重複感染などにより子宮頸部に炎症を有する場合は子宮頸がんになりやすいことから，慢性炎症の関与も考えられる．

2）エプシュタイン-バーウイルス

エプシュタイン-バーウイルス（Epstein-Barr virus；EBV）はバーキットリンパ腫の培養細胞から最初のヒトがんウイルスとして1964年にエプシュタイン（Epstein）とバー（Barr）によって発見された．また，中国東南部に多発する上咽頭がんもEBVが関連する．最近ではさらにホジキンリンパ腫，NK/Tリンパ腫，AIDSや免疫不全時にみられる日和見リンパ腫，一部の胃がんにも関与が示唆されている．EBVはヘルペスウイルス科に属し，ゲノムが172kbpの2本鎖DNAで，エンベロープをもつ大型DNAウイルスである．EBVは細胞中で潜伏感染し，全長のウイルスゲノムはプラスミドとして維持されており，ウイルス遺伝子の一部のみが発現されている．その種類は個々のがんで異なり，日和見リンパ腫を除いたがん細胞ではEBNA1，EBERs，BARTsおよび膜タンパク質LMP1，LMP2と発現される遺伝子が限定されており，これらが発がんに関与する．

EBVの初感染は欧米では青年期であるが，わが国や開発途上国では乳幼時期，成人に達するまでにはほとんどのヒトが感染を受ける．しかし，大部分のヒトはがんにならず終生潜伏感染し続けることから，EBV感染細胞が生体でがん細胞になるためには環境因子，遺伝因子などの何らかのコファクターの関与が考えられる．バーキットリンパ腫は赤道アフリカなどに集中的に発生するが，その多発地域に繁殖するミドリサンゴには，発がんプロモーターのTPA類似ホルボールエステルが含まれており，発がんへの関与が示唆されている．また中国東南部の上咽頭がんも，TPA類似ホルボールエステル含有植物が上咽頭がんの多発地域に生育しており，リスク要因として考えられる．さらに中国では塩漬魚や燻製魚を多食することから食習慣もリスク要因となる．

3）ヒトヘルペスウイルス-8

ヒトヘルペスウイルス-8（human herpesvirus 8；HHV-8）はカポジ肉腫を引き起こすヘルペスウイルスで，別名Kaposi-sarcoma-associated herpesvirus（KSHV）とも呼ばれる．特に，HIV感染や臓器移植における免疫抑制状態で，発がんリスクとなる．

4）B型肝炎ウイルス，C型肝炎ウイルス

わが国では肝がんは年々増加し，年間約3万人が死亡している．肝細胞がんの10〜

20％がB型肝炎ウイルス（hepatitis B virus；HBV），70〜80％がC型肝炎ウイルス（hepatitis C virus；HCV）の持続感染による．持続感染のキャリアでは，肝がんのリスクが20倍になる．肝炎ウイルス感染による発がん機序としては，ウイルス感染による慢性炎症が肝障害や酸化的DNA損傷を引き起こして発がんに働く間接的な機構に加えて，ウイルスによる直接的発がん作用が考えられている．HBVゲノムの細胞DNAへの組み込みやウイルスタンパク質であるHBxががん化を促進している．

　HCVはエンベロープを有し，ウイルスゲノムは9.6kbpからなる1本鎖RNAである．HCVはほとんどが血液を介して感染し，慢性肝炎，肝硬変を経てがん化する（肝硬変からの発がん率は年7〜8％，6〜7年で50％が発がん）．HCV感染に対しては有効なワクチンや免疫グロブリン製剤は実用化されていない．インターフェロンに加え，近年承認されたウイルスプロテアーゼやウイルスポリメラーゼに対する直接作用型抗ウイルス薬投与がHCVによる慢性感染ならびに肝細胞のがん発生抑制に推奨されている．HCVではコアタンパク質が肝発がんに重要と考えられている．

5）ヒトT細胞白血病ウイルスI型

　ヒトT細胞白血病ウイルスI型（human T-cell leukemia virus type I；HTLV-1）はCD4陽性T細胞の悪性腫瘍である成人T細胞白血病（adult T cell leukemia；ATL）の原因ウイルスである．ATLはくすぶり型，慢性型，リンパ腫型，および急性型の4つの病型に分類される．HTLV-1感染者はわが国では西日本で多くみられる．HTLV-1はレトロウイルス科に属し，ウイルスゲノムは9kbのプラス鎖1本鎖RNAである．HTLV-1遺伝子の中で，pX領域にコードされる転写調節因子Taxは細胞増殖の亢進やアポトーシスの抑制に働き，ATLの発症に重要である．しかし，HTLV-1キャリアの一部が60年という長い潜伏期の後にATLを発症することからHTLV-1感染細胞が腫瘍化するまでにはウイルス遺伝子以外に宿主側の付加的異常の蓄積や遺伝的素因が関与すると考えられる．感染経路は母子感染（母乳），血液感染，性交感染で，中でも母乳を介した母子感染が主要な感染経路である．人工栄養保育により子どもへの感染が予防可能であり，将来発症するATLは大幅に減少することが期待されている．

6）ヒト免疫不全ウイルス

　ヒト免疫不全ウイルス（human immunodeficiency virus-1；HIV-1）はレトロウイルス科に属し，感染すると免疫不全症候群（AIDS）を引き起こす．

　HIV-1のゲノムはがん細胞中に存在せず，直接的ながん遺伝子として関与することはないが，免疫不全に伴い，ほかの感染因子（HHV-8，EBV，HPV，HBV，HCV）などによるがんリスクを著しく上昇させる（**表2-2-2**，p.35）．

3 物理化学的因子

　ヒトに発がんをもたらす物理化学的因子として，紫外線や電離放射線などの物理学的因子や，アスベストを代表とする繊維・粒子状物質などが挙げられる．これらは多くの化学物質やその代謝物が直接 DNA 塩基を修飾して付加体を形成する場合と異なり，間接的な DNA 損傷が発がんに重要な役割を果たすと考えられる．紫外線は短波長では DNA を直接損傷してチミン2量体などを形成するが，長波長では光増感物質によるエネルギー吸収を経て間接的な DNA 損傷をもたらす．電離放射線は2重鎖 DNA の切断による直接的な DNA 損傷と，水分子の分解によるラジカル生成を介した間接的な DNA 損傷を起こす．繊維・粒子状物質は吸入曝露により呼吸器に蓄積して慢性炎症を惹起し，炎症細胞などから産生される活性酸素種や活性窒素種による間接的な DNA 損傷が発がんに寄与すると考えられる．

1. 紫外線

　紫外線は波長の長い順に UVA（波長 320～400 nm），UVB（波長 280～320 nm），UVC（波長～280 nm）に分類される．地表に到達する太陽紫外線のうち，約95％は UVA，約5％は UVB が占める．UVC は地球表面から約10～50 km 上空の成層圏に存在するオゾン層に吸収され，地表に到達しない．紫外線は波長が長いほど，より皮膚の深部に到達する．国際がん研究機関（IARC）は，太陽光線および UVA，UVB，UVC がそれぞれヒトに発がん性（特に皮膚がん）を有する（グループ1）に分類している．以前は太陽紫外線による発がんに重要なのは UVB と考えられてきたが，UVA も変異原性や発がん性を有する[1]．UVA の人工光源は，尋常性乾癬，尋常性白斑，菌状息肉症などの皮膚疾患の治療（PUVA 療法）に利用される．また，日焼けマシンでも UVA の照射が行われるが，特に若年層で皮膚がんや悪性黒色腫（メラノーマ）の発症リスクを高めるため，IARC は日焼けマシンをヒトに発がん性を有する（グループ1）に分類している．

　紫外線発がんは DNA 損傷が引き金になると考えられる（図2-3-1）．UVB や UVC ではエネルギーを DNA 塩基が直接吸収して励起されることで，チミン2量体などのピリミジン光産物やピリミジン（6-4）付加体が生成される．遺伝性疾患の色素性乾皮症では，これらの光産物に対するヌクレオチド除去修復が正常に機能しないため，皮膚がんを発症しやすい．UVA は塩基自身に吸収されにくいが，光増感分子（フラビン類，ポルフィリン類，NADH など）が UVA を吸収して励起され，エネルギーが直接的あるいは間接的に DNA に伝達され損傷を起こす．光増感反応は，

3 物理化学的因子

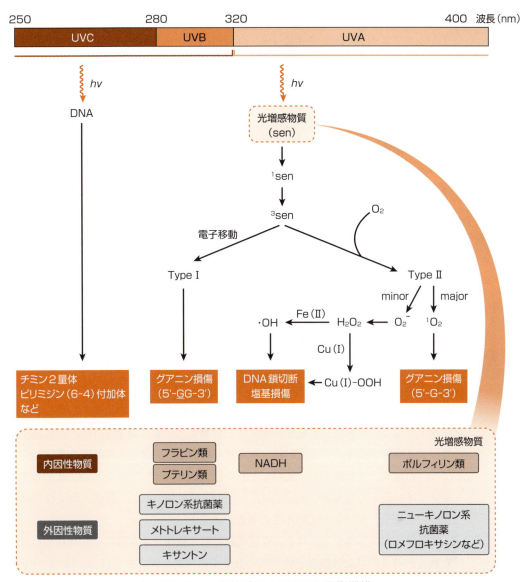

図 2-3-1 紫外線によるDNA損傷機構

波長の短い紫外線（おもにUVB）はDNA塩基に直接吸収され，ピリミジン光産物などが生成される．一方，波長の長い紫外線（UVA）は光増感物質に吸収され，励起された光増感物質を介した電子移動あるいは活性酸素種の生成によりDNA損傷が起こる．

主としてtype Iとtype IIに分類される[2]．Type I反応とは，紫外線により励起された光増感分子（^{3}sen）が電子移動を伴ってDNA塩基と直接反応する機構をいい，DNA塩基の中ではグアニン（G）の酸化電位が最も低く選択的に酸化を受けやすい．特に，二重らせんDNAのGが2個連続した配列の5′末端では電子移動による酸化的損傷を受けやすい．Major type II反応とは，励起した光増感分子からO$_2$へのエネルギー転移である．O$_2$はほかの多くの分子と異なり基底状態が三重項であり，エネルギー転移により一重項酸素（^{1}O$_2$）が生成し，Gを選択的に修飾する．

39

Minor type Ⅱ反応では，励起光増感分子からO_2への電子移動が起こり，スーパーオキシドアニオン（O_2^-）を生成する．O_2^-のDNAとの反応性は低いが，不均化反応により生じる過酸化水素（H_2O_2）が鉄や銅などの金属イオンとが反応すると，きわめて反応性の高いヒドロキシラジカル（・OH）やCu（Ⅰ）—OOHのような金属—酸素複合体が生成する．・OHはすべてのDNA塩基と非特異的に反応し，損傷の選択性はみられない．

　慢性炎症は重要な発がん因子である．紫外線による日焼けでは炎症反応が起こっていると考えられる．UVAとUVBの発がん性に関しては，同程度の日焼けを起こす紫外線量でほぼ同程度の発がん性がある．したがって，紫外線発がんには光増感作用以外に炎症によるDNA損傷も考慮する必要がある．

2. 電離放射線

　電離放射線は紫外線より波長が短く，物質を構成する原子を電離（正電荷のイオンと負電荷の電子に分離）する能力を有する．電離放射線には電磁波としてX線およびγ線，粒子線としてα線，β線，陽子および中性子などが含まれる．ヒトは環境中の電離放射線の曝露を受けており，宇宙線および大気や地殻に含まれる放射性核種が主たる線源である．X線診断や放射線治療を行う医療現場，および原子力産業などにおける放射線の職業性曝露もある．

　IARCは電離放射線としてX線，γ線，中性子，およびその線源としてラジウムやラドンなどの放射性核種をグループ1に分類している（**表2-3-1**）[3-5]．広島や長崎で原子爆弾の投下により放射線（おもにγ線および中性子）の被曝を受けた住民では，白血病，甲状腺がん，乳がんなどの罹患率が増加している[6]．1986年のチェルノブイリ原子力発電所の事故では，小児の血液細胞の遺伝子損傷[6]および甲状腺がんの罹患率[7]が増加しているとの報告がある．

　電離放射線は生体分子に対する直接機構と間接機構により障害をもたらすと考えられる．前者では放射線感受性の高い分子が直接的な障害を受ける．DNA分子が放射線照射を受けた場合，リン酸エステル結合の切断により二重鎖切断が起こる．一方，後者では放射線による水分子の励起および電離を介して，非常に反応性の強い・OHなどのラジカルが生成され，酸化的にDNAが損傷される（**図2-3-2**）．放射線による組織障害を介した炎症も発がんに関与する．わが国では，国際放射線防護委員会（ICRP）の勧告に従い，放射線の曝露量の上限を一般市民では年間1ミリシーベルト（mSv），放射線業務従事者では5年間で100 mSv（ただし年間50 mSvを超えないこと）と法令で定めている．Svとは放射線防護の目的に用いる単位で，放射線の線量［単位：グレイ（Gy）］に生物学的影響を示す係数（γ線は1，中性子は10）を乗じて算出する．

表 2-3-1　ヒトに発がん性を有する電離放射線および放射性元素

種　類		発がん部位（ヒト）
電離放射線	X 線および γ 線	唾液腺，食道，胃，結腸，肺，骨，皮膚基底細胞，乳房，膀胱，脳および中枢神経，甲状腺，腎臓，白血病（慢性リンパ性を除く）
	中性子*1	（動物）白血病，リンパ腫，肺，乳房，卵巣，肝臓など

種　類		発がん部位（ヒト）
放射性元素	リン 32（リン酸として）	白血病
	プルトニウム 239 *2, *3	肺，肝臓（肝血管肉腫含む），骨
	放射性ヨウ素（131I を含む短半減期同位体）	甲状腺
	α 線放出核種（内部被ばく）*4	（動物）蓄積部位
	β 線放出核種（内部被ばく）*4	（動物）蓄積部位および周囲組織
	ラジウム 224 *2，228 *2	骨
	ラジウム 226 *2	骨，副鼻腔
	ラドン 222 *2	肺
	トリウム 232 *2（トロトラストとして）	肝臓（肝血管肉腫含む），白血病（慢性リンパ性を除く），肝外胆管，胆嚢

以上の電離放射線および放射性元素はすべて IARC がグループ 1（ヒトに発がん性を有する）に分類されている．
＊1：疫学調査によるヒトへの発がん性のエビデンスは不十分であるが，X 線や γ 線によると考えられていた生物学的効果に中性子が寄与していること，および中性子に曝露したヒトのリンパ球で染色体異常がみられるなどの理由でグループ 1 に評価されている．
＊2：崩壊生成物を含む．
＊3：プルトニウム 240 およびほかの核種を含む可能性あり．
＊4：当該核種のうち発がん性が明らかな特定の核種は個別にグループ1と評価されている（α 線放出核種のラジウム 224 や β 線放出核種のリン 32 など）．発がん部位は核種，投与方法などにより多様である．

（文献 3〜5 を参考に筆者作成）

3. 繊維・粒子状物質

　　繊維・粒子状物質とは，一般環境や労働現場の大気中に含まれるアスベスト（石綿），遊離ケイ酸（シリカ），黄砂，ディーゼル排気微粒子などを含み，吸入曝露によりヒトへの健康影響が懸念される物質をいう．繊維・粒子状物質は吸入すると呼吸器に蓄積し，曝露源から離れても長期間炎症が持続するため，発がんや線維化などの健康障害を起こしうる．IARC はアスベスト，天然鉱物繊維のエリオナイト，結晶質シリカ，木材粉塵，ディーゼルエンジン排気，大気汚染による微粒子などをグループ 1 に分類している（**表 2-3-2**）．

1）アスベストなど

　　アスベストは繊維性ケイ酸塩鉱物の総称であり，クリソタイル（白石綿），クロシドライト（青石綿），アモサイト（茶石綿）などに分類される．アスベストは耐熱性，耐摩擦性，化学的安定性に優れ，建築業など多くの産業で使用されてきた．アスベストの使用量の90％以上はクリソタイルが占める．クロシドライトやアモサイトは重量比で約30％の鉄を含有するが，クリソタイルでは多くて数％にとどまる．

　　アスベストは吸入曝露によりヒトに肺がんや悪性中皮腫を起こす．クロシドライ

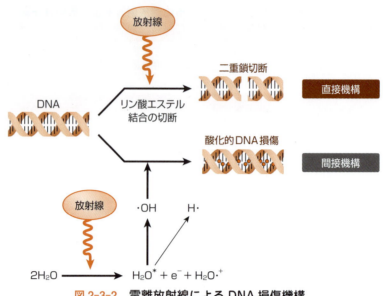

図 2-3-2　電離放射線による DNA 損傷機構

電離放射線は，DNA のリン酸エステル結合の切断による二重鎖切断（直接機構）および水分子の励起と電離を介した酸化的 DNA 損傷を起こす（間接機構）．＊は励起状態を示す．

表 2-3-2　ヒトに発がん性を有する繊維・粒子状物質

	種類	発がん部位
繊維状物質	アスベスト，タルク	肺，中皮腫
	エリオナイト	中皮腫
	結晶質シリカ	肺

	種類	発がん部位
粒子状物質	木材粉塵	鼻腔，副鼻腔
	煤	皮膚（陰嚢），肺
	ディーゼルエンジン排気＊，大気汚染における微粒子	肺

上記の物質はいずれも IARC がグループ 1（ヒトに発がん性を有する）と分類している．
＊ディーゼルエンジン排気にはガスに加えて微粒子が含まれており，発がんに寄与すると推定される．

トやアモサイトはクリソタイルに比して発がん性が強い．兵庫県尼崎市のアスベストを扱っていた工場の周辺では，住民の悪性中皮腫の罹患率が有意に増加したという疫学調査がある[8]．アスベストによる発がんには数十年を要する．わが国のアスベストの輸入量が 1970 年代で最大であったことから，中皮腫の死者数が年々増加している．アスベストによる発がんについては，慢性炎症を介した機構が提唱されている[9]．

著者らは，炎症条件下で生成される DNA 損傷塩基 8-ニトログアニンが発がんに先駆けてがん発生部位で生成されることを明らかにしている[10]．推定されるアスベストによる発がん機構を**図 2-3-3** に示す．

エリオナイトは天然鉱物繊維であり，特定の地域の土壌に含まれる．エリオナイ

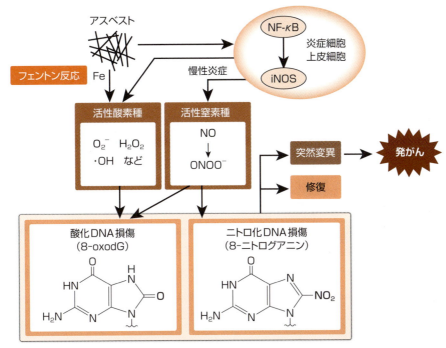

図 2-3-3　推定されるアスベストによる発がん機構
アスベストが呼吸器に蓄積すると慢性炎症を生じ、炎症細胞や上皮細胞から活性酸素種や活性窒素種が産生される。鉄を含むアスベスト自身からも活性酸素種が生成される。これらの活性種が酸化およびニトロ化 DNA 損傷を起こして、発がんをもたらすと考えられる。

トに汚染されたトルコの村を対象とした疫学調査では、おもに胸膜に発生する悪性中皮腫の罹患率が増加したという報告がある。エリオナイトと天然鉱物繊維のタルク（アスベスト繊維を含有する場合に限る）について、IARC はグループ 1 に分類している。

シリカ（二酸化ケイ素）は結晶状態あるいは無定形な状態として存在する。IARC は結晶質シリカについて、石材業、陶磁器製造など職業性曝露と肺がんの発生に関する疫学調査の結果を総合してグループ 1 に分類している。

2）ディーゼルエンジン排気微粒子

近年 IARC は、ディーゼルエンジン排気はヒトに十分な発がん性の根拠を有するとしてグループ 1 に分類している。疫学研究では、ディーゼルエンジン排気の曝露により肺がんのリスクが有意に増加している。ディーゼルエンジン排気中の微粒子には、燃焼に伴い大気中に排出されるベンゾ[α]ピレン（IARC 評価：グループ 1）を代表とする多環芳香族炭化水素（polynuclear aromatic hydrocarbon；PAH）やニトロ芳香族化合物などの発がん物質が含まれる。

2章 発がん因子と発がん過程

3) 煤と大気汚染における微粒子

煤とは，石炭，木材，油脂などの有機物が不完全燃焼を起こして生じる微粒子である．煤は，有機物の熱分解反応により生じたアセチレンなどがベンゾ[α]ピレンなどのPAHを生成し，表面反応や脱水素反応により粒子が形成され，さらに凝集することによって生じる．1775年にロンドンの外科医ポット（Pott）が，煙突掃除人の陰嚢がんは煤によって多発することを報告した．その後，煤と肺がんとの因果関係も認められたことから，IARCは煤をグループ1と分類している．

煤は大気汚染における微粒子の一部でもある．最近，大気汚染における微粒子がヒトに肺がんを起こすとの疫学研究があることから，IARCによりグループ1と分類された．浮遊粒子状物質とは，大気中に浮遊する粒子状物質のうち粒径が10 μm以下のものをいう．そのうち，粒径が2.5 μm以下のものをPM2.5という．粒子状物質は，粒径が10 μmではほとんど鼻咽腔に沈着するが，さらに粒径が小さくなると肺胞に沈着する割合が増加し，呼吸器に悪影響を及ぼす．わが国では2009年に微小粒子状物質に加えて，PM2.5の環境基準が設定された．

4) 木材粉塵

木材粉塵は，家具製造などの職場で，木材の切断や機械による研磨などにより生じる．世界では少なくとも200万人が日常的に職業性の木材粉塵の曝露を受けていると推算されている．木材粉塵はおもにセルロース，ポリオース，リグニンなどの物質よりなる．また家具製造などの現場では，溶剤や発がん物質のホルムアルデヒドなどの曝露を受けることがある．欧州をはじめとする多くの国における疫学調査では，木材粉塵の曝露により鼻腔および副鼻腔の腫瘍，特に腺がんの危険性を増加させることが報告されている．これらの結果を基に，IARCは木材粉塵をグループ1に分類している．発がん機構としては，ホルムアルデヒドによるDNA損傷に加え，粉塵曝露による慢性炎症の関与が考えられる．

引用文献

1) Halliday GM: Inflammation, gene mutation and photoimmunosuppression in response to UVR-induced oxidative damage contributes to photocarcinogenesis. Mutat Res, 571: 107-120, 2005.

2) Hiraku Y, et al: Photosensitized DNA damage and its protection via a novel mechanism. Photochem Photobiol, 83: 205-212, 2007.

3) IARC Publications: IARC Monographs on the Evaluation of Carcinogenic Risks to Humans. vol. 75, 2000.

4) IARC Publications: IARC Monographs on the Evaluation of Carcinogenic Risks to Humans. vol. 78, 2001.

5) IARC Publications: IARC Monographs on the Evaluation of Carcinogenic Risks to Humans. vol. 100D, 2012.

6) Fucic A, et al: Genomic damage in children accidentally exposed to ionizing radiation: a

review of the literature. Mutat Res, 658: 111-123, 2008.

7) Moysich KB, et al: Chernobyl-related ionising radiation exposure and cancer risk: an epidemiological review. Lancet Oncol, 3: 269-279, 2002.

8) Kurumatani N, et al: Mapping the risk of mesothelioma due to neighborhood asbestos exposure. Am J Respir Crit Care Med, 178: 624-629, 2008.

9) Robinson BW, et al: Advances in malignant mesothelioma. N Engl J Med, 353: 1591-1603, 2005.

10) Kawanishi S, et al: Oxidative and nitrative DNA damage in animals and patients with inflammatory diseases in relation to inflammation-related carcinogenesis. Biol Chem, 387: 365-372, 2006.

4 イニシエーションとプロモーション（多段階発がん）

　発がん過程は，大きく分けて遺伝子の変化と，エピジェネティック（epigenetic）な異常がある．遺伝子の変化とは，DNA塩基配列の突然変異など遺伝子にコードされる情報が変化するものであり，エピジェネティックな異常とは，遺伝子の転写領域のメチル化過剰など，DNA塩基配列の変化を伴わない遺伝発現様式の変化のことである．

1. 多段階発がん説

　がんは突然生じるものではない．正常な細胞において発がんの原因となる何らかの異常が生じてから，がんに発展するまでには長い時間がかかる．まずイニシエーション（initiation）という段階があり，その次にプロモーション（promotion），そしてプログレッション（progression）を経て，発がんへと至る（**図 2-4-1**）．このように，発がんに至るまでに複数の段階があるという考え方を多段階発がん説という．それぞれの発がん過程の詳細は，以下に説明する．DNA損傷には，おもにDNA付加体形成によるものと酸化的DNA損傷の2つがあり，複製や修復の過程で変異を起こす．単一の遺伝子変異では発がんには不十分と考えられており，おそらく10以上の遺伝子の変異が必要と考えられている．

2. プロモーション

　プロモーション段階の特徴は可逆性にある．実験動物では，イニシエーション後にプロモーター（**表 2-4-1**）を連続投与すると多くの前がん病変を生じるが，プロモーターを間欠的に投与するとわずかな前がん病変しか生じない．これは可逆性を反映しており，プロモーター作用によって，イニシエーション段階で突然変異を起こした細胞は増殖するが，新たに遺伝子異常が起こっているわけではないため，プロモーターが作用しなくなると異常増殖がなくなり，前がん病変も縮小すると考えられる．プロモーション段階のもう1つの特徴は，ホルモンなど生理学的因子に対する感受性である．ホルモンなどの調節要因は，細胞増殖を介した外因性または内因性要因として作用する．

3. プログレッション

　がん病変を形成している細胞に，さらに遺伝子変異が起こって悪性化し，がん細胞となる段階である．増殖速度の上昇や浸潤がみられ，細胞の形態学的特徴も大き

4 イニシエーションとプロモーション（多段階発がん）

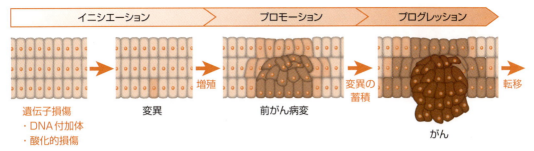

図 2-4-1　遺伝子損傷と多段階発がん

がんはイニシエーション，プロモーション，プログレッションの各段階を経て発生する．イニシエーションにおける遺伝子変異は，おもに化学物質による遺伝子（DNA）損傷および複製ミスにより起こる．ついで，イニシエーション段階で突然変異を起こした細胞が，プロモーター作用によって増殖する．プログレッションでは，がん病変を形成している細胞に，さらに遺伝子変異が起こって悪性化する．

表 2-4-1　発がんプロモーターの構造

発がんプロモーター（発がん部位）	構造式
クロトン油 TPA（皮膚がん）	（構造式）
貝毒 オカダ酸（皮膚がん）	（構造式）
胆汁酸 デオキシコール酸（大腸がん）	（構造式）

＊TPA：テトラノイルホルボール酢酸

く変化する．悪性化するにしたがって遺伝子損傷を修復する機能が損なわれることが多く，さらに遺伝子損傷が蓄積しやすくなる．悪性化が進むと血管新生，転移能力の獲得がみられ，原発腫瘍から浸潤・転移して，ほかの臓器に転移巣を形成する．

5 発がん物質の代謝活性化による遺伝子損傷

1. 発がん物質

　発がん物質は，生体内における発がん性を発現する過程の違いから，直接型発がん物質（direct carcinogen：一次発がん物質）と前駆型発がん物質（procarcinogen：二次発がん物質）に大別される．直接型発がん物質と前駆型発がん物質の究極的代謝活性体による発がん部位を**表2-5-1**に示す．直接型発がん物質は，生体内で代謝を受けることなくDNAなどの生体成分と直接化学反応して発がん性を示すものである．代表的な例としてIARCグループ1（国際がん研究機関が定める「ヒトに対して発がん性があるグループ」[1]）に評価されているヒト発がん物質である毒ガスのマスタードガス，エチレンオキシド，ビスクロロメチルエーテル，ホルムアルデヒドがある．マスタードガスは，DNA塩基部分への直接的アルキル化反応によりDNA付加体を形成し，発がん性につながる遺伝子損傷を生じる（**図2-5-1**）．前駆型発がん物質は，それ自体の生体成分に対する反応性はないか低いが，生体内で代謝を受けて発がん物質に変化するものである．代表的な例として，**表2-5-1**に示すベンゾ[a]ピレンなどのグループ1に分類されるものの他に，N-ジメチルニトロソアミンや1,2-ジブロモエタン（グループ2A），サイカシン（グループ2B）などが知られる．

表2-5-1　直接型発がん物質と前駆型発がん物質による発がん部位

発がん物質		究極的代謝活性体	発がん部位		IARC
			ヒト	動物	発がん性分類
直接型発がん物質	マスタードガス	なし	咽頭，肺		1
	ビス（クロロメチル）エーテル		肺		1
	ホルムアルデヒド		上咽頭		1
	エチレンオキシド		リンパ腫，造血器系		1
前駆型発がん物質 1)	ベンゾ[a]ピレン	エポキシド	（肺）		1
	アフラトキシン		肝臓		1
	塩化ビニル		肝血管肉腫		1
	1,3-ブタジエン		悪性リンパ腫		1
2)	2-ナフチルアミン	ヒドロキシルアミンエステル	膀胱		1
	ベンジジン		膀胱		1
3)	N-ジメチルニトロソアミン	アルキルジアゾヒドロキシド		胃	2A
	サイカシン			肝臓	2B
4)	1,2-ジブロモエタン	グルタチオン抱合体		肝臓	2A

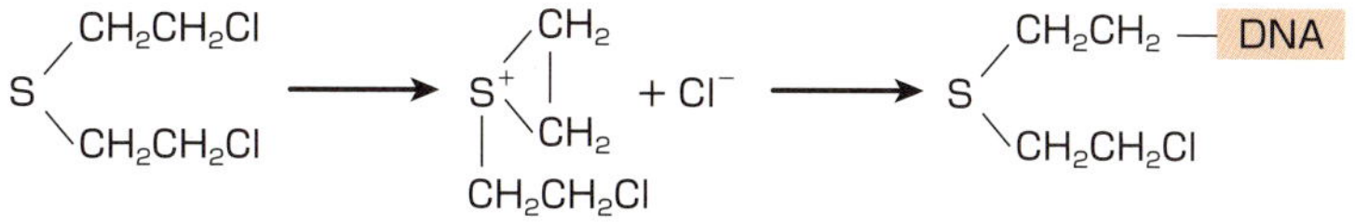

図 2-5-1　直接型発がん物質（マスタードガス）による DNA 付加体形成

マスタードガスは，生体内でエピスルホニウムイオンに変化し，DNA 塩基部分に直接的アルキル化反応を生じる．

2. 代謝活性化

　　生活・労働環境における曝露あるいは食品や医薬品などの摂取により生体に吸収された化学物質は，水溶性が高ければ代謝されることなくそのままの構造で尿中などに排泄される．脂溶性が高い場合にはおもに肝臓などの臓器で水溶性の高い化合物へと代謝され，体外への排泄が容易な構造となる．通常，生体内におけるその毒性は低減化あるいは消失されるように代謝される．しかし，化学物質によっては前駆型発がん物質のように，その構造的特徴に特異性を示す代謝酵素の作用を受けて発がん性代謝物となる場合がある．このように化学物質が発がん性（または毒性）を発現する物質に代謝されることを代謝活性化という．また，その代謝過程における代謝物で発がん性を示す究極的代謝活性体を究極発がん物質（ultimate carcinogen）ということがある．

　　この代謝活性化は，薬物（異物）代謝酵素により触媒され，第Ⅰ相（Phase Ⅰ）反応と第Ⅱ相（Phase Ⅱ）反応の2段階に大別される．第Ⅰ相反応には，酸化，還元および加水分解の各反応があり，これらの反応はおもにシトクロム P450（CYP），その他 FAD あるいは NAD（P）依存性酸化還元酵素，エステラーゼおよびエポキシドヒドロラーゼなどの加水分解酵素により触媒される．第Ⅱ相反応は，生体成分による抱合反応で，硫酸抱合，アセチル抱合，グルタチオン抱合などがある．

　　第Ⅰ相反応，第Ⅱ相反応に関わる酵素の遺伝子多型によって発がん感受性に差があることが明らかになりつつある．一般には第Ⅰ相反応は代謝活性化段階，第Ⅱ相反応は抱合を受けて不活性代謝物となって排泄される段階である．このため第Ⅰ相反応の酵素が多型により活性が高く，第Ⅱ相反応の酵素活性が低い場合，発がん物質の毒性が強く発現することになる．タバコ煙中の発がん物質を活性化する第Ⅰ相（Phase Ⅰ）酵素である CYP1A1 が高活性型，第Ⅱ相（Phase Ⅱ）酵素 GSTM1（グルタチオン *S* 転移酵素 M1）活性欠損型の人が喫煙すると，活性化された発がん物質が体内に蓄積しやすく発がんにつながりやすいと考えられている[2]．

3. 代謝活性化された究極発がん物質による遺伝子損傷

　　前駆型発がん物質の多環芳香族炭化水素類，芳香族または複素環式アミンや芳香族ニトロ類，脂肪族ニトロソアミン類などについても代謝活性化のメカニズムが明らかにされており，いずれの代謝活性化体の場合も DNA 塩基部分への付加体形成を生じる（**図 2-5-2〜2-5-5**）．

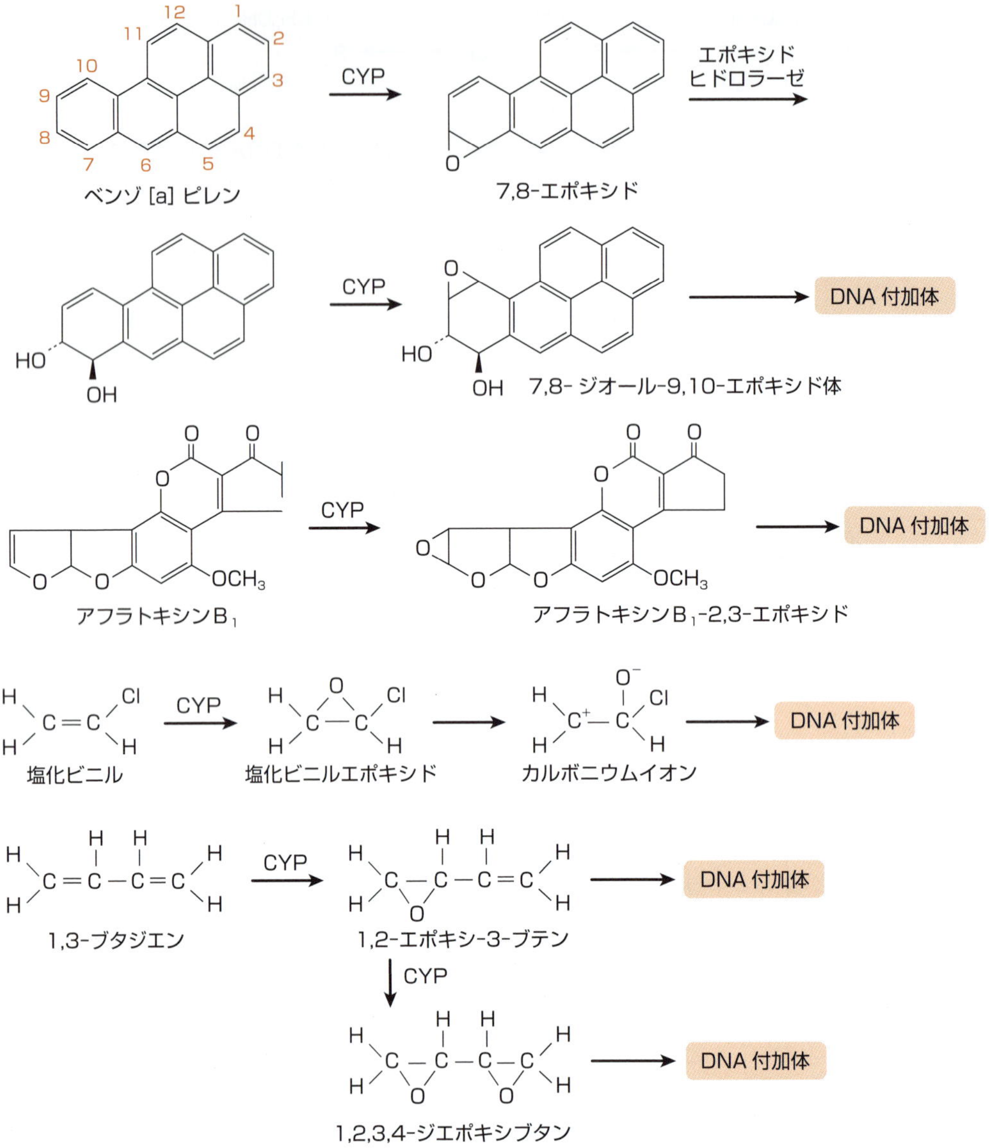

2章 発がん因子と発がん過程

図 2-5-2　エポキシド体を経る代謝活性化による DNA 付加体形成
CYP の酸化反応により生じたエポキシド体が，DNA 塩基部分と反応し，付加体を形成する．

1）エポキシド体を経る経路（図 2-5-2）

　エポキシドが活性本体（究極発がん物質）となるものにベンゾ［a］ピレン，アフラトキシン B_1，塩化ビニル，1,3-ブタジエンなどがある．ベンゾ［a］ピレンの場合には，初めに生じた7,8-エポキシド体がエポキシドヒドロラーゼによる加水分解でジヒドロジオール体となった後，再度エポキシ化を受けた7,8-ジオール-9,10-エポキシド体がDNAのグアニンの7位との反応により付加体を形成し発がん性を発現する．

50

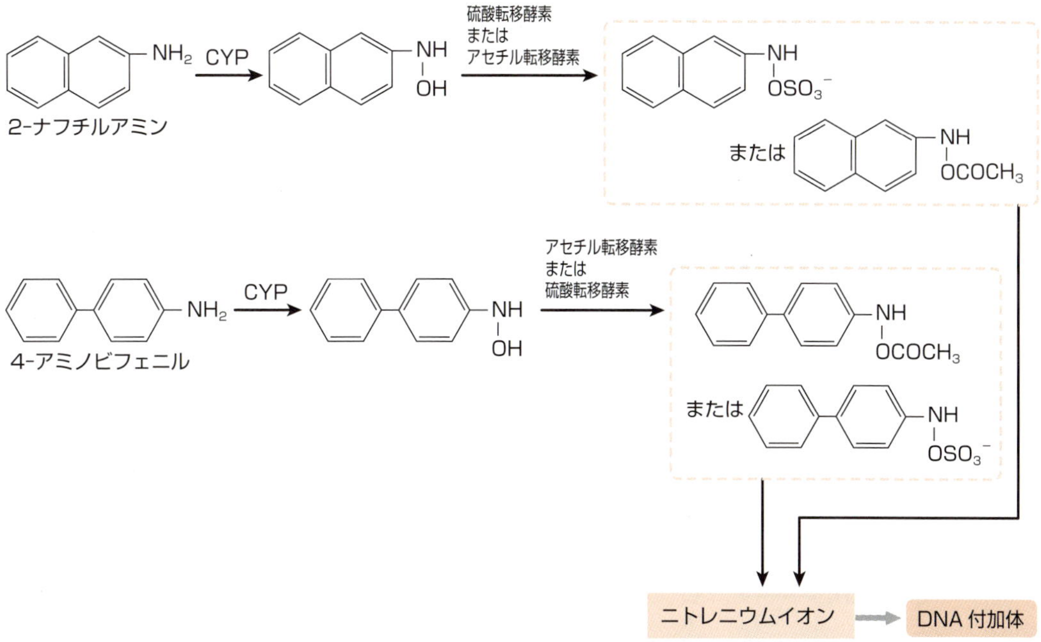

5 発がん物質の代謝活性化による遺伝子損傷

図 2-5-3　ヒドロキシアミンエステルを経る代謝活性化による DNA 付加体形成
CYP（おもに 1A2 分子種）によるアミノ基酸化で生じるヒドロキシアミン体は，抱合反応を受けた後にニトレニウムイオンとなり，これが DNA 塩基部分に高い反応性を示す．

2) ヒドロキシアミンエステルを経る経路（図 2-5-3）

2-ナフチルアミン，4-アミノビフェニル，ベンジジン，などの芳香族アミンでは，おもに CYP1A2 分子種によるアミノ基の酸化を受けてヒドロキシアミン体が生じ，続く転移酵素反応による硫酸抱合体やアセチル抱合体が DNA との結合反応を生じる．

3) アルキルジアゾヒドロキシドを経る経路（図 2-5-4）

ジメチルニトロソアミンなど脂肪族ニトロソアミン類の場合，CYP 2E1 分子種などの代謝活性化で側鎖一方の酸化的脱アルキル（メチル）化によるメチルジアゾヒドロキシドを経てカルボニウムイオンを生じ，これが DNA 損傷の直接因子となる．

ソテツに含まれる自然毒（サイカシン）は，腸内細菌 β-グルコシダーゼの加水分解により生じるメチルアゾキシドを経てジアゾヒドロキシド体に変化する．

4) グルタチオン抱合体を経る経路（図 2-5-5）

1,2-ジブロモエタン（二臭化エチレン）のような 1,2-ジハロアルカンの場合，直接に反応して生じたグルタチオン抱合体が究極発がん物質として作用する．

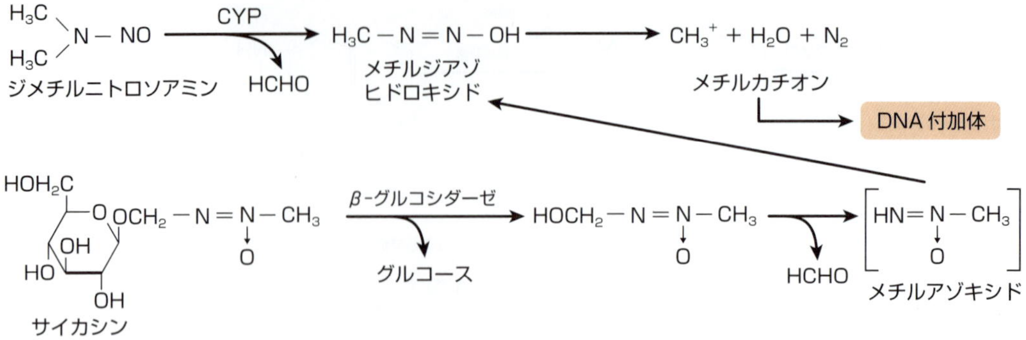

2章 発がん因子と発がん過程

図 2-5-4　アルキルジアゾヒドロキシドを経る代謝活性化による DNA 付加体形成

CYP（2E1 分子種など）あるいは β-グルコシダーゼなどの酵素反応により生じるアルキルジアゾヒドロキシドが，アルキル（メチル）カルボニウムイオンとなり，これが DNA 塩基部分と反応して付加体を形成する.

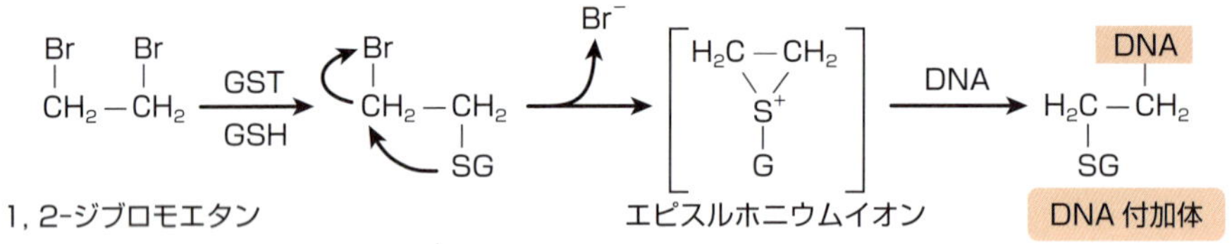

図 2-5-5　グルタチオン抱合体を経る代謝活性化による DNA 付加体形成

1,2-ジブロモエタンから酵素反応により生じたグルタチオン抱合体は，エピスルホニウムイオンとなり，これが DNA 塩基部分と反応して付加体を形成する.
GSH：グルタチオン，GST：グルタチオン S 転移酵素

引用文献

1) International Agency for Research on Cancer: IARC monographs on the identification of carcinogenic hazards to humans. Webpage URL: <https://monographs.iarc.who.int/agents-classified-by-the-iarc/> （2024 年 4 月 1 日閲覧）

2) Kihara M, et al: Risk of smoking for squamous and small cell carcinomas of the lung modulated by combinations of CYP1A1 and GSTM1 gene polymorphisms in a Japanese population. Carcinogenesis, 16: 2331-2336, 1995.

6 活性酸素，一酸化窒素による遺伝子損傷

酸素分子 O_2 は反応性に富む．さらに反応性の高い酸素原子をもつ活性種を，活性酸素種（reactive oxygen species；ROS）という．ROS は正常でも生体内で産生される（図 2-6-1）．

1. 活性酸素種

ROS は，放射線，紫外線および化学発がん物質の曝露などさまざまな環境因子によっても生体内で産生される．化学発がん物質の場合は代謝され，代謝産物が DNA 付加体を作ることが知られているが，酸化還元能を有するものは活性酸素を生じる．スーパーオキシドアニオンは，スーパーオキシドジスムターゼ（superoxide dismutase；SOD）により過酸化水素へと変換される．過酸化水素はカタラーゼや GSH ペルオキシダーゼにより分解されるが，過剰な過酸化水素は，鉄や銅など生体内に微量に存在する遷移金属と反応（いわゆる Fenton 反応）して分解され，フリーヒドロキシルラジカル・OH や金属-酸素錯体を生成する．特に・OH はきわめて強い反応性を示す．その他，ペルオキシルラジカル LOO・，アルコキシルラジカル LO・や一重項酸素 $^1O_2$ なども ROS である．

これらの ROS は，DNA やタンパク質などを損傷して発がんに関与する．損傷を受けた DNA 塩基は，通常は修復システムによって修復されるが，修復されないと

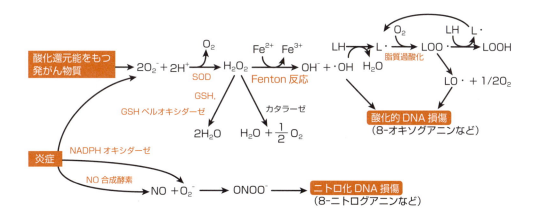

図 2-6-1　活性酸素種・活性酸化窒素種の生成
発がん物質の酸化還元能を有する代謝産物は O_2^- を生成し，ついで H_2O_2 が発生する．Fenton 反応によって・OH が生成し，酸化的 DNA 損傷を起こす．炎症により O_2^- と NO が生成し，ついで，活性酸素窒素種 $ONOO^-$ が 8-ニトログアニンを生成する．

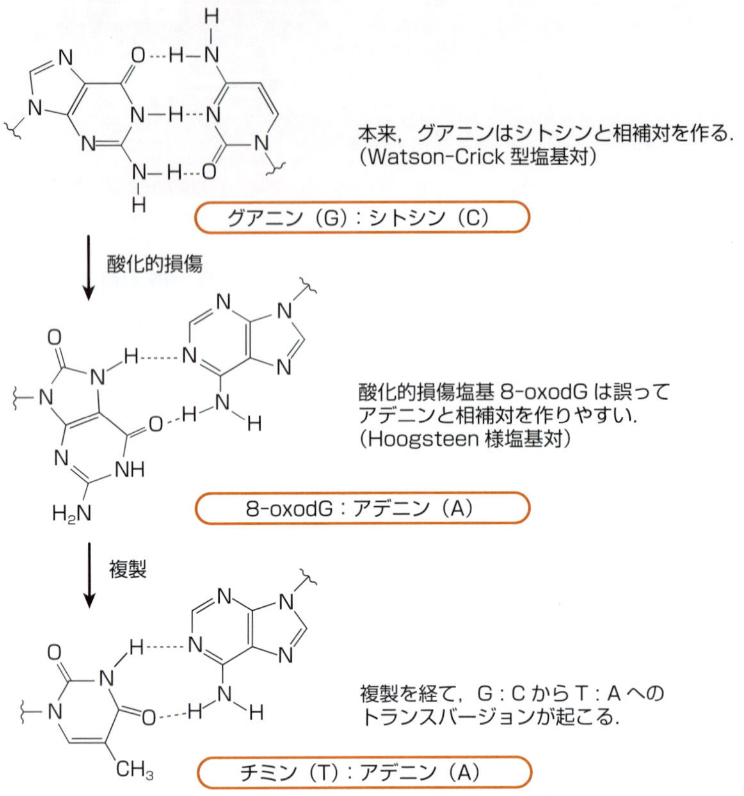

本来，グアニンはシトシンと相補対を作る．
（Watson-Crick 型塩基対）

グアニン（G）：シトシン（C）

酸化的損傷

酸化的損傷塩基 8-oxodG は誤って
アデニンと相補対を作りやすい．
（Hoogsteen 様塩基対）

8-oxodG：アデニン（A）

複製

複製を経て，G：C から T：A への
トランスバージョンが起こる．

チミン（T）：アデニン（A）

図 2-6-2　酸化的 DNA 損傷塩基 8-oxodG による突然変異の機構

突然変異を引き起こし，がんや老化など，さまざまな疾病に関与する．ROS による酸化損傷塩基のうちで，最もよく研究されているものは 8-オキソデオキシグアノシン（8-oxodG）であり，酸化ストレスのバイオマーカーとしてよく用いられる．酸化的 DNA 損傷塩基は，変異をもたらす場合が多い．なかでも，8-oxodG による G：C から T：A への変異機構はよく知られている（**図 2-6-2**）．

2.　一酸化窒素

　一酸化窒素（NO）は不対電子をもつラジカルであり，反応性が高い．血管弛緩，神経情報伝達の調節，炎症反応，感染防御など生体において多くの役割を果たす．炎症組織では誘導型 NO 合成酵素（inducible nitric oxide synthase；iNOS）の発現レベルが顕著に高く，NO が産生される．NO はスーパーオキシドアニオンと反応すると，きわめて反応性の強いペルオキシナイトレート $ONOO^-$ が生成される．ペルオキシナイトレートなどの活性種は，活性酸化窒素種（RNOS）という呼称が提唱されている．RNOS は，ROS と同様に DNA やタンパク質などを損傷する．RNOS がグアニン塩基と反応すると，グアニンの 8 位がニトロ化された 8-ニトログアニンを生成する．8-ニトログアニンは，DNA 複製の過程で変異をもたらし，炎症関連発がんリスクを評価する新規バイオマーカーになる．

7 遺伝子変異・修復

　遺伝子の損傷には，単一の DNA 塩基の損傷から，染色体転換のような広範囲の損傷まである．DNA 損傷は修復・除去されるが，修復過程で誤りが起こったり，修復されないまま DNA 複製が進み，誤りが固定されると変異となる．DNA 塩基が欠失してコドンの読み枠がずれる場合をフレームシフト型変異，1 つの DNA 塩基が誤った塩基と置き換わったものを点変異という．塩基が変異しても，コードされるアミノ酸が変わらなければ，正常なタンパク質が作られて，多くの場合，遺伝子の機能には影響しない．変異によってコードされるアミノ酸が変化するものをアミノ酸置換型変異といい，特に，異常なタンパク質が産生されるものをミスセンス変異という．終止コドンに置き換わってタンパク質の翻訳が途切れるものは，ナンセンス変異という．また，タンパク質をコードしないゲノム領域に起こった損傷であっても，転写調節領域の変異は，その遺伝子の機能を大きく変化させるため，がん化につながることが多い．

　DNA 修復過程では，修復に働くタンパク質の誘導や DNA 修復合成にある程度の時間を要するため，正常な細胞では DNA 損傷が起こると細胞周期を停止させる調節システムが働く．修復が完了すると通常の細胞周期に復帰するが，損傷が著しいために修復できない場合はアポトーシスを起こして，損傷した細胞を除去する．DNA 損傷の修復には複数の機構がある．

1. 酵素による直接修復

1) 損傷塩基を DNA 鎖中で正常な塩基に戻す修復

　損傷塩基の代わりに新しい核酸塩基を合成して修復するシステムではなく，塩基の損傷部分のみを DNA 鎖中で直接修復して正常な塩基に戻す修復酵素がある．代表的な修復酵素は，MGMT（O^6-methylguanine-DNA methyltransferase）であり，グアニン（G）の 6 位 O がメチル化された損傷塩基メチルグアニン（6-MeG）を修復する．MGMT は，6-MeG を認識して，メチル基を MGMT タンパク質自身の SH 基に転移することで 6-MeG を G に戻して，修復を行う．6-MeG はほかの修復機構でも修復されるが，発がん化学物質などの環境要因や，代謝や炎症などの生体要因で生成することの多い損傷塩基であり，その修復が重要である．修復されないと，本来 G と相補対をなすシトシン（C）の代わりに，6-MeG はチミン（T）とも対合するため，複製過程で G：C から A：T へのトランスバージョンが起こり，突然変異を引き起こす．

55

2) ヌクレオチドプール中の損傷塩基を除去する修復

8-oxo-GTP，8-oxo-dGTP，2-OH-ATP や 2-OH-dATP などの酸化プリンヌクレオチドは，生体内で生じる活性酸素や紫外線や発がん物質の曝露によって生成される．がん抑制遺伝子産物である損傷塩基除去酵素のMTH1は酸化プリンヌクレオチド三リン酸を一リン酸に分解することで，ヌクレオチドプールから酸化プリンヌクレオチドを除去する．MTH1 欠損は自然発がん頻度を上昇させる．

2. DNA 1 本鎖切断の修復機構

1) 塩基除去修復

塩基除去修復（base excision repair；BER）で修復されるのは，放射線やROSによる 1 本鎖切断部位や，8-oxodG，メチル化剤などによる嵩高くないアルキル化塩基，RNOS による 8-ニトログアニンなどが脱離して生じる脱塩基部位などである．

2) ヌクレオチド除去修復

ヌクレオチド除去修復（nucleotide excision repair；NER）は比較的広範囲の損傷を修復する（**図 2-7-1**）．修復されるのは，ベンゾ［a］ピレンなどの多環芳香族化合物による嵩高い DNA 付加体や，紫外線照射によるピリミジン 2 量体などである（**図 2-7-2**）．ヌクレオチド除去修復機構を担う遺伝子の欠損で起こる遺伝性疾患に，色素性乾皮症（xeroderma pigmentosum）がある．これは紫外線による DNA 損傷を修復できないため日光に過敏であり，皮膚がんを頻発する．

3) ミスマッチ修復

がん抑制遺伝子産物であるミスマッチ修復酵素の MLH1 や MSH2 の欠損によって発症する遺伝性疾患に，家族性非ポリポーシス性大腸がん（HNPCC）がある．

3. DNA 2 本鎖切断の修復機構

2 本鎖 DNA の断裂は放射線発がんにおいて最も重要である．DNA 2 本鎖切断修復機構は，このような広範囲に損傷を受けた場合に働く修復機構である．また，酵素による直接修復や塩基除去修復機構が正常に働かなかった場合にも DNA 鎖の 2 本鎖切断が起こる．2 本鎖切断による修復機構を**図 2-7-3** に示す．

1) 相同組み換え

細胞周期の S 期でのみ働く修復機構である．がん抑制遺伝子の *BRCA2* は，組み換え修復酵素 RAD51 に結合するタンパク質をコードしており，ゲノム安定性，特に 2 本鎖 DNA 切断を修復する相同組み換えに関与している．*BRCA1* と *BRCA2* の遺伝子異常は，乳がんや卵巣がんのリスクを上昇させる．

7 遺伝子変異・修復

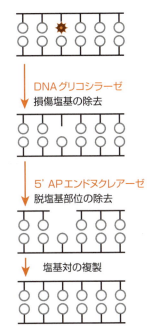
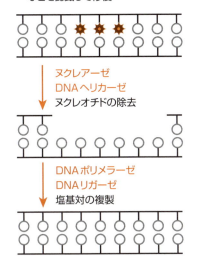
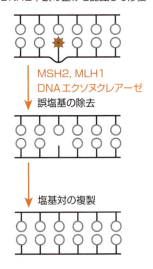

図 2-7-1　DNA 1本鎖切断による修復機構

塩基除去修復（左）：DNA 中の一つの損傷塩基を DNA グリコシラーゼ酵素で除去，続いて 5' AP エンドヌクレアーゼ酵素が 5' 側を切断した後に，正常な塩基を取り込んで修復合成が完了する．

ヌクレオチド除去修復（中央）：ヌクレアーゼ酵素により損傷部位を含む DNA 鎖の 5' 側と 3' 側の 2ヵ所を切断し，次に DNA ヘリカーゼ酵素で損傷範囲（約 30 のヌクレオチド）を除去し，生じた間隙に DNA ポリメラーゼ酵素により新たな塩基対を合成し，DNA リガーゼ酵素で DNA 鎖を連結させ，修復が完成する．色素性乾皮症に関連する *XPA* ～ *XPG* の遺伝子産物はヌクレオチド除去修復に直接関わるタンパク質である．

ミスマッチ修復（右）：MSH2 タンパク質複合体がミスマッチを認識し，MLH1 複合体を呼び寄せて，結合後に複製因子 PCNA の方向に移動する．MSH2 と MLH1 の複合体は，DNA エクソヌクレアーゼ酵素によりミスマッチを含む 1 本鎖を分解し，その後に修復合成をする．

図 2-7-2　ピリミジン 2 量体の構造

DNA 中のチミン塩基が連続している配列で，紫外線エネルギーにより隣り合うチミンのピリミジン環が開裂して共有結合し，ピリミジン 2 量体を作る．

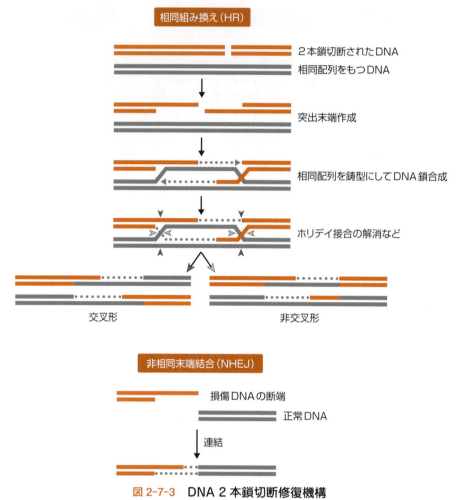

図 2-7-3　DNA 2 本鎖切断修復機構

放射線などで発生した DNA 2 本鎖切断は，相同組み換え（上の経路）と非相同末端再結合（下の経路）で修復される．相同組み換え修復では DNA 2 本鎖切断部位が BRCA1 および DNA ヌクレアーゼにより 1 本鎖を形成し，BRCA2 の働きにより RAD51 と交換してフィラメント構造を形成して 1 本鎖の鎖交換反応を行った後，修復合成と再結合が行われる．一方，非相同末端再結合では Ku70/80 ヘテロダイマーが DNA 2 本鎖切断を認識して，末端をトリミング後に再結合する．

2) 非相同末端結合

非相同末端結合（non-homologous end joining；NHEJ）とは，損傷した DNA を 2 本鎖切断して，断端を直接融合して修復する．鋳型なしで DNA 鎖を 2 本とも切断するため，欠失など修復エラーが起こりやすい．

4. 損傷乗り越え複製

損傷乗り越え複製（translesion synthesis；TLS，図 2-7-4）で働く TLS ポリメラーゼには，例えばベンゾピレン-グアニン付加体をバイパスする Pol κ，紫外線によって生じたシクロブタンピリミジン 2 量体を効率よくバイパスする Pol η などがある．TLS ポリメラーゼ欠損によって色素性乾皮症のバリアント型を発症する．

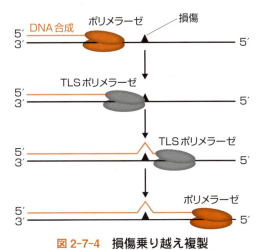

図 2-7-4　損傷乗り越え複製

ヌクレオチド除去修復により取り残された損傷部位では，複製型 DNA ポリメラーゼが損傷部位で進行を停止すると，複製停止を回避するために損傷乗り越え型 TLS ポリメラーゼに交代して，損傷部位を乗り越える．

5. 染色体の異常

　染色体の異常は，一般に DNA 損傷の修復エラーによる DNA の変異よりも，広範囲に起こる染色体の構造異常を指す．倍数体など染色体数の異常，染色体切断による欠失や異なる染色体間での切断と再結合による転座などの再編成がある．バーキットリンパ腫では，染色体異常によってがん原遺伝子 *MYC* が遺伝子発現のエンハンサーの近くに転座してがん遺伝子の過剰発現を引き起こす．また，慢性骨髄性白血病においては，フィラデルフィア染色体転座によって，22 番染色体上の *BCR* 遺伝子と 9 番染色体の *ABL* チロシンキナーゼ遺伝子内部での切断とお互いの結合が起きて *BCR/ABL* 融合遺伝子が形成される．ABL チロシンキナーゼが恒常的に活性化されており，細胞増殖の上昇に加えて細胞死の抑制，細胞接着異常などを引き起こして細胞ががん化する．

8　がん関連遺伝子

　がん細胞では，がん関連遺伝子に変異がよくみられ，がん遺伝子の活性化やがん抑制遺伝子の不活化によってがんの発生・悪性化に進むと考えられている．このようなジェネティックな異常に加えて，DNA配列が変化しないDNAのメチル化やヒストン修飾によるエピジェネティックな異常もがん発生に関与する（2章6節, p.53）．がん遺伝子（oncogene）は，細胞のがん化に寄与する機能をもつ遺伝子である．がん遺伝子の活性化は優性であり，片方のアレル（allele）が変化しただけで，発がんや悪性化を促進する機能を獲得する．がん遺伝子が活性化されていない状態の遺伝子を，がん原遺伝子（proto-oncogene）という．がん原遺伝子は，細胞増殖・分化・運動性を制御する重要な機能をもっており，生存に必須であることが多い．がん原遺伝子の変異，遺伝子増幅，転座や欠失などによって異常活性化したがん遺伝子はがん細胞の増殖に対してアクセルとして働き，がん化を促進する．

　がん抑制遺伝子（tumor suppressor gene）は，発がんやがんの進展を抑制する働きをもつ遺伝子で，細胞周期の制御・DNA修復・アポトーシスに関わることが多い．がん抑制遺伝子の不活化は，多くの場合は劣性であり，基本的には両方のアレルが損なわれて初めて機能を喪失する．がん抑制遺伝子の欠失・挿入，点変異，プロモーター領域の高メチル化による転写不良などによって，がん抑制機能が損なわれ，細胞の正常な増殖が維持できなくなる．**表2-8-1**に代表的ながん原遺伝子，**表2-8-2**に代表的ながん抑制遺伝子をまとめた．

がん原遺伝子

1）*RAS*遺伝子

　*RAS*遺伝子は，活性化により肉腫を形成させる遺伝子として同定された．正常型は増殖シグナル経路で受容体型チロシンキナーゼの下流に位置する遺伝子であり，生存に必須である．*RAS*遺伝子は*KRAS*，*NRAS*，*HRAS*の3種類がある．*RAS*遺伝子は，ただ1つの変異でがん遺伝子となる．がんでよくみられる変異は，P loopと呼ばれるGTP結合部位のコドン12と13，スイッチⅡと呼ばれる*RAS*制御因子結合部位のコドン61に起こっている．*RAS*ががん遺伝子になると，GTPをGDPに変換できなくなって，増殖シグナルが常に入ったままの状態になり，MAPキナーゼカスケードなどの下流因子を恒常的に活性化し発がんにつながる（**図2-8-1**）．

8 がん関連遺伝子

表 2-8-1　代表的ながん原遺伝子と機能

遺伝子	関連するがん	機能
KRAS	肺がん，大腸がん，膵がん	GTP 結合タンパク質
NRAS	急性骨髄性白血病，メラノーマ，甲状腺腫，肝がん	GTP 結合タンパク質
HRAS	甲状腺腫，腎がん，肝がん，膀胱がん，前立腺がん	GTP 結合タンパク質
EGFR（ERBB，HER1）	膠芽腫，大腸がん 肺腺がん	増殖因子受容体型チロシンキナーゼ
ERBB2（HER2）	乳がん，胃がん 肺腺がん，卵巣がん	増殖因子受容体型チロシンキナーゼ
ABL1（v-abl）	慢性骨髄性白血病	チロシンキナーゼ
BRAF	大腸がん，メラノーマ，肺腺がん 肺腺がん	セリン-トレオニンキナーゼ MAPK/ERK シグナル経路の制御
AKT1（RAC）	乳がん	セリン-トレオニンキナーゼ
MYC（c-Myc）	肺がん Burkitt リンパ腫	転写因子，細胞周期制御（亢進）
MDM2	骨肉腫	p53 結合タンパク質

表 2-8-2　代表的ながん抑制遺伝子と機能

遺伝子	関連するがん	機能
BRCA1	家族性乳がん	DNA 修復（相同組み換え）
BRCA2	家族性乳がん	DNA 修復（相同組み換え）
MLH1	遺伝性非腺腫性大腸がん（HNPCC）	DNA ミスマッチ修復
MSH2	遺伝性非腺腫性大腸がん（HNPCC）	DNA ミスマッチ修復
RB1（RB）	網膜芽細胞腫	転写因子，細胞周期制御（抑制）
TP53（P53）	種々のがん	転写因子，細胞周期停止，DNA 修復，アポトーシス
CDKN2A（P16）	メラノーマ，膵臓腺がん	細胞周期調節，サイクリン依存性キナーゼ阻害
BAX（BCL2）	リンパ腫，小細胞肺がん	アポトーシス活性化
ATM	白血病，リンパ腫，膵がん	細胞周期チェックポイント（DNA 損傷応答），PI3/PI4 キナーゼ
ATR	白血病，リンパ腫，膵がん	細胞周期チェックポイント（DNA 損傷応答），セリン-トレオニンキナーゼ
APC	大腸がん（家族性大腸腺腫症）	Wnt シグナル経路のアンタゴニスト，β-カテニン結合，細胞の遊走と接着
NF1	神経繊維腺症 1 型	RAS シグナル経路の抑制，GTPase 活性化
NF2	神経繊維腺症 2 型	細胞骨格結合，ERM タンパク質
DCC	大腸がん	細胞接着，N-CAM 様タンパク質
WT1	ウィルムス腫瘍	転写因子，細胞周期調節
PTEN	神経膠腫，前立腺がん，肺がん	PI3K-Akt シグナル，脱リン酸化

2章 発がん因子と発がん過程

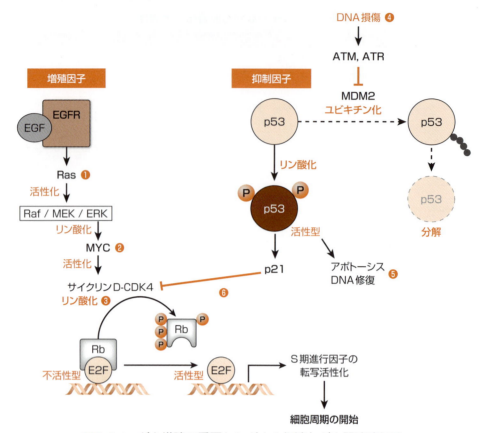

図 2-8-1　がん増殖に重要なシグナル伝達とがん関連遺伝子

EGF が EGFR に結合し二量体を形成してリン酸化に関与する．Ras は GTP 結合型（活性化型）Ras となり，セリン／トレオニンキナーゼである Raf を活性化する（❶）．その後はリン酸化を介して増殖シグナルが MAPK（Raf/MEK/ERK）カスケードに伝達され，MYC タンパク質がリン酸化され，CDK の活性化に関与する（❷）．
非増殖期の正常細胞では，Rb タンパク質は非リン酸化状態にあり，転写因子 E2F と複合体を形成して E2F の転写活性を抑えている．しかし，CDK によって Rb タンパク質がリン酸化を受けると，E2F との結合能が失われる．この結果，Rb タンパク質非結合状態となった E2F タンパク質は DNA に結合して転写を活性化し，細胞周期が S 期へと進行する（❸）．
非ストレス状態では，p53 タンパク質は MDM2 と結合してユビキチン化され，プロテアソームで分解されることできわめて低い発現レベルが維持されている．DNA 損傷があると（❹），がん抑制遺伝子産物の ATM や ATR を介した MDM2 抑止により，p53 タンパク質が蓄積し，リン酸化を受けて活性化し，アポトーシスや DNA 修復を行う（❺）．また，p53 タンパク質は p21 を介して細胞周期を停止する（❻）．がん抑制遺伝子 *TP53* が不活性化すると発がんに至る．

2）*c-Myc* 遺伝子

c-Myc 遺伝子がコードするタンパク質は転写因子であり，細胞の成長と分裂を促進する．特に細胞周期に入るときに重要な役割を果たす．

3）*ERBB2* 遺伝子

ERBB2 遺伝子は，多くのがんで遺伝子増幅や過剰発現が見られ，別名 *HER2*（human epithelial growth factor receptor type 2）と呼ばれることが多いがん遺伝子である．特に乳がんや卵巣がんと関連が深く，予後不良因子の１つとなっている．乳がんの治療に使われるハーセプチン®（一般名：トラスツズマブ）は，ERBB2 タンパク質の細胞外領域を認識する抗体であり，ERBB2 タンパク質に結合して増殖

シグナルを阻害することで，抗がん効果を狙うものである．

4）*TP53* 遺伝子

TP53 遺伝子は，DNA 損傷などのストレスに応答して核に蓄積され，転写因子として働く．下流遺伝子の発現を制御することにより，細胞周期の停止・DNA修復・アポトーシス誘導などを司ることで，がん抑制機能を発揮する．リ・フラウメニ症候群（Li-Fraumeni syndrome）は，*TP53* 遺伝子に変異がある遺伝性疾患である．

p53 タンパク質の分解を促進し p53 タンパク質のがん抑制機能を損なうことにより，発がんに関与する（**図 2-8-1**）．

5）網膜芽細胞腫遺伝子（*RB1*）

RB1 遺伝子は，小児がんの網膜芽細胞腫で多く変異していることからがん抑制遺伝子として報告された．現在では，この遺伝子の異常によって骨肉腫や小細胞がんなどを引き起こすことが知られている．retinoblastoma 1（Rb）タンパク質は，細胞周期の開始に必要な転写因子である E2F と結合し，E2F を不活性型にしている（**図 2-8-1**）．

9 がんのエピジェネティクス

　体を構成するほぼすべての細胞は同じ遺伝情報をもっている．しかしながら，皮膚，肝臓など組織により細胞の形態や機能は大きく異なり，その違いは一生続く．その仕組みは，細胞の種類により異なる遺伝子セットが発現し，その遺伝子セットは変わらないからである．この遺伝子発現のオン・オフを決めるスイッチがエピジェネティック修飾であり，DNA メチル化とヒストン修飾がある．エピジェネティック修飾は通常は細胞分裂後も安定に維持されるが，加齢や慢性炎症曝露により異常になる．エピジェネティック異常は突然変異と同様に，がん抑制遺伝子の不活化などを引き起こすことで発がんに深く関与する．

1. DNA メチル化とは

　DNA メチル化とは，DNA 塩基配列中にある 5' 末端側からシトシン（C），グアニン（G）の順に並んでいる配列（CpG 配列）のシトシンに起こる化学修飾である（**図 2-9-1 ⓐ**）．片方の DNA 鎖の CpG 配列がメチル化されている場合は，その相補鎖にある CpG 配列も必ずメチル化されている．DNA メチル化の大きな特徴は，細胞分裂後も正確に維持されることである．DNA 複製の直後は親鎖のみがメチル化された状態になるが，DNA メチル基転移酵素である DNMT1 が親鎖のメチル化状態をもとに娘鎖をメチル化することで，DNA メチル化のパターンが維持される（**図 2-9-1 ⓑ**）．

　ゲノム DNA には CpG 配列が密集して存在する領域（CpG アイランド）があり，この CpG アイランドが遺伝子のプロモーター領域にある場合はそのメチル化が遺伝子のオン・オフを決めている．プロモーター領域 CpG アイランドがメチル化されていない場合は，転写を担う RNA ポリメラーゼ II が結合でき，下流遺伝子が転写される．一方で，プロモーター領域 CpG アイランドがメチル化されている場合は，RNA ポリメラーゼ II が結合できなくなり，下流遺伝子の転写が抑制される（メチル化サイレンシング，**図 2-9-1 ⓒ**）．

2. がんにおける DNA メチル化異常と治療応用

　がん細胞では，生理的にはメチル化されていないプロモーター CpG アイランドが異常に DNA メチル化されていることがある．がん抑制遺伝子のプロモーター領域に存在する CpG アイランドがメチル化されると，そのがん抑制遺伝子が不活化される（メチル化サイレンシング，**図 2-9-1 ⓒ**）[1]．DNA メチル化異常により不活化さ

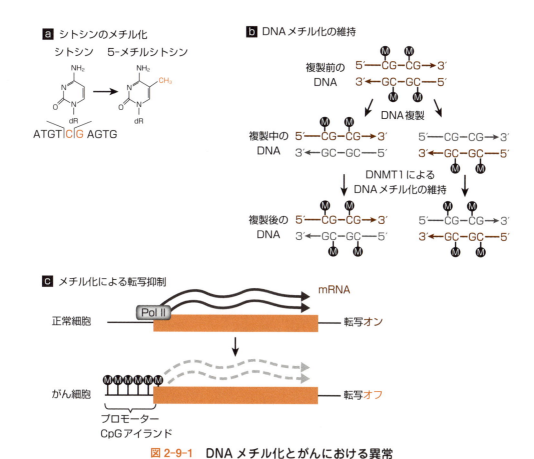

図 2-9-1　DNA メチル化とがんにおける異常

a DNA メチル化は CpG 配列のシトシンに起こる．b DNA メチル化状態は細胞分裂後も正確に維持される．c がんでは DNA メチル化の異常な変化が認められ，プロモーター CpG アイランドがメチル化されると，がん抑制遺伝子の転写が抑制される．

れるがん抑制遺伝子としては，白血病における *CDKN2B*（p15），胃がんにおける *CDH1*（E-cadherin），*CDKN2A*（p16），大腸がんにおける *MLH1*，乳がんにおける *BRCA1* などがよく知られている．DNA メチル化異常は，これらのがん抑制遺伝子を不活化することで発がんの原因となる．

　DNA メチル化異常が発がんの原因となるのであれば，それを解除することで治療効果が期待される．これまでに，DNMT1 を分解することにより DNA メチル化異常を除去する薬剤として，アザシチジンやデシタビンなどが開発されている．アザシチジンは骨髄異形成症候群や白血病に対してわが国でも承認されている．

3. ヒストン修飾とは

　ゲノム DNA はヒストンと呼ばれるタンパク質と結合することで，ヌクレオソーム構造を形成している．ヌクレオソームは，4 種類のヒストンタンパク質（ヒストン H2A，H2B，H3 および H4）各 2 分子から構成されるヒストン八量体に約 146 bp の DNA が巻きついた構造をしている（図 2-9-2 a）．ヒストンには，N 末端側にヒ

2章 発がん因子と発がん過程

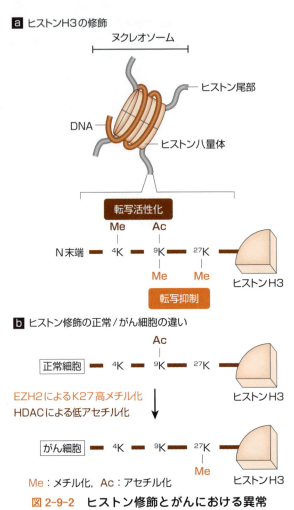

図 2-9-2 ヒストン修飾とがんにおける異常
a 修飾が起こるアミノ酸の位置，修飾の種類により遺伝子の活性化または抑制に関与する．b がんではヒストン修飾の異常が認められ，転写の異常な活性化や抑制に関与している．

ストン尾部と呼ばれる部分があり，メチル化やアセチル化などさまざまな翻訳後修飾を受ける．これらヒストン修飾は，修飾が起こるアミノ酸の位置と修飾の種類（アセチル化，メチル化など）により遺伝子の活性化または抑制に関与する（図 2-9-2 a）．

4. がんにおけるヒストン修飾異常と治療応用

がん細胞ではヒストン修飾の異常も認められる[2]（図 2-9-2 b）．ゲノムレベルでのヒストン修飾の変化としては，白血病や大腸がんにおける H4K16 アセチル化や H4K20 トリメチル化の減少，前立腺がんにおける H3K4 モノメチル化，H3 アセチル化などの減少，膵がんにおける H3K4 ジメチル化や H3K18 アセチル化などの減少が知られている．また，個別遺伝子領域におけるヒストン修飾の変化も明らかになっており，前立腺がんや胃がんにおける *CDH1* や *RUNX3* などの H3K27 トリメ

チル化による不活化などが知られている．また，がん細胞では各種ヒストン修飾酵素，ヒストン脱修飾酵素の制御異常やヒストン自体の突然変異が認められる．これらの異常により，さまざまなヒストン修飾異常が引き起こされ，発がんに関与するとされる．

　ヒストン修飾を制御する因子もがん治療の標的となっている．ヒストン脱アセチル化酵素（HDAC）に対する阻害薬（ボリノスタットやロミデプシンなど）はがん抑制遺伝子などの発現増加や分化・アポトーシスの誘導により抗がん作用を発揮し，リンパ腫に対して承認されている[3]．ヒストンH3K27のメチル化酵素EZH2に対する阻害薬（タゼメトスタット）は細胞周期の停止やアポトーシスの誘導により抗がん作用を発揮し，濾胞性リンパ腫に対して承認されている．また，EZH2とそのホモログであるEZH1の両方を阻害するバレメトスタットも再発または難治性の成人T細胞白血病リンパ腫に対して承認されている．

　がん細胞に存在するエピジェネティック異常は，がん治療の標的となるだけでなく，がんの予後や治療反応性の診断にも応用されてきている．エピジェネティック異常は，がんになる前の一見正常にみえる細胞にも存在することも明らかになっており，今後これらのエピジェネティック異常の臨床応用がますます進むと期待される．

引用文献

1) Nishiyama A, et al: Navigating the DNA methylation landscape of cancer. Trends Genet, 37: 1012-1027, 2021.
2) Zhao S, et al: The language of chromatin modification in human cancers. Nat Rev Cancer, 21: 413-430, 2021.
3) Chen IC, et al: Recent Update of HDAC Inhibitors in Lymphoma. Front Cell Dev Biol, 8: 576391, 2020.

3章

がんの予防

1 一次予防と二次予防

1. がん予防の背景

　わが国におけるがんによる死亡は，高齢化に伴い年々増加しており，今後も増えていくことが予想される．団塊ジュニア世代が 65 歳を超え，高齢者の割合が 35％となる 2040 年は「2040 年問題」といわれ，高齢者数が増えることにより医療制度に歪みが生じる問題（医療費や介護費用の増大）がピークを迎える．悪性新生物（がん）による死亡数は 2022 年では約 385,000 人あまりで，1981 年以降現在まで死因の第 1 位を占める．第 2 位は心疾患であるが，その死亡率はがんの半分と，大きく差をつけている．当然ながら，がんの罹患率も高く，一生のうちでがんに罹患する確率は，男性で 65.5％，女性で 51.2％と男性の方ががんになりやすいく，この性差は喫煙率で説明ができると考えられている．これに対してがん死亡率は，男性で 26.2％，女性で 17.7％であり，現在，がんの治癒する割合は 60％といわれている．しかし，2 人に一人ががんに罹患するためにがんは国民病として捉えられおり，がんの予防は重要な課題である．

2. がん予防の分類

　21 世紀における国民健康づくり運動（健康日本 21）にみる一次予防，二次予防，三次予防の目的は，それぞれ発症予防，重症化予防，社会復帰である．一方，がんの一次予防，二次予防の目的は，それぞれがんになる人を減らす（罹患率を下げる），がんで死ぬ人を減らす（死亡率を下げる）ことであり，健康日本 21 とは異なることに留意したい．これは，糖尿病などとは異なり，がんは手術などで排除することができるという疾患の性質から来ている．なお，3 次予防はがんサバイバー*を対象としており，再発予防と共生（社会復帰）である．

　がんの一次予防の目標を達成するために，職場環境や生活環境の改善（社会におけるシステム変容），また，喫煙や食生活の見直しなどの日常生活を改善すること（行動変容）が行われている．「化合物を用いたがんの増殖抑制〔1976 年にスポーン（Sporn MB）が定義〕」はがん化学予防（1.5 次予防）といわれるが，化学予防は今のところ，一次予防に分類されている．

　がんの二次予防の目標を達成するためには，がん検診による「早期発見・早期治療」を進めることにより治癒率・生存率の向上を図っている．

---

*がんサバイバー：がんの診断を受けたときから死を迎えるまでのすべての段階にいる人

表 3-1-1　がん予防分類と戦略

一次予防	ハイリスク・ストラテジー	例：化学予防など
	ポピュレーション・ストラテジー	例：禁煙，節酒など
二次予防	ハイリスク・ストラテジー	例：大腸内視鏡による精査など
	ポピュレーション・ストラテジー	例：便潜血検査など

　では，がん予防の最終目標というと，がんサバイバーが急激に増えている現在において，「天寿がん」であるといわれている．天寿がんとは，がんはあっても発症させずに天命を迎えるというものであり，がんを完全に制御するというよりも，ライフステージを重視し，人生の節目でがんに苦しむことがないようながん対策をしようということである．

3. がん予防の分類と戦略

　行政的な観点に立つと，がん予防の戦略は基本的に2つに分類される．一つは「ポピュレーション・ストラテジー」である．これは，「一般向け」のがん予防対策であり，たばこ対策や生活習慣指導，がん検診などのこれまで行ってきたがんの一次予防や二次予防の方策である．大多数の人は小さくともリスクを抱えているので，日々の日常生活におけるがん予防対策は根本的・本質的な解決になっていると思われることから，総合するとポピュレーション・ストラテジーは大きな力を発揮すると考えられる．もう一つは「ハイリスク・ストラテジー」である．これは，病院で患者をみるような「患者向け」に近い方策であり，高いリスクをもった個人に対して1対1で行う治療に近いものである．ハイリスク・ストラテジーは「個別化医療」といえ，これからの予防医療とも考えられるだろう．個性が重要視され，ライフステージも多様化する時代を迎えたことを考えると，国民のニーズに応えるこれからのがん予防戦略はハイリスク・ストラテジーといってよいだろう．ここで，がんの一次予防，二次予防といった分類と戦略との関係性を**表 3-1-1**に示す．たとえば，がん化学予防は一次予防のハイリスク・ストラテジーであり，対策型がん検診の精査である内視鏡による検査は二次予防のハイリスク・ストラテジーである．

4. 一次予防の課題と対策

　これまでわが国では二次予防に重点を置いてきたが，近年では一次予防の重要性が認識され，対策が取られるようになってきた．実際，米国では一次予防，特に禁煙に重点を置くことにより，1992年以降，がんの罹患率と死亡率が減少してきている．がんのリスク因子もかなりわかってきており，成人のがんを生活習慣病として捉えることで一次予防の方向性も見え出している．現代のゲノム解析やシグナル解析により，糖尿病や脂質代謝異常のメカニズムと発がんとの共通性が見出され，がんを生活習慣病として捉えることにより多くの対策が提案されている．実際，糖尿

病はがんのリスク因子であり，糖尿病患者はそうでない人よりもがんのリスクが1.2倍高いと計算されている．生活習慣病におけるメカニズムが共通ならば，健康日本21の一次予防とがんにおける一次予防の手段は同じと考えられる．現状，環境要因の制御（生活習慣の改善を含む）により最大60％，がんの発症を制御できるだろうと予想できるようになった．しかし，身体活動量を増やそう，摂生した生活をしようといわれても個人の変容には限界があることもわかってきた．健康に興味のある人のヘルスリテラシーはどんどん向上するが，興味のない人には言葉が届かない現実がある．職場環境も自然環境もよくはなっているが社会システムを改善することにも限界がある．そこで最後のツールとして登場してきたのが「がん教育」である．

　2006年12月にがん対策基本法が改正され，がん教育がスタートした．2020年度から小学校で，2021年度からは中学校で，2022年度からは高等学校でも「がん」が教科書に記載されて，がん教育が全面実施されている．

　ここでは，がん教育で教えられている，がんにならないための日常生活としての「日本人のためのがん予防法」（国立がん研究センター）を紹介する．「禁煙」「節酒」「食生活（減塩とバランスの良い食事）」「身体活動」「適正体重の維持」の5つの生活習慣を実践する人は，全くしない人や1つしか実践できていない人に比べて，男性で43％，女性で37％がんになるリクスが減少すると推計されている．世界各国のがんにならないための日常生活の送り方や指針をみると，各国により共通するところと異なるところがあり，それぞれの国では事情が異なるためそれぞれにがん対策が異なっていることがわかる．わが国においてはわが国のデータに基づく対策が肝要である（例：わが国では感染によるがんが喫煙の次に多い，**表3-1-2**）．

　第4期がん対策推進基本計画（2023～2028年度）では「誰一人取り残さないがん対策を推進し，全ての国民とがんの克服を目指す」を全体目標として掲げており，ついに大学院生の「次世代のがんプロフェショナル育成プラン」においても，「がんの予防医療」「再発予防」「先制医療」が修学テーマとなった．第1期からがん関連の人材育成を計画的に進めてきたが，ついに第4期になってがんの予防医療を担う人材の育成を始めた．小学生から大学院生まで，すべての進学課程でがん予防を学ぶ時代が来ており，10～20年先かもしれないが，子供達が成人した時に，その成果（生活習慣，がん検診の受診率，子宮頸がんワクチンに対する意識変化など）が期待される．

5. 二次予防の課題と対策

　二次予防としては，市域や職場で行われているがん検診を定期的に受診する（対象集団全体の死亡率を下げる対策型検診），あるいは医療機関で受診すること（個人の死亡リスクを下げる任意型検診）が勧められている．一般の人で「健康診断を受けているからがん検診を受けなくてよい」と勘違いしている人がいるがそれは間違いである．対策型検診で取り扱う「肺がん」「大腸がん」「乳がん」「胃がん」「子宮頸がん」は，死亡者数が多いが，がん検診の有効性が科学的に証明されているがん

1 一次予防と二次予防

表 3-1-2 日本人のためのがん予防法

たばこは吸わない．他人のたばこの煙を避ける．
たばこを吸っている人は禁煙し，吸わない人も他人のたばこの煙を避ける
飲酒は控える．
飲酒量を減らすほどがんのリスクは低くなる．がん予防のためには，飲酒しないことがベストである．飲まない人，飲めない人は無理に飲まないようにする
食事は偏らずバランスよくとる．
塩蔵食品，食塩の摂取は最小限に〔食塩は1日あたり男性7.5 g，女性6.5 g 未満．特に，高塩分食品（たとえば，塩辛や練りうになど）は週に1回未満に控える）．野菜や果物不足にならない．飲食物を熱い状態でとらない
日常生活を活動的にする．
たとえば，歩行またはそれと同等以上の強度の身体活動を1日60分行う．息がはずみ汗をかく程度の運動を1週間に60分程度行う
体型を適正な範囲内にする．
中高齢期の男性はBMI値（body mass index，肥満度）21〜27，中高齢期の女性は21〜25の範囲内になるように体重を管理する
肝炎ウイルス感染の有無を知り，感染している場合は治療を受ける．ピロリ菌感染の有無を知り，感染している場合は除菌を検討する．該当する年齢の人は，子宮頸がんワクチンの定期接種を受ける．
地域の保健所や医療機関で，一度は肝炎ウイルスの検査を受ける．感染している場合は専門医に相談し，特にC型肝炎の場合は積極的に治療を受ける．機会があればピロリ菌の検査を受ける．定期的に胃がんの検診を受けるとともに，除菌については利益と不利益を考えたうえで主治医と相談し決める．肝炎ウイルスやピロリ菌に感染している場合は，肝がんや胃がんに関係の深い生活習慣に注意する．子宮頸がんの検診を定期的に受け，該当する年齢の人は子宮頸がんワクチンの定期接種を受ける

（文献1より引用，一部改変）

であり，これらはまとめて「五大がん」といわれている．たとえば，過去1年間に大腸がん検診を受診したグループでは，検診を受診していないグループに比べて大腸がんによる死亡率が約70％低下する．子宮頸がんは20歳以上が対象であるが，その他のがんは40歳以上に対して毎年，もしくは2年に一回の受診が国により推奨されている．しかし，男女別がん検診受診率（40〜69歳）は低く，50％に達したものが少しあるだけである．米国の80％と比較するとかなり低い．特に検診で要検査となった時に2次検査の精密検査を受ける人が少ない．受診しない理由は「時間がない」である．これらの課題の他に，高齢になるほど，検査による偶発症は増えることや先進国で検診の上限がないのは日本とドイツだけといった課題もある．対策としては精密検査の技術革新やがん教育による意識改革などが期待されているがまだ革新的なものはない．

引用文献

1) 国立がん研究センター：国立がん研究センターによる科学的根拠に基づくリスク評価とがん予防ガイドライン提言に関する研究．〈https://epi.ncc.go.jp/can_prev/93/9507.html〉（2024年8月8日閲覧）

2 がんの化学予防物質

　がんの一次予防（p.70）の一つとして，積極的に発がん抑制効果のある医薬品や食品成分を摂取しようというのが，がん化学予防である．1976年にスポーン（Sporn MB）博士ががん化学予防を定義した後，これまで約50年の研究で，世界中でがん化学予防薬の候補が多く提示されてきた．わが国では高齢化社会を迎えて国民の医療への関心が非常に高くなり，先進医療による医療経済の圧迫に対する対応が迫られ，先制医療を目指したがん予防薬開発のニーズがさらに高まってきている．しかし現実は，がん予防薬開発の出口戦略（薬事承認やビジネス・モデルの確立）を模索している状況であり，がん予防薬の実用化にたどり着けていない．つまり，日本において薬事承認をとったがん予防薬はないのである．

　これまでに米国では選択的エストロゲン受容体拮抗薬（タモキシフェン，ラロキシフェンなど），COX-2選択的阻害薬（セレコキシブなど），5α還元酵素阻害薬であるフィナステリド（抗アンドロゲン薬）およびβ-カロテンのがんハイリスクグループへの臨床介入試験が行なわれたが，副作用などの理由により，選択的エストロゲン受容体拮抗薬のみ乳がんの化学予防薬として臨床で使用が認められている．

　理想的な化学予防薬としては，①1日1回服用など，無理のない投与計画が立てられること，②経口など投与方法が簡便なこと，③廉価なこと，④副作用がほとんどないこと，が求められており，これらの点が出口戦略を難しくしている．このような条件を鑑みると，薬事承認の根拠となる介入試験で用いるがん化学予防薬候補は，すでに市場に出ている薬剤となり，ドラッグ・リポジショニング*により適応拡大した薬剤が選ばれると考えられる．そのような例としては抗炎症剤であるアスピリン，脂質異常症に対するスタチンやペルオキシソーム増殖剤応答性受容体（PPAR）のリガンド，2型糖尿病に対するメトホルミン，骨粗しょう症に対するビスホスホネート，そして高血圧薬であるアンジオテンシンII受容体拮抗薬などが挙げられる．

　食品由来でがん予防効果が示唆されている化合物としては，魚油に含まれるω-3多価不飽和脂肪酸であるエイコサペンタエン酸（EPA）やドコサヘキサエン酸（DHA），大豆に含まれるイソフラボン化合物，ブロッコリーに含まれるスルフォラファン化合物，緑茶に含まれる茶カテキン化合物，コーヒーに含まれるクロロゲン酸，香辛料等に含まれる食品成分，ビタミン，ミネラルなどがあり，これまでに多

---

*ドラッグ・リポジショニング：ある疾患に有効な治療薬から，別の疾患に有効な薬効を見つけ出すこと

くの基礎研究，疫学調査研究成果が報告されているが，サプリメントでがん予防効果を示せたものはなく，機能性食品として「がん予防」といった効用を書くことも許されていない．

3 発がん性リスクアセスメント

がんの一次予防を有効に進めるためには，発がん機構を解明し，さまざまな外的および内的因子のヒト発がんに対する危険性の程度（リスク）を科学的に評価（アセスメント）することが重要となる．発がん性リスクは，その因子によりヒトの「がん」がどの程度の確率で起こりうるか，で表現される．発がん性リスクアセスメントには，発がん性の確認，量-反応アセスメント，曝露アセスメント，リスク判定の4段階がある（**表3-3-1**）．しかし，これらすべての段階においていくつかの仮定の上で評価しており，不確実性を持つことを理解しておくことが必要である．

1. 発がん性の確認

発がん性リスクアセスメントの第一段階では，対象因子の発がん性（ハザード）を評価する．この点に関しては，国際がん研究機関（IARC）の発がん性分類を例として紹介する．

IARCは，がん研究分野における国際協力の促進や，発がん要因の特定により予防措置に資することを目的とした，WHO（世界保健機構）傘下の研究機関である．IARCの主な活動として，化学物質などのさまざまな要因の発がん性について，ヒトでのがんの証拠（疫学研究），実験動物でのがんの証拠，発がんメカニズムの証拠

表 3-3-1　発がん性リスクアセスメントの方法

Ⅰ．発がん性の確認
1. 発がん性物質スクリーニングのための短期試験法
   a. 遺伝毒性試験
   b. 発がんプロモーター検出試験
   c. その他
2. 動物を用いた発がん性試験
   a. 長期発がん性試験（通常2年間，2種類の動物（ラットおよびマウス）を使用）
   b. 遺伝子改変マウスを用いた中期発がん性試験
   c. ラット二段階発がん性試験
3. 疫学調査

Ⅱ．量-反応アセスメント
1. 動物実験からの低用量外挿およびヒトへの外挿
2. 職業性高濃度曝露の疫学データからの低用量外挿

Ⅲ．曝露アセスメント
1. 環境モニタリング
2. 生物学的モニタリング
3. モデル計算

Ⅳ．リスク判定

（文献1より引用，一部改変）

表3-3-2　IARC による発がん性分類

グループ	評価内容	発がん性を示す根拠の程度
1	Carcinogenic to humans （ヒトに対して発がん性がある）	・ヒトにおいて「発がん性の十分な証拠」がある場合　または ・実験動物において「発がん性の十分な証拠」があり，かつ，ヒトにおいて発がん性物質としての主要な特性を示す有力な証拠がある場合
2A	Probably carcinogenic to humans （おそらくヒトに対して発がん性がある）	以下のうち少なくとも2つに該当する場合 ・ヒトにおいて「発がん性の限定的な証拠」がある ・実験動物において「発がん性の十分な証拠」がある ・発がん性物質としての主要な特性を示す有力な証拠がある
2B	Possibly carcinogenic to humans （ヒトに対して発がん性がある可能性がある）	以下のうち1つに該当する場合 ・ヒトにおいて「発がん性の限定的な証拠」がある ・実験動物において「発がん性の十分な証拠」がある ・発がん性物質としての主要な特性を示す有力な証拠がある
3	Not classifiable as to its carcinogenicity to humans （ヒトに対する発がん性について分類できない）	上記いずれにも該当しない場合

（文献2を参考に筆者作成）

の強さに基づき，グループ1，2A，2B，3に分類している（**表3-3-2**）.

　この分類は，ハザードが発がん性を示す根拠があるかどうかによるものであり，発がん性の強さやばく露量による影響（リスク）を考慮したものではない.したがってヒトにおける実際の発がんの確率や重篤性を示すものではない.

2. 量-反応アセスメント

　量-反応アセスメントとは，対象とする因子が，どのくらいの量で，どの程度の発がん性を示すかを評価する.

　動物実験で用いる用量は，一般にヒトの曝露量よりはるかに高く，また疫学データも多くが比較的高濃度の職業曝露のものであるため，第一段階で得られた動物やヒトでの発がん性のデータから数理モデルによって，低用量での発がん性の程度を推定することが必要である.同時に，動物とヒトとの種差を考慮する必要がある.ヒトに対する化学物質の有害性評価法は遺伝子損傷性がある場合とない場合で異なる.遺伝子損傷性がある物質については，閾値がないという考えのもとに実質安全量*（virtually safe dose；VSD）を，遺伝子損傷性がない物質については，閾値があるという考えのもとに，一生涯曝露されても対照群と有意な違いが出ないと推定される量（Acceptable Daily Intake；AD1）として無作用量（no-observed adverse effect level；NOAEL）を安全係数（たいていは100）で除して算定することが行わ

＊実質安全量：1/10万〜1/100万ぐらいの低い確率でがんを発生させる量

$$\boxed{\text{リスク}} = \frac{\text{ハザード}}{\substack{\text{有害性の}\\\text{種類と程度}}} \times \frac{\text{曝露}}{\substack{\text{摂取する量・}\\\text{接触する濃度}}}$$

図 3-3-1　発がんのリスク判定

れている.

3. 曝露アセスメント

曝露アセスメントとは，ヒトが，実際にその因子に，どれくらい曝露しているのかを評価する．

発がん性があっても，それらに曝露されなければ，がんにはならない．そこで，第一段階で発がん性が確認された因子について，飲食，呼吸，皮膚からの吸収など外部との接触によって起きる実際的なヒトの曝露量を推定することが必要となる．また，最終的に発がんするかどうかは，曝露の頻度や期間，体内での吸収，代謝など多くの要因による．評価方法としては，直接モニタリングとモデルを使用した評価などがある．直接モニタリングには環境モニタリングと生物学的モニタリングがある．環境モニタリングでは，大気，河川などの環境中および魚介類，農産物などの食品中の発がん性因子の測定を行い，ヒトの曝露量を推定する．生物学的モニタリングでは，尿，血液などの生体試料中の発がん性物質やその代謝産物，DNA 損傷（DNA 付加体）などの測定を行い，曝露量を推定する．しかし，すべての発がん性因子の曝露量を推定できる直接モニタリング法はなく，短期の調査，実験，適切な数理モデルによって算定することが多い．

4. リスク判定

最終的に，第一〜第三段階で得られたデータをもとにして，対象とする因子のヒトにおける通常の曝露条件，摂取条件下での発がん性リスクを評価する（**図 3-3-1**）．

引用文献
1) 米国大統領府科学技術政策局編：化学物質の発癌性評価. 薬事日報社, 1987.
2) International Agency for Research on Cancer：preamble to the IARC monographs on the identification of carcinogenic hazards to humans.〈https://monographs.iarc.who.int/ENG/Preamble/〉（2024 年 8 月 8 日閲覧）

4 発がん性物質のスクリーニング法

1. 変異原性試験

1) 細菌復帰突然変異試験

　エームズ（Ames）らによって開発されたネズミチフス菌（サルモネラ属菌の1種）の変異株を用いた試験法であるエームス試験（Ames test, **図3-4-1**）が，最も良く用いられている．ヒスチジン生合成系の遺伝子に変異を起こした変異株を検定菌とし，対象物質によりヒスチジン要求性（his^-）が野生型の非要求性（His^+）に変化すること（復帰突然変異）を指標として，対象物質の変異原性を判定する．環境中の変異原性物質の多くは，それ自体でなく，生体内で代謝活性化されて初めて変異原性活性を持つものが多い．そのため，ラットの肝臓薬物代謝酵素（肝臓ホモジネートの9,000 × g 上清画分：S9）と補酵素（NADPHやNADHなど）の混液（S9mix）と対象物質とを混和して，代謝活性化を行っている．現在は，ネズミチフス菌のほか，大腸菌の変異株（トリプトファン要求性）を用いた方法も行われている．菌株によってそれぞれ検出しやすい変異のタイプが異なるため，OECDのガイドラインでは，これらを複数組み合わせて試験することが推奨されている．

2) 哺乳類細胞の *in vitro* 遺伝子突然変異試験

　チミジンキナーゼ遺伝子がヘテロ変異体（$tk^{+/-}$）のマウスリンパ性白血病細胞（L5178Y細胞）を用いる試験は，マウスリンフォーマ試験ともいわれる．対象物質

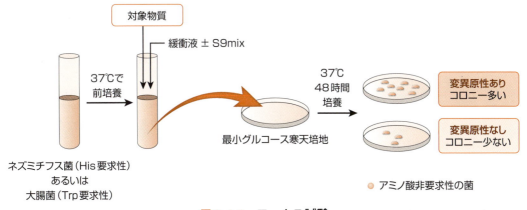

図3-4-1　エームス試験

対象物質によりDNAに変異がおこり，ヒスチジン要求性が非要求性に変化すると（ヒスチジンを合成できるようになると），増殖できるためコロニー数が多くなる．変異が起きなければ増殖できないためコロニーはできないが，対象物質によらない自然発生的変異もあるため，少数のコロニーが見られる．

による突然変異によりヘテロ変異体がホモ変異体（$tk^{-/-}$）になることで毒物である
トリフルオロチミジン耐性となることを利用している.

　また，HPRT 試験や XPRT 試験など，突然変異により 6-チオグアニン耐性とな
ることを利用する試験もある. いずれもエームス試験同様，S9mix を用いて代謝活
性化を行う.

3）トランスジェニックげっ歯類の細胞を用いた遺伝子突然変異試験（*in vivo* 試験）

　突然変異を調べるレポーター遺伝子（マウスは *lacZ, lacI, gpt delta*. ラットは
lacI, gpt delta）を導入したマウスあるいはラットを用いる. 動物を対象物質で処理
後，各種の臓器から DNA を抽出し，*in vitro* パッケージング法により，導入した遺
伝子をファージ粒子として回収する. これを大腸菌に感染させて選択・非選択培地
で培養し，コロニー数あるいはプラーク数を計測することで変異の程度を調べる.
この方法では，動物の体内で起きた変異を調べることができる. また，生殖細胞を
調べることで，生殖細胞における変異原性の解析ができる.

2. 染色体異常試験

1）哺乳類の染色体異常試験

　In vitro 試験では，チャイニーズハムスター由来細胞（CHO など），ヒト由来細
胞（TK6），哺乳類末梢血リンパ球などの哺乳類細胞を用いて，対象物質による染色
体の構造異常（切断，交換）や数的異常（倍数体）の程度を調べる（**図 3-4-2**）.

　In vivo 試験では，マウスやラットを対象物質で処理後，骨髄細胞あるいは精原細
胞を採取し，標本を作成後観察する. 精原細胞を調べることで，生殖細胞における
遺伝的な突然変異の誘発を予測できる.

2）哺乳類細胞小核試験

　In vitro 試験では，哺乳類末梢血リンパ球の初代培養細胞，げっ歯類やヒトの細胞
株が用いられる. 小核は，動原体を持たない染色体断片や細胞分裂時に異常が起き
た染色体から生じる. 細胞を S9mix 存在下と非存在下において対象物質で処理後，
回収し標本を作成して小核の出現頻度を計測する.

　In vivo 試験では，マウスやラットを対象物質で処理後，骨髄細胞あるいは末梢血
を採取し，標本を作成後観察する. 赤血球は成熟過程で脱核し核を持たないが，小
核は細胞質中に残るため観察が容易である.

3. DNA 損傷性試験

1）*In vivo* 哺乳類アルカリコメットアッセイ（**図 3-4-3**）

　ラットあるいはマウスを対象物質で処理後，臓器から細胞を単離し，低融点アガ
ロースと混和してスライド標本を作成する. スライド上で細胞を融解後，アルカリ

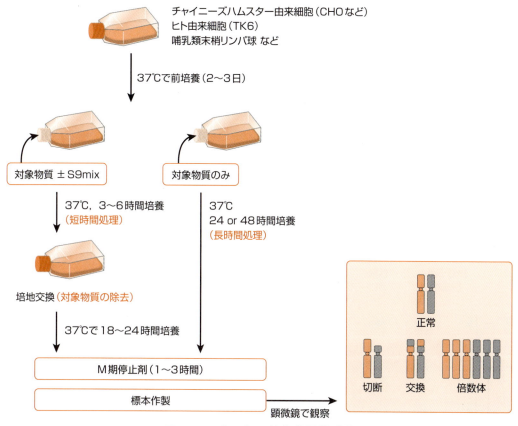

図 3-4-2　*in vitro* 染色体異常試験

対象物質で短時間処理後，正常な細胞周期の約1.5倍の時間後に細胞を回収する．連続処理の場合は，正常な細胞周期の約1.5倍あるいはそれ以上の時間経過後に回収する．回収前にM期停止剤で処理し，分裂中期細胞を集めて，スライドに固定し観察する．100～300個の細胞を観察し，染色体の切断や交換，また倍数体の割合を算出する．

条件下に置きDNAを巻き戻す．その後，電気泳動し染色して観察する．DNA損傷を受けて切断されたDNA断片は，短いほど早く陽極側に泳動するため，コメット（彗星）に似た泳動像が観察される．

2）哺乳類肝細胞を用いる *in vivo* 不定期DNA合成（UDS）試験

DNAに損傷が起きると，損傷の除去・修復のためにDNA合成が起きるが，これを不定期DNA合成（UDS）という．ラットを対象物質で処理後，肝細胞を調製し，S期以外のトリチウム標識チミジン（^{3}H-TdR）の取り込みで評価する．近年は，あまり使用されなくなっている．

4. 遺伝子損傷性のない発がん性物質のスクリーニング法

遺伝子損傷性のない発がん性物質のスクリーニング法としては，いくつかの方法が行われている．遺伝子損傷性のない発がん性物質は，発がんプロモーターであると考えられるため，発がんプロモーター活性の検出試験が行われている．細胞の

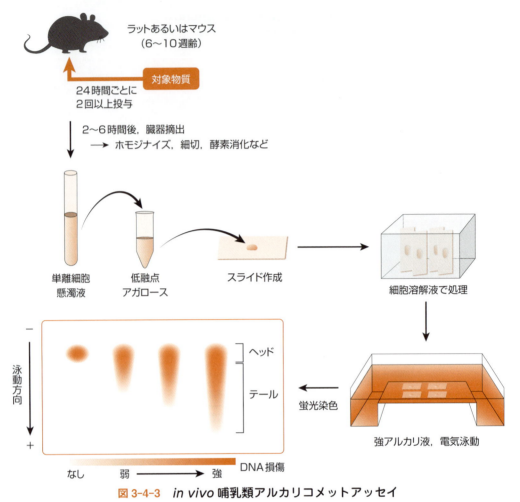

図 3-4-3　*in vivo* 哺乳類アルカリコメットアッセイ

動物に対象物質を最後に投与した2～6時間後に臓器（肝臓あるいは必要な臓器）を摘出する．単離細胞を調製し，低融点アガロースと混和してスライドに固定する．細胞を溶解後，アルカリ処理してDNAを巻き戻す．電気泳動後，DNAを蛍光染色して観察する．DNA損傷により切断された断片が多ければ，テールの蛍光強度が大きくなる．

　形質転換試験を発がんプロモーター検出用に改変した方法や，それだけでは発がん性をほとんど示さないような少量の発がん剤を1回投与し，その後，対象物質をくり返し投与して（数週間から数ヵ月），腫瘍が生じるか否かにより検出するマウスを用いた2段階発がん試験を行うこともある．しかし，これらの方法は数ヵ月程度が必要であり簡便さには欠ける．近年，*in vitro* で発がんプロモーターを短期に検出する方法（Bhas 42細胞形質転換試験）が開発され，2016年にOECDガイダンスにも取り上げられた．

　Bhas 42細胞形質転換試験は，マウスのBALB/c 3T3細胞に *v-Ha-ras* 遺伝子を導入したBhas 42細胞を用い，対象物質で処理後，形質転換細胞の発生頻度を調べるもので，約1ヵ月で判定できる．

4章

がんの生物学

1 がんの転移・浸潤

　がん細胞が全身に散らばる過程，すなわち，がん細胞が発生した場所，原発部位（原発巣）から離れて体の別の部位（遠隔臓器）に移動し，増殖して新たな病巣（転移巣）を形成する過程を転移と呼ぶ．この転移がんによる死亡率を決めているといっても過言ではなく，がんの死因の90％以上は転移によるものである．特に，脳，肺，肝臓など，生命維持に重要な臓器へ転移してしまうと結果は致死的であり，患者の予後を大きく左右する．

　がん細胞はおもに脈管系（血管，リンパ管）の中を血液，リンパ液によって，血行性，リンパ行性に遠隔臓器に運ばれるが，原発部位によっては播種性に転移にすることもある（**表4-1-1**）．また，その経路によらず，局所浸潤から転移増殖の成立には多くの複雑な行程を経る（**表4-1-2**）．そのため，がん細胞が最終的に転移する確率は非常に低く，転移は意外にも効率の悪い過程なのである．中でも微小転移から転移増殖に至る段階が最も困難であり，毎日100万個の細胞が脈管系に入り込んだとしても，最終的に転移巣を形成するのは数個にすぎないとされている．

1. 転移のメカニズム

　がんの多く（80％以上）は上皮組織に由来するがん腫である．したがって，がん腫を対象として解説するが，その他の場合も基本的には同様の経路・行程を経て転移する．転移様式（移動経路，**表4-1-1**）のうち，血行性転移では血管内へ侵入したがん細胞が血流によって全身の臓器に運ばれる．リンパ行性転移では，リンパ液によって最初にリンパ節へ運ばれるが，その後，リンパ液とともに静脈に回収される．したがって，最終的には血行性に転移することになる．播種性転移では，腹膜や胸膜へがん細胞が脈管系を介さずに直接移動する．消化管腫瘍や卵巣がんの腹膜への転移，肺がんの胸膜への転移などが該当する（**図4-1-1**，**表4-1-2**）．

1）局所浸潤（表4-1-2，図4-1-2）

　原発巣で増殖したがん細胞は，やがて原発巣から離れて移動を開始する．そのためには，がん細胞に大きな2つの変化が起こらなくてはならない．第一に細胞間接着を弱めて隣接する細胞から離れる必要がある．第二には，基底膜という障壁を破壊して下部組織（結合組織）へ移動できるようになる必要がある．そのうち，第一の過程の鍵を握るのはE-カドヘリンという分子である．E-カドヘリンは，お互い，分子間で結合する性質をもっており，細胞間接着構造のうち接着結合を担ってい

1 がんの転移・浸潤

表 4-1-1　転移様式

分類	特徴と例
血行性	血液の流れにのって他臓器へ移行 例：胃，結腸 ⇒ 肝臓 ⇒ 肺
リンパ行性	リンパ液の流れにのってリンパ節へ移行 例：乳房 ⇒ 傍胸骨リンパ節 その後，血行性に多臓器へ移行（リンパ液の静脈への合流に伴う）
播種性	臓器のがんが漿膜を突き破り，その他に浸潤 例：胃 ⇒ 胸膜・腹膜，卵巣 ⇒ 腹膜，肺 ⇒ 胸膜

おもな転移様式は血行性.

表 4-1-2　局所浸潤から転移増殖まで

転移過程	変化 / 獲得能力	おもな関連分子
①局所浸潤 ②結合組織内移動 ③脈管内侵入	上皮間葉転換（EMT）	E-カドヘリン
	浸潤能（基底膜分解能）	MMP*1（MMP-2, -9）
	運動能（アクチン骨格再構成能）	Rhoファミリー低分子GTP結合タンパク質，インテグリン
③脈管内侵入	血管内皮破壊能 / 貫通	MMP
④脈管系移動	アノイキス*2 抵抗性	インテグリン
	免疫監視機構回避能	
	ずり応力抵抗性	血小板
⑤管外遊出	血管内皮破壊能 / 貫通	MMP
⑥微小転移	異所性生存能	
⑦転移増殖	血管新生能	VEGF
	転移臓器環境への順応能	

転移過程の律速段階（最も困難な過程）は⑦転移増殖であり，最終的な転移巣形成には，血管新生能が重要であると考えられている.
*1：マトリックスメタロプロテアーゼ（matrix metalloproteinase；MMP）
*2：足場 / 接着喪失により誘導される細胞死（アポトーシスの一種）

る．接着結合部位では，隣接する細胞のE-カドヘリン同士が細胞外ドメインで結合して細胞を接着させている．多くの浸潤能を獲得したがん細胞ではE-カドヘリンの発現が低下している．それによって細胞間接着が弱まって移動が可能となると考えられる．また，E-カドヘリンの発現の低下は，移動を可能にするだけでなく，上皮としての形質を失わせ，間葉系細胞様に変化させて（上皮間葉転換，epithelial-mesenchymal transition；EMT），運動能を獲得させることにもつながる（p.90, Column ①）.

　このようにして原発巣から離脱したがん細胞は，次に上皮組織と結合組織との間に存在する基底膜（basement membrane）を破壊し，結合組織内の細胞外マトリックスの中へと移動する．中でも基底膜の分解には，そのおもな成分であるラミニンとⅣ型コラーゲンを基質とするマトリックスメタロプロテアーゼ（matrix metalloproteinase；MMP），特にMMP-2，MMP-9が重要な働きを担う．MMP

4章 がんの生物学

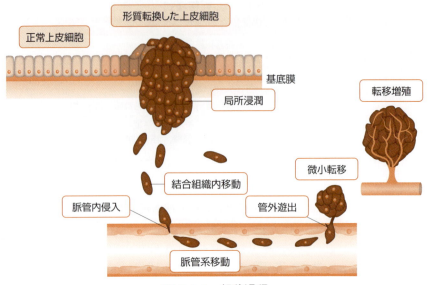

図 4-1-1　転移過程

がん細胞（形質転換した上皮細胞）は，原発巣から局所浸潤によって移動を開始した後，脈管内に侵入して遠隔臓器に運ばれる．その後，管外へ遊出して微小転移巣を形成し，やがて増殖して転移巣を形成する．

は，この後の血管内へ侵入する過程や，血管外へ遊出する過程でも血管内皮細胞周辺の基底膜を分解するのに利用される．

2）結合組織内移動（表 4-1-2，図 4-1-2）

　基底膜の破壊・分解の後，がん細胞は結合組織内を移動して，やがて血管にたどり着く．この過程ではがん細胞は，細胞表面のインテグリン分子を中心とする接着分子により，結合組織内を埋めている細胞外基質と接着しつつ，細胞外基質をセリンプロテアーゼや MMP で分解しながら，分解－接着－移動をくり返して結合組織内を移動していく．移動の際の推進力は細胞の運動能である．この運動能は，肝細胞増殖因子（hepatocyte growth factor；HGF）や上皮増殖因子（epidermal growth factor；EGF）などの刺激で亢進し，細胞内の低分子 GTP 結合タンパク質 Rho ファミリー分子種により制御される．Rho ファミリー分子種は細胞内で局所的なアクチン骨格の再編成を制御しており，それにより，細胞の動きが作り出される．

3）脈管内侵入（表 4-1-2）

　結合組織の中を移動して血管やリンパ管に到達したがん細胞は，これら脈管の基質面に接着し，その基底膜（血管の場合）を分解し，内皮細胞の間を通過して血流に入る．この過程には，②と同様に，運動能と浸潤能が必要である．

4）脈管系移動（表 4-1-2）

　血管内に入ったがん細胞は，血流のずり応力など，機械的な物理的ストレスを受

1 がんの転移・浸潤

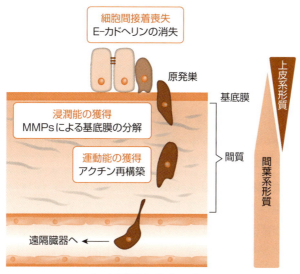

図 4-1-2　局所浸潤と上皮間葉転換（EMT）

がんのほとんどは上皮細胞から発生する．転移するためには，基底膜を破り，結合組織（間質）へと侵入しなければならない．腫瘍の浸潤先端部（間質との接触部位）の上皮細胞は，上皮間葉転換（上皮細胞としての性質を失い，間質系細胞の性質を獲得）を起こし，その結果，細胞は浸潤能と運動能を獲得して間質（結合織）内へ浸潤する（表 4-1-3）．

けることになる．免疫担当細胞による攻撃にもさらされる．また，脈管内を移動する間はがん細胞は接着の足場（基質）を完全に失った状態となり，アノイキスと呼ばれる細胞死を起こす可能性もある．これらを生き延びると細胞は心臓を経て血流にのって遠隔臓器へと運ばれ，組織内の毛細血管にトラップされる．これは単純に毛細血管の内腔（＜ 8 μm）が腫瘍細胞の直径（〜20 μm）よりも小さいからである．多くの場合，最初に肺の毛細血管にトラップされることになる．そのため，多くのがんで，肺が転移の好発部位となる．

5) 管外遊出（表 4-1-2）

毛細血管にトラップされたがん細胞は，その後，いくつかの方法で血管内から血管外へ出る．接着分子とその受容体を介して血管内皮細胞と特異的に接着して通り抜ける場合には，まずがん細胞表面のシアリル Le^x やシアリル Le^a 抗原などの糖鎖と，その受容体である血管内皮細胞上の E-セレクチンとの弱い接着が誘導される．続いてがん細胞が発現するインテグリン分子が血管内皮細胞の ICAM-1 や VCAM-1 などの接着分子とより強固な結合をする．そして，がん細胞は血管内皮細胞同士の接着に割り込み，その下にある基底膜にインテグリンなどを介して接着，基底膜成分を分解し，移動する．

6) 微小転移，転移増殖（腫瘍塊形成）（表 4-1-2）

前述のようにしてがん細胞は遠隔臓器の内部（実質）にまで到達する．その後，多くの場合がん細胞は，微小転移（micrometastasis）と呼ばれる単独の細胞，ある

いは小さな細胞塊として，増殖せずに休眠状態で存在することになる．休眠状態の微小転移の存在は，治療後も長期にわたって転移・再発の脅威となる．血管新生能を獲得して微小転移に血管ができてくると，増殖が可能となり，転移増殖として顕在化する．

2. 転移と上皮間葉転換（図4-1-2，表4-1-3）

がん細胞は，転移の成立までにさまざまな能力を獲得する必要があるが，その獲得メカニズムの解明は転移の阻止のために重要である．

一つの可能性として注目されるのが，上皮間葉転換（EMT），すなわち上皮細胞が間葉系細胞へと変化するメカニズムである（p.90, Column ①）．EMTによりがん細胞は，転移に必要な性質のうち，E-カドヘリン発現の消失，メタロプロテアーゼの分泌，インテグリンの発現変化などを同時に引き起こす（表4-1-3）．すなわち，がん細胞は，転移に必要な能力を個別に獲得する必要がなく，EMTによって形態変化，運動能，浸潤能を同時に獲得する．それらの変化は，局所浸潤，結合組織内移動や脈管内侵入過程をまとめて促進することにつながる．要するに，上皮細胞が結合組織へ浸潤していく過程はまさにEMTそのものなのである．転移先での血管外への遊出にも，EMTによる間葉系細胞の形質の獲得が重要であると考えられている．このように，がん細胞によるEMTを誘導する能力の獲得は転移のしやすさと密に関係し，予後とも相関することが知られている．

3. 転移の臓器特異性／組織向性（図4-1-3）

がんは，種類によって特定の臓器に優先的に転移する．転移の臓器特異性は，少

表4-1-3　上皮間葉転換（EMT）

	上皮系細胞 ⇒ EMT ⇒ 間葉系細胞	
	上皮細胞	間葉系細胞
形態	多角形	不定型（紡錘形）
極性	あり	なし
細胞間接着（関連分子）	上皮-上皮細胞間接着 （E-カドヘリン）	上皮-間質（繊維芽）細胞接着 （N-カドヘリン）
細胞内骨格タンパク質	サイトケラチン	ビメンチン
細胞外基質		フィブロネクチン，コラーゲン
運動能（関連分子）	低	高 （Rho様低分子GTP結合タンパク質， HGF：肝細胞増殖因子 など）
浸潤能（関連分子）	低	高 （マトリックスメタロプロテアーゼ：MMP）

上皮間葉移行は間質からのシグナル（TGF-β：腫瘍細胞増殖因子など）によって誘導される．E-カドヘリンの喪失が重要な引き金となる．この過程は可逆的であり，逆に間葉上皮転換（MET）を起こして上皮形質を再獲得することもできる（転移増殖のときなど）．

なくとも2つの要因，移動中のがん細胞がある臓器に到達する頻度（解剖学的な要因）と，到達した臓器の環境が，がん細胞の増殖に適しているかどうか（環境適応的な要因）に左右されると考えられている．その結果，転移の約2/3は原発巣と転移部位との間の血流のパターンによって決まり，約1/5が転移臓器の環境とがん細胞の相性によって決まるとされている．

近年，"seed and soil theory"の種子（がん細胞）と土壌（転移臓器）との関係について，新たな事実が明らかになってきた．がん細胞が転移前から"土壌"を準備することがわかってきたのである．原発巣のがん細胞がケモカインや増殖因子などさまざまな物質，あるいはエクソソーム（p.91, Column②）のような細胞外小胞を分泌し，遠隔臓器に対して，将来の転移部位になるような変化を引き起こしていたのである．この"転移前ニッチ（pre-metastatic niche）"と呼ばれる転移環境の準備には，がん細胞が産生する因子以外に，それに応答して新たに骨髄から動員された骨髄系細胞や，遠隔臓器の間質細胞も関与し，それらの相互作用により，がん細胞の転移増殖に適した環境，ニッチが形成される．そして，このようにして形成されたニッチは，種々のサイトカインや増殖因子，接着分子を供給することで，より適した土壌として，運ばれてきた後のがん細胞の生存・増殖を支持する．転移前

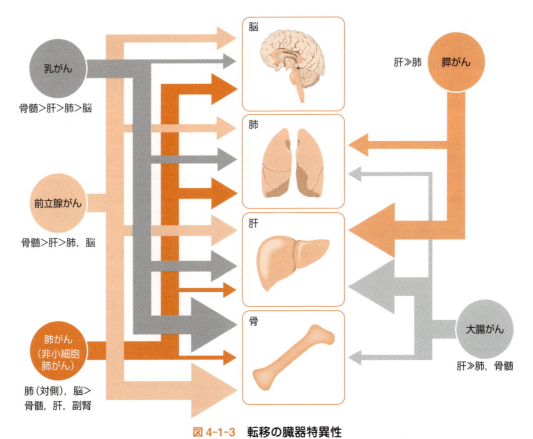

図 4-1-3　転移の臓器特異性
腫瘍はある特定臓器に転移する傾向がある（矢印の大きさは相対的な割合を示す）．

4章 がんの生物学

ニッチの形成は，転移の臓器特異性を決める環境適応要因として，重要な役割を担っているようである．

Column ①

上皮間葉転換（図 4-1-2, 表 4-1-3）

上皮間葉転換／移行（EMT）とは，細胞の形質が上皮から間葉系の形質へと変化する現象のことで，個体発生に必須の細胞レベルの変化である．形態形成のためのプログラムとして細胞に内蔵されており，胚発生における形態形成過程（原腸形成期に中胚葉が形成される過程など）や，成人では傷の治癒過程で観察される．

上皮細胞は，一般に，形が多角形で極性があり，細胞間や基底膜との接着が強固であることが特徴である．一方，線維芽細胞に代表される間葉系細胞は，形が不定型であり，細胞間の接着が弱いが，そのかわり運動能や細胞外基質への浸潤能が高い．そして，それぞれの細胞は，これらの特性を支える特徴的な分子を発現している．上皮細胞には，細胞間接着を担うE-カドヘリンや，中間径フィラメントとしてサイトケラチンなどが発現しており，これらは上皮マーカーとされる．中でも上皮の形質にはE-カドヘリンの発現が重要である．間葉系細胞には，E-カドヘリンに代わってN-カドヘリンが発現しており，中間径フィラメントとしてビメンチン，その他，細胞外基質フィブロネクチンなどが間葉系マーカーとして発現している（表4-1-3）．

EMTがTGF-βやTNFαなどのサイトカインやコラーゲンからの刺激により起こると，細胞の形態変化とともに上皮マーカーの発現が低下し，間葉系マーカーの発現が上昇する．その結果，細胞は運動能と浸潤能を獲得し，発生過程で組織を構築したり，創傷を治癒したりする．同様にして，がん細胞における病的なEMTの誘導は，細胞間の接着を低下させ，運動能・浸潤能を亢進して，がんの浸潤・転移を促進する（図4-1-2）．EMTは脈管内侵入のみならず管外遊出でも重要な働きをする一方，EMT過程は可逆的であり，いったんEMTを起こした細胞も再び上皮細胞に戻ることが可能である．定着した転移先で転移巣を形成するときには，今度はEMTの逆の間葉上皮転換（MET）が起こり，がん細胞は上皮細胞様に戻る可能性が指摘されている．脈管移動中にMETが起こると考えられる．また，近年，EMTはがん細胞の薬物抵抗性や幹細胞性の獲得とも関連する可能性が示されており，新たな観点からも注目されている．

1 がんの転移・浸潤

Column ②

エクソソーム

　生体内の細胞は，増殖因子やケモカインといったサイトカイン，ホルモンなど，分泌性の因子を介して情報を伝達しあっているが，近年，細胞間の情報伝達を担う新たな因子として細胞外小胞が見つかった．細胞外小胞は脂質二重膜で囲まれた小胞で，その内部にタンパク質・核酸・脂質などを内包しており，これら分子が移送先の細胞に届けられ，さまざまな情報を伝達する．細胞外小胞には，アポトーシス小体，マイクロベジクル，エクソソームがあり，これらの間には形成過程や内包物に違いがある．そのうちエクソソームは 100 nm 前後の比較的小さな小胞であり，エンドサイトーシス経路によって形成され，多胞体と呼ばれるエンドソームから細胞外に放出される．miRNA を中心に低分子の RNA が多く含まれているのが特徴である．

　エクソソームは30年以上前に発見されていたが，最近まで細胞にとって不用な物質を廃棄する「ゴミ箱」だと考えられてきた．近年の研究により，ほぼすべての細胞から分泌され，移送されて情報伝達に関与することが明らかとなり，注目されるようになった．現在，さまざまな疾患への関与が調べられており，診断や治療への応用も期待されている．特定の細胞への輸送機構はまだよくわかっていないが，その機構が解明されれば，エクソソームを利用したドラッグデリバリーシステム（DDS）が可能となるかもしれない．

　腫瘍分野でもエクソソームは新しい診断・治療の標的として期待されている．がん細胞はエクソソームを活発に分泌しており，その中には増殖因子受容体やがん遺伝子産物，miRNA などが含まれている．エクソソームの分布とがん細胞の転移先との間に一致がみられることから，転移前ニッチの形成に関与している点でも注目されている．転移先への分布の場合，その組織特異性は，含まれているインテグリン分子の種類によって決まるようである．

2　がんの微小環境

1. がん微小環境の概要

　がん細胞は一見，自律的ではあるが，周囲の環境を自身の増殖や生存に都合のいいように作り変えて利用してしまう．図 4-2-1[2] に示すように，がん細胞と複数の間質細胞から構成され，異種の細胞同士の相互作用により，がん細胞の悪性化や生存に都合のいいように変えられた狭い領域をがんの微小環境という．この微小環境は，がん細胞のみならず，腫瘍随伴マクロファージ（TAMs）や腫瘍間質線維芽細胞（CAFs）などにより構成される．

2. 上皮性腫瘍細胞と間質細胞との相互作用

　腫瘍細胞と間質細胞との異種細胞間相互作用はかなり複雑である．がん細胞が放出する PDGF の標的は PDGF 受容体を有する間質細胞で，マクロファージ，線維芽細胞，平滑筋細胞などである．PDGF はこれらの細胞の誘引と増殖を促進し，がん細胞の周囲では間質化が進む．腫瘍間質は線維硬化性間質といい，正常上皮組織の間質とは外見上大きく異なっている．これは，浸潤性が高く悪性な腫瘍へと進展す

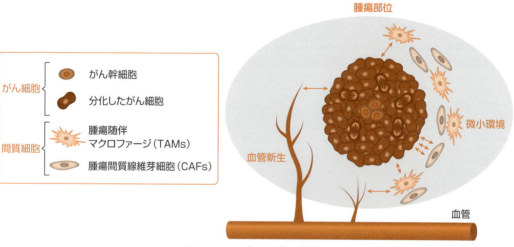

図 4-2-1　がんの微小環境

がん組織（腫瘍組織）は，がん細胞とそれを取り巻く間質に含まれるさまざまな種類の異なったタイプの細胞から構成されている．がん細胞はがん幹細胞と分化したがん細胞からなり，間質細胞には腫瘍随伴マクロファージ（TAMs）や腫瘍間質線維芽細胞（CAFs）などが含まれる．がん細胞（腫瘍細胞）と間質細胞は液性因子や膜タンパクなどを介して直接的・間接的に相互作用しており，周囲をがん細胞自身の増殖や生存に都合のいい環境に作り変えている．その中には，血管を新たに形成してがん細胞に酸素や栄養を供給する血管新生も含まれる．このようながん細胞と複数の間質細胞からなり，異種の細胞同士の相互作用により，がん細胞の悪性化や生存に都合のいいように変えられた狭い領域をがんの微小環境という．

るにつれて，筋線維芽細胞によって ECM が広範囲に堆積し，線維硬化性を持った間質の比率が増加することによる．筋線維芽細胞はコラーゲン，フィブロネクチン，プロテオグリカンやグリコサミノグリカンを大量に分泌することによって線維硬化性間質を形成する．さらに，タンパク質分解酵素である uPA や MMPs を分泌し，ECM に含まれている増殖因子の遊離と活性化を促進する．この線維硬化性間質が成熟するにつれて，当初存在していた間質細胞の多くは消失し，コラーゲンに富んだ無細胞性の ECM に置き換わる．また，特に，腫瘍間質中に存在する線維芽細胞と筋線維芽細胞とが混じり合った集団を腫瘍間質線維芽細胞（CAFs）という．この CAFs は，上皮性腫瘍の形成や血管新生に促進的に関わっている[1,2]．また，がん細胞および CAFs や TAMs などは，TGF-β をはじめとしたサイトカインやコラーゲンなどを分泌し，がんにおける上皮間葉転換（EMT）を誘導すると考えられている．

3. 腫瘍における血管新生誘導

　正常組織同様に，腫瘍細胞も増殖・生存するためには血管系にアクセスして，酸素や栄養素を獲得し，代謝の結果生じた老廃物や二酸化炭素を取り除くことができるかどうかが重要となる．血管から約 0.2 mm 以上離れた腫瘍細胞は壊死を起こすことがわかっている．血管からこの距離以内に存在する腫瘍細胞は酸素や栄養素を得ることができて生き残ることができるが，逆に離れると，低酸素と低 pH の環境に腫瘍細胞が曝され，壊死が起こる．そこで，腫瘍内やその周辺では，内皮細胞，周皮細胞や平滑筋細胞などの血管系の細胞と，腫瘍細胞やほかの間質細胞などの非血管系細胞との間の局所的な異種細胞間相互作用によって，腫瘍性の微小血管が形成される．また，血管新生は，腫瘍の進展の初期から誘導され，がん細胞が基底膜を突き破って間質に浸潤する悪性腫瘍（つまり，がん）より以前の良性腫瘍の段階から，その周囲に血管が作られる．

　間質細胞の中でも特に筋線維芽細胞とマクロファージは血管新生に深く関わる[1,2,4-6]．筋線維芽細胞はケモカインである SDF-1/CXCL12 を放出し，内皮前駆細胞を腫瘍間質に誘引する．さらに筋線維芽細胞が分泌する VEGF によって，内皮前駆細胞が内皮細胞に分化するのを助け，腫瘍の血管新生を促進する．マクロファージは通常，病原体や死んだ細胞を貪食して排除するための免疫系の細胞として働く．このマクロファージも腫瘍に誘引されるとがん細胞に都合のいいように働いてしまう（**図4-2-2**）．全身循環していた単球が，がん細胞によって腫瘍間質に呼び寄せられ，マクロファージに分化誘導される．この反応にはがん細胞が放出する monocyte chemotactic protein（MCP）-1，PDGF や colony-stimulating factor（CSF）-1 が関わっている．このように腫瘍に誘引されたマクロファージを腫瘍随伴マクロファージ（TAMs）という．この TAMs は血管新生に重要な役割を果たす．TAMs は VEGF とインターロイキン-8（IL-8）を分泌する．その結果，血管新生が

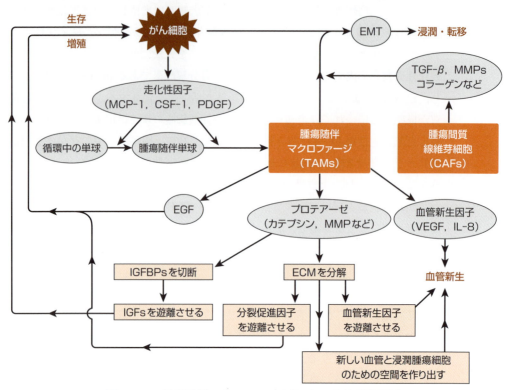

図 4-2-2　腫瘍随伴マクロファージによる血管新生誘導

マクロファージはがん細胞が分泌する走化性因子により，腫瘍内に誘引される．誘引された腫瘍随伴マクロファージ（TAMs）は VEGF，MMPs や EGF などを分泌する．VEGF は血管新生を促す．MMPs などのプロテアーゼは細胞外基質（ECM）を分解し，新生された血管や腫瘍の塊のための空間を作り出すとともに，ECM 内に係留されていた増殖因子や生存因子を遊離して腫瘍の進展に寄与する．EGF は EGF 受容体を発現したがん細胞の増殖を促進する．

亢進し，より広範囲に血管網が構築される．マクロファージは腫瘍内の低酸素領域に誘引され，VEGF を分泌し，血管新生を促す．これによって，腫瘍は酸素に富んだ血液を得て，低酸素状態を軽減させる．また，マクロファージは，筋線維芽細胞と同様に MMPs を分泌する．これによって，ECM が壊されて，新生された血管や大きくなる腫瘍の塊のための空間を作り出す．さらに ECM のプロテオグリカンに係留されていた増殖因子や生存因子である IGF を遊離させることによって，腫瘍の進展に寄与する．加えて，TAMs は EGF を分泌するため，EGF 受容体を発現したがん細胞の増殖を直接的に促進する（**図 4-2-2**）．

4．HIF-1 による血管新生因子（VEGF）の発現制御

血管新生に中心的な役割を果たす分子である VEGF の発現は酸素が利用できるか否かによって変化する．それは VEGF 遺伝子の転写制御に関わる低酸素誘導性因子（hypoxia-inducible factor；HIF）-1 の機能が酸素濃度に依存しているからである[1,2,7,8]．HIF-1 は HIF-1α と HIF-1β という 2 つのサブユニットからなり，転写活性化にはその両方が必要である．正常な酸素濃度であれば，HIF-1α は pVHL 依存

2 がんの微小環境

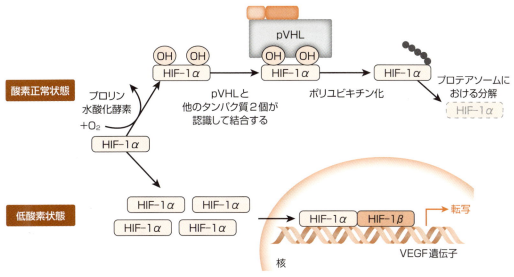

図 4-2-3　低酸素誘導性因子による VEGF の発現制御

正常な酸素濃度において，酸素依存的な活性を有するプロリン水酸化酵素（PHD）が HIF-1α のプロリンを酸化してヒドロキシプロリンにする．このヒドロキシプロリンを認識して pVHL が HIF-1α に結合する．この複合体に複数の別のタンパクが加わって，HIF-1α がポリユビキチン化され，プロテアソームによって分解される．そのため，正常な酸素濃度における細胞内では低レベルでしか発現しておらず，HIF-1 は機能しない．低酸素条件下だと，PHD は HIF-1α のプロリンを酸化できず，HIF-1α がユビキチン化を逃れて，急速に増大し，HIF-1α は HIF-1β とヘテロ 2 量体を形成し，VEGF などの標的遺伝子発現を誘導する．

的にポリユビキチン化されてプロテアソームによって分解されるため，半減期が短く，細胞内では低レベルでしか発現していない．そのため，HIF-1 は機能しない．しかし，低酸素状態であると，HIF-1α の分解が起こらず，HIF-1α の量が急速に増加し，HIF-1 が活性化して一連の標的遺伝子の発現を誘導する．この pVHL による HIF-1 制御の詳細については図 4-2-3 で説明する．

5. がん細胞における解糖系代謝の亢進

がん細胞は正常細胞と異なったエネルギー代謝を行う（図 4-2-4 a, b）[1,7-9]．酸素存在下の好気的条件下にある正常細胞は細胞質における解糖系でグルコースをピルビン酸に変換する．解糖系で生じたピルビン酸は，ミトコンドリアに入りクエン酸回路，電子伝達系での代謝を経て二酸化炭素にまで分解される．しかし，低酸素状態や嫌気的条件下の正常細胞もしくはミトコンドリアを欠く赤血球では，ピルビン酸はミトコンドリアに入らずに乳酸に代謝される．興味深いことに，大半のがん細胞では，ミトコンドリアが存在するにもかかわらず，酸素存在下で主に解糖系に依存して，グルコースを代謝して乳酸を産生する．このがん細胞の特徴的な現象「好気的解糖系」を発見者にちなんで「ワールブルグ効果」という．先述したように，血管から離れた領域では低酸素状態になるため，がん細胞が生存するために，乳酸を最終産物とする解糖系にエネルギー代謝を依存することは説明がつく．しかし，多くのがん細胞が十分な酸素の存在下でさえ，グルコース 1 分子から ATP2 分

4章 がんの生物学

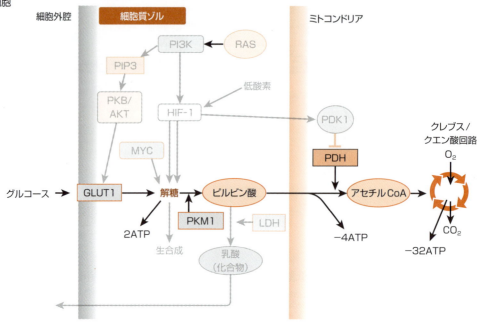

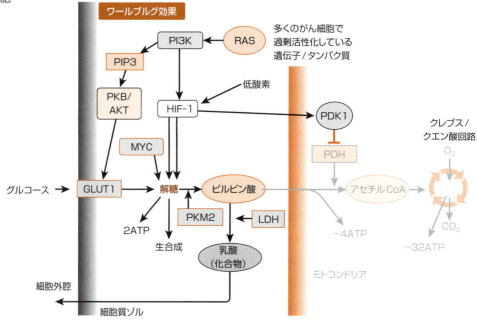

図 4-2-4　がん細胞における解糖系代謝の亢進

がん細胞は正常細胞と異なったエネルギー代謝を行う．
a 酸素存在下の好気的条件下にある正常細胞は細胞質における解糖系でグルコースをピルビン酸に変換する．解糖系で生じたピルビン酸は，ミトコンドリアに入りクエン酸回路，電子伝達系での代謝を経て二酸化炭素にまで分解される．ホスホエノールピルビン酸からピルビン酸への反応を触媒するピルビン酸キナーゼが，正常細胞ではピルビン酸キナーゼM1型（PKM1）が働き，ピルビン酸を確実にミトコンドリアに届ける．ピルビン酸はピルビン酸脱水素酵素（PDH）によってアセチルCoAに酸化され，クエン酸回路で代謝される．b がん細胞では，酸素存在下でかつミトコンドリアが存在するにもかかわらず，ピルビン酸キナーゼM2型（PKM2）が働き，その生成物であるピルビン酸を乳酸脱水素酵素（LDH-A）に渡して細胞質で乳酸を産生する．

子しか産生できない乳酸を最終産物とする解糖系に依存することは正常細胞と著しく異なった性質である．しかし，がん細胞が解糖系を亢進する理由として，ATP産生とは別に，解糖系の中間代謝物がヌクレオチド，脂質やアミノ酸の生合成などの細胞の増殖や生存に必要な生体分子の前駆体となることががん細胞にとって有利に働くためと考えられている[9]．がん細胞は，解糖系の最終段階を阻止することで，巧妙にも解糖系のフィードバック機構を利用して，中間代謝物が蓄積できるようにしている．これらの中間代謝物はさまざまな生体分子の生合成に使うことができるため，がん細胞の増殖や生存に有利に働くと考えられる．解糖系の最終段階のホスホエノールピルビン酸からピルビン酸への反応を触媒するピルビン酸キナーゼが，正常細胞ではピルビン酸キナーゼM1型（PKM1）が働き，生成物であるピルビン酸を確実にミトコンドリアに届け，ピルビン酸脱水素酵素（PDH）によってアセチルCoAに酸化され，クエン酸回路で代謝される．一方，がん細胞では，ピルビン酸キナーゼM2型（PKM2）が働き，その生成物であるピルビン酸を乳酸脱水素酵素（LDH-A）に渡して細胞質で乳酸を産生する．正常細胞で働くPKM1に比べて，がん細胞で働くPKM2は代謝回転数がゆっくりしているので，解糖系の中間代謝物が蓄積しやすくなり，さまざまな生体分子の生合成経路の迂回路が動く．このとき，がん細胞ではクエン酸回路が相対的に低い活性を示すが，それはミトコンドリアに欠陥があるわけではなく，ミトコンドリアは正常であり，ピルビン酸をクエン酸回路で処理する能力を失っていない．

引用文献

1) Weinberg RA: The Biology of Cancer. Second edition, Garland Science, 2014.
2) Plaks V, et al: The Cancer Stem Cell Niche: How Essential is the Niche in Regulating Stemness of Tumor Cells? Cell Stem Cell, 16: 225-238, 2015.
3) Singer AJ, et al: Cutaneous wound healing. N Engl J Med, 341: 738-746, 1999.
4) Mantovani A, et al: Cancer-related inflammation. Nature, 454: 436-444, 2008.
5) Kitamura T, et al: Immune cell promotion of metastasis. Nat. Rev. Immunol, 15: 73-86, 2015.
6) Komohara Y, et al: CAFs and TAMs: maestros of the tumour microenviroment. J. Pathol, 241: 313-315, 2017.
7) Gatenby RA, et al: Why do cancers have high aerobic glycolysis? Nature Reviews Cancer, 4: 891-899, 2004.
8) Denko NC: Hypoxia, HIF1 and glucose metabolism in the solid tumour. Nature Reviews Cancer, 8: 705-713, 2008.
9) Vander Heiden MG, et al: Understanding the Warburg effect: the metabolic requirements of cell proliferation. Science, 324: 1029-1033, 2009.

3 がん悪性化とがん幹細胞

1. がん幹細胞の概要

　がん幹細胞 (cancer stem cell；CSC) は，がん組織にわずかに存在する細胞集団である[1,2]．組織幹細胞同様に，自身を複製する能力である自己複製能と複数の分化細胞を産み出す多分化能を有し，かつ腫瘍をつくる腫瘍原性を併せもつ（図4-3-1）．まさに，がんの種(たね)として働く．このがん幹細胞の臨床上の厄介な点は，がん幹細胞が従来の抗がん薬などの化学療法や放射線療法に耐性を示すことである．そのため，懸命のがん治療後もがん幹細胞が生き残り，再発がんの種となる．従来のがん治療はこのがん幹細胞の存在を考慮してこなかったことから，がんが再発，転移し，治療抵抗性を示す再発がんによって，患者が死に至ることがくり返されてきた可能性がある．そのため，このがん幹細胞の性質を理解し，今後のがん治療に役立てることは重要な課題の一つである（p.104, Column）．

　このがん幹細胞の発見には，さまざまな種類の細胞が混在する組織から，ある一定の細胞表面に発現しているタンパク質分子を認識する蛍光標識した抗体もしくは別の手段で蛍光標識した細胞を，生きたまま選別して採取することができるセルソーター装置が大きく寄与している．

　がん幹細胞の最初の発見は1997年にヒト急性骨髄性白血病（AML）の研究からなされた[3]．AMLの腫瘍塊の細胞を細胞表面抗原で分画してマウスに移植すると，腫瘍塊の1％に満たない少数のCD34$^+$CD38$^-$分画の細胞集団のみが再び白血病を発症した．さらに，この再構築した腫瘍から分画したCD34$^+$CD38$^-$細胞集団をほかの

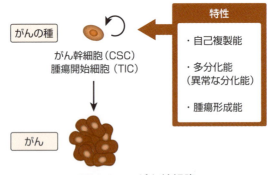

図4-3-1　がん幹細胞

がん幹細胞（CSC）もしくは腫瘍開始細胞（TIC）は，がん組織にわずかに存在する細胞集団であり，がんの種（たね）として働き，自身を複製する能力である自己複製能と複数の分化細胞を産み出す多分化能を有し，かつ腫瘍をつくる腫瘍原性を併せもつ．

マウスに移植したところ，元の白血病と同じ表現型を示す白血病が発症した．対照的に，CD34$^+$CD38$^-$分画以外の細胞集団（こちらが多数派集団である）をマウスに移植しても腫瘍（白血病）はできなかった．この多数派集団の細胞は分化した顆粒球や単球の性質を示し，限られた増殖能力しか有していなかった．このことは，腫瘍が自己複製し，腫瘍原性を有する小さな細胞集団と，わずかな増殖能力しか有さない分化した細胞からなる大きな細胞集団からなる証拠を示した．以上から，がん幹細胞が存在するという最初の直接的な証拠が得られた．固形がんでは，2003年に乳がんでがん幹細胞が単離された[4]．この場合も細胞表面抗原で分画してマウスに移植すると，腫瘍全体からすると少数派のCD44^{high}/CD24$^{-/low}$分画の細胞集団が腫瘍原性を示した．このときも，CD44^{high}/CD24$^{-/low}$分画の細胞集団をマウスに移植してできた腫瘍のCD44^{high}/CD24$^{-/low}$分画の細胞集団も別のマウスに分化した細胞を含む腫瘍を形成した．以上から，CD44$^+$CD24$^{-/low}$の細胞集団は自己複製能と多分化能および腫瘍原性を有することがわかった[5]．ついで，脳腫瘍でCD133^{high}の細胞集団が同様の性質を有することがわかった．さらに，2007年には細胞表面抗原のみならず，酵素活性を指標として分画したALDH1^{high}細胞集団も乳がんで自己複製能と多分化能および腫瘍原性を有することが明らかとなった[6]．これらの自己複製能と多分化能および腫瘍原性を有する少数の細胞集団には，元の腫瘍組織に存在し，前節（4章2節，p.92）で述べた間質細胞のような非悪性の細胞は混ざっていない．つまり，腫瘍組織には，正常組織同様に，少数の自己複製能と多分化能を有する幹細胞，つまりがん幹細胞が存在し，限られた増殖能しか有さない多種類の子孫細胞（分化細胞）を生み出すことができることを示している．正常組織幹細胞の幹細胞性の維持に正常組織内の微小環境（ニッチ）が重要であることを反映し，がん幹細胞の生存や幹細胞性の維持にも，前節で記述したがん微小環境も重要な役割を果たしている（**図4-2-1**，p.92）．これをがん幹細胞微小環境もしくはがん幹細胞ニッチという[7]．このがん幹細胞微小環境を理解することもがん幹細胞を標的としたがん治療を考慮する上で重要となる．また，分化したがん細胞，通常は増殖能がないと考えられている分化がん細胞が，先祖帰りしてがん幹細胞になること，つまり可塑性を有することも知られてきており，がん幹細胞を理解することはかなり複雑化してきている．

2. 腫瘍におけるクローンの多様化

そもそもがん幹細胞の由来は何細胞であろうか．正常組織の中に存在する自己複製能と多分化能を有する組織幹細胞や組織前駆細胞が有力視されている．これらの増殖性と分化能を有する正常細胞に遺伝子変異が蓄積することにより，がん幹細胞が生じると考えられている．しかし，最終分化したがん細胞が，がん幹細胞化することも知られてきており，がん幹細胞の由来については，今後の研究の進展が待たれている．

4章 がんの生物学

腫瘍組織は，単純に1つの細胞クローンから構成されるのではなく，前項に述べたように多様な種類のがん細胞が存在し，不均一な細胞集団である．原発腫瘍の段階からこの不均一性が生じている．図4-3-2 **a**のモデルに示すように，細胞増殖に有利になるような最初の突然変異が生じた細胞のクローンが拡大する．その最初のクローンの拡大に伴って細胞増殖に有利になるような2回目の別の突然変異が生じた細胞のクローンが拡大する．腫瘍の進行に伴って染色体の不安定性も増大することから，さらに複数の独立した突然変異が生じる．このようにして腫瘍進行に伴って，複雑に枝分かれして生じた数多くの遺伝的に異なった複数種類のがん細胞サブクローンが1つの腫瘍内に存在する．これらの複数種類のがん細胞サブクローンが，がんの進行に伴ってさらに並行して拡大していくので，腫瘍組織は正常組織以上に多様化し不均一化している．図4-3-2 **a**では，増殖能のあるさまざまなサブクローンが示されているが，実際には非対称分裂や対称分裂によって各サブクローンから分化したがん細胞も生じるので，より多様性が生まれている（図4-3-2 **b**）．さらに，この腫瘍組織の不均一性には，DNA配列そのものが変化する遺伝子変異だけではなく，エピジェネティックな遺伝子発現変化も含まれるので，腫瘍組織の不均一性はさらに増大する．

3. がん幹細胞の薬剤耐性

がん治療を進める上で悩みの種となるのが，抗がん薬や放射線によるがん治療に対する治療抵抗性であり，その結果生じる再発腫瘍である．この治療抵抗性にがん幹細胞の有する幹細胞性が深く寄与している[8,9]．このがん幹細胞の薬剤耐性獲得の機構の詳細は，いまだ不明な点も多いが，おおむね次のように考えることができる．特に，がん細胞は，DNA修復機構の異常やゲノム不安定性で遺伝子変異を起こしやすいため，新しい変異が継続して導入され，多様な変異クローンが生み出されやすい．これらの変異クローンのうち，たまたま薬剤曝露下で生存するのに有利な突然変異やエピジェネティック変異を獲得した薬剤曝露下で生き残った少数の細胞クローンが，再発腫瘍に至るようにクローン性の拡大をすることが考えられる．このように，がん幹細胞の薬剤や放射線に対する耐性機構は，DNA修復機構の異常や染色体の不安定性に加え，変異の結果生じるにせよ，薬物排出／代謝能，G0期（静止期）の維持，活性酸素の除去，低酸素環境，細胞死を抑制する生存シグナルの亢進やがん微小環境などが複雑にからみあっている現象と考えられている[7]．

細胞の薬物排出に寄与するmulti drug resistant 1（MDR1）もしくはABC（ATP binding cassette）膜トランスポーターは，広く組織幹細胞に発現することが知られている．たとえば，ABCG2やABCB1などがそれであり，これらのトランスポーターは組織幹細胞の保護に役立っていると考えられている．がんでは，Hoechst33342の排出能を指標にして分画されるSP細胞（side population）と呼ばれる細胞分画にがん幹細胞様の細胞が濃縮し，高い腫瘍形成能を有し，CD133や

a 腫瘍における多様化と不均一性

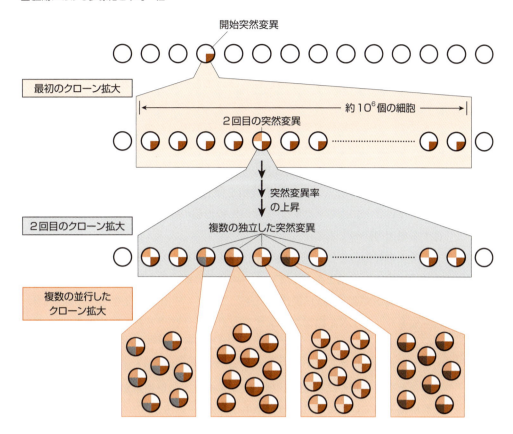

b ダイナミックなクローンの多様化

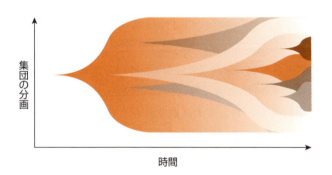

図 4-3-2　腫瘍におけるクローンの多様化

a 腫瘍組織は，多様な種類のがん細胞が存在し，不均一な細胞集団である．細胞増殖に有利になるような最初の突然変異（開始突然変異）が生じた細胞のクローンが拡大する．さらに，細胞増殖に有利になるような2回目の別の突然変異が生じた細胞のクローンが拡大するが，腫瘍の進行に伴って染色体の不安定性も増大することから，さらに複数の独立した突然変異が生じる．このようにして，腫瘍進行に伴って複雑に枝分かれして生じた数多くの遺伝的に異なった複数種類のがん細胞サブクローンが1つの腫瘍内に存在するため，腫瘍組織は正常組織以上に多様化し不均一化している．**b** 腫瘍進行に伴って，遺伝的に異なった複数種類のがん細胞サブクローンが生じるさまを時間軸（横軸）にして示した．**a** では，増殖能のあるさまざまなサブクローンのみを示しているが，実際には非対称分裂や対称分裂によって各サブクローンから分化したがん細胞も生じる．さらに，この腫瘍組織の不均一性には，DNA配列そのものが変化する遺伝子変異だけではなく，エピジェネティックな遺伝子発現変化も含まれるので，腫瘍組織の不均一性はさらに増大している．

ABCG2 を高発現していることが知られる[10]. また，薬物耐性を示す CD44 陽性がん細胞が ABCG2 や ABCB1 を高発現していることも知られている[11].

細胞毒性物質である細胞内アルデヒドを無毒化する酵素である aldehyde dehydrogenase 1（ALDH1）は，薬物代謝酵素としても知られる. この ALDH1 もがん幹細胞で発現が高く，かつ活性も高いことが知られており，先述したようにがん幹細胞の指標となっている[6]. このようながん幹細胞における薬物排出／代謝能の亢進が，がん幹細胞が薬物耐性を獲得する原因の一つであると考えられる.

がん幹細胞の多くは，盛んに分裂せずに細胞周期から離脱して静止期（G0 期）に入り休眠状態であることも知られている[9,12,13]. そのため，がん細胞の分裂に伴う DNA 複製や RNA 合成および細胞増殖を標的とした抗がん薬は，がん幹細胞には効果が少ないことになる. このようながん幹細胞の性質もがん幹細胞が薬物耐性を獲得する原因の一つである.

正常組織幹細胞では，細胞内の活性酸素種（ROS）濃度が低下し，幹細胞の機能性維持に重要な役割を果たしている. 同様に，がん幹細胞でも，ROS を除去する遺伝子の発現が亢進し，ROS 濃度が低下している[14]. ROS の発生とその除去能は ROS の生成を介した DNA 損傷を誘導する放射線療法による細胞傷害とも関連する. がん幹細胞で ROS を除去する能力が高いことが放射線療法に抵抗性を示す原因の一つと考えられている. 先の項目（p.92，4 章 2 節）で，がん細胞は低酸素状態に晒されることを述べたが，低酸素状態下でがん細胞では解糖系が亢進する. がん幹細胞でも解糖系が亢進しており，解糖系の副経路から，ROS のスカベンジャーであるグルタチオン（GSH）が生成される. このことからも，がん幹細胞における解糖系の亢進は，がん幹細胞の生存ばかりではなく，抗がん薬や放射線療法によって生じる ROS に対する耐性の一因を担っていると考えられる. また低酸素によって誘導される HIFs が活性化することによって，薬剤の排出に関わる MDR1 の発現が誘導されることや細胞周期が静止期に入ることで薬剤の抵抗性を獲得することも知られている[7,13]. さらに，多くのがん幹細胞で発現している CD44 は，がん幹細胞特異的なスプライシングバリアントの CD44v として細胞膜上に発現している. この CD44v は xCT と相互作用して細胞外からのシスチン取り込みを促進する. シスチンは GSH の構成成分であるシステインになり，GSH 合成に利用されるため，細胞内の GSH 濃度が増加する[15]. このこともがん幹細胞の ROS 耐性の一因と考えられている.

さらに，低酸素や抗がん薬に曝露したがん幹細胞ではさまざまな生存シグナルが亢進していることが知られている[7,13]. このような手段によっても，がん幹細胞は抗がん薬によって誘導されたアポトーシスを回避していることが考えられる.

また，がん幹細胞自身の薬剤耐性獲得とは異なるが，腫瘍塊を取り囲むように発達したぶ厚い間質が，抗がん薬の腫瘍細胞への到達を阻止することもあり，このような場合，結果的に腫瘍部位に存在するがん幹細胞に抗がん薬が効果を示さない.

ここまで述べてきたがん幹細胞の多様な薬剤耐性獲得には，がん幹細胞自身の自

律的な性質によるもののみではなく，がん幹細胞から分化して生じたさまざまな分化段階のがん細胞（非がん幹細胞）や間質細胞（線維芽細胞，筋線維芽細胞，平滑筋細胞，血管内皮細胞，マクロファージ，リンパ球，肥満細胞や脂肪細胞など）からなるがん幹細胞ニッチが重要な役割が果たしていると考えられている[7]．このがん幹細胞ニッチの全貌はいまだ不明であるが，がん幹細胞を標的としたがん治療を進歩には，今後のがん幹細胞ニッチの解明が欠かせない．

引用文献

1) Visvader JE, et al: Cancer stem cells: current status and evolving complexities. Cell Stem Cell, 10: 717-728, 2012.

2) Reya T, et al: Stem cells, cancer, and cancer stem cells. Nature, 414: 105-111, 2001.

3) Bonnet D, et al: Human acute myeloid leukemia is organized as a hierarchy that originates from a primitive hematopoietic cell. Nature Medicine, 3: 730-737, 1997.

4) Al-Hajj M, et al: Prospective identification of tumorigenic breast cancer cells. Proc Natl Acad Sci USA, 100: 3983-3988, 2003.

5) Singh SK , et al: Identification of a cancer stem cell in human brain tumors. Cancer Research, 3: 5821-5828, 2003.

6) Ginestier C, et al: ALDH1 is a marker of normal and malignant human mammary stem cells and a predictor of poor clinical outcome. Cell Stem Cell, 1: 555-567, 2007.

7) Plaks V, et al: The cancer stem cell niche: how essential is the niche in regulating stemness of tumor cells? Cell Stem Cell, 16: 225-238, 2015.

8) Reya T, et al: Stem cells, cancer, and cancer stem cells. Nature, 414: 105-111, 2001.

9) Vidal SJ, et al: Targeting cancer stem cells to suppress acquired chemotherapy resistance Oncogene. 33, 4451-4463, 2014.

10) Wang YH, et al: A side population of cells from a human pancreatic carcinoma cell line harbors cancer stem cell characteristics. Neoplasma, 56: 371-378, 2009.

11) Hong SP, et al: CD44-positive cells are responsible for gemcitabine resistance in pancreatic cancer cells. Int J Cancer, 125: 2323-2331, 2009.

12) Costello RT, et al: Human acute myeloid leukemia CD34$^+$/CD38$^-$ progenitor cells have decreased sensitivity to chemotherapy and Fas-induced apoptosis, reduced immunogenicity, and impaired dendritic cell transformation capacities. Cancer Res, 60: 4403-4411, 2000.

13) Schoning JP, et al: Drug resistance and cancer stem cells: the shared but didtinct roles of hypoxia-inducible factors HIF1α and HIF2α. Clin Exp Pharmacol Physiol, 44: 153-161, 2017.

14) Diehn M, et al: Association of reactive oxygen species levels and radioresistance in cancer stem cells Nature, 458: 780-783, 2009.

15) Ishimoto T, et al: CD44 variant regulates redox status in cancer cells by stabilizing the xCT subunit of system xc and thereby promotes tumor growth Cancer Cell, 19: 387-400, 2011.

4章 がんの生物学

Column

がん幹細胞マーカー

これまでにがん幹細胞集団を選別できるさまざまなマーカーが下表のように同定されている．これらマーカーには表面マーカー，細胞質酵素，転写調節因子などがある．
幹細胞特性とがんの悪性化との密接な関連を示す．

マーカー	がん種	マーカー	がん種
ALDH1 （ALDH1A1, ALDH1A3） aldefluor assay	膵がん 前立腺がん 大腸がん 頭頸部がん 乳がん 脳腫瘍 肺がん 膀胱がん 卵巣がん	CD90/Thy-1	肝がん 乳がん 脳腫瘍 肺がん
ABCBI	膵がん	CD133	肝がん 結腸がん 前立腺がん 頭頸部がん 乳がん 脳腫瘍 肺がん メラノーマ 卵巣がん
ABCG2	骨肉腫 前立腺がん 大腸がん 頭頸部がん 乳がん 脳腫瘍 肺がん メラノーマ	CD133$^+$/CXCR4$^+$	膵がん
		α6-Integrin	前立腺がん 乳がん 脳腫瘍
BMI-1	肝がん 膵がん 前立腺がん 頭頸部がん 乳がん 脳腫瘍 白血病	CXCR4	口腔扁平上皮がん 膵がん 乳がん 脳腫瘍
		EpCAM	肝がん 膵がん 大腸がん 乳がん 肺がん
CD166/ALCAM	前立腺がん 大腸がん メラノーマ	GLI-1	大腸がん 乳がん 肺がん 白血病
CD117/c-kit	肺がん 白血病 卵巣がん	LGR5	胃がん 大腸がん 頭頸部がん 乳がん
CD20	メラノーマ		
CD13	肝がん	Musashi	大腸がん 乳がん 白血病
CD34$^+$/CD38$^-$	白血病	CD271	メラノーマ
CD44 （下記の組み合わせで） CD44$^+$/CD24$^{-/low}$ CD44$^+$/CD24$^+$/ESA$^+$ EpCAM^{high}/CD44$^+$/CD166$^+$ CD44$^+$/CD133$^+$ CD44$^+$/CD133$^+$/CD166 CD44$^+$/α2β1^{high}/CD133$^+$	胃がん 骨肉腫 膵がん 前立腺がん 大腸がん 頭頸部がん 脳腫瘍 白血病 膀胱がん 乳がん 卵巣がん	Nestin	消化器がん 乳がん 脳腫瘍

4 がん特異的シグナル伝達

　個体の成長過程において細胞は分化・増殖をくり返し，組織が一定の大きさに達すると増殖を停止する．また，組織を損傷した場合や切除した場合も創傷治癒の過程で細胞は増殖し，元の組織の大きさまで復元して増殖は停止する．このように正常細胞にはアクセルとブレーキがあり，組織の成長度合いに応じて適切に制御される．一方でがん細胞は周囲との協調性を失い，無秩序かつ無限に増殖をくり返すことを特徴とする．細胞の増殖と停止は細胞内シグナル伝達により制御されるが，がん細胞ではがん遺伝子やがん抑制遺伝子の変異によりシグナル伝達系が乗っ取られ，アクセルの亢進とブレーキの破綻を認める．また，固形がんは腫瘍塊を形成し，その内部では酸素や栄養素が届きにくい微小環境が構築される．こうした微小環境を改善するために，がんは病的な血管新生を誘導する．このように，がん細胞は正常細胞の生理機構を巧みに利用して生存と増殖能を亢進している．本項では，がんに特徴的かつ代表的な5つのシグナル伝達系について取り上げる．

1. MAPK シグナル

　細胞増殖を制御する細胞内シグナル伝達系の一つに，分裂促進因子活性化プロテインキナーゼ（mitogen-activated protein kinase；MAPK）シグナルがある．MAPK シグナルは個体や組織の成長過程で中心的な働きを担うが，がん細胞では制御因子の遺伝子異常により爆発的な増殖能を付与する．MAPK シグナルは3段階のリン酸化酵素（キナーゼ）により構成され，MAP3K（MAPKKK），MAP2K（MAPKK），MAPK による逐次的なリン酸化により活性は制御されている．MAP3K や MAP2K，MAPK にはそれぞれ種々のキナーゼが分類され，ファミリーを形成している．また，各ファミリーを総称して MAPK スーパーファミリーと呼ばれることがある．MAPK スーパーファミリーキナーゼは，高度に保存されたアミノ酸配列中のトレオニンやチロシンをリン酸化する．それぞれのキナーゼにより構成するシグナル系は異なり，細胞増殖やアポトーシス，炎症，内皮細胞による内腔形成など多岐にわたる細胞イベントを制御する（**図 4-4-1**）．一方で種々の脱リン酸化酵素（ホスファターゼ）は，MAP3K や MAP2K，MAPK のリン酸基を脱リン酸化してシグナル伝達を抑制するブレーキの役割を担う．

　ヒトには十数種類の MAPK ファミリー分子が存在するが，がんでは特に Raf（MAP3K）/MEK（MAP2K）/ERK（MAPK）シグナル伝達系が注目されている．ヒト上皮成長因子受容体（EGFR）やヒト上皮成長因子受容体2型（ERBB2/

4章 がんの生物学

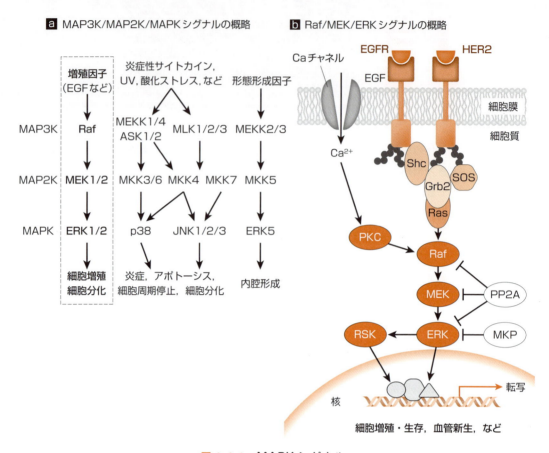

図 4-4-1　MAPK シグナル

a 増殖因子，炎症性サイトカイン，形態形成因子などにより特異的なシグナル伝達系が活性化し，刺激に応じた細胞イベントを誘導する．b Ras や PKC により Raf が活性化されると，MEK，ERK が順次リン酸化依存的に活性化される．がんでは，EGFR や Ras，Raf の変異や HER2 の増幅によるシグナル活性の亢進を認める．

HER2），ヒト血管内皮細胞増殖因子受容体（VEGFR）に代表される受容体型チロシンキナーゼはリガンド刺激を受けるとホモまたはヘテロ二量体を形成して活性化し，Shc，Grb2，SOS といったアダプター分子を介して Ras を活性化する．Ras は低分子量 G タンパク質であり，受容体からのシグナルにより不活性型のグアノシン二リン酸（GDP）結合型から活性型のグアノシン三リン酸（GTP）結合型へと転換する．活性型 Ras や Ca^{2+} の流入により活性化したプロテインキナーゼ C（PKC）が Raf をリン酸化して活性化すると，速やかに MEK1 や MEK2 がリン酸化される．さらに活性型 MEK1/2 は ERK1 と ERK2 をリン酸化して活性化し，下流に存在する種々のキナーゼや転写因子をリン酸化して細胞の増殖や分化，血管新生を促進する．脱リン酸化酵素 PP2A や MKP は補酵素と共役し，Raf や MEK，ERK からリン酸基を脱離して不活性化する（**図 4-4-1**）．

がんでは EGFR，HER2，VEGFR の増幅や，EGFR，Ras，Raf の機能獲得型変異（gain-of-function mutation）をしばしば認める．がんの種類により変異の頻度は異

4 がん特異的シグナル伝達

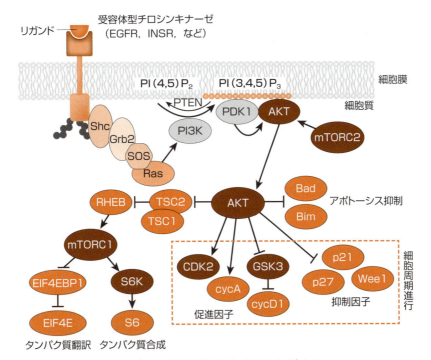

図 4-4-2 PI3K/AKT/mTOR シグナル

受容体型チロシンキナーゼがリガンド刺激を受けると，Ras を介して PI3K が活性化する．PI3K により PI(3,4,5)P$_3$ が生成すると PDK1 や mTORC2 が AKT をリン酸化し，AKT は活性型になる．AKT は mTORC1 を介したタンパク質合成や細胞周期を進行させ，アポトーシス誘導を抑制する．がんでは，遺伝子変異による PTEN の機能欠失や Ras, PI3K の機能獲得により AKT を介した生存・増殖能の亢進を認める．

なるが，これらの変異挿入によりリガンド依存性のシグナル制御は失われ，がん細胞は Raf/MEK/ERK シグナルが恒常的に活性化した状態になる．がん治療ではこのようながん特異的な増殖シグナルを抑制することを目的とし，増幅分子や変異分子あるいはその下流分子に対する阻害薬が使われる．

2. PI3K/AKT/mTOR シグナル

　AKT（別名：プロテインキナーゼ B, PKB）も MAPK と並んで，がん細胞の生存や増殖，分化において重要な役割を担う．EGFR やインスリン受容体（INSR）などの受容体型チロシンキナーゼの活性化によりホスファチジルイノシトール 3-キナーゼ（PI3K）が活性化すると，AKT は 3-ホスホイノシチド依存性プロテインキナーゼ（PDK1）や mammalian target of rapamycin（mTOR）複合体 2（mTORC2）によりリン酸化されて活性化する．PI3K は 2 つのサブユニット（p85 と p110）で構成されるヘテロ二量体であり，受容体刺激により Ras を介して活性化される．PI3K は細胞膜の内側に存在するイノシトールリン脂質 PI(4,5)P$_2$ の 3 位の水酸基をリン酸化し，PI(3,4,5)P$_3$ を生成する．PI(3,4,5)P$_3$ が生成されると PDK1 や AKT が引き寄せられて会合し，PDK1 は AKT1 の 308 番目（AKT2 は 309 番目，AKT3 は

107

305 番目）のトレオニン残基をリン酸化する．このリン酸化が引き金となって mTORC2 は AKT1 の 473 番目（AKT2 は 474 番目，AKT3 は 472 番目）のセリン残基をリン酸化し，AKT は完全な活性化状態となる．多くのがんで機能喪失変異（loss-of-function mutation）がみられるがん抑制因子 PTEN は PI3K と逆の反応をつかさどる脱リン酸化酵素であり，$PI(3,4,5)P_3$ を脱リン酸化して $PI(4,5)P_2$ を生成することで AKT の活性化を抑制する（**図 4-4-2**）．

セリン・トレオニンキナーゼ AKT は，種々の分子をリン酸化して細胞周期やタンパク質の合成・翻訳，糖代謝を促進する．一方で AKT はアポトーシス誘導を抑制することから，細胞の生存に寄与する．AKT 下流には多くのシグナル伝達系が存在し，mTOR 複合体 1（mTORC1）シグナルはその一つである．TOR は出芽酵母で最初に発見されたラパマイシンの標的分子であり，TOR1 と TOR2 が存在する．哺乳動物では mTOR の 1 分子しか存在しないが，mTORC1（ヘテロ 4 量体）と mTORC2（ヘテロ 6 量体）の 2 種類の複合体が TOR1 と TOR2 に相当する．mTORC2 は先述のように AKT をリン酸化する上流の酵素であり，mTORC1 は AKT により間接的に活性化されるリン酸化酵素複合体である．mTORC1 はタンパク質翻訳開始複合体の抑制因子である eIF4E 結合タンパク質 1（EIF4EBP1）を抑制的リン酸化することでタンパク質翻訳を開始させ，また S6 キナーゼを活性化することによりリボソームタンパク質 S6 を介したタンパク質合成を促進する（**図 4-4-2**）．

AKT はサイクリン依存性キナーゼ（CDK）の抑制因子である p21 や p27，Wee1 を阻害し，サイクリン A や CDK2 をリン酸化して細胞周期を進行させる．また，サイクリン D1 の抑制因子である GSK3 の機能を抑制することで，細胞周期を促進させる．AKT は Bad などのアポトーシス促進タンパク質を直接阻害し，細胞生存に作用する主要なメディエーターとして機能する．

3. VEGF シグナル

血管新生は新たに血管が形成されるプロセスであり，成長や骨格筋肥大，創傷治癒のほか，月経など生理的に重要である．一方，腫瘍塊の内部では酸素や増殖因子などが届きにくい微小環境下に置かれる．がん細胞の生存・増殖には酸素や増殖因子の供給が必要不可欠であり，腫瘍塊内部に送り届けるためにがんは病的な血管新生を誘導する．血管新生では血管内皮細胞や平滑筋細胞，免疫細胞などを巻き込みながら，細胞間あるいは細胞内でシグナル伝達のネットワークを構築する．

腫瘍塊の内部で酸素の供給が不足すると，転写因子 HIF-1 が安定化して蓄積する．HIF-1 は，酸素応答性サブユニット HIF-1α と構成的に発現するサブユニット HIF-1β が二量体を形成し，血管新生プロセスに関わるさまざまな遺伝子群を転写する．HIF-1 の標的遺伝子の一つに血管内皮細胞増殖因子（VEGF）がある．VEGF には複数のアイソフォームがあるが，血管新生では VEGF-A が主要なメディエー

4 がん特異的シグナル伝達

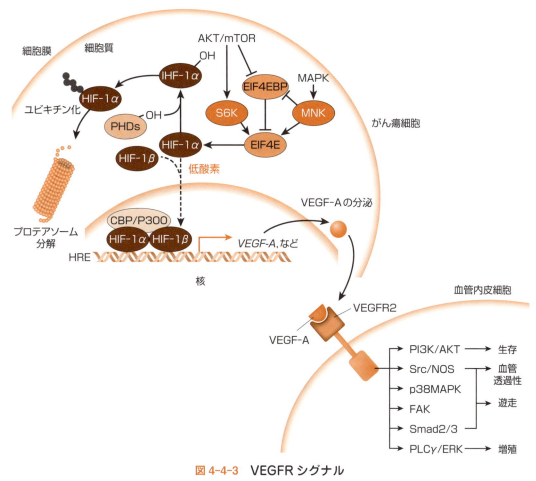

図 4-4-3　VEGFR シグナル
腫瘍塊の内部が低酸素状態になると HIF-1 が安定化し，VEGF-A が転写されて分泌される．血流により運ばれた VEGF-A が血管内皮細胞表面の VEGFR2 に結合すると種々のシグナルが活性化し，血管新生が誘導される．

ターとなる．VEGF-A は，腫瘍細胞内で発現して細胞外に分泌されると血管内皮細胞表面の血管内皮細胞増殖因子受容体 2 型（VEGFR2）に結合する．VEGFR2 の活性化は，PI3K/AKT シグナルやホスホリパーゼ Cγ（PLCγ）を介して ERK1/2 を活性化し，血管内皮細胞の増殖を促進する．また，VEGFR2 は，一酸化窒素合成酵素（NOS）の活性化に伴う血管透過性を亢進し，炎症性の p38MAPK などを介した血管内皮細胞の遊走能を亢進することで血管新生を誘導する（**図 4-4-3**）．こうした一連のプロセスにより腫瘍塊内部まで血管を引き込み，がん細胞は生存・増殖に必要な酸素や増殖因子などを獲得する．

4. Wnt/β-カテニンシグナル

　Wnt/β-カテニンは幹細胞の多能性と発生過程において細胞運命を決定付けるシグナル系として知られるが，がんにおける異常も頻繁に検出される．たとえば大腸がんでは β-カテニンの欠失変異が認められ，家族性大腸腺腫症では adenomatous

4章 がんの生物学

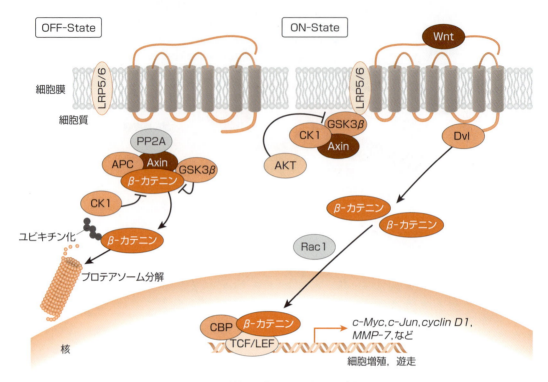

図 4-4-4　Wnt/β-catenin シグナル
Wnt 非存在下（OFF-State）ではβ-catenin は GSK3βによりリン酸化され，ユビキチン－プロテアソーム系で分解される．Wnt 存在下（ON-State）では Dishevelled（Dvl）が活性化し，β-catenin から APC/Axin/GSK3βが離脱して安定化する．蓄積したβ-catenin は Rac1 と核移行して TCF/REF と結合し，c-Myc や c-Jun, cyclin D1, MMP-7 などを転写する．一部のがんでは，APC の欠失変異などによるβ-catenin の蓄積と転写能亢進が認められる．

polyposis coli（APC）の変異が発症の原因とされている．
　分泌性糖タンパク質 Wnt の非存在下（OFF-State）では，β-カテニンは Axin 複合体（APC/Axin/GSK3β）によりリン酸化され，ユビキチン-プロテアソーム分解を受ける．一方 ON-State では，Wnt リガンドが7回膜貫通型受容体 Frizzled（Fz）に結合し，細胞表面の LDL 受容体関連タンパク質5/6（LRP5/6）と巨大な複合体を形成する．これにより Dishevelled（Dvl）が活性化し，APC/Axin から GSK3βが離脱するためβ-カテニンは分解されずに安定化する．また，AKT は GSK3βを直接的にリン酸化してプロテアソーム分解を促進するため，β-カテニンの安定化に寄与する．細胞質内に蓄積したβ-カテニンは Rac1 とともに核内に移行し，TCF/LEF 転写因子と結合して c-Myc や c-Jun, cyclin D1 といった細胞増殖に関連する遺伝子群やタンパク質分解酵素 MMP-7 などを転写する．これらの働きによりがん細胞の増殖を亢進するのみならず，細胞接着性の低下と遊走の亢進によるがん転移を促進する（**図 4-4-4**）．

5. NF-κB シグナル
　Nuclear Factor-κB（NF-κB）シグナルは，炎症や免疫応答，ストレス応答，B

4 がん特異的シグナル伝達

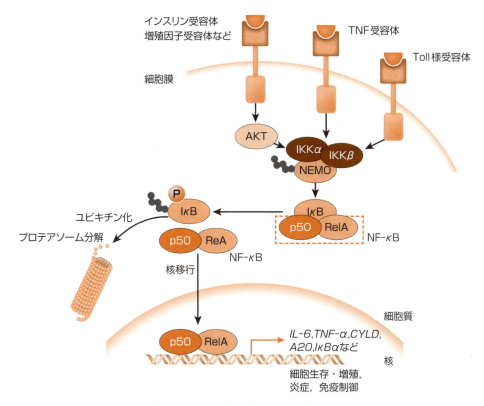

図 4-4-5 古典的 NF-κB シグナル
増殖因子受容体や腫瘍壊死因子（TNF）受容体などからのシグナルによりIKKαやIKKβが活性化すると，IκBはリン酸化依存的にユビキチン化されプロテアソームで分解される．IκBに結合していたp50/RelA（NF-κB）は遊離して核移行し，*IL-6*をはじめとする細胞生存や増殖，炎症，免疫制御に関わる遺伝子群を転写する．

細胞の発生などのさまざまな生物学的プロセスにおいて遺伝子発現を制御する．このためNF-κBはリウマチやアレルギー疾患で活性が上昇しており，慢性炎症を伴うがんでも機能していることが知られている．NF-κBシグナルには古典経路と非古典経路（発見された順に付けられた名称であり，生物学的な進化などとは関係ない）が存在し，いずれもユビキチン－プロテアソーム分解により活性が制御されている．

NF-κB/Rel タンパク質には，NF-κB1 p50/p105，NF-κB2 p52/p100，RelA（p65），RelB，c-Rel などがある．NF-κB1 p105やNF-κB2 p100は細胞質内でプロセシングを受けて，NF-κB1 p50やNF-κB2 p52になる．NF-κB1 p50やNF-κB2 p52には転写活性化ドメインはなく，RelA，RelBあるいはc-Relと二量体を形成することが核移行および遺伝子の転写調節に必要である．

古典経路では，細胞質内でIκBがNF-κB/RelA複合体に結合して活性を抑制する．腫瘍壊死因子TNFやIL-1などの炎症性サイトカインによるTNF受容体やIL-1受容体の刺激や種々の増殖因子刺激，細菌・ウイルス感染によるToll様受容体刺激などがIKK複合体（IKKα/IKKβ/NEMO）を活性化するとIκBはリン酸化さ

れ，ユビキチン-プロテアソーム分解を受ける．これにより NF-κB/Rel 複合体は遊離して核移行し，p300/CBP などのほかの転写制御因子と共役して標的遺伝子の発現を誘導する（**図 4-4-5**）．非古典経路では，受容体サブセット（LTβR/CD40/BR3など）による NIK キナーゼ，IKKα の逐次的なリン酸化・活性化を介して NF-κB2 p100 の C 末端がリン酸化される．リン酸化された NF-κB2 p100 は，ユビキチン-プロテアソーム系によるプロセシングを受けて NF-κB2 p52 が産生される．NF-κB2 p52/RelB 複合体は核移行し，標的遺伝子の発現を誘導する．このように NF-κB シグナルの活性化は，細胞生存や増殖，炎症，免疫を制御する．

5章

がんの検査・診断

1 腫瘍マーカー

　腫瘍マーカー(tumor marker) とは，がん患者の組織，血液などの体液，排泄物（尿，便）中に検出される腫瘍関連物質（タンパク質やペプチド，糖鎖など）で，治療効果を判定したり，治療後の経過を観察したりするのに有用な物質のことである（**表 5-1-1～5-1-3**）．最近では，核酸（DNA，RNA）や腫瘍細胞自身も腫瘍マーカーになりうる可能性が出てきた（5 章 3 節，p.124）．

　現在用いられている腫瘍マーカーには，注意点として，①早期発見には有用でない（p.128，Column），②腫瘍マーカーのみで確定診断をすることはできないなどがある．

　①早期発見には有用でない理由であるが，進行がんの場合には，大きな腫瘍組織から多くの腫瘍マーカーが分泌され，値が上昇するが，早期がんのような小さな腫瘍組織から放出されるマーカー量は少なく，さらに循環液中で希釈されるので，多くの場合，検出限界以下になる．したがって，ほとんどの腫瘍マーカーは，今のところ早期発見を目的とした検診には有用ではなく，がんの進行，治療効果や再発のモニタリングの指標として用いられる．

　また，②腫瘍マーカーのみで確定診断をすることができない理由は，腫瘍マーカーは腫瘍患者において健常者よりも高値に検出されるが，良性疾患でも上昇することがあるためである．そのため，腫瘍マーカーのみで確定診断をすることはできず，がんの検査・診断過程では，補助的に用いられる．しかし，マーカーの中には，特定の腫瘍だけに発現しているものがあり，そのようなマーカーからは腫瘍の特定に重要な情報が得られる．たとえば，ヒト絨毛性ゴナドトロピン（human chorionic gonadotropin；hCG）は，絨毛がんなどの絨毛性疾患で高値となる．胎盤の絨毛でも産生されるので，妊娠と区別する必要があるが，非妊娠時にはきわめて特異性が高い腫瘍マーカーとなる．また，α-フェトプロテイン（α-fetoprotein；AFP）は，

表 5-1-1　**腫瘍マーカー**

定義	腫瘍関連物質（がん細胞が産生する特徴的な物質）のうち，体液（おもに血液）で測定可能なもの
属性（注意点）	良性疾患でも上昇することがある 臓器特異性は高くない（中には特異的なものもある） 早期がんでは上昇しない（ことが多い） 腫瘍マーカーのみで確定診断を下すことはできない
意義・適応	進行したがんの動態（治療効果）を把握 診断（補助的），経過観察（再発のチェック）に用いる

1 腫瘍マーカー

表 5-1-2 おもな腫瘍マーカー

略　称	名　称	特　性
AFP	α-fetoprotein （α-フェトプロテイン）	胎児血清中に発見された糖タンパクで，胎児期の主要血漿タンパクの一つ．胎児期の卵黄嚢，肝臓で産生される一方，肝細胞がんおよび胎児性がん（肝芽腫や胚細胞性腫瘍など）の70〜90%で陽性になる．慢性肝炎，肝硬変の20〜30%でも陽性となる
CA125	Carbohydrate antigen （糖鎖抗原）	ヒト卵巣がん由来腹水細胞株に対するモノクローナル抗体が認識する糖タンパク質．胎児の一部組織や成人の卵巣，子宮内膜，腹膜および胸膜（正常）に存在する．おもに卵巣がんの腫瘍マーカー（陽性率約80%）
CA15-3		ヒト乳汁脂肪球膜，乳がんの肝転移細胞膜に対する2つのモノクローナル抗体が認識する高分子量糖タンパク質．乳がんの再発・転移例で50〜70%の高い陽性率を示し，乳がん再発や術後のモニタリングマーカーとして有用性が高い
CA19-9		ヒト結腸直腸がん培養細胞株に対するモノクローナル抗体が認識する糖鎖抗原．抗原決定基は，ルイス式血液型 a の糖鎖にシアル酸が結合したシアリルルイス a である．正常の膵管や胆管などの上皮細胞で微量ながら産生されており，がん化に伴い増加する．膵胆道系がんにおいては，陽性率が90%に達する．膵がんの代表的マーカー．胆のうがん，胆管がんなどの消化器系がんでも約70〜80%の高い陽性率を示す
CEA	Carcinoembryonic antigen （がん胎児性抗原）	大腸がん組織から発見された糖タンパク．胎児期には消化管粘膜組織に発現している．種々の正常組織でもわずかに産生されているが，消化器系を中心に各種臓器に由来するがん（特に大腸がんなど腺がん）の30〜70%で陽性となる
CYFRA	Cytokeratin 19 fragment （サイトケラチン19 フラグメント）	上皮細胞に特徴的な細胞骨格（中間径フィラメント）であるサイトケラチンの一種．そのうち19フラグメントは非小細胞肺がん，特に，扁平上皮がんで（腺がんでも）多量に産生される
hCG	Human chorionic gonadotropin （ヒト絨毛性ゴナドトロピン）	胎盤絨毛から分泌される糖タンパクホルモン．黄体刺激，性ステロイドの分泌促進，妊娠の維持などに働く．妊娠と妊娠に伴う疾患以外では，hCG 産生腫瘍（絨毛がん）で増加する
NSE	Neuron specific enolase （神経特異エノラーゼ）	エノラーゼは解糖系の酵素で，そのうち神経細胞に特異的に存在する型を神経特異エノラーゼ（NSE）と呼ぶ．小細胞肺がんや神経節芽細胞腫などの神経内分泌腫瘍で増加する
PIVKA-Ⅱ	Protein induced by vitamin K absence or antagonist-Ⅱ （ビタミンK欠乏性タンパクⅡ）	血液凝固因子の第Ⅱ因子プロトロンビンの合成時に，必要なビタミンKが不足していると凝固活性をもたない異常なプロトロンビンが合成される．これが PIVKA Ⅱ である．肝細胞がん患者の50〜80%で血中濃度が上昇する
ProGRP	Pro-gastrin releasing peptide （ガストリン放出ペプチド 前駆体）	ガストリン分泌刺激作用を有する脳腸ホルモンの一つ．神経内分泌細胞で産生されるが，その過程で前駆体ペプチド（ProGRP）が切断されて血中に放出される．これが，マーカーとして利用される．小細胞肺がんからも産生されることが判明し（陽性率約65%），小細胞肺がんの経過観察や治療効果判定などに有用な腫瘍マーカーである
PSA	Prostate specific antigen （前立腺特異的抗原）	前立腺上皮から特異的に分泌されるセリンプロテアーゼ．前立腺がんの早期から血中に検出され，約70%で陽性となる．前立腺肥大症などでも上昇するので鑑別が必要である．タンパク質結合形と遊離形が存在し，前立腺がんではタンパク結合形が増加する傾向がある
SCC	Squamous cell carcinoma antigen （扁平上皮がん関連抗原）	子宮頸部扁平上皮がん組織の肝転移巣から抽出されたタンパク質．子宮頸がん，頭頸部がん，食道がん，肺がんなどの扁平上皮がんで値が上昇する

115

5章 がんの検査・診断

表5-1-3 おもな腫瘍マーカーと対象腫瘍

腫瘍マーカー	おもに対象となる悪性腫瘍	がん		腫瘍マーカー
AFP	肝細胞がん，精巣腫瘍	食道がん		SCC（扁平上皮がん），CEA（腺がん）
CA125	卵巣がん	肺がん	扁平上皮がん	SCC，CYFRA
CA15-3	乳がん		腺がん	CEA
CA19-9	膵がん，胆嚢がん・胆道がん		小細胞がん	NSE，ProGRP
CEA	肺がん，大腸がん	乳がん		CA15-3，CEA
CYFRA	肺がん	肝細胞がん		AFP，PIVKA-Ⅱ
hCG	絨毛がん，精巣腫瘍	胆嚢・胆管がん		CA19-9，CEA
NSE	肺がん，神経内分泌腫瘍	結腸・直腸（大腸）がん		CA19-9，CEA
PIVKA-Ⅱ	肝がん	子宮頸がん		SCC，hCG
ProGRP	肺がん	子宮体がん		CA125
PSA	前立腺がん	前立腺がん		PSA
SCC	肺がん，子宮頸がん	膵がん		CA19-9，CEA
		卵巣がん		CA125

胎児期に肝組織と卵黄嚢で作られる血清タンパク質であるが，成人の肝組織では通常作られることはない．しかし，肝細胞がんでは産生されるようになる．この場合，AFPは肝がんの特異的なマーカーとなる．ちなみに，このように胎児期に産生され，出生後速やかに消失するが，がんになると再び産生されるようになる胎児性抗原（fetal antigen）と呼ばれる物質があり，腫瘍マーカーとして利用される．がん胎児性抗原（carcinoembryonic antigen；CEA）もその一つである．

また，最近はバイオマーカーという腫瘍マーカーより広い意味の言葉もよく使われるようになってきた．表5-1-4に示したように，バイオマーカーには，現在，腫瘍マーカー以外に，prognostic biomarker（治療介入と関わりなく，患者の予後を予測する），predictive biomarker（特定の治療による利益や有害事象を診断する）がある．こうしたバイオマーカーを用いることにより，患者の層別化による個別化医療のみならず，医療経済的にも合理的な治療が行われつつある．さらに，医薬品開発と関連した，コンパニオンバイオマーカー（companion biomarker）も導入されつつある．

バイオマーカーとは，生体試料から得られ，さまざまな生理的・病的な状態，あるいは疾患の治療に対する反応などと相関する客観的な指標のことであり，腫瘍マーカーはその一種である．疾病の診断や，鑑別に用いられるほか，治療の奏効性，再発・転移，患者の予後を予測することで，個々の症例に適した個別化医療が実現しつつある．将来罹患する可能性のある疾病や，病態の推移予想，これから行おうとする治療の効果や有害事象を予測することも期待されている．

コンパニオンバイオマーカーは近年，医薬品の開発段階から，効果や毒性を予測・評価するマーカーを同時に開発することが推奨されており，特に新規の分子標

1 腫瘍マーカー

表 5-1-4　バイオマーカー(biomarker)

バイオマーカーの種類	意義・例		
腫瘍マーカー(tumor marker)	本文および**表 5-1-1～5-1-3** 参照		
Prognostic biomarker	治療介入と関係なく，患者の予後を予測する		
Predictive biomarker	特定の治療（薬物）による効果や有害事象を予測する		
	例	マーカー(がん種)	対象薬物
		EGFR 遺伝子変異 （非小細胞肺がん）	EGFR チロシンキナーゼ阻害薬 （ゲフィチニブ，エルロチニブ）
		HER2 遺伝増幅（乳がん）	トラスツズマブ
		KRAS 遺伝子変異（大腸がん）	抗 EGFR 抗体 （セツキシマブ，パニツズマブ）
		BCR-ABL 融合遺伝子 （慢性骨髄性白血病）	イマチニブ
		EML4-ALK 融合遺伝子 （非小細胞肺がん）	クリゾチニブ
Companion biomarker	医薬品の開発段階であらかじめ効果や毒性を予測する		

的薬の開発で重要視されており，治療薬への応答性とマーカーとの関連を科学的に説明できることが求められている．意義として，医薬品の有害事象を未然に防ぐことや，適応となる対象を絞ることで開発期間やコストを削減することが期待される．

2 画像診断

　がん患者に対して適切な治療法の立案や治療後の効果判定，予後の予測を行うためには，できる限り多くがんに関する情報を知ることが望ましい．がん細胞が血液中に分泌するさまざまな物質をとらえる血液検査は容易にがんの有無を評価できるが，血液検査からではそれらを分泌したがん細胞が体のどこに，どれだけの広がりをもって存在しているかの情報は得ることができない．画像診断は，がんを早期発見するだけでなく，がんの広がりや分布，さらには性質を調べることができ，がん診療に欠かせない検査の一つになっている．がんの画像診断には，単純X線（レントゲン），X線CT，MRI，超音波，内視鏡，核医学診断などがある．本項では，これらの画像診断法について概説する．

1. 単純X線（レントゲン）

　単純X線検査とは，X線が物質を透過する性質を利用したものであり，調べたい体の部位をX線源と画像記録装置の間に配置し，照射した部位におけるX線の通りやすさ（透過率）の違いを，フィルムあるいは放射線検出器（放射線を光，あるいは直接電気信号に変換し，検出する装置で，現在はこちらが主流である）などの画像記録装置に記録する検査である（**図 5-2-1 ⓐ**）．組織間におけるX線の吸収率が近接している場合には，コントラストを増加させる目的で，原子番号の大きな硫酸バリウムやヨード化合物などの造影剤が用いられる（**表 5-2-1**，p.122）．単純X線検査は，三次元の身体を二次元の面に投影するため，深さ方向の情報がない画像となる．乳がんの診断に使用されるマンモグラフィも同様の原理を利用している．

2. X線コンピュータ断層撮像（X線CT，CTスキャン）

　X線コンピュータ断層撮像（computed tomography；CT）とは，単純X線装置と同様の原理によりX線の透過率を反映した画像を与えるが，その画像を得る際に人体の多方向から撮像しそれらの画像をコンピュータで処理することで，三次元の画像を与える装置である（**図 5-2-1 ⓑ**）．X線CT装置では深さ方向の情報を得ることができるため，体の輪切り画像（体軸横断断層像）が得られる．そのため，単純X線検査ではわかりにくい体深部に発生した腫瘍やその広がり，また内臓転移の有無などを評価するのに役立つ．X線CTでも造影検査が行われるが，浸透圧の関係で，非イオン性造影剤の副作用の発生率はイオン性造影剤の1/3〜1/4となっている．現在最も汎用されている画像診断装置の一つである．

a 単純 X 線

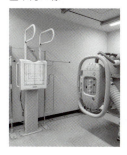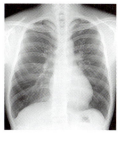

b X 線 CT

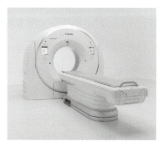

図 5-2-1　単純 X 線と X 線 CT
組織間の X 線の吸収率の違いを二次元的に画像化するものが単純 X 線（**a**）であり，それらを人体のあらゆる方向から撮像し，コンピュータ処理することで三次元画像を得るのが X 線 CT（**b**）である．

3. 磁気共鳴画像撮像（MRI 撮像法）

　核磁気共鳴画像（magnetic resonance imaging；MRI）診断法は，強力な磁場による水素原子核の共鳴現象（核磁気共鳴，nuclear magnetic resonance；NMR）を利用した画像診断法である．水素原子核は磁場の中で特定の周波数の電磁波を受けた時に共鳴現象が起こり，その電磁波を遮断すると定常状態に戻る（緩和現象）．組織により定常状態に戻る速さ（緩和時間）が異なるため，MRI では緩和時間の違いをコンピュータで処理することにより画像化する．特に水の分布や存在環境に関する情報を反映した画像を得ることができるため，腫瘍を含む各種臓器，軟部組織の画像化に適している（**図 5-2-2**）．現在，臨床で使用されている MRI の磁石の強度は 0.2〜3 テスラ（T）が主であり，高磁場の装置を用いることにより詳細な画像を得ることができるため，年々磁場強度が高い機器が開発されている．また，画像のコントラストを増大させる目的で，ガドリニウムや超常磁性酸化鉄などの造影剤が用いられる（**表 5-2-2**，p.123）．MRI の造影剤の場合，それら自身が造影されるのではなく，造影剤の周囲に存在する水（プロトン）の緩和時間を局所的に変化させることでコントラストの増大を図っている．

4. 超音波診断法

　ヒトが聴くことができない高い周波数の音波のことを超音波という．超音波は媒質を介して伝播していくが，その伝播速度は媒質により変化する．この速度に関わ

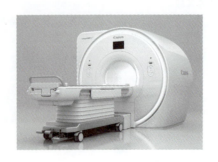

図 5-2-2　MRI 撮像

プロトンの数，環境，動きを反映した画像が得られるため，軟部組織や病変部の画像化に優れた装置である．

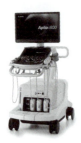

図 5-2-3　超音波

体外より超音波を人体に入射し，病変などにより反射した超音波（反射波，エコーとも呼ぶ）を受信し，画像化する装置である．

る因子を音響インピーダンスと呼び，これは音圧を体積速度で割った値で，音における抵抗値と考えるとわかりやすい．超音波は音響インピーダンスが変化する組織間（腫瘍と正常組織間など）の境界で反射される．この反射波（エコー）を受信機でとらえ，反射波の受信にかかる時間，反射波の振動の大きさから，対象物（腫瘍など）の位置や密度を分析する手法を超音波診断法という（**図 5-2-3**）．一般に超音波診断法で使用される周波数領域は 2～20 MHz である．超音波診断法は安価で安全な画像診断法として汎用されるが，詳細な画像を得る目的で造影剤を用いる場合もある．超音波造影剤としては，マイクロバブル（微小気泡）が用いられている．超音波はマイクロバブル表面で効率よく反射するだけでなく，共振することによる拡縮振動や崩壊によりシグナルの増強効果が得られる（**表 5-2-3**，p.123）．

5. 内視鏡

内視鏡は，内腔を有する管腔臓器（食道，胃，大腸，気管，咽頭など）にグラスファイバーでできたチューブ（ファイバースコープ）を挿入し，管腔の内面を直接観察することができる．先端に超小型カメラ（CCD）や超音波端子をつけて，病変部の高拡大画像や管腔壁，管腔外の病変を検査することも可能になってきている．

病理診断のために病変をつまんでとることが可能なものもある．また，小型カメラを内蔵したカプセルを飲み込み，小腸，大腸などの検査を行うカプセル内視鏡なども開発されている．

6. 核医学診断法

核医学診断法とは，放射性同位元素を含む化合物（放射性医薬品）を体内に投与して，放射性同元素から発せられる放射線を体外から検出器により検出し，画像化する検査法であり，シンチグラフィ（scintigraphy）と呼ばれている．X線CTやMRIなどの形態診断法と異なり，核医学診断法で得られる画像は，用いる放射性医薬品と生体との相互作用を反映した機能画像となる．そのため，用いる放射性医薬品の種類により，得られる情報は異なる．核医学診断法に用いる装置には，γ線放出核種により標識された放射性医薬品を用いて二次元画像を得るシンチカメラ（ガンマカメラ），シンチカメラを多方向から撮像し，三次元画像を得る単光子放射型コンピュータ断層撮像（single photon emission computed tomography；SPECT）装置，陽電子放出核種により標識された放射性医薬品を用いて三次元画像を得る陽電子放射型断層撮像（positron emission tomography；PET）装置がある（**図5-2-4 a**〜**c**）．形態情報に乏しいSPECTやPETなどの核医学診断法では，放射活性を示す場所を特定するのが難しい．そのため近年では，形態情報を与えるX線CTを組み合わせたSPECT/CTやPET/CT装置が普及してきている．また，放射線被曝のないMRIを融合したSPECT/MRIやPET/MRIも導入されつつある．

核医学診断法では用いる放射性医薬品の種類により得られる情報は異なり，がんの診断には，骨腫瘍の診断に用いられる［^{99m}Tc］ビスホスホネート製剤〔［^{99m}Tc］メチレンジホスホン酸テクネチウム（^{99m}Tc-MDP）および［^{99m}Tc］ヒドロキシメチレンジホスホン酸テクネチウム（^{99m}Tc-HMDP）〕，腫瘍全般や炎症の診断薬として使用される［^{67}Ga］クエン酸ガリウム，多くの悪性腫瘍に集積を示す［^{18}F］フルデオキシグルコース（^{18}F-FDG），ソマトスタチン陽性の神経内分泌腫瘍の診断薬である［^{111}In］インジウムペンテトレオチド，褐色細胞腫や神経芽腫などに特異的に集積する［$^{123/131}$I］3-ヨードベンジルグアニジンのほか，がんのリンパ節転移を検出するための薬剤として［^{99m}Tc］テクネチウムスズコロイドや［^{99m}Tc］フィチン酸テクネチウムなどが用いられている（**表5-2-4**，p.123）．^{99m}Tはジェネレータ産生核種であり，その特徴から^{18}F-FDGと並んで核医学診断法で最も広く用いられている．

がんの画像診断に用いる造影剤，放射性医薬品を**表5-2-1〜5-2-4**に示す．

なお，単純X線，X線CT，MRI撮像，超音波の実際の画像は，国立がん研究センターのホームページ（https://www.ncc.go.jp/jp/rcc/treatment/diagnostic_imaging/index.html）を参照していただきたい．

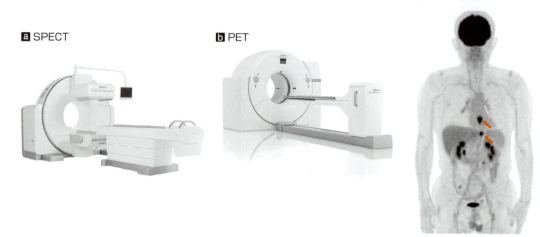

図 5-2-4　核医学診断法

a γ線を検出し、二次元画像を得る装置をシンチカメラ、この二次元画像を人体のあらゆる方向から収集し、コンピュータ処理により三次元画像を得る装置を SPECT という。b 陽電子放出核種から生成する2本の消滅放射線を検出し、三次元画像を得る装置を PET という。c 食道がん、腹部リンパ節移転への ^{18}F-FDG の取り込みを示す PET 画像である。
（画像提供：（左，中）シーメンスヘルスケア株式会社，（右）群馬大学医学部 樋口徹也先生）

表 5-2-1　X 線検査に用いる造影剤

造影剤					造影部位	構　造
陽性造影剤	注射剤	ヨード造影剤	水溶性造影剤	非イオン性 モノマー型	イオパミドール イオベルソール イオヘキソール	尿路・血管	モノマー型
				非イオン性 ダイマー型	イオトロラン イオジキサノール	子宮卵管・関節 尿路・血管・膵胆管	
				イオン性 モノマー型	アミドトリゾ酸*	膵管胆道・尿路・関節	ダイマー型
				イオン性 ダイマー型	イオキサグル酸 イオトロクス酸	尿路・血管 胆嚢・胆管	
		脂溶性造影剤			ヨード化ケシ油脂肪酸エチルエステル	リンパ系・子宮卵管	
	経口剤				硫酸バリウム	食道・胃・十二指腸	―
陰性造影剤					空気，O_2，CO_2	関節腔	―

＊：アミドトリゾ酸は経口剤もあり，消化管造影に用いられる．

表5-2-2　核磁気共鳴画像撮像検査に用いる造影剤

造影剤					造影部位
陽性造影剤	注射剤	ガドリニウム製剤	非イオン性	ガドテリドール [Gd(HP-DO3A)(H$_2$O)]	脳・脊髄・躯幹部・四肢
				ガドジアミド水和物 [Gd(DTPA-BMA)(H$_2$O)]	
			イオン性	ガドテル酸メグルミン [Gd(DOTA)(H$_2$O)]$^{1-}$	
				ガドペンテト酸メグルミン [Gd(DTPA)(H$_2$O)]$^{2-}$	
				ガドキセト酸ナトリウム Gd-EOB-DTPA	肝臓
陰性造影剤	経口剤	クエン酸鉄アンモニウム			消化管
		塩化マンガン四水和物			
	注射剤	フェルカルボトラン			肝臓

表5-2-3　超音波診断に用いる造影剤

	造影剤	造影部位	組成式
注射剤	ペルフルブタン	肝臓	C$_4$F$_{10}$

表5-2-4　がんの核医学診断に用いる放射性医薬品

がん診断用放射性医薬品		造影部位
PET用放射性医薬品	[^{18}F] フルデオキシグルコース	悪性腫瘍
シンチカメラ SPECT用放射性医薬品	[^{99m}Tc] ビスホスホネート製剤	骨疾患
	[$^{123/131}$I] 3-ヨードベンジルグアニジン	褐色細胞腫, 神経芽細胞腫
	[^{67}Ga] クエン酸ガリウム	悪性腫瘍, 炎症性病変
	[^{111}In] インジウムペンテトレオチド	神経内分泌腫瘍
	[^{99m}Tc] テクネチウムスズコロイド	センチネルリンパ節の同定
	[^{99m}Tc] フィチン酸テクネチウム	

3 次世代がん診断（マイクロRNA）

　がんによる死亡者数は世界中で増加しているが，早期に発見され治療を開始できた場合，多くのがんで高い生存率を示すようになっている．しかし，がん診断の主流となっている画像診断は，組織がある程度以上の大きさを有することが必要であり，がんの早期発見・診断には適していない．一方，がん細胞の遠隔転移の有無や，抗がん薬に対する感受性などの情報は，患者にとって適切な治療法を選択する上できわめて重要となる．現在，抗がん薬に対する感受性を予測する方法の開発が進められているが，がん組織を採取（生検）する必要がある．そのため，深部がんや体力の低下した患者には負担が大きい．したがって，がんの早期発見や抗がん薬に対する感受性予測を可能にする，簡便かつ非侵襲的な診断法を開発することは喫緊の課題といえる．

1. リキッドバイオプシーの現状

　リキッドバイオプシーとは，従来の生検とは異なり，病変組織ではなく血液や唾液，尿などの体液を検体として用いる新たな診断法であり，外科的なアプローチが必要な従来の生検と比べて，きわめて侵襲性が低く，簡便な診断法である．これまでに，がん診断を目的としたリキッドバイオプシーの検出対象として，血液中を循環しているがん細胞自身などが検討されてきた．しかし，がん組織の情報を得るのに非常に有用ではあるものの，解析に必要な十分量を得るためには，がん組織がある程度大きくなる必要があり，小さながん組織の早期発見には不向きであるという問題を抱えていた．

2. マイクロRNAのバイオマーカーとしての期待

　近年，前述のような問題点を克服するための新たながん診断法として，マイクロRNA（miRNA）をバイオマーカーとした診断法に期待が寄せられている．miRNAはDNAからステムループをもつRNAとして転写され，さまざまな経過を経て最終的に20〜25塩基程度の1本鎖RNAとなる．1本鎖となったmiRNAはタンパク質との複合体を形成することで標的mRNAの3′非翻訳領域に結合する．その結果，結合したmRNAの不安定化や翻訳の抑制を引き起こすことでタンパク質の発現を阻害する（**図5-3-1**）．ヒトの半数以上のmRNAがmiRNAの影響を受けるため，多くの細胞機能がmiRNAにより制御されている．**表5-3-1**で示すように発がん過程においても，発がんmiRNAの増加により，正常な細胞からがん細胞に変化

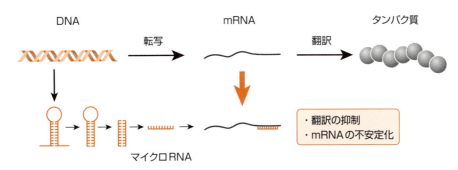

図 5-3-1　マイクロ RNA の役割

マイクロ RNA は mRNA の 3′ 非翻訳領域に結合し，翻訳の抑制や mRNA の不安定化を誘導することで，さまざまな細胞機能を制御している．

表 5-3-1　がんに関与する代表的な miRNA

	miRNA	細胞内での役割	おもな標的遺伝子
がん促進因子	miR-17〜92 クラスター	発がんの誘導やがん細胞の増殖促進	BIM, PTEN
	miR-21	発がんや抗がん薬の感受性低下を誘導	PTEN, PDCD4
がん抑制因子	miR-34a	細胞周期停止による細胞増殖の抑制	BCL2, MYC
	miR-200 ファミリー	上皮間葉転換，がんの遠隔転移の抑制	ZEB1, ZEB2

していることが明らかになっている．また，がん細胞の遠隔転移や抗がん薬の感受性低下なども，それぞれさまざまな miRNA の増減により起こることが知られている（**表 5-3-1**）．これらの背景により miRNA は，がん診断や，がん細胞に関する種々の情報を得るための有用なバイオマーカーとして期待を集めている．

3. エクソソーム中のマイクロ RNA による早期がん診断

　miRNA をバイオマーカーとして用いる大きな利点として，リキッドバイオプシーに利用できることが挙げられる．miRNA はエクソソームと呼ばれる細胞外小胞により細胞から放出され，血液をはじめ尿や唾液などのさまざまな体液中で存在している．エクソソームとは直径が約 100 nm の脂質二重膜で形成される細胞外小胞であり，がん細胞を含めたさまざまな細胞から放出され，体液中を循環している（**図 5-3-2**）．

　現在，正常細胞とがん細胞とでは放出するエクソソーム中の miRNA の種類が大きく異なることが明らかになっている．さらに，がん細胞は早期のがんでもほかの正常細胞と比べ，はるかに多量のエクソソームを放出しており，がん患者の体液内のエクソソーム中 miRNA の発現パターンは，がん細胞の存在により多大なる影響を受ける．そのため，エクソソーム中の miRNA は，がんの早期診断のためのリキッドバイオプシーの新たな検出対象として期待されている．具体例としては，早期の卵巣がん患者でも健常者と比べて血清中のエクソソーム量が増加しており，その血

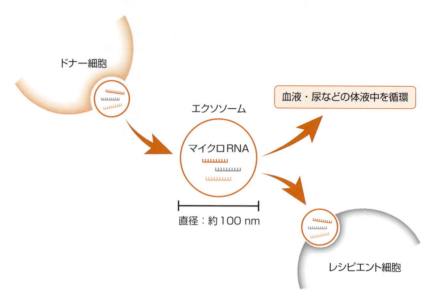

図 5-3-2　エクソソームによるマイクロ RNA の細胞外への放出
マイクロ RNA はエクソソームにより細胞から放出され，血液や尿などの体液中を循環しているだけでなく，さまざまな細胞に取り込まれる．

清エクソソーム中には発がんに関与する miRNA を含む数種類の miRNA が多く含まれることが明らかとなっている[1]．また，大腸がん患者の血清中エクソソームには，卵巣がん患者とは異なる種類の miRNA が多量に存在すること[2]，さらに，その他のがん患者でも血清エクソソーム中の特定の miRNA 量が増減しており，その増減する miRNA の種類はがん種により特徴がある．各がん種において増加するおもなエクソソーム中の miRNA を **表 5-3-2** に示す．これらの情報を体系的に整理し，いくつかの miRNA を組み合わせて同時に解析することで，早期がんも，どの臓器に原発巣が存在するのかを正確に診断することが可能になっている．また，より採取が簡便な唾液や尿に存在しているエクソソームに含まれる miRNA もがん患者では増加していることも明らかになっており，より簡便で非侵襲的な診断法につながる可能性がある．

4. エクソソーム中マイクロ RNA によるがん細胞情報の取得

細胞外のエクソソームは，体液中を単に循環しているだけでなく，さまざまな細胞に取り込まれる（**図 5-3-2**）．その際，エクソソームに内包されていた miRNA などの内包物は，エクソソームを取り込んだ細胞で実際に機能することが示されており，エクソソーム中の miRNA は細胞間のコミュニケーションにおいても重要な役割を担っていることが近年明らかになっている．

がん細胞は，必要に応じて特定の miRNA を内包したエクソソームを体液中に放出することによりほかの細胞に働きかけることで，がんの進展を促進している．た

3 次世代がん診断（マイクロ RNA）

表 5-3-2　新規がん診断マーカーとして期待される細胞外 miRNA

がん種	がん患者で発現が増加するエキソソーム中 miRNA
肺がん	miR-500a-3p, miR-501-3p, miR-502-3p など
胃がん	miR-187-5p, miR-4257, miR-5739 など
大腸がん	miR-125a-3p, miR-4772-3p など
卵巣がん	miR-21, miR-93,miR-200a/b/c など

（文献 3, 7, 8, 9 を参考に筆者作成）

とえばある種のがん細胞は，特定の miRNA をエクソソームに内包した状態で血液中に放出し，血流を介してそれらを血液脳関門に輸送することで，血液脳関門を破壊し，脳への転移を可能にすることが示されている[3]．また，抗がん薬に曝露されたがん細胞が，何種類かの特定の miRNA が増加したエクソソームを放出し，周りのがん細胞の抗がん薬に対する感受性を低下させることも明らかにされている[4]．このような情報を体系的にまとめることで，前述したがんの早期発見に加え，がん細胞の転移しやすい臓器の検知や各種抗がん薬に対する感受性など，治療方針の立案にきわめて有用で多岐にわたる情報を一度に得ることができる，miRNA によるがん細胞情報の取得は，有望な診断法となる可能性がある．

5. 体液中マイクロ RNA 診断の今後の展望

　前述したとおり，エクソソーム中の miRNA をがんの診断に用いるには，同時に複数の miRNA を測定する必要があり，それを可能とする手法として，マイクロアレイ法の開発が進められている．マイクロアレイ法は，同様に多数の miRNA を測定できる次世代シークエンサーと比較して，低コストであり簡便かつ迅速な解析が可能である反面，感度や再現性に問題点があった．しかし最近では，検出および解析技術が向上し，一滴の血液からでも高い再現性および感度で複数の miRNA を正確に解析できるマイクロアレイ法が国内で開発された．そのことをまとめたレビューなども出版されている[5]．このような miRNA 解析技術のさらなる向上は，miRNA を利用したがん診断の構築には不可欠であり，さらなる進展が望まれる．また，より簡便かつ効率的にエクソソームを回収するために，ナノメートルサイズの針状構造体を表面にもつデバイスの開発が進められている．このデバイスに血清や尿などの検体を流すと，針状構造体が作る小さな隙間やエクソソーム表面の電荷を利用して，高効率にエクソソームのみを捕捉し，エクソソーム中 miRNA の高感度な解析を行えるとされている[6]．このようなエクソソーム回収法の革新が，前述した miRNA 解析技術の向上と相乗的に進展することで，より正確で高感度の診断法へとつながるものと考えられる．今後の展開を大いに期待したい．

引用文献

1)　Taylor DD, et al: MicroRNA signatures of tumor-derived exosomes as diagnostic biomarkers

of ovarian cancer. Gynecol Oncol, 110: 13-21, 2008.
2) Ogata-Kawata H, et al: Circulating exosomal microRNAs as biomarkers of colon cancer. PLoS One, 9: e92921, 2014.
3) Zhao J et al: Exosomes in lung cancer metastasis, diagnosis, and immunologically relevant advances. 14: 1326667, 2023.
4) Tominaga N, et al: Brain metastatic cancer cells release microRNA-181c-containing extracellular vesicles capable of destructing blood-brain barrier. Nat Commun, 6: 6716 2015.
5) 川西正祐: 血中マクロ RNA と新規がん検診法. 薬局, 73: 2286-2287, 2022.
6) 湯川 博ほか: ナノバイオデバイスによるがん細胞由来エクソソーム解析. Organ Biology, 22: 193-198, 2015.
7) Abe S et al: A novel combination of serum microRNAs for the detection of early gastric cancer. Gastric Cancer, 24: 853-843, 2021.
8) Andre M et al: Diagnostic potential of exosomal extracellular vesicles in oncology. BMC Cancer, 8: 322, 2024.
9) shiao MS et al: Circulating Exosomal miRNAs as Biomarkers in Epithelial Ovarian Cancer. Biomedicines, 9: 1433-1451, 2021.

Column

早期診断への適応が期待される腫瘍マーカー "PSA"

多くの腫瘍マーカーは早期発見には向かないが, 中には, 前立腺特異的抗原 (prostate specific antigen; PSA) のように, 早期診断への適応が期待されているものもある. PSA は前立腺から分泌されるセリンプロテアーゼで, 健常者の場合, 血液中には検出されない. しかし, 前立腺に何らかの異常が生じると血流中に漏出することがあり, 血液中に検出されるようになる. PSA は前立腺に特異的に存在する物質であるため, わずかな上昇でも前立腺の異常を示すことになり, 早期の前立腺がんの検出に広く利用されている. しかし, 前述のように, 前立腺がん以外にも前立腺肥大症, 前立腺炎などといった前立腺異常でも値が上昇することがあるので, 注意が必要である. がんである確率は PSA 値の高さによってほぼ決まっているが, その他の腫瘍マーカーと同様に確定診断には用いられず, 最終的な診断は, 生検による病理所見など, その他の検査所見と合わせて総合的になされる.

6章

がん治療と薬物療法の位置付け

1 がん治療の歴史

　がん治療の歴史（**表 6-1-1**）を概観すると，手術による外科治療がその始まりである[1]．麻酔法が確立される前の手術の歴史は古く，紀元前から手術の試みがなされ，中世の欧州にも存在した外科医もがんに対する手術を行ったとされている．19世紀初頭にわが国において華岡青洲が全身麻酔による乳がん手術を行い[2]，19世紀中頃から麻酔法と消毒法を用いた系統的な外科学が欧州を中心に始まり，ハルステッド（Halsted）らによる乳がん手術やビルロート（Billroth）らによる消化管手術などの外科手術は当時唯一のがん治療であった．19世紀末からは放射線治療が始まり，20世紀後半からは直線加速器（リニアック）が登場してがん治療の三大療法の一角を占めるに至った．がんの手術療法と放射線療法は局所療法であるが，がんの全身療法は第二次世界大戦前後に始まった化学療法によるものである．20世紀の後半に入ると抗がん薬の種類が増加して併用療法が主流となり，また造血幹細胞移植（いわゆる骨髄移植）を併用した強力な化学治療も始まった．一方，鏡視下外科手術や内科的な内視鏡的切除術，コンピュータを利用した精密な放射線療法などが普及し，またエビデンスに基づいた医学（evidence based medicine；EBM）によって従来からのがん治療がより科学的に検証されるようになった．

　1980年代からは従来の抗がん薬とは異なる機序の，タモキシフェンなどホルモン治療薬による乳がん治療や，ATRA（all-trans retinoic acid）を用いた急性前骨髄球性白血病の分化誘導療法などが始まった．20世紀末にはがん細胞膜上の抗原に対するモノクローナル抗体医薬品や，特異的なキナーゼ（タンパク質リン酸化酵素）を阻害する低分子化合物を中心としたいわゆる分子標的治療薬が勃興した．21世紀に入ってこの流れは加速し古典的な抗がん薬をはるかに上回る数の分子標的治療薬が選択的に使用されるようになり，エピジェネティクスなど遺伝子発現調節機構なども治療標的となっている．2010年代からは免疫チェックポイント阻害薬による免疫療法が始まり，初期治療（第一選択治療）の一角を占めるようになった．近年では，次世代シーケンサーで遺伝子異常を網羅的に検査するがんゲノムプロファイリング検査，臓器横断的ながん薬物療法，キメラ抗原受容体 T 細胞療法（CAR-T 療法），ロボット支援手術，粒子線による放射線療法などが臨床応用されている．

1 がん治療の歴史

表 6-1-1　がん治療の歴史

年	できごと
	1800 年代にがんの外科学が本格始動（cf.1804 華岡青洲による全身麻酔手術）
1895	レントゲンによる X 線の発見（1896 年には X 線による治療が開始された）
1911	ラウスがニワトリ肉腫ウイルス感染による肉腫の誘発に成功
1942	ナイトロジェンマスタードの臨床研究開始
1953	ワトソン・クリックによる DNA の二重らせん構造の発表
1960	フィラデルフィア染色体が発見される
1971	クヌッドソンによる「2-ヒット仮説」提唱（がん抑制遺伝子の存在を予言した）
1975	EGFR の発見（1978 年にヒト EGFR 発見）
1976	がん原遺伝子の提唱（ヴァーマスとビショップ）
1979	p53 ががん遺伝子として発見（1989 年にがん抑制遺伝子として再定義された）
1985	（9;22）転座で生じる bcr-abl が慢性骨髄性白血病の原因となることが証明される
1986	初のがん抑制遺伝子 RB の発見
1983	タモキシフェンの術後再発抑制作用が報告される
1988	中国の Wang らが急性前骨髄球性白血病に対する ATRA 治療を報告
1997	リツキシマブ（CD20 モノクローナル抗体）米国で承認（国内 2001 年承認）
2001	BCR-ABL 阻害薬イマチニブ承認（1996 年に最初の論文，1998 年治験）
2002	EGFR 阻害薬ゲフィチニブが国内で承認（米国 2003 年承認）
2011	初の免疫チェックポイント阻害薬イピリムマブが米国で承認（国内 2015 年）
2014	免疫チェックポイント阻害薬ニボルマブが世界に先駆けて国内で承認される
2019	がんゲノムプロファイリング検査，CAR-T 細胞療法が国内で始動

引用文献

1)　クリフォード・ピックオーバー：ビジュアル医学全史．板谷　史ほか訳，岩波書店，2020.
2)　日本医史学会編：医学史事典．丸善出版，2022.

2 がん治療の基本

1. がん治療の種類

　がんの治療は基本的に，がんの種類すなわち原発巣の臓器と，臨床的なステージによって決定される．ステージは，原発巣のサイズおよび浸潤の有無，リンパ節転移および遠隔転移の有無など病変の広がりによって分類される．わが国においては，それぞれのがんの種類に対して，取扱い規約として治療ガイドラインが示されている．基本的には，手術療法や放射線療法による局所療法と，薬物療法による全身療法が，単独または組み合わされて治療が行われる．近年，これらの三大療法に加え，第四の治療と呼ばれるいわゆる免疫療法が行われる場合が増えてきた．免疫療法には，免疫チェックポイント阻害薬と呼ばれる抗体医薬による薬物療法に加え，近年では，キメラ抗原受容体 T 細胞療法（CAR-T 療法）と呼ばれる細胞医薬による免疫療法が開発され臨床応用されるに至っている．

2. がん治療の目的

　がん治療を行うにあたり，その目的の明確化は重要である．根治を目指すことをその目的とする場合に，局所治療として手術療法や放射線療法が行われる場合があり，またこれらは組み合わされる場合もある．たとえば食道がんの場合，十分に早期の場合には内視鏡的切除のみによって根治する場合がある（**図6-2-1**）．進行している場合には，手術を単独で行う場合や，手術に先立つ放射線治療など術前治療によって局所コントロールを目指す場合もある．さらに術後に化学療法などを追加する場合もあり，三大療法のすべてを組み合わせているといえる．一方，精巣腫瘍や絨毛がんなどは遠隔転移を伴う場合であっても，根治を目指す全身療法として化学療法のみが選択される．白血病など血液のがんでは，手術などの局所療法を適応することができない全身疾患ととらえられ，化学療法がおもな治療法となり，造血幹細胞移植（いわゆる骨髄移植）が併用される場合がある．根治を目指す治療の場合，副作用に対しては十分な支持療法など対策をした上で，治療強度を維持する努力がなされる．つまり根治を目指す以上，安易な治療レジメンの変更はなされず，副作用をマネジメントしながら，エビデンスのある治療強度を維持することが重要視される．

3. がんの集学的治療

　近年はさまざまながん治療は単独ではなく組み合わされる場合が多い．化学療法

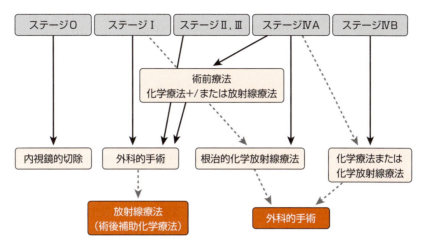

図 6-2-1　食道がんのステージと治療法選択のアルゴリズム

（文献 1 を参考に筆者作成）

の重要な役割として，術後補助化学療法（adjuvant chemotherapy）が挙げられる．adjuvant とは，ラテン語で補助する，助ける，という意味の用語に由来する．代表的な例としては乳がんの手術症例に対して，免疫組織化学的な評価によりがん細胞の増殖活性を指標としたり，遺伝子発現パターンから再発のリスクを予測したりして，術後補助化学療法が追加される場合がある．これらには，ホルモン剤によるものと，抗がん薬によるものがあり，再発率の低下により実質的な生命予後の改善につながることが示されている．手術後に検出可能な病変が存在しない場合には，どの症例が実際に術後補助化学療法によって根治に至ったのかは不明となるが，統計学的にその存在が証明されるのである．また近年では，術前補助化学療法（neoadjuvant chemotherapy）によって，手術適応のなかった症例が手術可能な状況にまでダウンステージングされ実質的な予後の改善につながる例がある．

4. 延命・緩和を目的とした治療

　がんの種類とステージによって根治を目指す治療が困難である症例に対しては，延命や緩和を主たる目的とした治療が行われる．この場合，高い quality of life（QOL）*を維持することが重要となる．つまり，副作用による有害事象に対する考え方として，低い QOL でいたずらに延命するだけの治療の価値は限定的であると考えられる．延命を主たる目的とした場合にも，がんに対する治療効果を最大化するために工夫が重ねられている．近年，明確に延命効果が改善した固形腫瘍として，大腸がんや非小細胞肺がん，悪性黒色腫などが挙げられ，治療レジメンの改良や新しい治療薬の開発など化学療法の進歩はこれに貢献している．また，緩和を目

＊quality of life：生活の質，人生の質

6章 がん治療と薬物療法の位置付け

的とした放射線療法，高い QOL を維持するための姑息的外科的手術療法，内視鏡的処置やインターベンショナルラジオロジー（画像治療法）＊などによる症状の緩和などにより，良好な延命・緩和を達成する症例は増加している．

5. 臓器横断的な治療

　近年の薬物療法において，がんの種類とステージに基づき治療法を選択するという上記の基本的な考え方とは根本的に異なり，がん細胞がもつ遺伝子異常の種類に基づいて治療法を選択する考え方が一部出現している．これは免疫チェックポイント阻害薬ペムブロリズマブが，ゲノム不安定性を惹起する遺伝子変異や高い腫瘍遺伝子変異量をバイオマーカーとして臓器横断的にその使用が認められたことが先駆となり，エヌトレクチニブなど分子標的治療薬がそれに続いた．つまり，がんの臓器の種類ではなく，遺伝子異常の種類に合わせて合理的に治療が選択される可能性が増加している．たとえば，*RET* 遺伝子異常陽性の症例に対するセルペルカチニブや，BRAF 変異症例に対するダブラフェニブおよびトラメチニブの併用療法は，臓器横断的に使用されている．わが国において，2019 年から標準治療が終了もしくは終了見込みの固形がん患者を対象としたがん遺伝子パネル検査が保険収載された．いわゆる腫瘍内科や腫瘍専門化学療法科など臓器横断的診療体制も構築されており，分子標的治療薬が選択可能な遺伝子異常を有する症例への臓器横断的治療の積極的利用が検討されている[2]．

引用文献
1) 日本食道学会編：食道癌診療ガイドライン 2022 年版．金原出版，2022.
2) 日本臨床腫瘍学会ほか編：成人・小児進行固形がんにおける臓器横断的ゲノム診療のガイドライン．第 3 版，金原出版，2022.

＊画像治療法：X 線透視や CT などの画像で体内をみながらカテーテルなどで治療を行うこと

3 | 手術療法

1. がんの外科学のはじまり

外科学の萌芽はヒポクラテスによる消毒法にさかのぼり，がんに対する外科治療の試みとしても紀元前に乳がん手術（無麻酔下）を想起させる記述があるとされる．全身麻酔を用いた近代的な外科学は，1804年の華岡青洲による乳がん手術に端を開く．これは，中国後漢末期の華佗（華陀）による麻沸散（成分不明）という開腹手術を可能にしたとされる麻酔薬の存在を示す伝承に刺激を受けた華岡が動物実験を経て完成させた，曼陀羅華（まんだらげ）の実（チョウセンアサガオ）および草烏頭（そううず）（トリカブト）などを主成分とした「通仙散」（別名麻沸散）の内服によるものであり，記録に残る全身麻酔下手術として世界初とされている[1]．しかし，麻酔の導入に長時間を要し効果も不安定であるため戦時には有用性を欠き，論文発表など出版によりその成果が世界に広まることはなかった．ほぼ同時期の1809年には，米国のマサチューセッツ総合病院で腫瘍重量が10 kgにも及ぶ卵巣腫瘍を無麻酔下に摘出したという記録がある[2]．欧米における全身麻酔下での手術療法は，1846年に米国においてモートン（Morton）によってエーテル麻酔が発表され瞬く間に欧州に普及し，ほかにも笑気（亜酸化窒素）を応用しようとする努力や，20世紀前半まで使用されたクロロホルムにより，19世紀中盤に急速に発展した[3]．また麻酔法とならび，19世紀中盤から消毒法，無菌法が確立され，外科学の発展に重要な役割を果たした．やはり体表面からの観察が可能な乳がんに対する乳房全切除術のみならず，咽頭全摘術，開頭脳腫瘍摘出術，幽門側胃切除術や胃全摘術などが19世紀に行われており，その対象疾患の多くはがんである．放射線療法は20世紀初頭前後，がんの薬物療法は20世紀中盤から開発されたため，19世紀のがん治療は手術療法が唯一の手法であったといえる．20世紀前半には，フレミング（Fleming）によるペニシリン，ドマーク（Domagk）らによるサルファ薬といった抗菌薬の発見により，外科的手術療法はさらなる進歩がなされ，より大きな手術が可能となった．

2. がんの手術療法の意義

人類の悲願であるがんの根治を目的とした治療としての外科治療のコンセプトは，可能な限り早期に発見したがんを，体内から体外に完全に手術で取り除くことである．切除可能な範囲には限りがあるため，根治を目指す手術は，がんが局所にとどまっている，すなわち遠隔転移がないか，もしくは転移の範囲がごく限られて

いる段階で行われる．このような段階のがんに対する根治を目指す治療としては，多くのがん種で現代でも第一選択としてまず筆頭に挙げられるのが手術療法であり，その局所病変をコントロールする効果は絶大なるものがある．この外科手術は，がん原発巣の摘出に加え，所属リンパ節と呼ばれる転移する可能性が高い病変近傍のリンパ節の郭清術，切除した臓器の機能を保つための再建術から構成される．近年は，外科的手術療法，放射線療法，薬物療法を複合的に組み合わせて治療効果を高める，集学的治療が行われる場合も多い．

3. がんの外科手術の高精度化

手術時に現在の診断技術でとらえられない微小転移をすでにきたしていた場合，術後に再発をきたすことが大きな問題となっている．また，外科的手術には侵襲を伴うことが問題となる．そのため，20世紀後半から evidence-based medicine（EBM）が重視されるようになり，外科治療による侵襲や手術による実質的な予後および quality of life（QOL）の改善効果は詳細に再検証され，現在では鏡視下手術（**図6-3-1**）などの技術の進歩も相まって，より低侵襲でありながら治療効果を最大化させる努力が続けられている．たとえば，1990年代には胆嚢摘出術においては腹腔鏡下手術が標準的な治療法となり，腹腔鏡下手術は胃がんや大腸がんを含め広く応用されている．また近年，消化管内視鏡，気管支鏡，尿道内視鏡などの技術の発展により，早期がんは内科的に内視鏡的手術によって体外に摘出されうる．さらに近年では，ロボット技術を応用した精密手術が発展し，ダビンチ（da Vinci®）あるいは国産のヒノトリ（hinotori™）といったマニピュレータ型装置（**図6-3-2**）による鏡視下外科手術の支援技術の普及がなされている[4]．

4. がんに対する移植手術

免疫抑制薬など移植医療の発展に伴って，がんを対象とした移植手術が根治を目指して行われる場合がある．ある一定の基準を満たした肝細胞がんや肝芽腫に対する生体肝移植などがその代表例であり，肝臓が豊かな再生能力をもつという特性を利用した治療法である．切除した臓器の機能の欠損を移植で補うこと，また健常者のドナーが必要であることも大きな特徴である．先進的な医療として他のがん種にも応用される例がみられ，今後，適応疾患の範囲が拡大されるか注目される．

5. 診断を目的とした外科的処置

一方，根治を目的とした手術療法だけが外科的処置ではない．他の範疇の外科的処置として，まず正確な診断を目的とした外科的生検が挙げられる．これには，腫瘍の一部または全体を切除して診断に用い，その後の治療計画に利用するものと，正確な病期の診断のため開腹や開胸，腹腔鏡や胸腔鏡などによる外科的なステージ診断が行われる場合がある．これは，侵襲を伴う各種のがん治療を行うための根拠

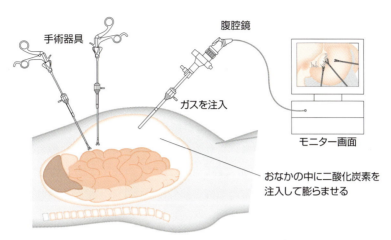

図 6-3-1　腹腔鏡手術のイメージ

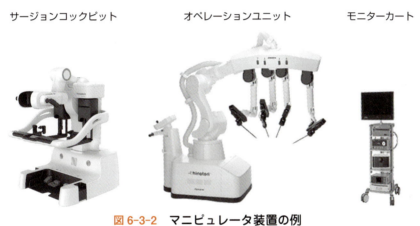

図 6-3-2　マニピュレータ装置の例

Copyright © Medicaroid Corporation All Rights Reserved. © Tezuka Productions

としてがんの確定診断が必要であり，がん細胞の存在の証明がきわめて重要であるからである．

6. 姑息的手術

また，根治を目的とした手術療法を目指せない高度に進行したがんの場合でも，腫瘍量の減量を目的とした手術による症状の緩和や，腫瘍からの出血や周囲の管腔臓器の圧排による症状の解消を目的とした，いわゆる姑息的手術にも重要な役割がある．たとえば，消化管閉塞に対する消化管バイパス手術や人工肛門の増設などが挙げられる．これらの治療によって，がんの病勢そのものに対する長期的な治療効果は見込むことはできないものの，患者の良好な QOL を維持した上で延命する努力が続けられている．

7. がんの予防的手術

　さらに近年では，遺伝子解析による発がんリスクの予測に基づいた予防的外科的切除が行われるようになってきている．その代表例が，がん抑制遺伝子 *BRCA1/2* 変異を伴う遺伝性乳がん卵巣がん症候群の保因者の正常の乳腺組織や卵巣組織を全摘出して発がんを予防する外科的手術が挙げられる．また別の例として，がん抑制遺伝子 *APC* 変異による家族性大腸腺腫症を母地とした大腸がんの発症を予防するための大腸全摘術などが挙げられる．すなわち，まだがんに罹っていない段階で，将来発がんする確率が非常に高いというがんの分子生物学的なリスク予測に基づき，発がん母地となる正常の組織を体外に摘出する手術が行われ始めている．

引用文献

1) 日本医史学会編：医学史事典．丸善出版，2022.
2) DeVita V T, et al: DeVita, Hellman, and Rosenberg's Cancer: Principles & Practice of Oncology, 8th edition, Lippincott Williams & Wilkins, 2008.
3) クリフォード・ピックオーバー：ビジュアル医学全史．板谷　史ほか訳，岩波書店，2020.
4) 北野正剛ほか監：標準外科学．第16版，医学書院，2022.

4 放射線療法

1. がんの放射線療法のはじまり

　ドイツのビュルツブルグ大学の物理学者レントゲン（Wilhelm Conrad Röntgen）は，放電管の実験をくり返すうちにX線を発見して1895年に報告し，1901年には第1回ノーベル物理学賞を受賞した．「新しい光」あるいは「魔法の線」とも呼ばれた目に見えないX線は，高速の電子が金属に衝突し停止した際に生じる電磁波の一種の放射線である．照射しても痛みなどを感じずに人体を深く透過する性質をもち，骨を可視化できたため瞬く間に普及した．わが国においても，当時ベルリン留学中であった長岡半太郎がX線の発見をいち早く伝え，第一高等学校がX線の発生を追試する一方，京都の島津製作所がX線撮影に1896年のうちに成功している．現在も骨折や胸部疾患の診断などで第一選択の検査であるし，がんの正確な診断のために多用されるX線コンピュータ断層撮影（computed tomography；CT）も，このX線を利用した断層撮像法である．X線の照射による被曝は局所の組織障害を引き起こすが，この性質を利用したがん治療が始まったのは，実にX線発見の翌年1896年のことであった．現在においても放射線療法が重要な役割を果たす頭頸部がんの一種，鼻咽頭がんの手術不能症例に対する治療効果が1896年に報告されている[1, 2]．また，がんの放射線療法の起源は，骨を観察しようとしてX線を照射した際に，たまたま存在していた皮膚腫瘍の縮小が観察されたこともきっかけの一つとされているが，1899年にはX線による鼻部の皮膚がんの治癒症例が報告されている．このような驚くべき迅速さでがん治療におけるX線の医療応用されたことは，当時からいかにがんという疾患が人類の健康に対する大きな脅威であったかを端的に示している．

2. がんの放射線療法の発展

　初期のX線のエネルギーは十分強くなく効果も限定的であったが，1898年にキュリー夫妻によってラジウムが発見されると，1901年にはより高エネルギーを発するγ（ガンマ）線によるがん治療が開始され（放射線には**図6-4-1**のように種類があるが，がん治療ではγ線が用いられる），1903年には子宮腔内照射など現在の密封小線源治療にもつながるような工夫がなされている．しかし，ラジウム自体の入手が非常に困難であったことと，ラドンガス発生による放射線管理上の難点から，一般医療レベルへの普及は困難であった．1951年になるとカナダにおいてコバルトを用いた遠隔照射装置が開発され，わが国においても「コバルト」というと「放射線

6章 がん治療と薬物療法の位置付け

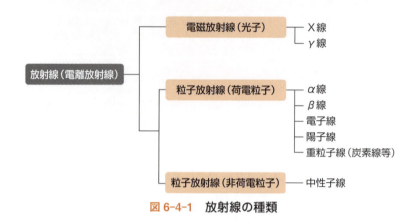

図 6-4-1　放射線の種類

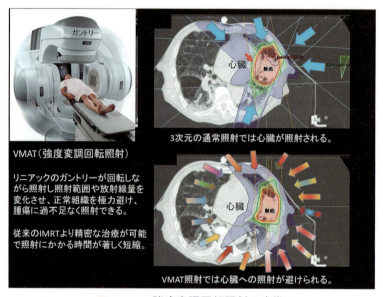

図 6-4-2　強度変調回転照射の実際

（文献3より転載）

療法」のことを指すほど広く普及した．1950年に英国で開発され1953年に実用化された直線加速器（リニアック）を用いた治療は，現在最も普及している放射線療法である．この直線加速器により，超高圧X線およびγ線が利用可能になり本格的に体内深部への十分な照射が可能となったため，外科的手術療法，薬物療法とならび，がんの根治的な治療法の3本の柱の一つを担うに至っている．1968年にスウェーデンで開発されたガンマナイフと呼ばれる定位放射線治療をはじめ，最近では強度変調放射線治療，画像誘導放射線治療などの技術により，正確に患部に照射しつつ正常組織への障害を最小化する努力が続けられている（図6-4-2）．根治的な放射線療法のほかにも，治療を受けるための体力が比較的不要で局所コントロール力に優れるため，たとえば，肺がんや乳がんなどの骨転移巣による神経圧迫症状

や，腫瘍による気管や血管などの圧迫症状などに対しても，症状を緩和させるスポット的な放射線治療は，臨床的に極めて有用な治療選択肢の一つとなっている．

3. がんの放射線療法の進歩

　一方，量子力学の発展に伴って，1940年代からさまざまな大型加速器が建設されるようになり，粒子線をがん治療に応用する努力が始まった．米国において1952年には陽子線が脳腫瘍などに対して応用され，1957年には重粒子線ががん治療に用いられた．わが国においても，1983年に筑波大学粒子線医科センターで陽子線治療，1994年には千葉県の放射線医学総合研究所で炭素線治療による重粒子線治療の有効性が示され，徐々に一般に普及してきている[1]．

　さらに近年，ホウ素中性子捕捉療法と呼ばれる加速器を用いた中性子照射装置による新しい放射線療法が注目されている．ホウ素薬剤としては，必須アミノ酸フェニルアラニン分枝にホウ素を付加したパラボロノフェニルアラニン（p-boronophenylalanine；BPA）などが用いられる．ホウ素中性子捕捉療法は，このホウ素薬剤をがん細胞に取り込ませておいてから中性子線を照射し，ホウ素の原子核に中性子線が当たった際に放出されるα線を利用した放射線療法である．このα線は細胞レベルの距離（約9 μm）にしか影響を与えないため，周囲の正常組織への影響を最小限に，患部への特異的な放射線照射を実現し，またX線治療に抵抗性を示す症例に対しても効果が期待できる．さらに，数週間の治療スケジュールが必要な従来の放射線分割照射と異なり，30分から1時間程度の中性子照射1回で治療を完了できる．現在のところ，頭頸部がんに対して用いられているが，脳腫瘍や悪性黒色腫に対する効果も期待されている．

引用文献
1)　大西　洋ほか編：がん・放射線療法．改訂第8版，Gakken，2023．
2)　井上俊彦ほか編：放射線治療学．改訂第7版，南山堂，2023．
3)　バリューメディカル：日本トップクラスの治療力　藤田医科大学病院．

5 薬物療法

1. 抗がん薬のはじまり

　人類が初めて薬物でがんに対抗した経緯をたどれば，毒ガスにその起源がある．第一次世界大戦でドイツ軍がベルギーのイープルで初めて用いたサルファマスタードはイペリットと呼ばれ恐れられた．マスタードガスの名はそのからし臭が由来であり，フランス，イギリス，アメリカも開発し戦場で用いた．1943 年にマスタードガスを積載しイタリアのバーリ港に停泊中のアメリカ輸送船がドイツ軍に撃沈され，多数の兵士たちが曝露される大事故が起きた．患者の死亡ピークは二峰性であり，曝露後 2～3 日目では皮膚粘膜障害とショックによる直接的死亡，8～9 日後の 2 度目のピークには白血球の顕著な減少と感染症が観察された．この白血球減少のタイミングは現在でもナディアと呼ばれる抗がん薬による治療中に観察されるものと類似しているといえる．第二次世界大戦中，米国陸軍は化学兵器対策の研究をイェール大学に依頼し，薬理学教室の若き助教授ギルマン（Gilman）とグッドマン（Goodman）がこの研究に取り組んだ．彼らはこの白血球減少効果に着目し，白血球が増加する疾患である悪性リンパ腫や白血病の治療にこの性質が利用できないかと考えた．彼らはモデル動物を用いて実験を行い，サルファマスタードと類似のナイトロジェンマスタードが治療効果を発揮することを突き止め，1942 年からヒト悪性リンパ腫の症例に対して用い 1946 年に発表した[1-4]．これは人類が薬剤でがんという疾患に対抗した初めての例であり，まさに毒をもって毒を制す治療戦略である．現在でもこの誘導体（プロドラッグ）であるシクロホスファミドは悪性リンパ腫に対する CHOP 療法などに用いられている．1953 年に DNA の二重らせん構造が報告されるはるか以前から，アルキル基をもつ化合物が DNA に付加するアルキル化薬が臨床応用されていた事実も人類ががんに対抗してきた歴史の一部である．

2. 抗がん薬開発の加速

　ほぼ同時期の先駆的な試みとして，ハーバード大学の病理学者ファーバー（Farber）は，葉酸欠乏が特殊な貧血を引き起こすことをヒントに，葉酸に類似した化合物アミノプテリンを小児急性リンパ性白血病に対して用い，1947 年に寛解の導入に成功したとされている[5]．これはメトトレキサートなど現在も用いられる葉酸に類似した核酸生合成の拮抗薬へとつながる成果であった．プリン代謝拮抗薬のメルカプトプリンの歴史も古く 1948 年に発見され 1953 年には臨床試験が行われている．1956 年に合成された 5-FU はウィスコンシン大学のハイデルベルガー

（Heidelberger）らによって迅速に開発された．わが国からもマイトマイシンCやブレオマイシンなどが土壌中の放線菌から発見されており，その寄与は決して小さいものではない．1968年にはアドリア海の土壌からドキソルビシン（アドリアマイシン）が見出された．ニチニチソウから抽出されていたビンクリスチンや，白金電極と大腸菌を用いた実験中に見出されていたシスプラチンなどが1970年代以降に，1990年代にはイチイの樹皮から精製されていたパクリタキセルなどが臨床応用され，抗がん薬による治療がさらに発展した．

3. 抗がん薬治療の理論

1964年に提唱されたスキッパー仮説（**図6-5-1**）は，腫瘍細胞が一様に指数関数的な増殖するおもに白血病などによく当てはまるモデルである[6]．このモデルは，抗がん薬を強く頻繁に周期的にくり返し使用することでがん細胞の根絶（total cell kill）を達成した場合に，白血病が治癒するという理論である．抗がん薬によって影響を受けやすい骨髄の造血細胞，消化管上皮細胞，毛根細胞などの正常細胞は，そのダメージから回復するスピードががん細胞に比べて速く，その差を利用しているといえる．また，1970年代に提唱されたゴンペルツ仮説（**図6-5-2**）とは，実際には特に固形腫瘍は大きくなればなるほど，増殖スピードが緩徐になることを考慮にいれたモデルであり，ノートン・サイモン仮説ではゴンペルツ仮説が応用され，腫瘍の増殖速度と化学療法の強度に応じてがんの縮小が起こることを考慮にいれて治癒の達成をめざすことを提唱した[7]．これは増殖スピードの速い小さながんほど化学療法は有効であり，大きくなれば有効性が減ずることから，乳がんの術後補助化学療法（adjuvant chemotherapy）などに応用されている．ゴールディー・コールドマン仮説は，がん細胞が時間と共に，また腫瘍の大きさと突然変異の頻度に応じて，治療薬に対する耐性細胞を生じるという数理モデルに基づき，交替療法を提唱した[8]．

4. 抗がん薬治療の進歩

古典的な抗がん薬の主だった薬剤は戦後の時期から立て続けに開発されたといえる．しかし20世紀後半から勃興したevidence-based medicine（EBM）によりその効果と安全性が検証される以前には，抗がん薬の使用法は十分には確立されていたとはいいがたかった．それにも関わらず強力な治療が模索されたため，抗がん薬は効果が限定的でありながら副作用が強く患者を非常に苦しめるという印象を一般に与えてしまったことは否めない．しかし現在の化学療法レジメンは，その効果と副作用および患者quality of life（QOL）を熟慮した上で長い時間をかけて改良されてきた．たとえば，大腸がんに対する治療レジメンは，FOLFOX，FOLFIRI，FOLFOXIRIなどが進化させている．わが国からも薬学的な研究に基づく5-FUを基軸としたS-1などが開発されている[9]．制吐療法など支持療法の大幅な進歩の貢

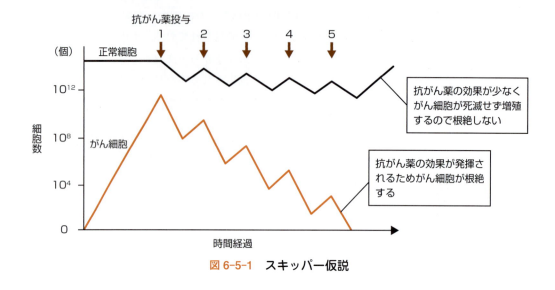

図 6-5-1　スキッパー仮説

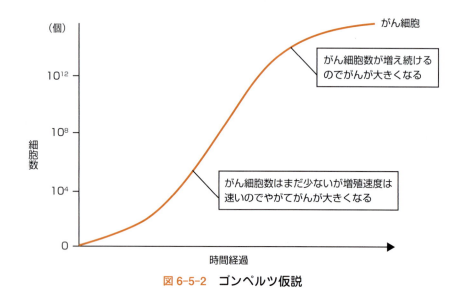

図 6-5-2　ゴンペルツ仮説

献も大きい．また，たとえば急性骨髄性白血病の化学療法に用いられる薬剤は，歴史の前半で開発された古典的抗がん薬が現在でも用いられるが，その予後に明瞭な改善傾向がみられる．これには，薬剤モニタリングなどの薬学的マネージメントによる副作用対策が進歩したことによる貢献も見逃せない．

5. ホルモン剤や分化誘導療法などの新たな治療の登場

1941 年には前立腺がんにおける去勢の有効性が認識されていた[10]．1980 年代前半にはタモキシフェンが登場し，がんに対するホルモン療法が本格化した[11]．これは乳がん症例の一部では，がん細胞がエストロゲンの作用に依存して増殖する現象

に着目した治療であり，自律的な増殖というがん細胞の性質から考えると例外的な特性に基づく治療戦略である．1988年には中国の王（Wang Zhen-Yi）らが急性前骨髄球性白血病に対するATRA（all-trans retinoic acid）療法を報告した[12]．これは結果的にみれば，（15;17）染色体転座により生じるPML-RAR αという核内受容体の異常なキメラタンパク質を標的とし，その機能を復活させる治療であり，現在に至っても唯一のがんの分化誘導療法である．これは，がんの原因となる異常な遺伝子産物を明らかにし，それに対して特異的に作用する薬剤でがんを治療するという分子標的治療のコンセプトの先駆けとなった．

6. がん遺伝子に対する分子標的薬の幕開け

　1990年代の後半には，ドラッグスクリーニングやモノクローナル抗体技術の進歩により分子標的治療薬の時代に入った．わが国の大村智らが発見したATP結合ポケットにはまり込みキナーゼ活性を阻害する初の化合物スタウロスポリンをヒントにし，スイスのチバガイギー社でスクリーニングされたBCR-ABL阻害薬イマチニブによる慢性骨髄性白血病の画期的な治療法は，1960年のフィラデルフィア染色体の発見から数えて約40年という歳月を経て創出された．ほかにも，リツキシマブによる悪性リンパ腫に対する抗体治療，トラスツズマブによる乳がん治療，ゲフィチニブによる肺がん治療などは，がんの薬物療法の時代の潮目を一変させた．この流れは2000年代中盤から一気に加速し，多数の分子標的治療薬が症例に応じて選択されるようになり，わが国においても2019年から遺伝子パネル検査を用いたがんのゲノム医療が本格的にスタートしている．

7. がん抑制遺伝子の失活を標的とした治療

　分子標的治療薬の大多数は「がん遺伝子の恒常的活性化」を標的としており，がんのもう一つの主たる原因である「がん抑制遺伝子の失活」に関しては，阻害剤の開発による戦略では対応が困難であった．しかし近年，がん抑制遺伝子 *BRCA1/2* のDNA損傷に対する修復機能に着目したPARP阻害薬オラパリブが臨床応用されている．これは，正常細胞では *BRCA1/2* の正常な対立遺伝子が残存しているが，がん細胞では両方の対立遺伝子の *BRCA1/2* が変異し機能の喪失に至っているというがん抑制遺伝子の原理を逆手にとった戦略である．すなわち，*BRCA1/2* とは別のもう一つのDNA修復機構であるPARPを薬剤で阻害し，がん細胞のDNA修復機構を完全に阻害して細胞死に追い込む治療戦略であり，この原理を合成致死と呼ぶ．合成致死とは，がん細胞においてのみ，*BRCA1/2* およびPARPという2つの因子の欠落が重なる結果，細胞死を誘導させるという意味である．

8. がんの免疫療法

　もう一つの重要な潮流は，がんに対する免疫チェックポイント治療薬の登場であ

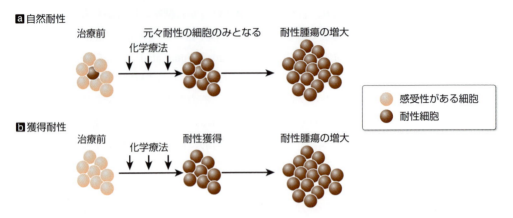

図 6-5-3　がん細胞の薬剤耐性獲得モデル

る．外科的手術療法，放射線療法，薬物療法の三大療法と並んで，がんの免疫療法は第四の治療とも呼ばれるが，実際は抗体医薬品などを用いた薬物療法の範疇に含まれる．米国では 2011 年からイピリムマブ（わが国では 2015 年から），2014 年からわが国でニボルマブが世界に先駆けて承認され，現在では薬剤の種類や適応疾患が増加し，がん種によっては第一選択薬として使用される．著効例においては進行した固形腫瘍に対してこれまでの薬物療法にない長期間に及ぶ制がん効果が観察される．さらに近年 CAR-T 療法といった薬物療法の範疇を超えた細胞医薬品による免疫療法が急性リンパ性白血病などで良好な成績をおさめている．

9. がん細胞の薬剤耐性

　化学治療だけで進行がんを治癒できる例として，各種の白血病，悪性リンパ腫など造血腫瘍のほか，精巣腫瘍，絨毛がんなどが挙げられるが，それ以外の固形腫瘍の治療成績は十分とはいえない．この一因はがん細胞の薬剤耐性にある．薬剤耐性には，もともと存在する自然耐性（図 6-5-3 a）と，治療によって誘発される獲得耐性（図 6-5-3 b）があるが，現時点の一般臨床レベルでこれらを見分けることは難しい．自然耐性をもつ少数の細胞集団が治療によって選択された結果，大多数となる現象も起こりうると考えられるし，新たな遺伝子変異の出現による獲得耐性はがんのクローン進化を加速させうる[13]．たとえば白血病などでは，近年の 1 細胞レベルの次世代シーケンサー技術の革新的進歩により，遺伝子異常の出現で検出されるクローン進化が，がんの治療抵抗性の根底にあることが示されている[14]．古典的抗がん薬に対する薬剤耐性の機序としては，多剤耐性を引き起こす ABC トランスポーターによる薬物排出の増大，代謝の変化による薬物活性化の抑制，薬物分解の亢進，酵素などの標的分子の過度の増加あるいは減少，DNA 修復能の増強による抗がん薬の無毒化，アポトーシス誘導能の低下，治療抵抗性をもつがん幹細胞の存在などが挙げられる．分子標的治療薬に対する薬剤耐性には，標的分子の獲得耐性

変異の出現による質的変化，阻害するシグナル経路に対する新たな側副経路の形成などがある．さらに，免疫チェックポイント阻害薬においては，MHC-class-I 複合体を介して腫瘍抗原が提示される過程が抑制される機序などが提唱されている．このように，がん細胞にはしなやかに薬物に対する耐性を獲得するという特性が備わっており，それはがんの本質の一部といってよい．

引用文献

1) クリフォード・ピックオーバー：ビジュアル医学全史．板谷　史ほか訳，岩波書店，2020.

2) Goodman LS, et al: Nitrogen mustard therapy; use of methyl-bis（beta-chloroethyl）amine hydrochloride and tris（beta-chloroethyl）amine hydrochloride for Hodgkin's disease, lymphosarcoma, leukemia and certain allied and miscellaneous disorders. J Am Med Assoc, 132: 126-132, 1946.

3) Gilman A: The initial clinical trial of nitrogen mustard. Am J Surg, 105: 574-578, 1963.

4) 小清水敏昌："Goodman & Gilman's The Pharmacological Basis of Therapeutics"を巡る史的評価．Jpn. J. Drug Inform, 23: 189-196, 2022.

5) シッダールタ・ムカジー：病の皇帝「がん」に挑む 人類4000年の苦闘．田中　文訳，早川書房，2013.

6) Skipper HE, et al: EXPERIMENTAL EVALUATION OF POTENTIAL ANTICANCER AGENTS. XIII. ON THE CRITERIA AND KINETICS ASSOCIATED WITH "CURABILITY" OF EXPERIMENTAL LEUKEMIA. Cancer Chemother Rep, 35: 1-111, 1964.

7) Norton L, et al: Tumor size, sensitivity to therapy, and design of treatment schedules. Cancer Treat Rep, 61: 1307-1317, 1977.

8) Goldie JH, et al: A mathematic model for relating the drug sensitivity of tumors to their spontaneous mutation rate. Cancer Treat Rep, 63: 1727-1733, 1979.

9) 白坂哲彦：S-1 誕生 国産初の世界レベル抗癌剤開発秘話．エビデンス社，2006.

10) Huggins C, et al: Studies on prostatic cancer. I. The effect of castration, of estrogen and of androgen injection on serum phosphatases in metastatic carcinoma of the prostate. Cancer Res, 1: 293-297, 1941.

11) Baum M, et al: Improved survival among patients treated with adjuvant tamoxifen after mastectomy for early breast cancer. Lancet, 2: 450, 1983.

12) Huang ME, et al: Use of all-trans retinoic acid in the treatment of acute promyelocytic leukemia. Blood, 72: 567-572, 1988.

13) McGranahan N, et al: Clonal Heterogeneity and Tumor Evolution: Past, Present, and the Future. Cell, 168: 613-628, 2017.

14) Morita K, et al: Clonal evolution of acute myeloid leukemia revealed by high-throughput single-cell genomics. Nat Commun, 11: 5327, 2020.

7章

がん薬物療法における薬効・薬理

化学療法（抗がん薬の薬効・薬理）

1

I 化学療法総論

　がん細胞も含め，細胞は細胞分裂を行うことで増殖する．がん組織では正常に比べ細胞分裂が早くなり，悪性度が高いほど細胞分裂も盛んになる傾向にある．がん化学療法は抗がん薬を用いてがん細胞の分裂を抑え，がん細胞を破壊する治療法である．抗がん薬の作用は，おもに DNA を標的とし，がん細胞が正常細胞に比べ細胞分裂がより盛んであり，細胞周期を回る細胞が多いことを利用したものである．抗がん薬は多くのがん細胞に有効である一方で，正常細胞である造血細胞，小腸粘膜上皮細胞，毛母細胞などの細胞増殖が比較的盛んな臓器・細胞にも作用する．たとえば，抗がん薬の副作用として貧血や白血球減少が多いのは，造血細胞もがん細胞と同時に傷害を受けるからである．

1. 抗がん薬の作用点と分類

　抗がん薬の多くは DNA を標的としているが，さまざまな種類，作用点があり（**図 7-1-1**，**表 7-1-1**），ほとんどの抗がん薬は DNA の合成を阻害したり，DNA を損傷することで抗がん作用を発現する[1,2]．その過程でアポトーシス誘導が重要な役割を果たす[3]．本項では，これらの抗がん薬の作用点について簡単に概説したい．

1）代謝拮抗薬

　代謝拮抗薬には葉酸代謝拮抗薬，ピリミジン系代謝拮抗薬，プリン系代謝拮抗薬と 3 つの系統がある．正常な代謝物に代わって核酸合成経路に取り込まれたり，核酸代謝酵素と競合的に阻害したりすることにより，DNA 合成や RNA 合成を阻害する．細胞周期は S 期に特異的である．

2）アルキル化薬，白金（プラチナ）製剤

　アルキル化薬やプラチナ製剤は DNA をアルキル化あるいは DNA に修飾や結合することで，細胞周期に関係なく DNA 傷害をもたらす．

1 化学療法（抗がん薬の薬効・薬理）

表 7-1-1　抗がん薬の分類

	作用機序[*1]	タイプ	主な薬物
代謝拮抗薬	①	葉酸代謝拮抗薬	メトトレキサート，ペメトレキセド，プララトレキサート
	①	ピリミジン系代謝拮抗薬	フルオロウラシル，テガフール，ドキシフルリジン，カペシタビン，テガフール・ウラシル配合剤，テガフール・ギメラシル・オテラシルカリウム配合剤，シタラビン，エノシタビン，シタラビンオクホスファート，ゲムシタビン
	①	プリン系代謝拮抗薬	メルカプトプリン，フルダラビン，ネララビン，クラドリビン，ペントスタチン，クロファラビン
アルキル化薬	②	ナイトロジェンマスタード類	シクロホスファミド，イホスファミド，メルファラン，ベンダムスチン
	②	ニトロソ尿素類	ニムスチン，ラニムスチン，カルムスチン，ストレプトゾシン
	②	スルホン酸エステル類	ブスルファン
	②	トリアゼン類	ダカルバジン，テモゾロミド
	②	メチルヒドラジン誘導体	プロカルバジン
白金（プラチナ）製剤	②		シスプラチン，ミリプラテン，カルボプラチン，ネダプラチン，オキサリプラチン
抗がん性抗生物質	②	マイトマイシン系	マイトマイシンC
	③	ブレオマイシン系	ブレオマイシン，ペプロマイシン
	③	ネオカルチノスタチン系	ジノスタチン　スチマラマー
	④	アクチノマイシン系	アクチノマイシンD
	④⑤	アントラサイクリン系[*2]	ダウノルビシン，ドキソルビシン，エピルビシン，ピラルビシン，アクラルビシン，アムルビシン，ミトキサントロン
天然物由来抗がん薬	⑤	トポイソメラーゼⅠ阻害薬	イリノテカン，ノギテカン
	⑤	トポイソメラーゼⅡ阻害薬	エトポシド，ソブゾキサン，イダルビシン，アクラルビシン，アムルビシン，ミトキサントロン
	⑥	ビンカアルカロイド系	ビンクリスチン，ビンブラスチン，ビンデシン，エリブリン，ビノレルビン
	⑥	タキサン系	パクリタキセル，ドセタキセル，カバジタキセル
ホルモン剤		アロマターゼ阻害薬	アナストロゾール，エキセメスタン，レトロゾール
		抗エストロゲン薬	タモキシフェン，トレミフェン
		選択的エストロゲン受各体ダウンレギュレーター	フルベストラント
		抗アンドロゲン薬	フルタミド，ビカルタミド，エンザルタミド，クロルマジノン，アビラテロン
		ホルモン療法薬（エストロゲン薬）	メドロキシプロゲステロン，エストラムスチン
		GnRHアゴニスト	リュープロレリン，ゴセレリン，デガレリスク

＊1：図7-1-1の番号に対応
＊2：アントラサイクリン系抗がん薬はトポイソメラーゼⅡ阻害薬に分類されることがある

151

3) 抗がん性抗生物質

抗がん性抗生物質にはアルキル化作用（マイトマイシン系）以外にDNA鎖切断作用（ブレオマイシン系，ネオカルチノスタチン系）をもつものもある．

抗がん性抗生物質にはDNAをインターカレートすることでDNA合成を阻害するものが多い．さらに，DNAトポイソメラーゼ阻害作用（アントラサイクリン系）をもつものもある．

4) 天然由来抗がん薬

DNAトポイソメラーゼ阻害薬は，植物由来の抗がん薬である．DNAトポイソメラーゼは複製中にDNAがもつれないように切断・再結合する酵素であり，その阻害をすることにより，DNA鎖切断を生じさせる．

もう1つの植物由来の抗がん薬は微小管阻害薬で，ビンカアルカロイド系とタキサン系があり，いずれも細胞周期のM期に特異的で紡錘体形成を阻害する．ビンカアルカロイド系は，微小管形成を阻害（重合阻害）して細胞分裂を停止させる．タキサン系は，微小管タンパク質重合を促進（脱重合阻害）することにより微小管の安定化・過剰形成を引き起こし，細胞分裂を停止させる．

5) ホルモン剤

その他にホルモン剤があり，ホルモン依存性の乳がん，前立腺がんに有効である．

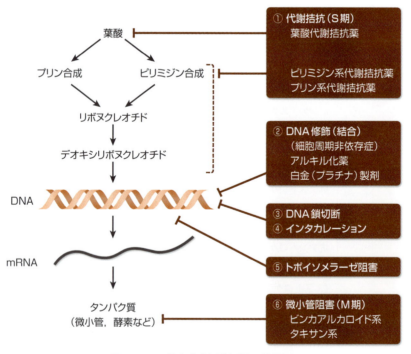

図7-1-1　おもな抗がん薬の作用点

1 化学療法（抗がん薬の薬効・薬理）

6）その他　サリドマイド関連薬

　サリドマイドは，1950年代に睡眠薬として使用され，妊娠初期に服用するとアザラシ肢症を起こすことが明らかとなり，1962年に発売中止となった．その後，血管新生作用をもつ TNF-α を阻害することが明らかになり，多発性骨髄腫への効果が認められ承認されている．レナリドミドはサリドマイドの誘導体で，骨髄腫，成人T細胞白血病リンパ腫などに用いられる．

2. 抗がん薬に対する耐性

　抗がん薬による化学療法での問題の一つとして抗がん薬に対する耐性の獲得がある．抗がん薬に対する耐性とは，初めは抗がん薬が患者のがんに有効であったにもかかわらず，しだいに効かなくなっていくことである．すなわち，がん細胞が抗がん薬の通常の有効濃度に耐えて生存・発育・増殖を維持する現象である．抗がん薬に対する耐性には獲得耐性（薬物の投与により獲得するもの）と自然耐性（もともと細胞が持っているもの）に分けられる．また，1つの抗がん薬に耐性となったがん細胞が薬物の構造も作用機序も異なる多くの抗がん薬に耐性を示すことがあり，これを多剤耐性という．多剤耐性となったがん細胞は，おもに抗がん性抗生物質や植物アルカロイド（DNA トポイソメラーゼ阻害薬），微小管阻害薬に交差耐性を示す．多剤耐性細胞では，P-糖タンパク，MRP1（multidrug resistance-related protein 1），BCRP（breast cancer resistance protein）などの ABC（ATP-binding cassette）輸送体の薬物排出トランスポーターが亢進しており，これらが ATP の加水分解によるエネルギーを利用して抗がん薬を細胞外へ排出するポンプとして働き，このP-糖タンパクを発現したがん細胞は，ドキソルビシン，ビンクリスチン，パクリタキセル，エトポシドなどの抗がん薬に対し耐性を示す．MRP1 は還元型グルタチオンの存在下でドキソルビシン，ビンクリスチンなどの抗がん薬を排出し，グルタチオン抱合やグルクロン酸抱合を受けた抗がん薬も排出する．BCRP はイリノテカンの代謝活性体である SN-38 などの抗がん薬を細胞外に排出する．一方，解毒機構亢進による耐性も知られている．その1つとしてグルタチオン S-トランスフェラーゼの活性化があり，アルキル化薬や白金製剤がグルタチオン抱合により無毒化される．その他，抗がん薬に対する種々の耐性機構が知られている．

引用文献

1) Powis G: Anticancer Drugs, International Encyclopedia of Pharmacology and Therapeutics Section 140 & 141, Pergamon Press, Oxford, 1994.
2) 谷口直之ほか監訳: がんのベーシックサイエンス日本語版 ［第3版］，メディカル・サイエンス・インターナショナル，2006.
3) Mizutani H, et al: Mechanism of apoptosis induced by a new topoisomerase inhibitor through the generation of hydrogen peroxide. J Biol Chem, 277: 30684-30689, 2002.

7章 がん薬物療法における薬効・薬理

II アルキル化薬

アルキル化薬は，自身の構造中に有するアルキル基（$-CH_2-CH_2-$）を，核酸やタンパク質などの生体内分子に結合させる薬剤であり，第一次世界大戦時にドイツで開発された化学兵器のマスタードガス（サルファマスタード，イペリット）に端を発する．マスタードガスの曝露を受けた兵士らに，重篤な造血器機能障害が多発したことから研究が進展し，マスタードガスの硫黄を窒素に変えて扱いやすくしたナイトロジェンマスタードが抗がん薬として開発された．現在臨床応用されているアルキル化薬は，ナイトロジェンマスタード類に加えて，エチレンイミン類，スルホン酸エステル類，ニトロソ尿素類，トリアゼン類などが含まれる．

アルキル化薬の反応部位は，単官能性（monofunctional）または二官能性（bifunctional）であり，後者の場合，1分子のアルキル化薬が2ヵ所でアルキル化を起こす．アルキル化薬は体内で強い求電子性を示し，これらが電子密度の高い求核性を有する官能基（アミノ基，水酸基，リン酸基，硫酸基）と共有結合を形成する．アルキル化薬が共有結合を起こす標的は，核酸やDNA結合タンパク質であり，中でもDNA構成塩基のうちグアニンの7位の窒素と6位の酸素，シトシンの3位の窒素，アデニンの1位と3位の窒素は，負に荷電しているため，アルキル化薬と高く反応する（**図7-1-2**）．

アルキル化薬は，DNA構成塩基の構造崩壊やDNA鎖の鎖内および鎖間架橋を引き起こすことでその機能を阻害し，がん細胞を死に至らしめる．アルキル化薬の作用は，濃度依存性で細胞周期に特異性を示さず，G0期の細胞にも作用する．特に増殖期にある細胞に対して強く作用するため，骨髄，消化管粘膜，生殖細胞，毛根などの正常細胞に傷害を与え，不妊や二次発がんを惹起する要因となる．

1. ナイトロジェンマスタード類（クロロエチルアミン）

1）構　造

ナイトロジェンマスタードは，マスタードガス（サルファマスタード）の硫黄を窒素に変えたものであり，この系統に属する薬剤として臨床で最も多用される（アルキル化薬である）シクロホスファミド，イホスファミド，メルファランベンダムスチンなどがある（**図7-1-3**）．これらの薬剤は，2つのクロロエチル基を有する二官能性であり，DNAをアルキル化する[1,2]．

2）作用機序

ナイトロジェンマスタード誘導体は，特にDNAのグアニンをアルキル化する．

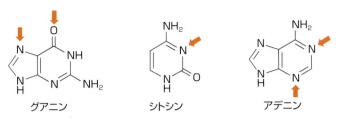

図 7-1-2　アルキル化薬と反応しやすい核酸塩基

↑はアルキル化薬と反応しやすい部位を示す

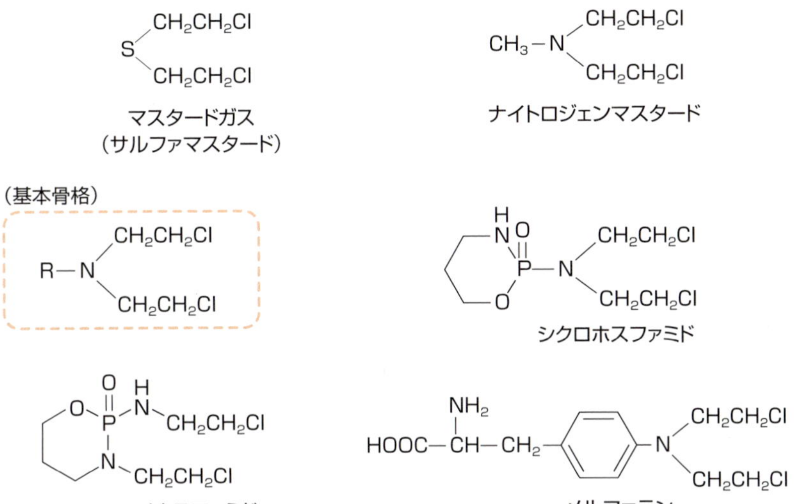

マスタードガス
（サルファマスタード）

ナイトロジェンマスタード

（基本骨格）

シクロホスファミド

イホスファミド

メルファラン

図 7-1-3　マスタードガスとナイトロジェンマスタード誘導体

これにより，チミン塩基との誤った塩基対を形成し，グアニン-シトシン（G-C）の塩基対がアデニン-チミン（A-T）に置き換わり，また，アルキル化されたグアニン残基がDNAから外れてDNA鎖切断が起こる．別のクロロエチル基でも同様の反応が起き，DNA鎖間の架橋が空間的に接近しているグアニンの間で形成され，核酸の機能が大きく障害され，細胞毒性を生じる．

3）効能・効果

ナイトロジェンマスタード類の適応となるがん種は幅広く，白血病や多発性骨髄腫，悪性リンパ腫などの造血器がん，乳がん，小細胞肺がん，生殖器がん，骨肉腫，小児がんなどの標準治療で用いられている．このほか，造血幹細胞移植の前治療や，免疫抑制作用を目的とした自己免疫疾患治療にも使用されている．

4）薬物動態

シクロホスファミドおよびイホスファミドは，活性をもたないプロドラッグであり，肝臓のCYP P450で酸化され活性型に変換される．活性型は，さらに酸化され

7章 がん薬物療法における薬効・薬理

ることで不活化され，分解されたのちに主として腎臓から排泄される（図7-1-4 **a**，**b**）．未変化体の尿中排泄率は24時間で投与量の約6〜10%である．

メルファランは，消化管からアミノ酸トランスポーターを介して能動的に吸収されるが，吸収は不完全でかつ変動が大きい．主として非酵素的な加水分解により不活化され，経口投与では，20〜50%が糞便中から排泄される．24時間後の未変化体尿中排泄率は，約11%である．

5）臨床毒性

アルキル化薬の共通の副作用として，骨髄細胞や口腔，小腸粘膜への毒性，悪心・嘔吐などの神経毒性がある．多くのアルキル化薬は急性骨髄抑制を起こし，末梢血中の顆粒球数は，6〜10日で最低となり14〜21日で回復する．また，白血病などの二次発がんの発生も報告されている．

シクロホスファミドとイホスファミドに共通する重篤な副作用に，出血性膀胱炎がある．出血性膀胱炎は，代謝物のアクロレインが，尿中排泄される際に尿路粘膜を傷害することで生じるが，メスナ（2-メルカプトエタンスルホン酸塩）の投与（図7-1-5）と十分な補液による尿量確保，炭酸水素ナトリウムによる尿のアルカリ化により発症の予防が可能である．

また，アルキル化薬とペントスタチンの併用で心毒性による死亡例が報告されていることから，両者の併用は禁忌となっている．詳細な機序は不明であるが，両者はいずれも心筋細胞でのATP代謝を阻害するため，併用により相加的に阻害作用が増強し，心毒性を示すと考えられている．

2. ニトロソ尿素類

1）構　造

ニトロソ尿素（nitrosourea）とは，尿素の水素の1つがニトロソ基（-NO）に置き換えられたものであり，この構造をもつ一連の化合物をニトロソ尿素類という．ニトロソ尿素類は，1960年代に米国でスクリーニングが行われ，カルムスチン（carmustine；BCNU）やlomustine（CCNU，国内未承認）が見出された．わが国では，ニムスチン（nimustine；ACNU）やラニムスチン（ranimustine；MCNU）などが開発され，臨床応用されている．抗生物質のストレプトゾシン（strepotozocin；STZ）も，ニトロソ尿素類の抗がん薬として用いられている．

2）作用機序

ニトロソ尿素類は，体内で非酵素的に活性化された後にDNAやタンパク質と結合し，薬理作用を表す．ほかのアルキル化薬との相違点は，アルキル化能をもつクロロエチル基のほかに，カルバモイル化作用をもつカルバモイル基もDNAやタンパク質と結合することである．ただし，カルバモイル化作用がどの程度薬理活性へ

1 化学療法（抗がん薬の薬効・薬理）

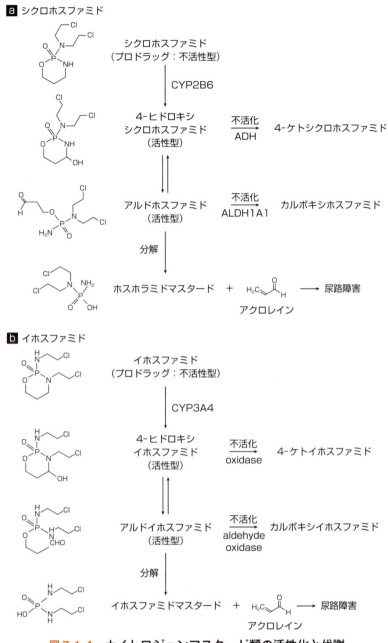

図 7-1-4　ナイトロジェンマスタード類の活性化と代謝
a シクロホスファミドは，体内でおもに CYP2B6 の作用により，代謝され活性型となり，アルコールデヒドロゲナーゼやアルデヒドデヒドロゲナーゼの作用により不活性化される．活性体であるアルドホスファミドの分解によりホスホラミドマスタードとアクロレインが生じる．b イホスファミドは，体内でおもに CYP3A4 の作用により代謝され活性型となり，オキシダーゼやアルデヒドオキシダーゼの作用により不活性化される．活性体であるアルドイホスファミドの分解によりイホスファミドマスタードとアクロレインが生じる．ナイトロジェンマスタード類の代謝により生じるアクロレインは，尿路を傷害し出血性膀胱炎を引き起こす．

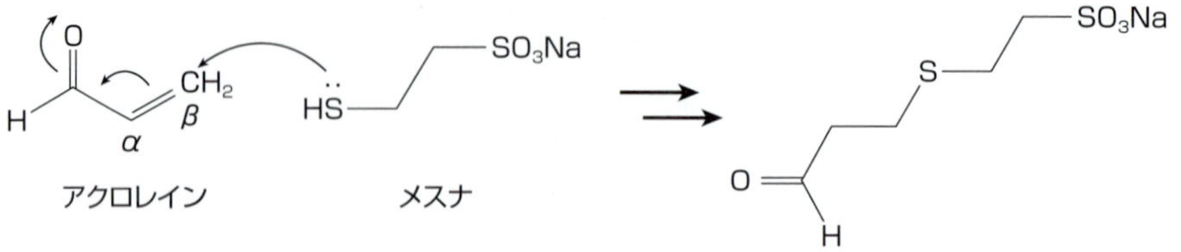

7章 がん薬物療法における薬効・薬理

図7-1-5 メスナによるアクロレインの無毒化の機序

アクロレインはα, β-不飽和カルボニル化合物である．メスナのチオール基（-SH基）のSは，非共有電子対を有しており，アクロレインのβ位の炭素に対して求核付加（マイケル付加）反応を起こす．生成した代謝物は，スルホン酸ナトリウム（-SO₃Na）が水中でイオン化し，尿中排泄されやすくなることから，結果として無毒化される．
このほかにもメスナは，イホスファミドやシクロホスファミドの活性型代謝物である4-ヒドロキシ体と縮合体を形成することで，4-ヒドロキシ体の分解産物であるアクロレインの産生を抑制する作用も有する．

寄与するのかについては，明らかにされていない．

3）効能・効果

　ニトロソ尿素類は，脂溶性が高く血液-脳関門を通過することから，おもに脳や中枢神経系の腫瘍に対して用いられる．脳腫瘍に対しては，単剤での使用のみならず多剤併用療法でも使用され，わが国ではPAV（プロカルバジン，ACNU，ビンクリスチン）療法などが行われている．

　ストレプトゾシンは，髄液へ移行するものの，その適応は膵・消化管神経内分泌腫瘍と限られている．

4）薬物動態

　ニトロソ尿素類は脂溶性が高く血液-脳関門を通過するため，経静脈投与により，脳脊髄を含む全身に分布する．また，肝臓において大部分が代謝され，ほとんどの代謝物は尿中排泄される．ストレプトゾシンは，骨髄液へ移行するとともに，構造中にグルコースを有するため，グルコーストランスポーターであるGLUT2により輸送機質として認識され，膵β細胞にも取り込まれる．

5）臨床毒性

　ニトロソ尿素類は，ほかのアルキル化薬と同様に骨髄毒性があるが，遅発性に骨髄抑制が生じることが特徴である．白血球数は，薬剤投与から4〜6週後に最低となる．このほか，脱毛，肺線維症，静脈塞栓症，二次発がんなどが生じる．

3. スルホン酸エステル類

1）構　造

　スルホン酸エステル類とは，反応基としてスルホニルオキシ基をもつ化合物で，ブスルファンがある（**図7-1-6**）．

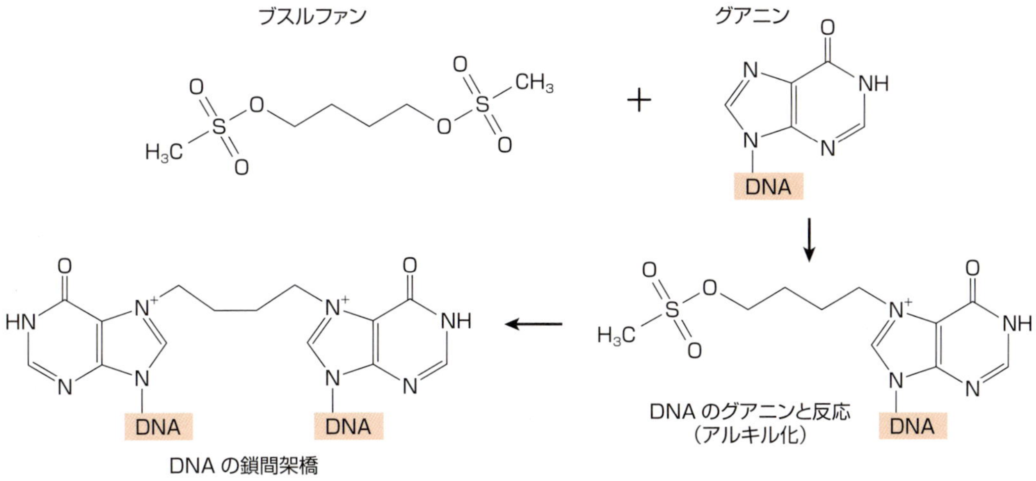

1 化学療法（抗がん薬の薬効・薬理）

図 7-1-6　スルホン酸エステル類の作用機序

スルホン酸エステル類薬は，生体内でカルボカチオンを生じることにより，核酸およびタンパク質のチオール基（−SH基）と結合し，求核部位をアルキル化する．

2）作用機序

　メタンスルホン酸エステルは，生体内でアルキル−酸素結合の酸素に隣接する炭素原子部分が活性化され，カルボカチオン（$R-CH_2^+$）となり，これが核酸と反応して構造破壊や DNA 鎖の鎖間または鎖内架橋形成を引き起こす（**図 7-1-6**）．中でも，5′−グアニン−アデニン−3′ 配列部分での架橋形成が生じやすい[3]．メタンスルホン酸エステルは，チオール基との反応性が高いため，核酸よりもむしろタンパク質を強くアルキル化する特性を有する．

3）効能・効果

　ブスルファン（BUS）は，骨髄系細胞に対して強い殺細胞作用を示す．経口剤は慢性骨髄性白血病と真性多血症の適応を有する．しかし近年，慢性骨髄性白血病はチロシンキナーゼ阻害薬（イマチニブ）による治療が標準治療となったことから，現在はブスルファンを用いた治療は行われていない．一方，注射剤は造血幹細胞移植の前処置薬としての適応があり，同種造血幹細胞移植やユーイング肉腫ファミリー腫瘍，および神経芽細胞腫における自家造血幹細胞移植で使用されている．

4）薬物動態

　経口投与によるブスルファンの吸収率は，ばらつきが大きい．ブスルファンは血液−脳関門を通過するため，経静脈投与により脳脊髄を含む全身に分布する．その後，肝臓でグルタチオン−S−トランスフェラーゼ（GST）によるグルタチオン抱合を受け，加水分解された後に尿中にメタンスルホン酸として排泄される．未変化体の尿中排泄率は，24 時間で投与量の約 2％である．

159

5) 臨床毒性

副作用として，骨髄抑制，脱毛，肺線維症などがあるが，大量投与した場合には静脈閉塞性肝疾患が起こりやすくなる．

4. トリアゼン類

1) 構　造

基本骨格として R–N = N–NH$_2$ を有するトリアゼン類には，ダカルバジンとテモゾロミドがある．

2) 作用機序

ダカルバジン（DTIC）およびテモゾロミドは，活性をもたないプロドラッグであり，生体内で5-(3-メチル-1-トリアゼノ) イミダゾール-4-カルボキサミド（MTIC）を経て活性型のメチルジアゾニウムイオンを生じ，DNA のグアニン内6位の酸素原子をメチル化することにより DNA をアルキル化する．

3) 効能・効果

ダカルバジンは悪性黒色腫，ホジキン病（ホジキンリンパ腫），褐色細胞腫の適応を有する．テモゾロミドは，悪性神経膠腫および再発または難治性ユーイング肉腫に用いられる．ダカルバジンは光や熱に不安定であり，特に光分解物は点滴静注時の血管痛の原因になると報告されていることから，点滴時にはルート全般の遮光が推奨されている[4]．

4) 薬物動態

ダカルバジンは肝ミクロソームの CYP1A1，CYP1A2 の作用により，テモゾロミドは血漿中で非酵素的反応により，MTIC に変換される．MTIC は不安定な中間生成体であるため速やかに分解され，活性型代謝産物であるメチルジアゾニウムイオンと不活性型の 5-アミノイミダゾール-4-カルボキサミド（AIC）となる．排泄は，ほとんどが腎臓を介した尿中排泄である．

5) 臨床毒性

副作用として，骨髄抑制，悪心・嘔吐，脱毛，肝機能障害，血管痛などがある．ダカルバジンは，悪心・嘔吐のリスクが非常に高く，予防として NK$_1$ 受容体遮断薬や5-HT$_3$受容体遮断薬，デキサメタゾンなどの投与が推奨されているが，テモゾロミドの悪心・嘔吐リスクは軽度である．

5. その他のアルキル化薬

メチルヒドラジン誘導体であるプロカルバジンは，非酵素的または肝臓で CYP

1 化学療法（抗がん薬の薬効・薬理）

による代謝を受け，MTIC を経て活性型のジアゾメタンが生じ，その末端のメチル基から生じたメチルカチオンがアルキル化作用を示す．また，プロカルバジンの抗がん作用の一部には，がん細胞の酸化的 DNA 損傷が関与する[5]．プロカルバジンは内服薬として使用され，悪性リンパ腫や脳腫瘍に用いられる．

　エチレンイミン（アジリジン）類のチオテパは，ナイトロジェンマスタードがアルキル化を起こす前の段階で，エチレンインモニウムイオンが形成されることから開発された．一時期販売中止となっていたが，現在は小児固形がんにおける自家造血幹細胞移植の前治療薬として使用されている．

引用文献

1) Tew KD, et al: Alkylating Agentns. In: DeVita V T, et al. eds, Devita, Hellman, and Rosenberg's Cancer: Principles & Practice of Oncology 8th editon, pp407-419,Vincent T. DeVita, Jr. et al. eds Lippincott Williams & Wilkins, Philadelphia, 2008.

2) Zhang J, et al: Metabolism and transport of oxazaphosphorines and the clinical implications. Drug Metab Rev, 37: 611-703, 2005.

3) Iwamoto T, et al: DNA intrastrand cross-link at the 5'-GA-3' sequence formed by busulfan and its role in the cytotoxic effect. Cancer Sci, 95: 454-458, 2004.

4) Iwamoto T, et al: Mechanism of UVA-dependent DNA damage induced by an antitumor drug dacarbazine in relation to its photogenotoxicity. Pharm Res, 25: 598-604, 2008.

5) Ogawa K, et al: Molecular mechanisms of DNA damage induced by procarbazine in the presence of Cu（Ⅱ）. Mutat Res, 539: 145-155, 2003.

7章 がん薬物療法における薬効・薬理

Ⅲ 代謝拮抗薬

代謝拮抗薬は，DNA を構成する核酸や葉酸などと構造が類似している．そのため代謝拮抗薬が生体内に投与されリン酸化などを受けると，がん細胞は，これらを基質と間違えて細胞内へ取り込み，多くは DNA 合成を阻害する．これは，増殖が盛んながん細胞が標的となり，細胞死を誘導する．

代謝拮抗薬は，葉酸代謝拮抗薬やピリミジン代謝拮抗薬，プリン代謝拮抗薬などから構成されている．がん細胞は細胞周期上の S 期で誤って抗がん薬を取り込むことで不完全な DNA および RNA が合成され，がん細胞の分裂が止まることでがん細胞の増殖が抑制される．このように代謝拮抗薬は，S 期状外では抗がん効果が発揮できないために，S 期に移行してきたがん細胞に対して代謝拮抗薬が投与されなければならず，時間依存性である．また代謝拮抗薬は，造血器がんから固形がんまで幅広く適応を有している．アルキル化薬と比べて副作用の重篤度は低いものの，骨髄抑制の他に手足症候群や色素沈着といった代謝拮抗薬特有の副作用を有する薬剤もある．

1. 葉酸代謝拮抗薬

1）メトトレキサート

1948 年，ファーバー（Farber）らがメトトレキサート（MTX）（**図 7-1-7**）を小児の急性白血病患者に投与し，有効であることを明らかにした．そして 1950 年代以降，関節リウマチや尋常性乾癬にも有効であることが明らかになってきた．

図 7-1-8 に示したように，葉酸は，ジヒドロ葉酸になり，次いでジヒドロ葉酸還元酵素（DHFR）の作用によりテトラヒドロ葉酸になる．

MTX は，ジヒドロ葉酸還元酵素（DHFR）を阻害するため 5,10-メチレンテトラヒドロ葉酸（活性型葉酸）が生成されなくなるために，プリン合成およびチミジル酸の合成が抑制され，がん細胞の増殖が阻害される．ホリナートカルシウムは，

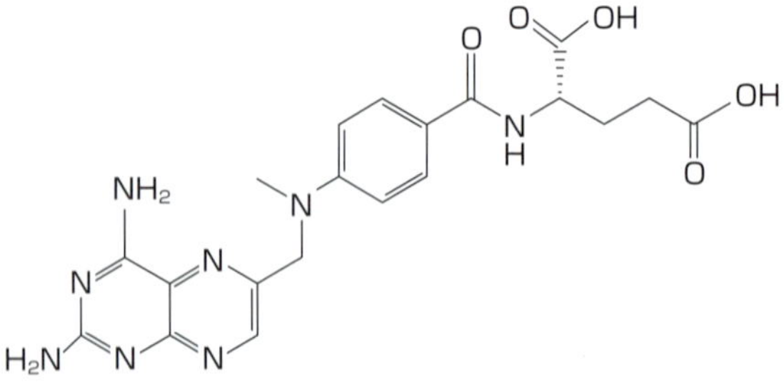

図 7-1-7　メトトレキサートの構造

1 化学療法（抗がん薬の薬効・薬理）

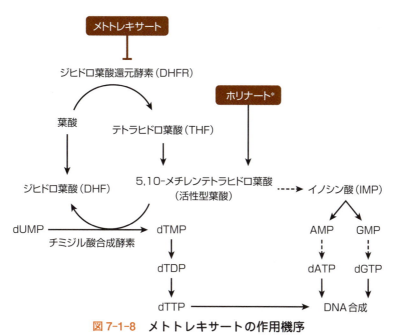

図 7-1-8　メトトレキサートの作用機序
ホリナートは活性型葉酸となり核酸合成を救援し，メトトレキサートの毒性を軽減させる．
＊：メトトレキサート・ロイコボリン救援療法

　DHFRに作用せず，細胞の葉酸プールに取り込まれ，活性型葉酸となり，メトトレキサートの毒性を軽減する．
　メトトレキサート・ロイコボリン救援療法は，MTX大量療法において強い毒性が発現するため，メトトレキサートを投与後，ホリナートカルシウムを投与して，正常細胞に能動的に取り込ませ，正常細胞を救援する療法である．またメトトレキサートは，尿が酸性側に傾くと，結晶化して尿細管に沈着するため，炭酸水素ナトリウムを用いて予防することがある．尿量確保のために利尿剤を使用する場合は，ループ利尿薬のフロセミドを用いると尿が酸性側に傾くため，炭酸脱水酵素阻害薬のアセタゾラミドを使用する．

2. ピリミジン系代謝拮抗薬

1）5-フルオロウラシル（5-FU）

　5-フルオロウラシル（5-FU）は，1956年ドゥシェスキー（Duschinsky）らによって合成された代謝拮抗薬である．現在でも5-FUは消化器系がんを中心として非常に幅広く適応を有しており，レジメンの主役を担っている抗がん薬である．
　5-FUは，細胞内に取り込まれると2つの異なる活性体（FUTPとFFdUMP）に代謝され，それぞれがRNAの機能やDNAの合成を阻害する．RNA合成経路では，リン酸化によりFUTPになり，これがRNAの原料であるウリジン三リン酸（UTP）と拮抗してRNAに取り込まれる．DNA合成経路では，FdUrdを経るか，あるいはFUMPからの経路で活性代謝体であるFdUMPになる．FdUMPはチミジ

7章 がん薬物療法における薬効・薬理

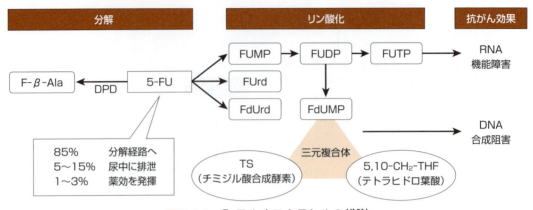

図 7-1-9 5-フルオロウラシルの代謝
5-FU：5-フルオロウラシル，5,10-CH$_2$-THF：テトラヒドロ葉酸，DPD：ジヒドロピリミジンデヒドロゲナーゼ，TS：チミジル酸合成酵素

ル酸合成酵素（TS）とテトラヒドロ葉酸と三元複合体を形成し，DNA合成を阻害して抗がん効果を発揮する（**図 7-1-9**）．

DPDは，5-FU分解経路の最初のステップを触媒し，投与された5-FUの約85%をF-β-Alaに分解する．DPDを阻害する臨床的意義は，血中5-FUを安定に長時間持続させることにある．5-FUは時間依存性の薬剤であるため，投与量の多さではなく，接触時間の長さが抗がん効果に影響する．

2）テガフール・ウラシル（UFT）

5-FUの抗がん効果を高めるためには，5-FUの不活性化を抑制することが重要である．テガフール・ウラシル（UFT）は，5-FUのプロドラッグであるテガフール（FT）と抗がん作用を有さないウラシルを1：4のモル比で配合した抗がん薬である．ウラシルは，5-FUの不活性化阻害作用により正常組織に比してがん細胞内の5-FU濃度を特異的に高める作用を有している．

3）ドキシフルリジン

ドキシフルリジンは，チミジンホスホリラーゼによって5-FUに変換される．チミジンホスホリラーゼはがん細胞内で高い活性を示すため，抗がん効果が高まることを期待した抗がん薬である．

4）カペシタビン

カペシタビンは，ドキシフルリジン（5'-DFUR）がリード化合物であり5'-DFUR投与時に特徴的な，腸管に存在する酵素による下痢を減少させる目的で開発された薬剤である．カペシタビンは未変化体として腸管から吸収されるため，5'-DFURにあった腸管毒性が軽減される．カペシタビンは肝臓で5'-DFURになり，さらにシチジンデアミナーゼによりドキシフルリジンに変換される．現在，カペシ

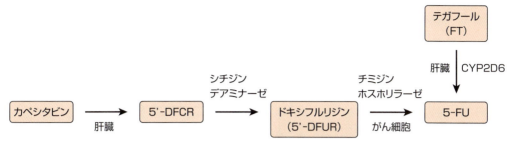
図 7-1-10　カペシタビン，ドキシフルリジン，テガフールの代謝

タビンは大腸がんを中心に外来化学療法において処方の中心を担っている経口抗がん薬である．（**図 7-1-10**）

一部でカペシタビンは，手足症候群という特異的な副作用の発現頻度が極めて高いことも知られている．また，クレアチニンクリアランス（Ccr）の値によっては減量を考慮する必要がある．

カペシタビンの減量基準は以下のとおりである．

Ccr 51～80 mL/min の患者：減量不要
Ccr 30～50 mL/min の患者：75％用量
Ccr 30 mL/min 未満の患者の患者：投与禁忌

5）テガフール・ギメラシル・オテラシルカリウム

テガフール・ギメラシル・オテラシルカリウムは，5-FU の抗がん効果をより高めるために開発された合剤である．テガフールは肝臓の CYP2A6 で代謝されて 5-FU へ変換されて抗がん効果を発揮する．ギメラシルは DPD を阻害することによって 5-FU の濃度を高め，オテラシルカリウムは消化管での障害を軽減するために配合されている．

3. シトシンアラビノシド系

シタラビン（ara-C）は 1959 年，ウォーリック（Walwick）らにより合成されたデオキシシチジン類似体であり，1961 年，エバンズ（Evans）らにより L1210 細胞，Ehrlish 細胞に対して抗がん効果を示すことが報告された．1963 年，臨床応用が開始されたが，ara-C は他の抗がん薬との間に相乗的に抗がん効果を増強するという従来の薬剤にない特性が見出され，白血病に対しても効果が認められ現在に至っている．

ara-C は ara-CTP への活性化と ara-U への不活性化の二つの経路で代謝される．デオキシシチジンキナーゼ（deoxycytidine kinase）により ara-C は ara-CMP へリン酸化されるステップが律速段階である．ara-CTP は DNA ポリメラーゼに対して dCTP（deoxycytidine triphosphate）と競合することによって DNA 合成を阻害す

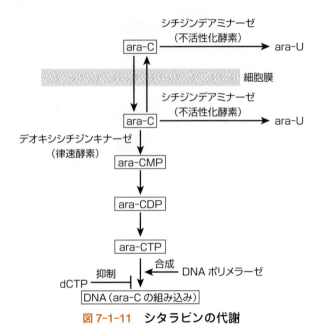

図7-1-11　シタラビンの代謝

る．ara-CTP の一部はポリメラーゼの作用により DNA 中に組み込まれ，その結果，DNA 鎖が不安定となり，DNA 鎖の複製が阻害される（**図7-1-11**）．ara-C の DNA への組み込み量が多いほど抗がん効果が強く，さらに ara-C の DNA への組み込み量と抗がん効果との間に相関性が見出されているため，DNA への組み込みが ara-C の抗がん効果には重要である．

ゲムシタビン（GEM）はデオキシシチジンの糖鎖の2'位の水素をフッ素に置換したヌクレオシド誘導体である．

GEM は，生体内でリン酸化された後，DNA ポリメラーゼやリボヌクレオチド還元酵素を阻害することによって DNA の合成を阻害する．

シタラビンと構造が類似しているが，白血病には適応を有さず，膵がんや胆道がん，非小細胞肺がんなどの固形がんに用いられる．

Ⅳ 抗がん性抗生物質

　微生物産生物質のスクリーニングにより，がん細胞に対して増殖抑制効果を有する多くの物質が発見された．これら一連の物質を抗がん性抗生物質といい，1940年にワクスマン（Waksman）らが放線菌からアクチノマイシンAを分離したのが始まりとされる．抗がん性抗生物質は，アントラサイクリン系のドキソルビシンやダウノルビシンをはじめ，化学療法において重要な役割を担っている薬剤が多い．

1. アクチノマイシンD

1) 構　造

　アクチノマイシンD（ACT-D）は，放線菌（*Streptomyces parvullus*）によって産生されるアクチノマイシン混合物中の主成分である．平面フェノキサゾン発色団（planar phenoxazone chromophore）に，2つのポリペプチド鎖が結合した構造をもつ（**図 7-1-12**）．

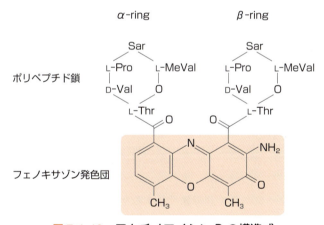

図 7-1-12　アクチノマイシンDの構造式

Sar：sarcosine，MeVal：*N*-methylvaline

2) 作用機序

　アクチノマイシンDは，DNAの隣接したグアニン-シトシン塩基対間に入り，複合体を形成する（**図 7-1-13 a**）．これによりDNA依存性のRNAポリメラーゼが阻害され，RNA生成が抑制されると考えられている．また，フリーラジカル生成（**図 7-1-13 b**）やトポイソメラーゼⅡ阻害によるDNA鎖切断も関与している．

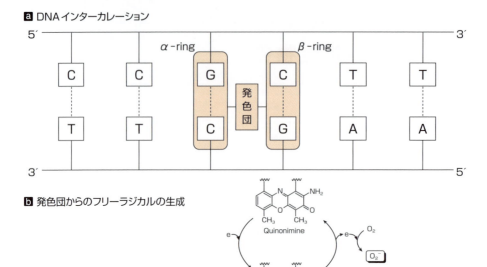

図 7-1-13 アクチノマイシン D の作用機序

a アクチノマイシン D の構造のうち α-ring と β-ring が，2本鎖 DNA のグアニン-シトシン間に挿入される．b アクチノマイシン D のキノン構造は，一電子付加を受けセミキノンラジカルへと還元される．セミキノンは酸素分子に一電子付加を行い，自身はキノンに酸化される過程で O_2^- を生成する．O_2^- は，過酸化水素やヒドロキシラジカル（・OH）に変換され，酸化ストレスを生じる．

3) 効能・効果

アクチノマイシン D は，ウイルムス腫瘍，絨毛上皮腫，破壊性胞状奇胎に単独あるいは放射線療法，手術療法と併用される．また，小児がん（ユーイング肉腫ファミリー腫瘍，横紋筋肉腫，腎芽腫その他腎原発悪性腫瘍）に対しても，ほかの抗がん薬と併用される．

4) 薬物動態

アクチノマイシン D を経静脈投与すると，脳脊髄を除く全身に分布する．そのほとんどは代謝を受けることなく，未変化体のまま尿および糞中排泄される．

5) 臨床毒性

アクチノマイシン D の副作用として，骨髄障害，消化器症状，脱毛，皮膚症状などがある．悪心や嘔吐は投与直後から発生し，経日的に症状が増悪する．また血管外漏出により，皮膚壊死を起こす場合がある．

2. アントラサイクリン系抗生物質

1) 構 造

アントラサイクリンは，4環に 1～3 個のアミノ糖または中性糖が結合した構造を

もつ一連の抗がん性抗生物質である．アントラサイクリン系の薬剤には，ダウノル
ビシン，ダウノルビシンの水酸化アナログであるドキソルビシン，イダルビシン，
エピルビシン，アムルビシン，ミトキサントロン（アントラキノン系と呼ばれアン
トラサイクリンの4番目の環と糖がない構造をもつ），アクラルビシン，ピラルビシ
ンなどがある（**図7-1-14**）．

2）作用機序

アントラサイクリンの抗がん活性機序には，以下の機構が関与する[1]．

① DNAトポイソメラーゼⅡ反応を阻害することにより，DNA鎖を切断する
（**図7-1-15 a**）[2]．

②がん細胞のDNAの塩基対間にインターカレーション（挿入）してDNAポリメ
ラーゼ，RNAポリメラーゼを阻害することにより，DNAおよびRNAの合成を
阻害する（**図7-1-15 b**）．

③アントラサイクリンのキノン基またはハイドロキノン基がセミキノンラジカルに
代謝されることにより，生成された活性酸素種（フリーラジカル）が，DNAや
細胞膜に酸化的損傷を与える（**図7-1-15 c**）[3,4]．

④細胞膜に結合することにより膜流動性と膜機能を変化させる．

臨床用量におけるアントラサイクリンの血中濃度と，*in vitro* 実験においてトポ
イソメラーゼ阻害がみられる濃度が最も近似することから，上記の作用の中では，
①のトポイソメラーゼ阻害作用が特に重要であると考えられている[5]．③のフリー
ラジカル生成作用については，副作用である心毒性の発現にも強く関連する．

3）効能・効果

アントラサイクリンは，造血器腫瘍を中心に種々のがんに対して用いられる．ア
ントラサイクリンのおもな適応を**表7-1-2**に示す．ドキソルビシンは抗がんスペク
トルが広く，マイトマイシンCやフルオロウラシルの耐性がん細胞に対しても有効
であり，ほかの薬剤と併用して固形がんや肉腫などの治療にも用いられている．

4）薬物動態

アントラサイクリンは経口投与により不活化されるため，経静脈投与される．ほ
とんどのアントラサイクリンは脳脊髄を除く全身に分布し，肝臓のCYPで代謝さ
れ，胆汁中へ排泄される．腎排泄の割合は低く10～20％程度であるため，腎機能の
低下した患者にも使用が可能である．ドキソルビシンの代謝産物は，硫酸抱合やグ
ルクロン酸抱合を経て胆汁排泄される．

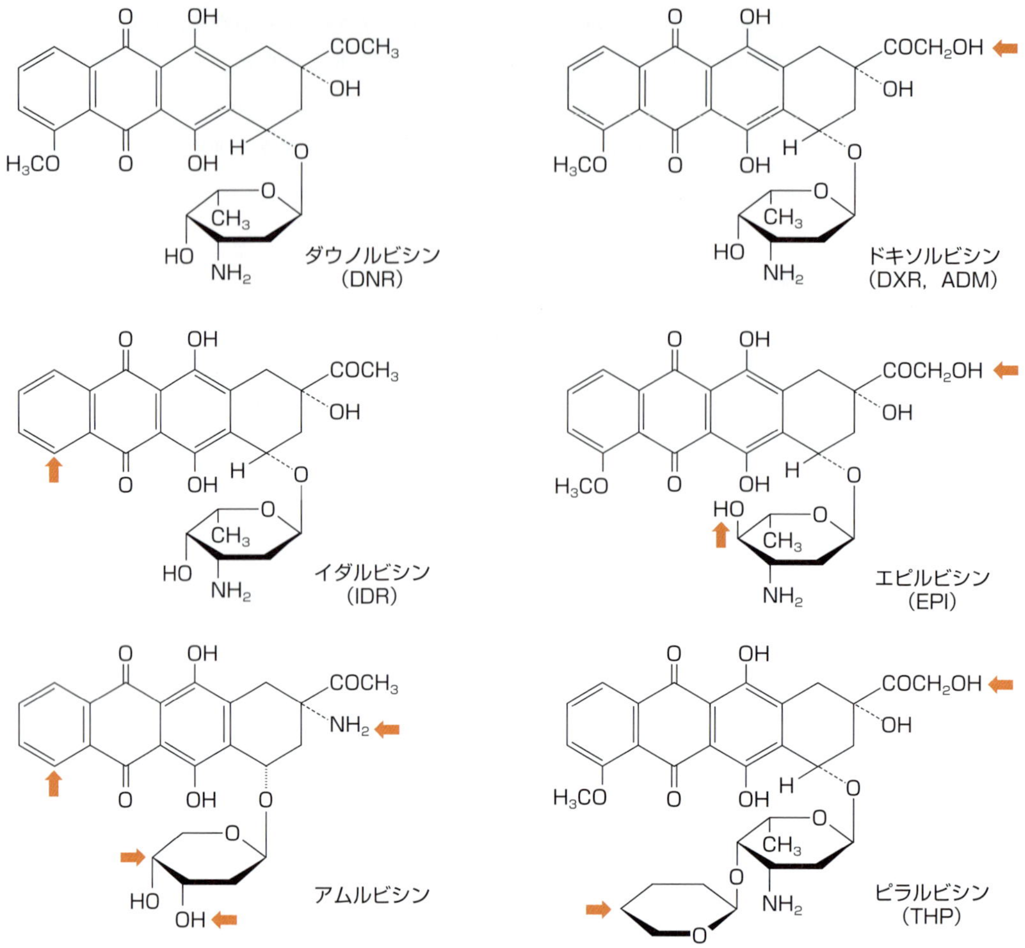

図 7-1-14　アントラサイクリン系抗生物質の構造式

⬆はダウノルビシンと異なる部分を示す

表 7-1-2　アントラサイクリン系抗生物質のおもな適応

薬　剤	おもな適応
ダウノルビシン	急性白血病
ドキソルビシン	悪性リンパ腫，肺がん，消化器がん，乳がん，膀胱がん，骨肉腫，子宮体がん，悪性骨・軟部腫瘍，悪性骨腫瘍，多発性骨髄腫，小児悪性固形がん，尿路上皮がん
エピルビシン	急性白血病，悪性リンパ腫，胃がん，乳がん，卵巣がん，尿路上皮がん（膀胱がん，腎盂・尿管腫瘍），肝がん
イダルビシン	急性骨髄性白血病
ピラルビシン	頭頸部がん，乳がん，胃がん，尿路上皮がん（膀胱がん，腎盂・尿管腫瘍），卵巣がん，子宮がん，急性白血病，悪性リンパ腫
アクラルビシン	胃がん，肺がん，乳がん，卵巣がん，悪性リンパ腫，急性白血病
アムルビシン	小細胞肺がん，非小細胞肺がん
ミトキサントロン	急性白血病，悪性リンパ腫，乳がん，肝細胞がん

1 化学療法(抗がん薬の薬効・薬理)

a トポイソメラーゼⅡ阻害

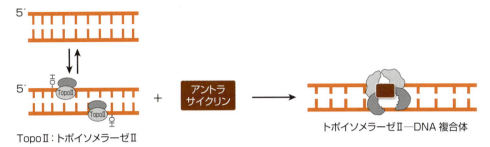

TopoⅡ:トポイソメラーゼⅡ

b DNAインターカレーション

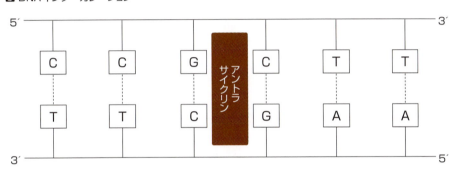

c フリーラジカルの生成

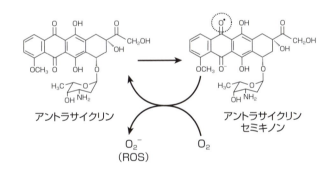

図7-1-15 アントラサイクリンの作用機序

a アントラサイクリンは,DNAの2本鎖を両方切断し再結合するトポイソメラーゼⅡを阻害する. b DNAインターカレーションのイメージ. c アントラサイクリンのハイドロキノン体が一電子付加を受け,セミキノンラジカル体へと還元される.セミキノンラジカルは酸素分子に一電子付加を行い,O_2^-を生成することで過酸化水素やヒドロキシラジカル(・OH)を産生し,酸化ストレスを生じさせる.

7章 がん薬物療法における薬効・薬理

5）臨床毒性

アントラサイクリンのおもな副作用として，骨髄抑制，心毒性（心筋障害，心不全），口内炎，脱毛，消化器症状，皮膚症状がある．心毒性のうち心筋障害は，アントラサイクリンが心筋細胞において活性酸素種を発生させ，酸化ストレスを増大させることにより生じる．心毒性は，アントラサイクリンに特徴的な副作用であり，総投与量に関係して発生する[6,7]．たとえばドキソルビシンは，総投与量 $550\,\mathrm{mg/m^2}$ を超えると重篤な心筋障害を起こす可能性が高くなるので，注意が必要である．

3. マイトマイシンC

1）構　造

マイトマイシン（MMC）は，1955 年に北里研究所の秦らにより発見された *S. caespitosus* から得られた一群の抗がん性抗生物質である．最も強い抗がん活性を有し，高い安定性を示すのがマイトマイシンCで，1 分子中にキノン，ウレタン，アジリジンの 3 つの活性基（抗がん基）を有する構造をもつ．

2）作用機序

マイトマイシンCの活性化は，まずキノンの還元に始まる．キノンは，1 電子または 2 電子還元反応により還元され，前者には CYP レダクターゼやキサンチンオキシダーゼ，シトクロム b_5 レダクターゼが，後者には DT-ジアホラーゼ（ヒト肝組織での発現は低い）やキサンチンデヒドロゲナーゼが関与する[8]．ついで，酵素的または非酵素的な酵素還元反応を経て複数の活性代謝物になり，DNA への架橋形成や DNA のアルキル化（**図 7-1-16 a**），フリーラジカルによる DNA 鎖切断（**図 7-1-16 b**）を引き起こす．マイトマイシンCは，細胞周期非依存的に作用するが，G_1 期後半から S 期前半の細胞への感受性が高いことが知られている．

3）効能・効果

マイトマイシンCは注射剤として使用され，慢性リンパ性白血病や慢性骨髄性白血病などの造血器がん，胃がん，結腸・直腸がん，肺がん，膵がん，肝がん，子宮頸がん，子宮体がん，乳がん，頭頸部がん，膀胱がんなどの固形がんに用いられる．経静脈投与がほとんどであるが，膀胱がんの場合は膀胱内注入を行うこともある．

4）薬物動態

マイトマイシンCは血液-脳関門を通過せず，経静脈投与すると脳脊髄を除く全身に分布する．マイトマイシンCを膀胱内注入すると，投与量の約 1% が全身に吸収される．マイトマイシンCは，おもに肝臓で還元反応を介して代謝され，尿中および一部は胆汁中へと排泄される．

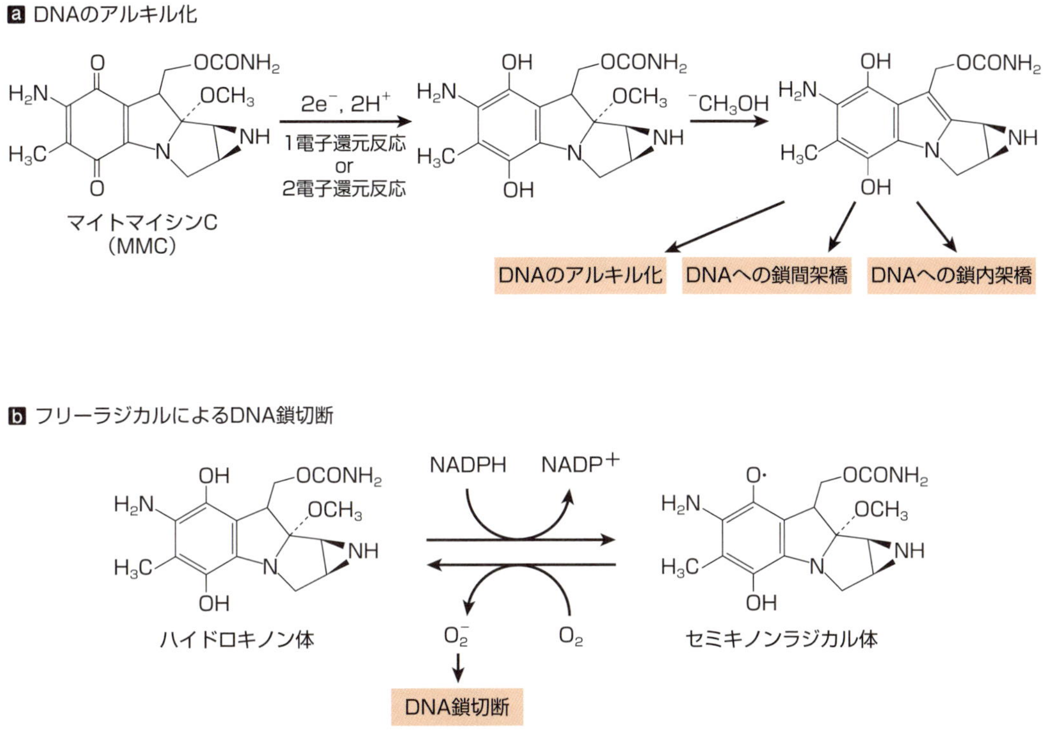

a DNAのアルキル化

2e⁻, 2H⁺
1電子還元反応
or
2電子還元反応

マイトマイシンC
（MMC）

−CH₃OH

DNAのアルキル化　DNAへの鎖間架橋　DNAへの鎖内架橋

b フリーラジカルによるDNA鎖切断

NADPH　　NADP⁺

O₂⁻　　O₂

ハイドロキノン体　　　　　　　　　　　　　　セミキノンラジカル体

DNA鎖切断

図7-1-16　マイトマイシン C の作用機序

a DNA のアルキル化のイメージ．**b** フリーラジカル生成：マイトマイシンCのハイドロキノン体が一電子付加を受け，セミキノンラジカル体へと還元される．セミキノンラジカルは酸素分子に一電子付加を行い，O_2を生成することで過酸化水素やヒドロキシラジカル（・OH）を産生し，酸化ストレスを生じさせる．

5）臨床毒性

マイトマイシン C の副作用として，白血球減少，血小板減少などの骨髄抑制，溶血性尿毒症症候群（hemolytic uremic anemia；HUS），微小血管症性溶血性貧血，急性腎不全などの重篤な腎障害，間質性肺炎，肺線維症などの重篤な肺障害がある．骨髄抑制は，ほかの抗がん薬と比べても発生しやすく，血球成分が最低値になるまでに長期間（4～5週間）かかる．また HUS は，発生頻度は低いものの致死率が50％と高いため，注意を要する．HUS は，マイトマイシン C の投与量に依存して発症することから，薬剤が直接的に血管内皮細胞傷害を引き起こすために生じると考えられている[9]．

4. ブレオマイシン

1）構　造

ブレオマイシン（BLM）は，1963年に梅沢らによって発見された抗がん性抗生物質で，放線菌 *S. verticillus* から産生される物質である．ブレオマイシンは，側鎖のアミンが相異する A 成分7種と B 成分6種からなる混合物で，菌の培養液から抽出された際には銅を含み青色を呈するが，脱銅により白色～帯黄色を呈する．主成分

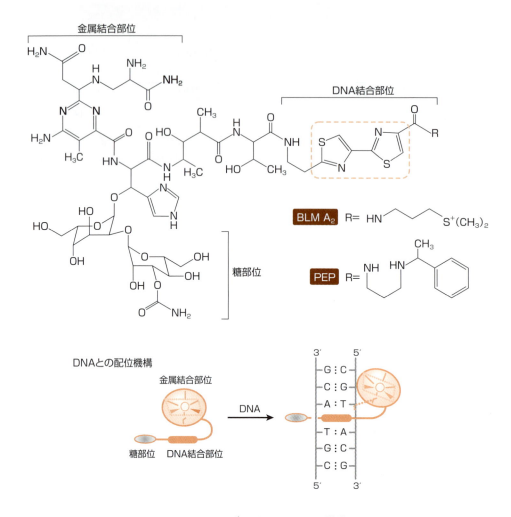

図 7-1-17　ブレオマイシンの構造

ブレオマイシンは，DNA 結合部位，金属結合部位，糖部位からなり，DNA 結合部位のビチアゾール部分が DNA 鎖と相互作用し特定の塩基配列を認識する．
BLM：ブレオマイシン，PEP：ペプロマイシン

は A_2 であり，製剤中には通常 A_2 が 55〜70％，副成分である B_2 が 25〜32％含有される．またブレオマイシンの誘導体には，ペプロマイシンがある（**図 7-1-17**）．

2) 作用機序

ブレオマイシンは，DNA 合成阻害と DNA 鎖切断により抗がん作用を示し[10, 11]，後者の作用には以下の機序が関与する．

① ブレオマイシンと Fe(Ⅱ) イオンとがキレート化し，Fe(Ⅱ)-ブレオマイシン錯体を形成する．

② Fe(Ⅱ)-ブレオマイシン錯体は，DNA と結合した状態で酸素を活性化し，フリーのヒドロキシラジカル（・OH）やクリプト OH ラジカル〔Fe(Ⅲ) と酸素との錯

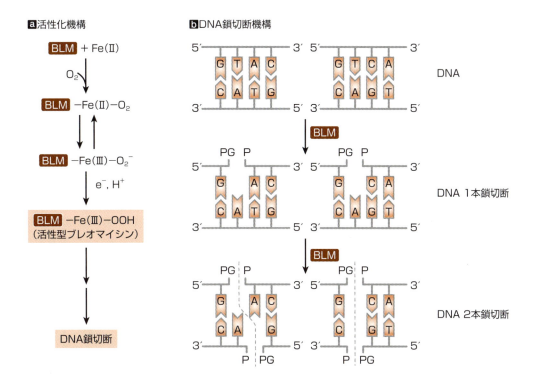

図 7-1-18　ブレオマイシンの作用機序

ブレオマイシンによる DNA 鎖切断作用は，Fe(Ⅱ)イオンの添加により促進され，反応系からの酸素の除去により阻害される．
a ブレオマイシンは Fe(Ⅱ)イオンとキレート化し，Fe(Ⅱ)-ブレオマイシン錯体を形成する．Fe(Ⅱ)-ブレオマイシン錯体は，DNA と結合すると酸素を活性化し，ラジカル産生能を有する活性型ブレオマイシンとなる．**b** 活性型ブレオマイシンは，5′-GT-3′, 5′-GC-3′ 配列に特異的 DNA 鎖を切断する．
BLM：ブレオマイシン

体〕を発生する．
③発生したラジカルが DNA 鎖を切断する（**図 7-1-18 a**）．

　DNA 鎖切断は，5′-グアニン-チミン-3′, 5′-グアニン-シトシン-3′ 配列に特異的であり，この特異性は，DNA の副溝（minor groove）に結合するピリミジン塩基の 5′ 側に隣接するグアニンを認識しているためであると考えられている（**図 7-1-18 b**）．

3）効能・効果

　ブレオマイシンは，扁平上皮がんに有効であることが特徴であり，皮膚がん，頭頸部がん，肺がん（特に原発性および転移性扁平上皮がん），食道がん，悪性リンパ腫，子宮頸がん，神経膠腫，甲状腺がん，胚細胞腫瘍（精巣がん，卵巣がん，性腺外腫瘍）に適用される．

7章 がん薬物療法における薬効・薬理

4）薬物動態

　ブレオマイシンは，血液−脳関門を通過せず脳脊髄に分布しないことに加え，肝臓や胃への移行性が低い．50〜70％が代謝を受けることなく尿中に排泄されるが，一部は生体内に広く分布するアミノペプチダーゼの一種であるブレオマイシン不活化酵素により加水分解を受け，デアミド体に代謝される．ブレオマイシン不活化酵素は，肺での発現が少なく皮膚には存在しないため，この点が副作用発現に強く関連する．

5）臨床毒性

　ブレオマイシンは，免疫抑制や骨髄抑制をほとんど起こさないため，ほかの抗がん薬と併用しやすい．一方で，間質性肺炎や肺線維症などの重篤な肺障害を引き起こすため，十分な注意が必要である．肺繊維化には，酸化的ストレスによる肺上皮細胞のアポトーシス[12, 13]や，慢性炎症によるコラーゲン過剰産生の関与[14]が考えられている．またブレオマイシンは，投与から4〜10時間後に過敏反応（hypersensitivity）による発熱や悪寒を引き起こすことがあり，発熱と1回投与量との間には用量反応性がある．一方，脱毛や皮膚硬化，色素沈着，爪変化，口内炎などの皮膚・粘膜症状もしばしば現れる．

引用文献

1) Rasheed ZA, et al: Topoisomerase-Interacting Agents. In: DeVita V T, Jr. et al. eds, Devita, Hellman, and Rosenberg's Cancer: Principles & Practice of Oncology 8th editon, Lippincott Williams & Wilkins, Philadelphia, pp437-447, 2008.

2) Rocha JC, et al: Role of nucleotide excision repair proteins in response to DNA damage induced by topoisomerase II inhibitors. Mutat Res Rev Mutat Res, 768: 68-77, 2016.

3) Mordente A, et al: New developments in anthracycline-induced cardiotoxicity. Curr Med Chem, 16: 1656-1672, 2009.

4) Mizutani H, et al: Distinct mechanisms of site-specific oxidative DNA damage by doxorubicin in the presence of copper（II）and NADPH-cytochrome P450 reductase. Cancer Sci, 94: 686-691, 2003.

5) Minotti G, et al: Anthracyclines: molecular advances and pharmacologic developments in antitumor activity and cardiotoxicity. Pharmacol Rev, 56: 185-220, 2004.

6) Von Hoff DD, et al: Risk factors for doxorubicin-induced congestive heart failure. Ann Intern Med, 91: 710-717, 1979.

7) 赤澤 宏：アントラサイクリン系抗がん剤による 心筋障害の分子メカニズムとOnco-Cardiology. 心臓, 49：805-811, 2017.

8) Cummings J, et al: Enzymology of mitomycin C metabolic activation in tumour tissue: implications for enzyme-directed bioreductive drug development. Biochem Pharmacol, 56: 405-414, 1998.

9) 八木秀男：薬剤関連 TMA. 日本血栓止血学会誌, 25：732-737, 2014.

10) Chen J, et al: Bleomycins: towards better therapeutics. Nat Rev Cancer, 5: 102-112, 2005.

11) Goodwin KD, et al: Crystal structure of DNA-bound Co（III）bleomycin B2: Insights on intercalation and minor groove binding. Proc Natl Acad Sci USA, 105: 5052-5056, 2008.

1 化学療法（抗がん薬の薬効・薬理）

12) Ortiz LA, et al: Alveolar macrophage apoptosis and TNF-α, but not p53, expression correlate with murine response to bleomycin. Am J Physiol, 275: 1208-1218, 1998.
13) Kuwano K, et al: Attenuation of bleomycin-induced pneumopathy in mice by a caspase inhibitor. Am J Physiol Lung Cell Mol Physiol, 280: L316-L325, 2001.
14) Giri SN, et al: Effect of antibody to transforming growth factor beta on bleomycin induced accumulation of lung collagen in mice. Thorax, 48: 959-966, 1993.

V 天然物由来抗がん薬（抗がん性植物成分薬）

1. 微小管阻害薬

　微小管（microtuble）は細胞骨格を形成するタンパク質の一つで、球状タンパク質のαチュブリンとβチュブリンからなるヘテロ2量体が非共有結合により規則正しく会合して、中空の円筒状繊維を形成している（図 7-1-19）。微小管は細胞を空間的に一定の形に保つ働きに加え、細胞周期の分裂期（M期）において、それぞれ2つの娘細胞に染色体を引き寄せる紡錘糸として働いている。また、細胞分裂が終わる段階では微小管はバラバラの解離（脱重合）した状態に戻る。このように細胞周期の進行に伴なって、微小管はチュブリンタンパク質の重合と脱重合を介した動的な制御を受けている。植物由来天然化合物のいくつかはこのチュブリンタンパク質の重合・脱重合を阻害することにより、強力な抗がん活性を示す。

1）ビンカアルカロイド系

a 構　造

　ビンカアルカロイドとは、キョウチクトウ科ニチニチソウ（学名 *Catharanthus roseus*、旧学名 *Vinca rosea*）から単離されたインドールアルカロイドの総称であり、ビンカはその旧学名に由来する（図 7-1-20）。ビンカアルカロイドはいずれもインドール骨格を有し、トリプトファンから生合成される。ビンカアルカロイドは強力な細胞毒性を有することから、抗がん薬の開発を目指して種々の化合物が探索され、1958年にビンブラスチンが、1961年にはその類縁体であるビンクリスチンが見出された。さらにビンブラスチンの3位をカルバモイル基に置換し、4位を脱アセチル化したビンデシン、カタランチン部分が一部異なるビノレルビンが半合成された。

b 作用機序

　ビンカアルカロイドはβチュブリンに結合してその重合反応を阻害することにより、分裂中期における紡錘体の形成を阻害する。その結果、有糸分裂が起こらず細胞死が誘導される。このチュブリン重合阻害活性により、特にがん細胞などの細胞分裂が活発な細胞において強い細胞毒性が発現する。

c 効能・効果

　ビンカアルカロイドは急性白血病、悪性リンパ腫、小児がん、胚細胞腫瘍、多発性骨髄腫などに広く有効で、ほかの抗がん薬との多剤併用療法として用いられることが多い。悪性リンパ腫はホジキンリンパ腫（約5％）と非ホジキンリンパ腫（約95％）に大別される。ビンブラスチンはホジキンリンパ腫に対するABVD療法（ドキソルビシン、ブレオマイシン、ビンブラスチン、ダカルバジン）として用いられ

1 化学療法（抗がん薬の薬効・薬理）

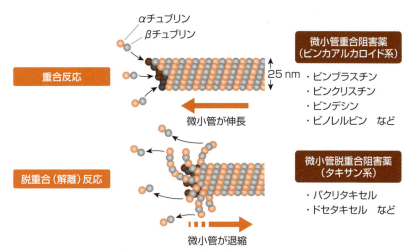

図 7-1-19 チュブリンの重合と脱重合反応による微小管形成の制御

微小管は α および β チュブリンのヘテロ 2 量体が規則正しく会合してできた外径 25 nm の中空の管である．
重合反応：細胞周期の M 期前期に，複製された 2 つの中心体を起始核として微小管が伸長し，前中期にはその先端が染色体のセントロメアに形成される動原体に結合する．
脱重合反応：M 期終期になると重合したチュブリンタンパク質が脱重合（解離）することにより微小管は退縮し，紡錘体も消滅する．

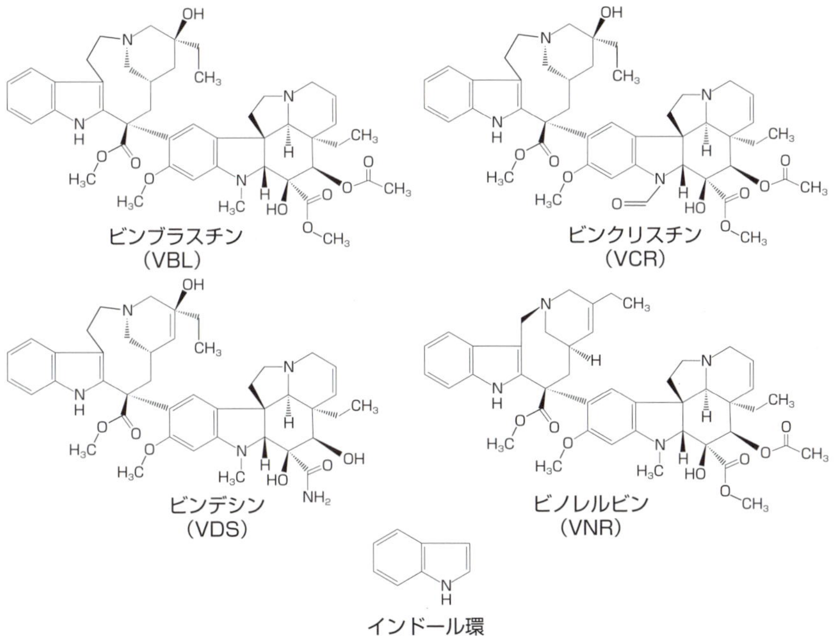

図 7-1-20　ビンカアルカロイドの構造

ビンブラスチン（VBL）
ビンクリスチン（VCR）
ビンデシン（VDS）
ビノレルビン（VNR）
インドール環

る．ほかにも尿路上皮がん（上部尿路がん，膀胱がん，尿道がん）などに対して適用がある．これまで転移性膀胱がんにおいて M-VAC 療法（メトトレキサート，ビンブラスチン，ドキソルビシン，シスプラチン）として用いられてきたが，骨髄抑制などの副作用が強いため，タキサン系の抗がん薬を含むレジメンに変わりつつあ

179

る．ビンクリスチンは，非ホジキンリンパ腫の基本治療である CHOP 療法（シクロホスファミド，ドキソルビシン，ビンクリスチン，プレドニゾロン）において，また B 細胞由来の場合には R-CHOP 療法（CHOP ＋リツキシマブ）において静注される．多発性骨髄腫には，VAD 療法（ビンクリスチン，ドキソルビシン，デキサメタゾン）として用いられる．ビンデシンは，急性白血病，非ホジキンリンパ腫，肺がん，食道がんに対して有効で，週 1 回静注する．さらに，成人 T 細胞性白血病／リンパ腫に対して LSG15 療法（シクロホスファミド，ドキソルビシン，ビンクリスチン，プレドニゾロン，エトポシド，カルボプラチン，ラムニスチン，ビンデシン）としてビンクリスチンとともに用いられる．非小細胞肺がんには，MVP 療法（マイトマイシン C，ビンデシン，シスプラチン）として用いられる．ビノレルビンも週 1 回静注で，非小細胞肺がんにシスプラチンと併用（NP 療法）される．

d 臨床毒性

ビンカアルカロイドに共通する主要な副作用として，末梢神経（おもに知覚神経）障害がある．これは微小管が細胞分裂だけでなく，神経細胞の軸索輸送に重要な働きをしているからである．さらに麻痺性イレウス（腸閉塞），抗利尿ホルモン分泌異常症候群（syndrome of inappropriate secretion of antidiuretic hormone；SIADH）による全身倦怠感，意識低下，けいれんなどがある．また骨髄抑制，消化器症状（悪心・嘔吐，食欲不振，口内炎など），皮膚症状（脱毛，発疹など）などがある．骨髄抑制はビンクリスチンの方がビンブラスチンより軽度であるといわれる．ビンカアルカロイドの用量規定因子は骨髄抑制と末梢神経障害である．

e 薬物動態

ビンカアルカロイドは肝臓の CYP3A4 系で代謝され，胆管を経て糞便中に排泄される．したがって，これらの酵素を阻害するアゾール系抗真菌薬（ミコナゾールなど）やマクロライド系抗菌薬（エリスロマイシンなど）との併用や，肝機能障害を有する場合にはビンカアルカロイドの血中濃度が上昇する可能性があるので注意が必要である．

2）タキサン系

a 構造

タキサン系薬物とは，イチイ科イチイ属（*Taxus*）の植物から単離・精製されたタキサン環をもつジテルペノイドの総称である（**図 7-1-21**）．強い細胞毒性を示すパクリタキセルは西洋イチイ（*Taxus brevifolia*）樹皮から得られ，ドセタキセルはヨーロッパイチイ（*Taxus baccata*）の針葉から抽出される 10-デアセチルバッカチン Ⅲ を前駆物質として半合成したものである．近年は西洋イチイの保護のため，パクリタキセルも 10-デアセチルバッカチン Ⅲ から半合成されている．

b 作用機序

パクリタキセルとドセタキセルはいずれも β チュブリンに結合して微小管の脱重

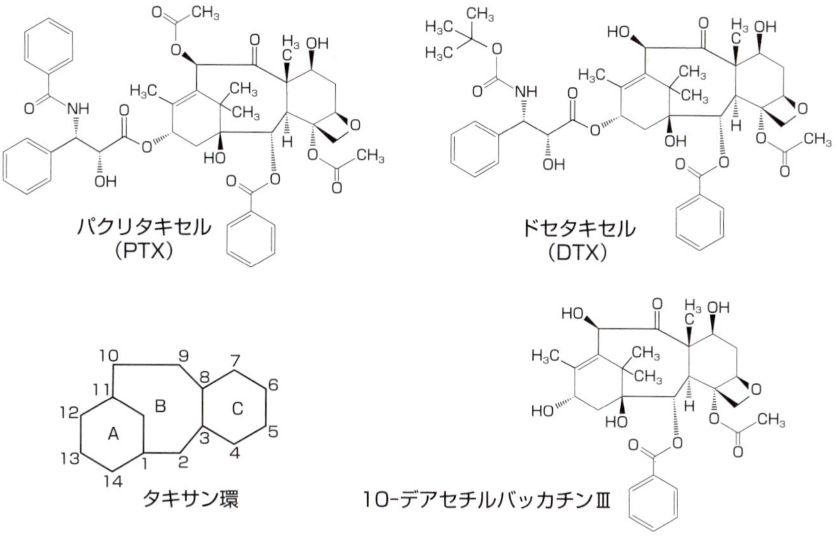

図 7-1-21　タキサン系化合物の構造

合反応を阻害することにより，微小管の重合促進ならびに安定化を引き起こす．この微小管の過剰形成により細胞分裂が阻害され，細胞周期が M 期で停止する．

c 効能・効果

　タキサン系抗がん薬は非小細胞肺がんや乳がんなど多くのがん腫に対して有効であり，ほかの抗がん薬と併用して用いられることが多い．パクリタキセルは乳がんに対する効果が確立している．卵巣がんや子宮体がんに対して TC 療法（パクリタキセル，カルボプラチン）として用いられる．また胃がん，頭頸部がん，食道がんなどにも用いられる．ドセタキセルは，乳がん，胃がん，卵巣がん，食道がん，子宮体がんに用いられるほか，非小細胞肺がんに対する CDDP + DTX 療法（シスプラチン，ドセタキセル）や去勢抵抗性前立腺がんに対する DTX + PSL 療法（ドセタキセル，プレドニゾロン）として用いられる．

d 臨床毒性

　タキサン系薬物の主要な副作用として，消化器症状（悪心・嘔吐，食欲不振，下痢，口内炎），末梢神経障害（手足のしびれ），骨髄抑制，皮膚症状（脱毛，爪の変形・変色，発疹など）などがある．タキサン系薬物の用量規定因子は骨髄抑制である．

e 薬物動態

　パクリタキセルはおもに肝臓の CYP2C8 と CYP3A4 によって，ドセタキセルは CYP3A4 によって代謝される．したがって，これらの酵素を阻害するアゾール系抗真菌薬（ミコナゾールなど）やマクロライド系抗菌薬（エリスロマイシンなど）との併用や，肝機能障害を有する場合にはタキサン系薬物の血中濃度が上昇する可能性があるので注意が必要である．

2. トポイソメラーゼ阻害薬

　細胞周期における DNA 複製やその後の姉妹染色分体の脱連環（デカテネーション）が正常に進行するためには，DNA 二重らせんは超らせん構造の解消や再形成をすることが必要である．この過程の制御に関わるトポイソメラーゼにはⅠ型とⅡ型の2つのタイプがある（**図 7-1-22**）．真核細胞におけるⅠ型酵素であるトポイソメラーゼⅠは超らせん構造をとる2本鎖 DNA の一方の鎖を切断（ニックという）し，ニック部分に他方の1本鎖を通過させてねじれを取る．ついで DNA がより戻された後，1本鎖の DNA 切断部が再結合される．Ⅱ型酵素であるトポイソメラーゼⅡは超らせん構造をとる DNA を2本の二重らせんが交差する部位で2本鎖切断し，切断部位でもう一方の2本鎖を通過させてねじれを取る．さらに DNA がより戻された後，DNA の2本鎖切断部が再結合される．トポイソメラーゼⅠは主としてS期に機能しているのに対し，トポイソメラーゼⅡは姉妹染色分体の脱連環（G2期）に関与している．したがってトポイソメラーゼⅠおよびトポイソメラーゼⅡ阻害薬はそれぞれS期および G2 期における DNA 複製を阻害することにより，強力な抗がん活性を示す．

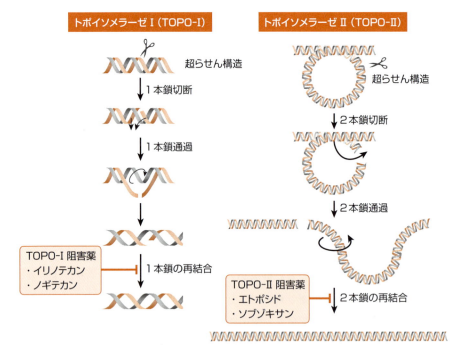

図 7-1-22　トポイソメラーゼⅠおよびトポイソメラーゼⅡの作用
TOPO-Ⅰの反応：超らせん構造の2本鎖 DNA の一方の鎖を切断（ニック）し，ニック部分で他方の鎖を通過させる．DNA がより戻された後，DNA 切断部を再結合する．
TOPO-Ⅱの反応：超らせん構造によって2本の DNA 二重らせんが交差する部位で一方を2本鎖切断し，切断部位でもう一方の二重らせんを通過させてねじれを取る．さらに DNA がより戻された後，DNA の2本鎖切断部を再結合する．

1 化学療法（抗がん薬の薬効・薬理）

1) 構造

トポイソメラーゼⅠ阻害薬には，カンプトテシン（CPT）誘導体であるイリノテカン（CPT-11）とノギテカン（別名トポテカン）があり，トポイソメラーゼⅡ阻害薬には，エトポシド（VP-16）とソブゾキサンがある（**図7-1-23**）．

カンプトテシンは中国原産のヌマミズキ科カレンボク（*Camptotheca acuminata*, 喜樹）からキノリン骨格を有する抗がん性アルカロイドとして単離された．カンプトテシンは強い骨髄抑制作用と出血性膀胱炎を引き起こすことから抗がん薬としては開発が中断されたが，その後，わが国において毒性を低減させた水溶性カンプトテシン誘導体のイリノテカンが開発された．イリノテカンは細胞内でカルボキシエステラーゼによる加水分解によって活性化されるプロドラッグである．その後，活性化を必要としない新たな阻害薬としてノギテカンが開発された．

エトポシドはメギ科植物ポドフィルム（アメリカハッカクレン）根茎から抽出されたリグナン骨格（C6-C3骨格の2量体）をもつポドフィロトキシンから半合成される．ソブゾキサンは全く異なる構造を有する合成トポイソメラーゼⅡ阻害薬である．

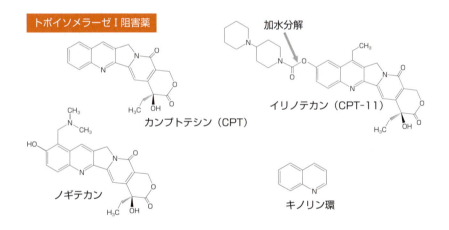

図7-1-23 トポイソメラーゼ阻害薬の構造

2) 作用機序

トポイソメラーゼⅠおよびトポイソメラーゼⅡ阻害薬はいずれも超らせん構造の DNA-酵素複合体に結合し，酵素の DNA 切断活性には影響を与えないが再結合（DNA リガーゼ活性）を阻害する（**図 7-1-22**）．その結果，DNA に多数の切断箇所が残存し，細胞周期がS期後半からG2期で停止し，アポトーシスを引き起こす．

3) 効能・効果

イリノテカンは，小細胞肺がん，非小細胞肺がん，胃がん，子宮頸がん，卵巣がん，乳がん，大腸がんなど種々のがんに有効で，単独またはほかの抗がん薬と併用して用いられる．また非ホジキンリンパ腫に効果があり，CMD 療法（イリノテカン，ミトキサントロン，デキサメタゾン）として用いられる．また切除不能・進行再発大腸がんに対する標準療法である FOLFIRI 療法（5-フルオロウラシル，ロイコボリン，イリノテカン）に用いられる．ノギテカンの適応は小細胞肺がん，卵巣がん，子宮頸がんなどである．

エトポシドは小細胞肺がん，非ホジキンリンパ腫，急性白血病，膀胱がん，子宮頸がん，精巣がん，卵巣がんなどに有効である．また再発・再燃した非ホジキンリンパ腫などでの同種造血幹細胞移植の前処置において，全身放射線照射と併用してCHASE 療法（シクロホスファミド，デキサメタゾン，シタラビン，エトポシド）や VP-CY 療法（エトポシド，シクロホスファミド）として利用される．ソブゾキサンは非ホジキンリンパ腫に有効である．

4) 臨床毒性

イリノテカンの重大な副作用は下痢である．その他，骨髄抑制，悪心・嘔吐，間質性肺炎，胸腹水，黄疸などがある．特に下痢は投与24時間以内にみられる早発性とそれ以後にみられる遅発性に区別される．早発性下痢はイリノテカンのアセチルコリンエステラーゼ阻害作用により副交感神経機能の一つである腸管蠕動運動が亢進するためである．治療には抗コリン薬（アトロピン，ブチルスコポラミンなど）が用いられる．一方，遅発性下痢はイリノテカンの薬物動態と関連する（**図 7-1-24**）．すなわち，SN-38（活性体）が肝臓でグルクロン酸抱合により不活化（SN-38G）された後，再度，腸内細菌によって脱抱合され，活性体に戻ることで腸管粘膜を傷害する．治療にはロペラミドなどの止瀉薬が用いられる．

エトポシドの重大な副作用は骨髄抑制や間質性肺炎などである．

5) 薬物動態

SN-38 の肝臓でのグルクロン酸抱合を触媒する UDP-グルクロン酸転移酵素（UGT）には多くの遺伝子多型が存在するが，臨床的に重要なのは *UGT1A1***28* 変異（プロモーター領域に 2 塩基挿入）と *UGT1A1***6* 変異（71 番目 Gly → Arg）で

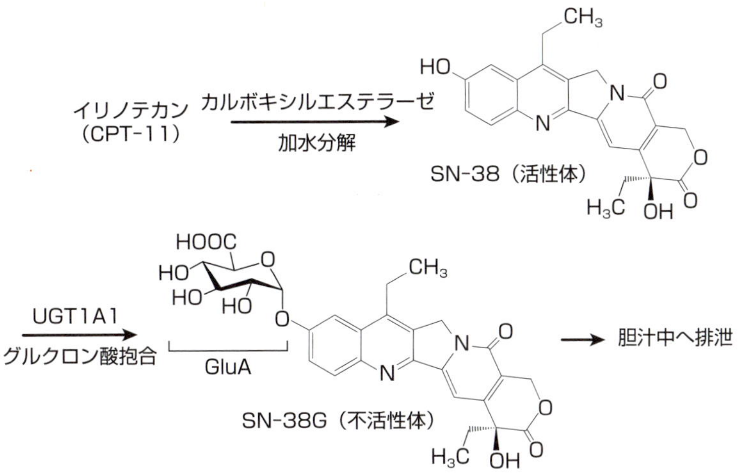

1 化学療法（抗がん薬の薬効・薬理）

図 7-1-24　イリノテカンの活性化と不活性化

イリノテカンは細胞内でカルボキシエステラーゼにより加水分解されて，活性体の SN-38 になる．SN-38 はその後，肝臓でグルクロン酸抱合を受けて不活性な SN-38G となり胆汁中に排泄される．
GluA：グルクロン酸

表 7-1-3　日本人における *UGT1A1* 遺伝子多型と代謝活性（SN-38 の不活性化）の関係

UGT1A1 の遺伝子多型		頻度（%）	代謝活性
変異なし	−／−	45～60	正常
*6 または *28 変異 1 つ（ヘテロ接合体）	−／*6	20～25	やや低下
	−／*28	15～20	
*6 または *28 変異 2 つ（ホモ接合体，複合ヘテロ接合体）	*6／*6	2～3	著しく低下（副作用ハイリスク群）
	*28／*28	1～2	
	*6／*28	4～5	

（文献 1 を参考に筆者作成）

ある（**表 7-1-3**）．それぞれ酵素タンパク質の発現量の低下や酵素活性の低下を引き起こし，SN-38 の代謝，排泄速度が遅くなる．その結果，血中濃度が上昇して重篤な副作用（特に好中球減少）を引き起こすことがある．*UGT1A1**6 は日本人を含む東アジア人に特異的にみられる変異である．事前にこれらの変異をもつかどうかを血液を用いて遺伝子診断し，変異がある場合は治療レジメンの変更またはイリノテカンの減量が必要となる．

　エトポシドは点滴静注または経口投与の両方が可能であるが，経口投与の場合はバイオアベイラビリティが約 50% であるため，点滴静注に比べて 2 倍量を投与する．エトポシドは肝臓においてグルクロン酸抱合を受けて 30～50% が尿中に排泄されるため，腎機能障害時は減量が必要である．

引用文献

1)　松岡 歩ほか：UGT1A1 遺伝子多型検査とイリノテカンの適正使用．臨床病理，63: 876-882, 2015.

VI 白金(プラチナ)製剤

　1970年代後半から臨床導入された白金錯体シスプラチンは，進行固形がんの治療成績を大きく改善し，臨床導入から40年以上経過した現在においても，最も確立された抗がん薬の一つとして広く臨床使用されている[1-3]．1970年からシスプラチンの臨床試験が開始され，1978年には米国FDAで，またわが国においては1984年に新治療薬として承認された．現在，白金製剤としてはシスプラチン，カルボプラチン，ネダプラチン，オキサリプラチンおよびミリプラチンの5種が保険収載され，臨床使用されている（図7-1-25）．カルボプラチン[4]およびネダプラチン[5]は水溶性を向上させることおよび生体分子との反応性を抑制することで，シスプラチンでみられる重篤な腎毒性を軽減することに成功した第二世代の白金製剤である．オキサリプラチン[6-8]とミリプラチン[9]のおもな適応はそれぞれ大腸がんと肝がんであり，白金製剤として新たな適応を開拓したこれらの製剤は，第三世代の白金製剤に分類される．

1. 構　造

　シスプラチンは2価の白金イオンにアンモニアと塩化物イオンが2分子ずつシス型で配位結合した，電荷ゼロの平面正方形型錯体である．白金製剤の構造式は，*cis*-

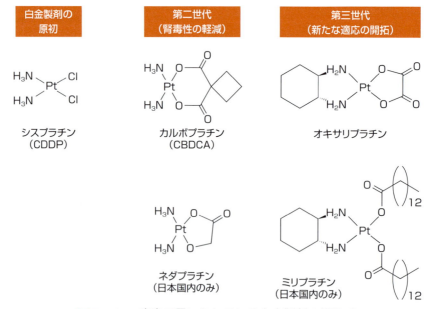

図 7-1-25　臨床で用いられている白金製剤の構造式

PtL_2X_2 で表される（**図 7-1-25**）．L は薬理効果を発揮する際に脱離しない担体配位子で，通常，白金イオンと安定な結合を形成するアンモニアやアミンが導入されている．一方，X は DNA の核酸塩基と結合する際またはそれ以前に置換される脱離基で，ハロゲンイオンやカルボキシレート誘導体が導入されている．

2. 作用機序

　白金製剤の標的は核 DNA であると考えられており，白金製剤が共有結合性の DNA 付加物を形成することによって DNA の複製および RNA への転写が阻害され，がん細胞の増殖が抑制されると考えられている[10]．塩化物イオン濃度が十分に高い（約 100 mmol/L）血中では，シスプラチンの Cl 配位子は水分子による置換をほとんど受けない．つまり，シスプラチンは血中では電荷ゼロのままであるので，容易に細胞内に取り込まれる（受動輸送）と考えられている．細胞内では塩化物イオン濃度が約 4 mmol/L に低下するため，シスプラチンの Cl 配位子は水分子に置換され，DNA と結合しやすい化学種となる（活性化）．脱離基としてカルボキレート誘導体を有する第二，第三世代の白金製剤は，血中で脱離基が解離する場合もあるが，塩化物イオンなどの陰イオン性配位子に置換されるので，いずれにせよシスプラチンと同様に電荷ゼロの状態で細胞内に受動輸送され，活性化されると考えられている．また，受動輸送以外に，トランスポーターが関与する輸送経路も報告されている．

　活性化された白金製剤は DNA 上でプリン塩基（グアニン，アデニン）の N7 位の窒素原子に優先的に結合し（**図 7-1-26**），白金-DNA 付加物を形成する．シスプラチンの場合，形成した白金-DNA 付加物の約 60％は同鎖内に隣接する 2 つのグアニン塩基間の架橋「GG-鎖内架橋」で，約 20％は同様に隣接するグアニンとアデニン間の架橋「AG-鎖内架橋」である（**図 7-1-26**）[11]．また，非常に割合は小さいが，異なる DNA 鎖のグアニン塩基間の架橋「GG-鎖間架橋」（1.5％）や，グアニンとタンパク間の架橋「DNA-タンパク架橋」も確認されている．

　シスプラチンの長期投与はシスプラチン耐性を誘発し，薬剤の有効性を低下させることが知られている．また，シスプラチンと同一の担体配位子（アンモニア）を持つカルボプラチンやネダプラチンなどの第二世代白金製剤は，シスプラチン耐性がんに対して有効な薬理効果を発揮しない（交叉耐性）ことが知られている．

3. 効能・効果

　シスプラチンは生殖器系および泌尿器系のがんによく用いられる．実際の適応は精巣がん，膀胱がん，腎盂・尿管腫瘍，前立腺がん，卵巣がん，頭頸部がん，非小細胞肺がん，食道がん，子宮頸がん，神経芽細胞腫，胃がん，小細胞肺がん，骨肉腫，胚細胞腫瘍，悪性リンパ腫など，非常に広い範囲に及ぶ．カルボプラチンとネダプラチンの適応はシスプラチンと類似している．これら第二世代の白金製剤は，

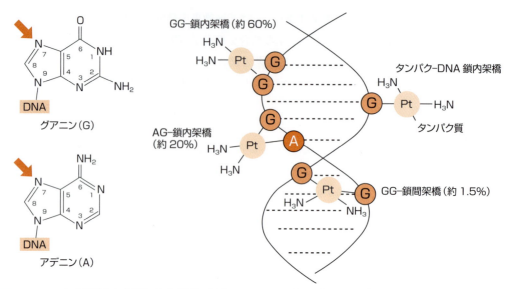

図 7-1-26 白金製剤の DNA 結合部位（グアニン，アデニン）および 2 本鎖 DNA 上で形成される白金-DNA 付加物（架橋）
白金製剤はプリン塩基の N7 位に結合し，鎖内架橋や鎖間架橋を形成する．

　副作用軽減の目的でシスプラチンの代わりに使用されるケースのほか，ほかの抗がん薬との併用薬としても用いられる．オキサリプラチンを用いた化学療法のおもな対象症例は，切除不能な進行性の大腸がんまたは再発した大腸がんである．近年においては，胃がんや治癒切除不能な膵がんにまでその対象症例が拡大されている．脂溶性に富むミリスチン酸を分子内に有するミリプラチンは，油性造影剤に懸濁して投与する局所治療（リピオドリゼーション）に用いることを前提に開発された．ミリプラチンの適応は肝細胞がんにおけるリピオドリゼーションで，肝動脈内に挿入されたカテーテルから投与され，肝動脈化学塞栓術（TACE）に則った治療に用いられる．ミリプラチン以外の白金製剤はすべて静脈内注射によって投与される．シスプラチンの場合，重金属特有の腎毒性を軽減する目的で水分負荷法が開発された[13]．シスプラチン投与前後には 1,000〜2,000 mL の輸液が数時間かけて投与される．さらに，尿量を確保するためにマンニトールやフロセミドなどの利尿薬が投与されることもある．第二世代白金製剤およびオキサリプラチンの水溶性はシスプラチンのそれよりも十倍以上高く，投与時に水分負荷を必要としないので，これらの白金製剤については外来での使用が可能である．

4. 薬物動態

　静脈内投与されたシスプラチン分子は，2 時間後にはその 90% が血漿タンパクと結合する．シスプラチンが高濃度に分布する組織は，腎臓，肝臓，卵巣，子宮および肺などである．細胞内に取り込まれた遊離型シスプラチンの一部は，グルタチオンやメタロチオネインなどのチオール基をもつ生体分子によって代謝され，細胞外

へ排出される．投与後 24 時間の尿中排泄率は約 30％で，おもに糸球体ろ過と尿細管分泌により尿中に排泄される．薬物血中濃度–時間曲線下面積（AUC）は二相性で，体内の総白金量の半減期は 2〜3 日である．カルボプラチンの血漿タンパク結合率は低く，投与 2 時間後では 24％である[14]．ネダプラチンは血漿タンパク質とほとんど結合しない[15]．カルボプラチンの場合，尿細管分泌はほとんどなく，24 時間以内に 60〜90％が尿中から排泄される[14]．カルバートらは，カルボプラチンの AUC と用量規定因子に正の相関があることを見出し，カルバートの式はカルボプラチンの投与量決定に汎用されている[4]．

5. 毒性と副作用

　白金製剤の重篤な副作用として，腎毒性，悪心・嘔吐，骨髄抑制などが挙げられる．シスプラチンの用量規制因子は腎毒性であるが，末梢神経障害および聴覚障害も用量規定因子になりうる．カルボプラチンとネダプラチンは化合物自体の水溶性が改善され，また，生体分子との反応性が抑制されたこともあり，腎毒性および悪心・嘔吐はシスプラチンよりも軽度である．カルボプラチンおよびネダプラチンの用量規定因子は骨髄抑制（特に血小板減少）で，投与後に輸血が必要になる場合がある．オキサリプラチンの用量規定因子は末梢の感覚異常および知覚不全であり，TACE に用いられるミリプラチンのおもな副作用は肝機能障害である．近年，白金製剤の副作用を対症療法的に抑制する方法が開発され，患者の負担もかなり軽減されるようになった．

引用文献

1) Rosenberg B, et al: Inhibition of cell division in escherichia coli by electrolysis products from a platinum electrode. Nature, 205: 698-689, 1965.
2) Rosenberg B, et al: The inhibition of growth or cell division in Escherichia coli by different ionic species of platinum（Ⅳ）complexes. J Biol Chem, 242: 1347-1352, 1967.
3) Rosenberg B, et al: Platinum compounds: a new class of potent antitumour agents. Nature, 222: 385-386, 1969.
4) Calvert AH, et al: Early clinical studies with cis-diammine-1,1-cyclobutane dicarboxylate platinum Ⅱ. Cancer Chemother Pharmacol, 9: 140-147, 1982.
5) Sasaki Y, et al: Pharmacokinetics of（glycolate-0,0'）-diammine platinum（Ⅱ）, a new platinum derivative, in comparison with cisplatin and carboplatin. Cancer Chemother Pharmacol, 23: 243-246, 1989.
6) Kidani Y, et al: Antitumor activity of platinum（Ⅱ）complexes of 1,2-diamino-cyclohexane isomers. Gan, 71: 637-643, 1980.
7) Mathe G, et al: Oxalato-platinum or 1-OHP, a third-generation platinum complex: an experimental and clinical appraisal and preliminary comparison with cis-platinum and carboplatinum. Biomed Pharmacother, 43: 237-250, 1989.
8) Cvitkovic E, et al: Oxaliplatin: a new therapeutic option in colorectal cancer. Semin Oncol, 26: 647-662, 1999.
9) Kunimatsu T, et al: Development of Miriplatin, a Novel Antitumor Platinum for Hepatocellular

Carcinoma. SUMITOMO KAGAKU, 2011-L, 2011.

10) Jamieson ER, et al: Structure, recognition, and processing of cisplatin-DNA adducts. Chem Rev, 99: 2467-2498, 1999.

11) Fichtinger-Schepman AM, et al: Cisplatin- and carboplatin-DNA adducts: is PT-AG the cytotoxic lesion ? Carcinogenesis, 16: 2447-2453, 1995.

13) Rosenberg B: Noble metal complexes in cancer chemotherapy. Adv Exp Med Biol, 91: 129-150, 1977.

14) Harland SJ, et al: Pharmacokinetics of cis-diammine-1,1-cyclobutane dicarboxylate platinum (Ⅱ) in patients with normal and impaired renal function. Cancer Res, 44: 1693-1697, 1984.

15) Ota K, et al: Pharmacokinetics of platinum in cancer patients following intravenous infusion of cis-diammine (glycolato) platinum, 254-S. Anticancer Res, 14: 1383-1387, 1994.

Ⅶ ホルモン剤

1. 男性ホルモンに作用する薬剤

男性ホルモンに作用する薬剤の作用点は，性腺刺激ホルモン放出ホルモン受容体関連薬，エストロゲン薬，抗アンドロゲン薬，CYP17 阻害薬に分類できる（**図 7-1-27**）．それぞれに該当する代表的薬剤について，以下に説明する．

1）性腺刺激ホルモン放出ホルモン受容体関連薬

a リュープロレリン，ゴセレリン（図 7-1-28）

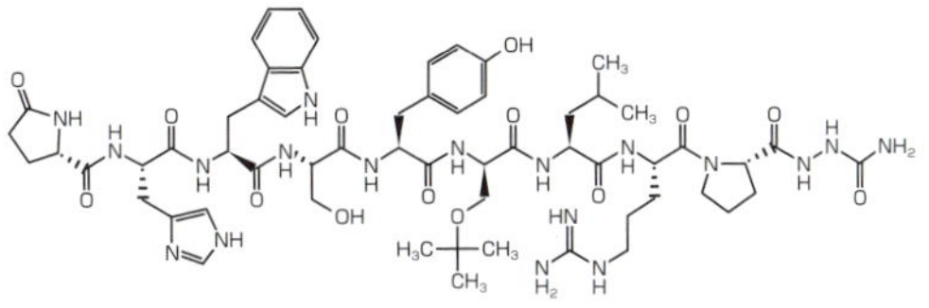

①作用機序：視床下部から分泌される LHRH（GnRH；性腺刺激ホルモン放出ホルモン）と類似の構造をもち，下垂体前葉の LHRH 受容体（GnRH 受容体）のアゴニストとして作用する．**図 7-1-29** に示すように，投与初期は，下垂体–性腺系が

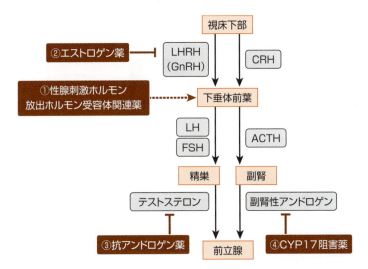

図 7-1-27　内分泌系（男性ホルモン関連）の概略と男性ホルモンに作用する薬剤の作用点

視床下部から LHRH（GnRH）が分泌され，下垂体前葉の LHRH 受容体を刺激し，LH が分泌される．分泌された LH は精巣からのテストステロン分泌を促す．副腎からは副腎性のアンドロゲンが産生される．

リュープロレリン

ゴセレリン

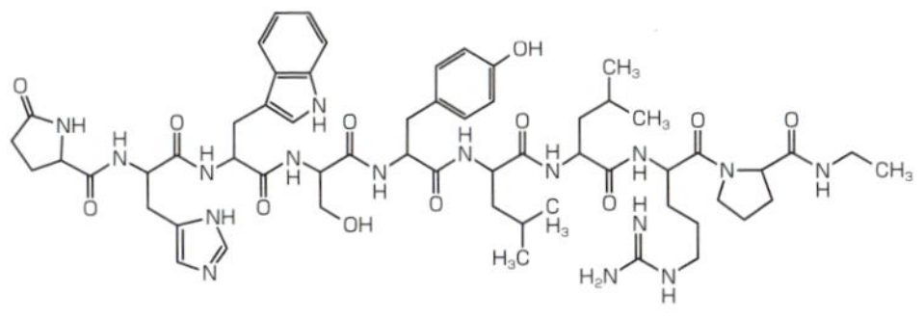

図 7-1-28　リュープロレリン，ゴセレリンの化学構造

刺激されるため，黄体形成ホルモン（LH）分泌が上昇し，精巣でのテストステロン分泌が一過性に亢進する（急性作用，テストステロンサージ，図7-1-29 a）．その後，LHRH受容体が継続的に刺激されることで，受容体の脱感作（ダウンレギュレーション）を生じる結果，LHの分泌が抑制され，テストステロンの分泌低下に至る（慢性作用，図7-1-29 b）．テストステロン分泌抑制は外科的去勢術と同程度であり，内科的去勢術とも呼ばれている．

②効能・効果：前立腺がん，閉経前乳がん

③薬物動態：徐放性製剤であり，皮下注射部位から徐々に吸収される．リュープロレリンは，4週ごとに1回皮下注射する製剤，12週ごとに1回皮下注射する製剤，24週ごとに1回皮下注射する製剤の3種類がある．ゴセレリンは，4週ごとに1回皮下注射する製剤と12～13週ごとに1回皮下注射する製剤がある．

④臨床毒性：投与初期の血清テストステロン濃度の一過性上昇に伴い，骨痛，尿管閉塞や脊髄圧迫などの症状が悪化することがある．頻度の高い副作用として，ほてり，熱感，LDH上昇，注射部位の諸症状（硬結，疼痛など）がある．

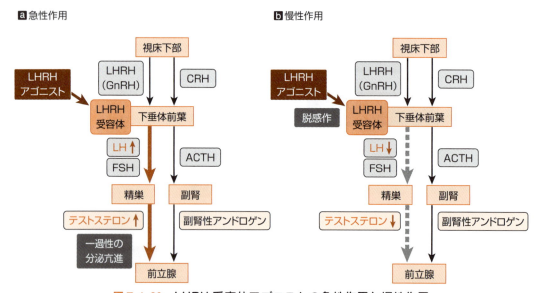

図7-1-29 LHRH受容体アゴニストの急性作用と慢性作用
a 投与初期におけるLH分泌刺激．b 継続的な刺激によるLHRH受容体の脱感作．

b デガレリクス（図7-1-30）

①作用機序：LHRH（GnRH）受容体に可逆的に結合し，アンタゴニストとして作用する．下垂体からのLH分泌を抑制し，精巣からのテストステロン分泌を低下させる．LHRHアゴニストと異なり，LHRH受容体を直接阻害するため，急性作用を生じない．したがって，骨痛などの予防を目的とした投与初期の抗アンドロゲン薬投与は不要である．

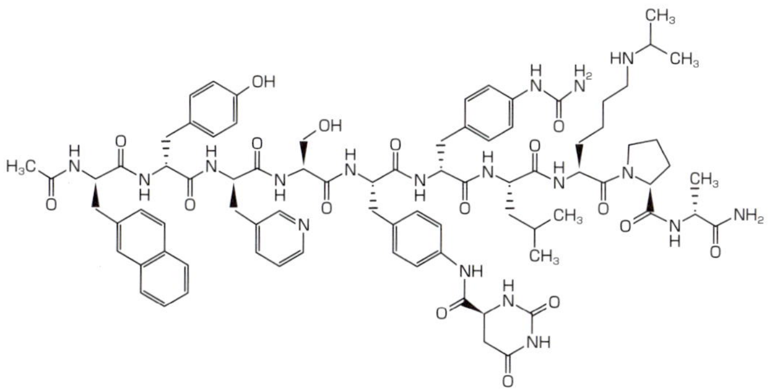

1 化学療法（抗がん薬の薬効・薬理）

図 7-1-30　デガレリクスの化学構造

②効能・効果：前立腺がん

③薬物動態：徐放性製剤であり，皮下注射部位でゲルを形成し薬物放出が長期に継続する．4週間ごとに 80 mg または 12 週間ごとに 480 mg を皮下投与する．プロテアーゼによりペプチド結合が加水分解を受けて分解される．

④臨床毒性：頻度の高い副作用として，注射部位の諸症状（疼痛，硬結など），ほてり，高血圧，体重増加，発熱，倦怠感がある．

2) エストロゲン薬

a エストラムスチンリン酸エステル（図 7-1-31）

①作用機序：主要代謝物のエストラムスチンは，前立腺がん組織に高濃度に分布し細胞傷害作用を示す．また，代謝物であるエストラジオールの持続的な過剰刺激は，視床下部からの LHRH 分泌抑制を引き起こし（ネガティブフィードバック），LH 分泌を低下させ，テストステロン分泌を抑制する．

②効能・効果：前立腺がん

③薬物動態：エストラムスチンは，前立腺組織に存在するエストラムスチン結合タンパク質（EMBP）と結合するため，組織移行性は良好である．前立腺がん組織中濃度は血漿中より約 6 倍高い．

④臨床毒性：肝機能異常，血液障害などの重篤な副作用が起こることがある．一般的に，女性ホルモン薬は血液凝固系の亢進をきたすため，脳・心血管系障害の副作用に注意が必要である．また，頻度の高い副作用として，貧血，浮腫，食欲不振，女性化乳房，味覚障害がある．

3) 抗アンドロゲン薬

　アンドロゲンがアンドロゲン受容体（AR）に結合するのを阻害し，抗がん作用を示す薬剤であり，化学構造からステロイド性と非ステロイド性に分けられる．

a クロルマジノン（図 7-1-32）

①作用機序：プロゲステロン誘導体．前立腺細胞内へのアドロゲン取り込み阻害作

193

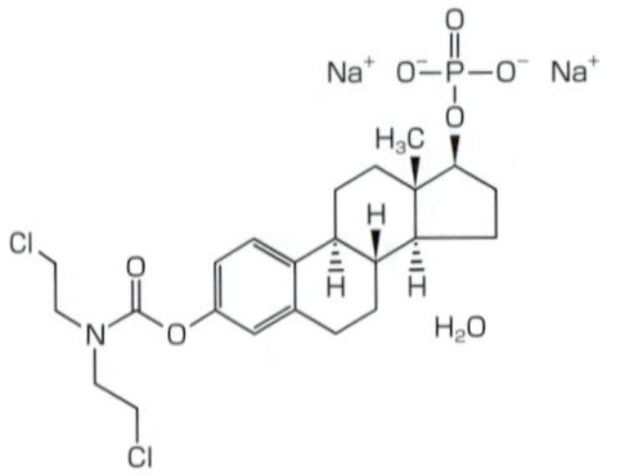

7章 がん薬物療法における薬効・薬理

図 7-1-31　エストラムスチンリン酸エステルの化学構造
エストラジオールとナイトロジェンマスタード（アルキル化薬）が化学的に結合した構造.

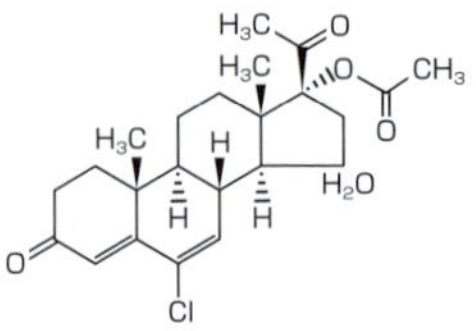

図 7-1-32　クロルマジノンの化学構造
ステロイド性の抗アンドロゲン薬.

フルタミド

ビカルタミド

図 7-1-33　フルタミド，ビカルタミドの化学構造
非ステロイド性の抗アンドロゲン薬.

用，およびアンドロゲンと AR の結合阻害作用を示す．また，視床下部-下垂体系を抑制するため，LH の分泌を低下させ，テストステロンの分泌を抑制する.

②効能・効果：前立腺がん（前立腺肥大症にも適応がある）

③薬物動態：空腹時に比べ，最大血中濃度（C_{max}）および薬物血中濃度-時間曲線下面積（AUC）が有意に増加する（食事摂取により刺激された胆汁分泌が原因）.

④臨床毒性：頻度の高い副作用として，インポテンス，肝機能異常，浮腫，体重増加，胃部不快感，女性化乳房がある.

b フルタミド，ビカルタミド（図 7-1-33）

①作用機序：テストステロンは前立腺組織内の 5α 還元酵素によりジヒドロテストステロンに代謝され，前立腺がん細胞中の AR と結合して複合体を形成する．この複合体は，核内に移行し，DNA 上に存在する転写因子結合領域であるアンドロゲンレスポンスエレメント（ARE）と結合することにより，細胞の増殖を刺激する．フルタミドやビカルタミドは，アンドロゲンの AR への結合を競合的に阻害する.

②効能・効果：前立腺がん

③薬物動態：フルタミドは主として肝臓で代謝される．活性本体はヒドロキシフルタミドである．ビカルタミドは主として肝臓で代謝される．CYP3A4 を阻害する.

④臨床毒性：フルタミドの頻度の高い副作用として，肝機能障害，女性化乳房，下痢，貧血がある．また，まれではあるが，重篤な肝機能障害（劇症肝炎など）に注意が必要である．ビカルタミドの頻度の高い副作用として乳房腫脹がある．肝障害のある患者には慎重投与である.

194

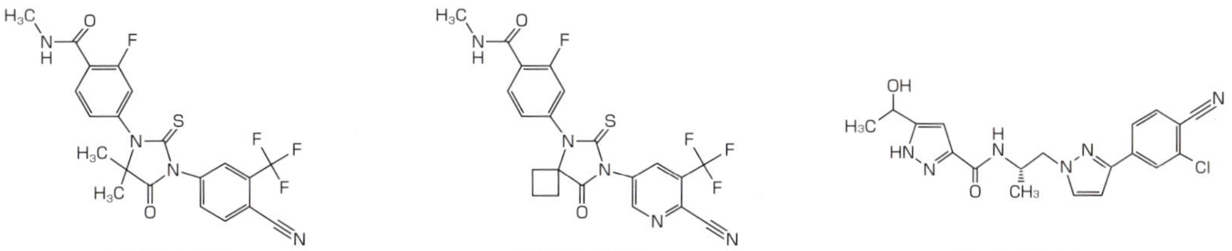

1 化学療法（抗がん薬の薬効・薬理）

図7-1-34 エンザルタミド，アパルタミド，ダロルタミドの化学構造

非ステロイド性の抗アンドロゲン薬.

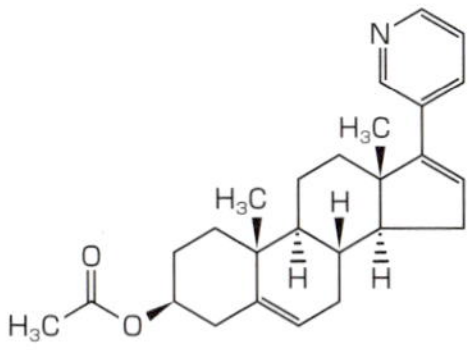

図7-1-35 アビラテロン酢酸エステルの化学構造

c エンザルタミド，アパルタミド，ダロルタミド（図7-1-34）

①作用機序：アンドロゲンの AR への結合を競合的に阻害する．さらに，AR の核内移行過程および ARE への結合過程も阻害し，AR を介したシグナル伝達を複数の段階で抑制する．また AR に対するアゴニスト作用を示さない．

②効能・効果：エンザルタミドは去勢抵抗性前立腺がん（ホルモン療法後に再燃を来した前立腺がん），遠隔転移を有する前立腺がん．アパルタミド，ダロルタミドは遠隔転移を有しない去勢抵抗性前立腺がん，遠隔転移を有する前立腺がん

③薬物動態：エンザルタミドは CYP2C8，アパルタミドは CYP2C8，CYP3A，カルボキシエステラーゼ，ダロルタミドは CYP3A4 により主として代謝される．

④臨床毒性：頻度の高い副作用として，疲労，ほてり，皮疹（アパルタミド）がある．また，まれではあるが重大な副作用として，けいれん発作（エンザルタミド，アパルタミド），心機能障害（アパルタミド，ダロルタミド）がある．

4）CYP17 阻害薬

a アビラテロン酢酸エステル（図7-1-35）

①作用機序：CYP17（17α-hydroxylase, C17,20-lyase）は，プレグネノロンやプロゲステロンから，副腎性のアンドロゲンであるデヒドロエピアンドロステロン（DHEA）やアンドロステンジオンへの生成を触媒する酵素である．アビラテロン酢酸エステルは，CYP17 を競合的かつ非可逆的に阻害し，副腎由来アンドロゲンの生成を抑制することで，前立腺組織内におけるアンドロゲンを低下させる（図7-1-36）．

②効能・効果：去勢抵抗性前立腺がん，内分泌療法未治療のハイリスクの予後因子

195

7章 がん薬物療法における薬効・薬理

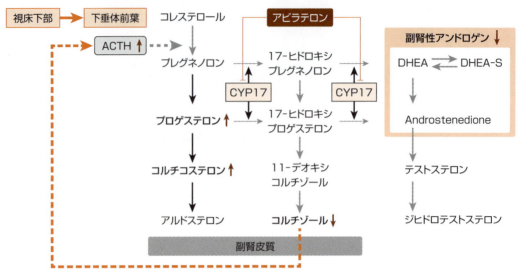

図 7-1-36 副腎性アンドロゲンの生成経路とアビラテロン酢酸エステルの作用点
アビラテロン酢酸エステルはCYP17を阻害することで副腎性アンドロゲンの生成を抑制する．一方で，コルチゾールの低下が起こるため，ACTHが上昇し，鉱質ステロイド分泌の亢進を招く．コルチゾール低下に対処するために，アビラテロン酢酸エステルと同時にプレドニゾロンが投与される．

を有する前立腺がん

③薬物動態：食事の影響：空腹時に比べ，C_{max}およびAUCが有意に増加する（AUCの増加は，低脂肪食においても約5倍，高脂肪食の場合は約10倍）．このため，食事の1時間前から食後2時間までの間の服用は避ける．アビラテロン酢酸エステルは，経口投与後速やかに，活性体であるアビラテロンに加水分解される．主として肝臓でCYP3A4により代謝される．

④臨床毒性：CYP17の阻害は，コルチゾールの低下（副腎皮質ステロイド低下）を引き起こすため，フィードバック作用によるACTHの分泌上昇を招く（**図7-1-36**）．その結果，鉱質コルチコイド分泌の上昇が起きるため，血圧上昇，低カリウム血症および体液貯留が誘発される．したがって，アビラテロン酢酸エステル投与時には，フィードバック作用の抑制のために，副腎皮質ステロイド（プレドニゾロン）の併用が必要である．頻度の高い副作用として，糖尿病，高血圧，疲労，ほてりがある．また，まれではあるが重大な副作用として，劇症肝炎がある．

2. 女性ホルモンに作用する薬剤

女性ホルモンに作用する薬剤の作用点は，①性腺刺激ホルモン放出ホルモン受容体関連薬，②抗エストロゲン薬，③アロマターゼ阻害薬に分類できる（**図7-1-37**）．それぞれに該当する代表的薬剤について，以下に説明する．

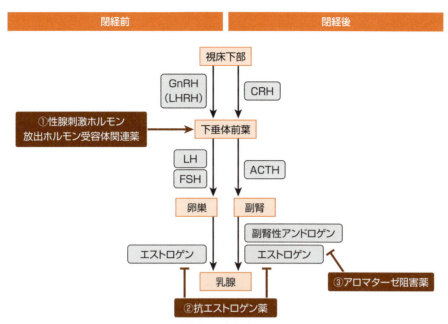

図 7-1-37　内分泌系（女性ホルモン関連）の概略と女性ホルモンに作用する薬剤の作用点
視床下部からLHRH（GnRH）が分泌され，下垂体前葉のLHRH受容体（GnRH受容体）を刺激し，LHやFSHが分泌される．分泌されたLHは卵巣からのエストラジオールやプロゲステロン分泌を促す．また，閉経後は副腎由来アンドロゲンからアロマターゼを介してエストロゲンが生成される．

1）性腺刺激ホルモン放出ホルモン受容体関連薬（リュープロレリン，ゴセレリン）（図 7-1-28，p.191）

①作用機序：下垂体前葉のLHRH受容体のアゴニストとして作用する．投与初期は，下垂体-性腺系刺激作用により一過性にLHが分泌上昇し，卵巣でのエストラジオールの分泌亢進が生じる（急性作用）．継続的な刺激により，受容体の脱感作によりLH分泌が抑制され，エストラジオールの分泌低下に至る（慢性作用）．エストラジオール分泌抑制は，閉経期レベルと同程度である．

②効能・効果：閉経前乳がん（原則としてホルモン受容体の発現の有無を確認し，ホルモン受容体が陰性と判断された場合には使用しない），前立腺がん

③薬物動態：1．男性ホルモンに作用する薬　[a]リュープロレリン，ゴセレリン（p.191）を参照．

④臨床毒性：投与初期の血清エストロゲン濃度の一過性上昇に伴い，骨痛の悪化がみられることがある．また，エストロゲン低下作用に基づく更年期障害様のうつ状態があらわれることがある．比較的頻度の高い副作用として，ほてり，のぼせ，関節痛がある．

2）抗エストロゲン薬

エストロゲンがエストロゲン受容体（ER）に結合するのを阻害し，抗がん作用を示す薬剤であり，化学構造からステロイド性と非ステロイド性に分けられる．

7章 がん薬物療法における薬効・薬理

図 7-1-38　タモキシフェン，トレミフェンの化学構造

非ステロイド性の抗エストロゲン薬.

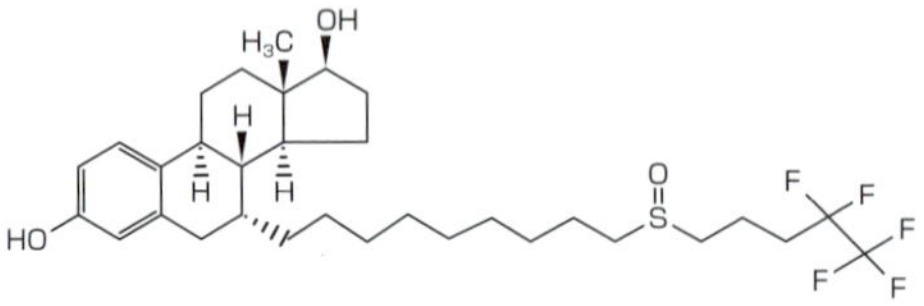

図 7-1-39　フルベストラントの化学構造

a タモキシフェン，トレミフェン（図 7-1-38）

①作用機序：エストラジオールは乳がん細胞中の ER と結合し複合体を形成する．この複合体が，DNA 上に存在する転写因子結合領域であるエストロゲンレスポンスエレメント（ERE）と結合することにより，細胞の増殖を刺激する．タモキシフェンとトレミフェンは，エストラジオールの ER への結合を競合的に阻害する．

②効能・効果：タモキシフェンは乳がん．トレミフェンは閉経後乳がん

③薬物動態：タモキシフェンは CYP3A4 や CYP2D6 により代謝される．代謝物は抗エストロゲン活性を有するため，CYP2D6 阻害作用を示すパロキセチンは，タモキシフェンの代謝を阻害し，タモキシフェンの効果減弱を来す可能性がある（併用注意）．トレミフェンの主要代謝物は *N*-デスメチルトレミフェン（未変化体と同様の抗がん活性）である．

④臨床毒性：エストロゲンの低下によるほてりやのぼせがある．乳腺に対しては抗エストロゲン作用を示すが，子宮や骨に対してはエストロゲン様作用を引き起こす．子宮に対するエストロゲン様作用は，子宮体がん，子宮内膜増殖症などのリスクを高める．なお，トレミフェンは QT 延長が報告されている．

b フルベストラント（図 7-1-39）

①作用機序：エストラジオールの ER への結合を競合的に阻害する．さらに，ER の分解促進作用（ダウンレギュレーション）により乳がん細胞の ER を減少させる．

②効能・効果：乳がん（閉経前乳がんに対しては，LHRH アゴニスト投与下で CDK4/6 阻害薬と併用する）．

③薬物動態：主として肝臓で代謝される．肝機能障害のある患者では全身クリアランスの低下が認められており，慎重投与とされている．

④臨床毒性：頻度の高い副作用として，注射部位の諸症状（硬結，疼痛，出血，血腫，膿瘍など），ほてりがある．

1 化学療法（抗がん薬の薬効・薬理）

図7-1-40 アナストロゾール，レトロゾールの化学構造

3) アロマターゼ阻害薬

ステロイド骨格をもたないアナストロゾールとレトロゾール，ステロイド骨格を持つエキセメスタンがある．

a アナストロゾール，レトロゾール（図7-1-40）

①作用機序：閉経後のエストロゲンは，アロマターゼにより副腎由来アンドロゲンが末梢でステロイド骨格A環が芳香環化されることにより産生される．アロマターゼはエストロゲン合成の最終段階を触媒する酵素であり，脂肪組織や筋肉に分布している．また，閉経後乳がん患者の場合，がん組織内およびがん周囲の脂肪組織でアロマターゼが過剰に発現し，エストロゲン依存性乳がん細胞の増殖に関わっている（図7-1-41）．すなわち，アロマターゼを阻害することで，エストロゲンの生成が抑制され，乳がんの増殖を抑制できる．アナストロゾールとレトロゾールはアロマターゼを競合的に阻害する．

②効能・効果：閉経後乳がん（閉経前は卵巣機能が活発であるためアロマターゼ阻害効果は不十分であることが予想されること，および使用経験がないことから，閉経前の患者には使用されない）．

③薬物動態：アナストロゾールはN-脱アルキル化，水酸化体のグルクロン酸抱合化，未変化体のグルクロン酸抱合化として代謝される．レトロゾールは肝臓でCYP3A4およびCYP2A6により代謝された後に，グルクロン酸抱合体としておもに腎臓から排泄される．

④臨床毒性：関節痛や骨粗鬆症，骨折に注意が必要である．閉経後の女性は，血中エストロゲン濃度が低いため，骨粗鬆症，骨折のリスクが高いとされる．アロマターゼ阻害作用は，血中エストロゲン濃度のさらなる低下をきたすため，骨密度などの骨状態を定期的に観察する．

b エキセメスタン（図7-1-42）

①作用機序：アロマターゼを競合的かつ非可逆的に阻害する．

②効能・効果：閉経後乳がん（非ステロイド性アロマターゼ阻害薬と同様に閉経前患者には使用しない）．

③薬物動態：CYP3A4，アルドケト還元酵素によって代謝される．空腹時に比べ，

199

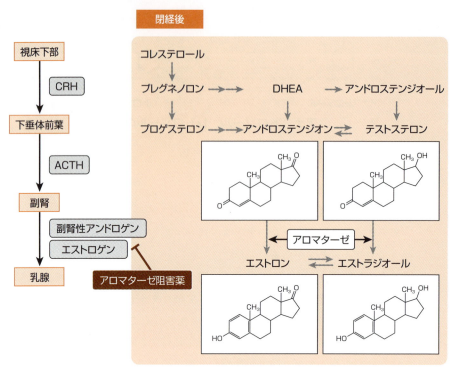

図 7-1-41　閉経後のエストロゲン生成経路とアロマターゼ阻害薬の作用点
閉経後は副腎由来のアンドロゲンがアロマターゼによりエストロゲンへと変換される．
DHEA：デヒドロエピアンドロステロン

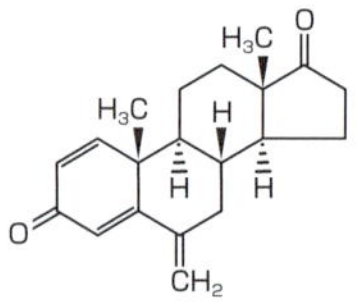

図 7-1-42　エキセメスタンの化学構造
ステロイド性のアロマターゼ阻害薬．

　　高脂肪食摂取により，C_{max} と AUC が有意に増加する（食事の影響）
④臨床毒性：骨粗鬆症，骨折が起こりやすくなる．頻度が高い副作用として，多汗，めまい，悪心，高血圧，ほてり，疲労がある．

2 分子標的治療

I 分子標的薬総論

1. 抗がん薬と分子標的薬との違い

　がんは，さまざまな要因により誘発されるゲノム異常が段階的に蓄積をすることによって，異常な細胞増殖や転移などの性質を示す．化学療法は，手術療法や放射線療法などの進行がんや再発がんに適用されるだけではなく，術前，術後の補助化学療法としても有効である．近年，急速な抗がん薬の開発や治療法の進展などにより，化学療法の内容も大きく変化している．現在では，従来の細胞傷害性の抗がん薬に加えて，がん細胞に特異的な分子を標的とする分子標的薬を用いた化学療法が多用されるようになってきている．従来の抗がん薬は，おもに DNA の複製や合成などの生体の基本的機能に作用し，細胞の増殖や分裂を阻害することで細胞障害効果を発揮する．しかし，その細胞傷害性から，がん細胞のみならず，活発に増殖や分裂するような正常細胞においても非選択的に細胞毒性を示す．そのため，抗がん作用と副作用の出現する用量の差は小さく，治療域は狭いため，期待する抗がん作用だけではなく，重篤な副作用が出現することも多い．また，細胞の増殖や分裂を阻害するため，分裂が遅い細胞には効果が低い．特に，がん組織に 1% 程度存在するがん幹細胞の多くは細胞周期の静止期の状態にあり，抗がん薬の排泄を促進するような薬剤耐性遺伝子を有することも多い．そのため，抗がん薬を用いた治療は，増殖性がん細胞に効果を発揮しても，がん幹細胞には効果が低い．そして，がん幹細胞が残存するとがん再発につながることが多かった（**表7-2-1**）．

2. 分子標的薬

　近年多用される分子標的薬は，がん細胞の増殖に関与するがん遺伝子やがん抑制遺伝子，細胞周期関連タンパク質，細胞内シグナル伝達物質などの特定の機能をもつ標的分子に対して特異的に作用することから，従来の抗がん薬に比べて抗がん効果の増強と副作用の軽減が期待されている．代表的な分子標的薬には，血管新生に関与する VEGF を標的とした VEGF 阻害薬，非受容体型チロシンキナーゼを標的とした BCR-ABL 阻害薬，受容体型チロシンキナーゼを標的とした HER2 阻害薬や

7章 がん薬物療法における薬効・薬理

表 7-2-1　従来の化学療法と最近のがん療法との違い

	化学療法	分子標的薬治療	がん免疫療法
作用機序	DNAの複製や合成など基本的機能のに作用し，がん細胞の増殖や分裂を阻害	がん細胞の増殖に関与する特定の機能をもつ標的分子に対して，特異的に作用	免疫システムを応用して，がん細胞を特異的に排除
がん細胞への特異性	低い（増殖率の高いがん細胞に効果的）	高い（標的分子が発現するがん細胞に効果的）	高い（多くの遺伝子変異が認められる悪性度の高いがん細胞に対する効果も期待）
副作用	重篤な副作用が多い（細胞増殖性が高い正常組織で多い）	従来の抗がん薬に比べて軽減が期待（標的分子が発現する正常組織で多い）	従来の抗がん薬に比べて軽減が期待（免疫チェックポイント阻害薬による自己免疫性有害事象）
		抗体薬によるインフュージョンリアクションなど	

EGFR 阻害薬，細胞周期の進行に関与する CDK を標的とした CDK 阻害薬，タンパク質分解系を標的としたユビキチンプロテアソーム阻害薬，免疫チェックポイント阻害薬 B 細胞受容体（BCR）の下流に位置するブルトン型チロシンキナーゼ（BTK）を阻害する BTK 阻害薬などがある（**図 7-2-1**）．これらについては，7 章 2 節 II（p.204）で詳細に説明する．

3. がんゲノム療法

　近年，同じがんでも原因となる遺伝子変異が，患者ごとに異なる場合も多く，同じがん種でも患者によって分子標的薬の効果や副作用が大きく異なることが多いことも明らかとなってきた．そのため，最適な治療効果を得るためには，患者ごとにそれぞれのがんに特異的な遺伝子変異の有無を網羅的に調べ，最適な治療薬，治療法を選択する必要がある．がんゲノム医療とは，がん患者の遺伝子変異に基づき，個別に最適な介入を行う個別化医療を目的としている．

　近年，がんゲノム医療を取り巻く環境は大きく変わってきた．「第 4 期がん対策推進基本計画」（令和 5 年）では，それまでの「第 3 期がん対策推進基本計画」の方針を引き継いで，がんゲノム医療中核拠点病院の整備などのがんゲノム医療体制の構築，全ゲノム解析等の新たな技術を含むさらなるがん研究の推進，がんゲノム医療に必要な人材育成の推進などが含まれている．がんゲノム医療の詳細については，7 章 2 節 IV（p.240）で説明する．

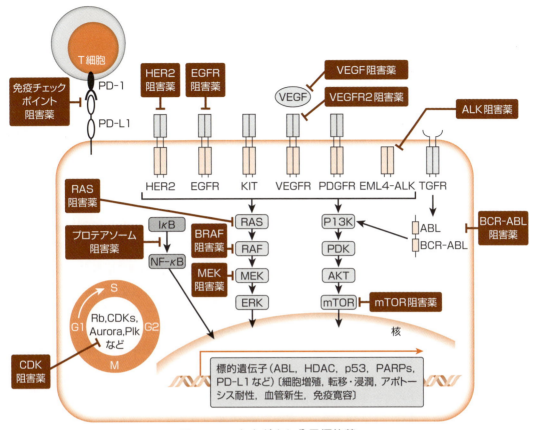

図 7-2-1　さまざまな分子標的薬

分子標的薬は，がん細胞の増殖に関与するがん遺伝子やがん抑制遺伝子由来のタンパク質，細胞周期関連タンパク質，細胞内シグナル伝達物質などの特定の機能をもつ標的分子（タンパク質）に対して特異的に作用する．代表的な分子標的薬には，血管新生に関与する VEGF を標的とした VEGF 阻害薬，非受容体型チロシンキナーゼを標的とした BCR-ABL 阻害薬，受容体型チロシンキナーゼを標的とした HER2 阻害薬や EGFR 阻害薬，細胞周期の進行に関与する CDK を標的とした CDK 阻害薬，タンパク質分解系を標的としたプロテアソーム阻害薬などがある．

II 抗体薬

　1975年に，ケラー（Köhler）とミルシュタイン（Milstein）は抗原接種マウス脾細胞とミエローマ細胞を融合させてハイブリドーマを得ることによりマウスモノクローナル抗体作製技術を確立した[1]．これにより標的分子に対して特異的な結合能を有する抗体を人工的に作製することが可能となった．初期のマウス抗体のヒトへの投与では，異種抗体の産生，安定性，エフェクター細胞との低親和性などの問題から高い効果を得ることが困難であったが，その後，遺伝子工学的技術の活用によって，マウス─ヒトキメラ型抗体，ヒト化抗体，ヒト型抗体を作製できるようになった．具体的には，マウスハイブリドーマの抗体可変領域に相当する遺伝子をヒトIg遺伝子定常領域と組換え，キメラ遺伝子をCHO細胞などに導入することによってキメラ型抗体の作製が可能になった．さらに，マウス抗体における抗原結合部位をクローニングし残りは可変領域も含めてすべてヒト型にすることによってヒト化抗体が作製された．ではさらに，マウスIg遺伝子をヒト遺伝子に置き換えたトランスジェニックマウスやヒト抗体遺伝子発現ファージライブラリーなどを用いることによってヒト型抗体の作製も可能となった．よって抗体薬は，その構造から，マウス抗体（語尾が-omab），可変領域全体をマウス型とし残りをヒト型に置き換えたキメラ型抗体（-ximab），抗原結合部位だけをマウス型とし残りをヒト型としたヒト化抗体（-zumab），およびヒト型抗体（-umab）の4種類に分類される（図7-2-2）．国内で承認（2024年5月現在）されている抗体薬の標的分子，一般名，構造による分類，適応がん種，承認年を表7-2-2（p.206, 207）に示す．

　抗体薬のおもな作用機序を図7-2-3に示す．一般的に抗体薬の標的分子（抗原）との結合は，低分子と比較して親和性と特異性がきわめて高い．よって抗体薬の作用はおもに標的分子との結合とその中和活性によって惹起される．たとえば，がん

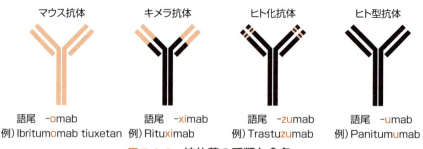

図7-2-2　抗体薬の種類と命名

抗体薬は，その構造から，マウス抗体（語尾が-omab），可変領域全体をマウス型とし残りをヒト型に置き換えたキメラ型抗体（-ximab），抗原結合部位だけをマウス型とし，残りをヒト型としたヒト化抗体（-zumab），およびヒト型抗体（-umab）の4種類に分類される．

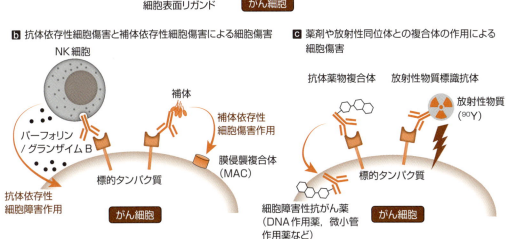

図 7-2-3　代表的な抗体薬の作用機序

　細胞表面に発現する受容体と細胞外の可溶性リガンドとの相互作用を標的とした場合，リガンド，またはその受容体への結合により両分子の相互作用を阻害する（図 7-2-3 a）．その結果，細胞質を経由する核内へのシグナル伝達が遮断され，がん細胞の増殖，生存，遊走などが阻害される．近年注目されている免疫チェックポイント阻害薬の場合，T 細胞表面の分子（負の共刺激因子）とがん細胞表面に発現するリガンドとの相互作用をブロックすることによって T 細胞内の負のシグナル伝達を遮断することによって T 細胞の活性化を惹起する（図 7-2-3 a）．一方，細胞表面抗原を標的とする抗体の Fc 領域は Fc 受容体との結合を介して NK 細胞やマクロファージなどのエフェクター細胞をリクルートすることによって，抗体依存性細胞傷害（antibody-dependent cell-mediated cytotoxicity；ADCC）作用を惹起する機構も存在する．同様に抗体が補体と結合することにより標的細胞を傷害する作用を補体依存性細胞傷害（complement-dependent cytotoxicity；CDCC）作用と呼ぶ（図 7-2-3 b）．また，放射線標識された抗体，および強力な細胞傷害性化合物

7章 がん薬物療法における薬効・薬理

表7-2-2　国内で承認されている抗体薬

	標的分子	抗体薬（一般名）	構造による分類	適応がん種	国内承認年
リガンド標的抗体薬	VEGF	ベバシズマブ	ヒト化モノクローナル抗体	結腸・直腸がん，非小細胞肺がん，卵巣がん，乳がん，悪性神経膠腫	2007
		アフリベルセプト ベータ	受容体-Fc 融合タンパク質	結腸・直腸がん	2017
	RANKL	デノスマブ	ヒトモノクローナル抗体	多発性骨髄腫による骨病変及び固形がん骨転移による骨病変，骨巨細胞腫	2012
膜受容体標的抗体薬	HER2	トラスツズマブ	ヒト化モノクローナル抗体	乳がん，胃がん，結腸・直腸がん	2001
		ペルツズマブ	ヒトモノクローナル抗体	乳がん，結腸・直腸がん	2013
	EGFR	セツキシマブ	キメラモノクローナル抗体	結腸・直腸がん，頭頸部がん	2008
		パニツムマブ	ヒトモノクローナル抗体	結腸・直腸がん	2010
		ネシツムマブ	ヒトモノクローナル抗体	扁平上皮非小細胞肺がん	2019
	CCR4	モガムリズマブ	ヒト化モノクローナル抗体	成人T細胞白血病リンパ腫，末梢性T細胞リンパ腫，皮膚T細胞性リンパ腫	2012
	VEGFR2	ラムシルマブ	ヒトモノクローナル抗体	胃がん，結腸・直腸がん，非小細胞肺がん，肝細胞がん	2015
膜上分化抗原標的抗体薬	CD20	リツキシマブ	キメラモノクローナル抗体	B 細胞性非ホジキンリンパ腫，慢性リンパ性白血病	2001
		イブリツモマブ チウキセタン	放射性物質標識マウスモノクローナル抗体	低悪性度 B 細胞性非ホジキンリンパ腫，マントル細胞リンパ腫	2008
		オファツムマブ	ヒトモノクローナル抗体	慢性リンパ性白血病	2013
		オビヌツズマブ	ヒト化モノクローナル抗体	濾胞性リンパ腫，慢性リンパ性白血病	2018
	CD20/CD3	エプコリタマブ	二重特異性ヒト化モノクローナル抗体	大細胞型 B 細胞リンパ腫，濾胞性リンパ腫	2023
	CD52	アレムツズマブ	ヒト化モノクローナル抗体	慢性リンパ性白血病	2014
	CD319 （SLAMF7）	エロツズマブ	ヒト化モノクローナル抗体	多発性骨髄腫	2016
	CD38	ダラツムマブ	ヒトモノクローナル抗体	多発性骨髄腫	2017
		イサツキシマブ	キメラモノクローナル抗体	多発性骨髄腫	2020
	CD19/CD3	ブリナツモマブ	二重特異性マウスモノクローナル抗体	B 細胞性急性リンパ性白血病	2018

2 分子標的治療

表 7-2-2 （つづき）

	CD152 （CTLA-4）	イピリムマブ	ヒトモノクローナル抗体	悪性黒色腫，腎細胞がん，結腸・直腸がん，非小細胞肺がん，悪性胸膜中皮腫，食道がん	2015
		トレメリムマブ	ヒトモノクローナル抗体	非小細胞肺がん，肝細胞がん	2022
	CD279 （PD-1）	ニボルマブ	ヒトモノクローナル抗体	悪性黒色腫，非小細胞肺がん，腎細胞がん，ホジキンリンパ腫，頭頸部がん，胃がん，悪性胸膜中皮腫，結腸・直腸がん，食道がん，原発不明がん，尿路上皮がん，上皮系皮膚悪性腫瘍	2014
		ペムブロリズマブ	ヒト化モノクローナル抗体	悪性黒色腫，非小細胞肺がん，ホジキンリンパ腫，尿路上皮がん，固形がん，腎細胞がん，頭頸部がん，食道がん，結腸・直腸がん，乳がん，子宮体がん，子宮頸がん，大細胞型B細胞リンパ腫	2016
		セミプリマブ	ヒトモノクローナル抗体	子宮頸がん	2022
	CD274 （PD-L1/ B7-H1）	アベルマブ	ヒトモノクローナル抗体	メルケル細胞がん，腎細胞がん，尿路上皮がん	2017
		アテゾリズマブ	ヒト化モノクローナル抗体	乳がん，非小細胞肺がん，小細胞肺がん，肝細胞がん	2018
		デュルバルマブ	ヒトモノクローナル抗体	非小細胞肺がん，小細胞肺がん，肝細胞がん，胆道がん	2018
ガングリオシド	GD2	ジヌツキシマブ	キメラモノクローナル抗体	神経芽腫	2021
抗体薬物複合体	CD33	ゲムツズマブ オゾガマイシン	ヒト化モノクローナル抗体-薬物複合体	急性骨髄性白血病	2005
	HER2	トラスツズマブ エムタンシン	ヒト化モノクローナル抗体-薬物複合体	乳がん	2013
	CD30	ブレンツキシマブ ベドチン	キメラモノクローナル抗体-薬物複合体	ホジキンリンパ腫，未分化大細胞リンパ腫	2014
	CD22	イノツズマブ オゾガマイシン	ヒト化モノクローナル抗体-薬物複合体	急性リンパ性白血病	2018
	HER2	トラスツズマブ デルクステカン	ヒト化モノクローナル抗体-薬物複合体	乳がん，非小細胞肺がん，胃がん	2020
	EGFR	セツキシマブ サロタロカンナトリウム	キメラモノクローナル抗体-薬物複合体	頭頸部がん	2020
	Nectin-4	エンホルツマブ ベドチン	ヒトモノクローナル抗体-薬物複合体	尿路上皮がん	2021
	CD79b	ポラツズマブ ベドチン	ヒト化モノクローナル抗体-薬物複合体	びまん性大細胞型B細胞リンパ腫	2021

（2024年5月現在）

7章 がん薬物療法における薬効・薬理

と抗体との複合体も開発されており，いずれもがん細胞選択的に細胞表面または内部から細胞傷害を引き起こす（**図7-2-3 C**）．

1. リガンド標的抗体薬

1）抗VEGF抗体

　血管新生は個体の発生や生育において重要な生命現象であるが，がんをはじめとしたさまざまな疾患において血管新生が病態の進展に重要な役割を担っていることも明らかとされている．1970年代にフォークマンによって，固形がんの成長が腫瘍血管に依存していることが提唱され[2]，現在までに血管新生に関与するさまざまな因子とその受容体の同定，さらにその下流シグナル伝達の詳細が明らかとされてきた．中でも血管内皮細胞増殖因子（VEGF）は血管新生の過程で中心的な役割を担う細胞増殖因子である．VEGFファミリーのうちVEGF-Aは，最もよく研究されているリガンドであり，血管内皮細胞の増殖，血管透過性の亢進，管腔形成の促進，などを惹起する．VEGFが結合する内皮細胞表面の受容体にはVEGF Receptor 1/2/3（VEGFR-1/2/3）の3種類が存在し，それぞれに特定のVEGFアイソフォームが結合する．これらの受容体にVEGFが結合すると，受容体のチロシンキナーゼが活性化して細胞内にシグナルが伝達される．

　世界初の血管新生阻害薬 ベバシズマブ（Bevacizumab）は，VEGF-Aに結合することによって，血管内皮細胞表面に発現するVEGFRとの結合を阻害する[3]．その結果，がん組織における血管新生の抑制とそれに伴う栄養補給の遮断によってがんの成長を抑える．また血管内皮細胞の増殖が抑制され，血管の正常化が惹起され組織間質圧が下がるため，併用する薬剤ががんに届きやすくなることも報告されている[4]．VEGFに対する分子標的薬として承認されたアフリベルセプト ベータ（Aflibercept beta）は，VEGFR-1およびVEGFR-2の細胞外ドメインとヒトIgG1のFcドメインからなる遺伝子組換え融合糖タンパク質である．よってその標的は抗体薬のベバシズマブと少し異なり，VEGF-A，以外にもVEGF-Bおよび胎盤増殖因子（PIGF）と結合することによりがん内における血管新生を阻害する[5]．

2）抗RANKL抗体

　デノスマブ（Denosumab）は，骨粗鬆症の治療薬であるが，多発性骨髄腫による骨病変及び固形がん骨転移による骨病変，骨巨細胞腫の治療薬としても用いられている．骨芽細胞から産生されるRANKリガンド（RANKL）は破骨細胞の形成，機能などを促進する．よって，外的刺激などによりRANKLが過剰に産生されると過剰な骨吸収につながる．本薬剤は抗RANKLヒト型抗体であり，RANKLに結合しその働きを阻害することで破骨細胞による骨吸収の亢進を抑制し，骨密度を高めることによりがんによる骨病変の進展を抑える作用がある．また破骨細胞様巨細胞による骨破壊を低下させ，骨巨細胞腫の進行を抑制すると考えられている[6]．副作用

として低カルシウム血症，感染症などがある．

2. 膜受容体標的抗体薬

1) 抗 HER2 抗体

　HER2/Neu/ErbB-2 は，1982 年に MIT のワインバーグ（Weinberg）らによって神経芽細胞腫（Nueroblastoma）から 185kDa のタンパク質をコードする新たながん遺伝子 *Neu* として発見された[7]．その後，ジェネンティック社など 3 つの研究グループによって再発見され[8-10]，EGFR（HER1）との相同性から HER2 と命名された．さらに，UCLA のスレイモン（Slamon）らによって一部の乳がんでの *HER2* 遺伝子増幅が報告され[11]，ジェネンティック社で製造されたマウス抗体がマウスで抗がん活性を示したことから，1990 年同社でヒト化抗体が製造され，トラスツズマブ（Trastuzumab）が誕生した[12]．乳がん治療においては世界初のヒト化抗体薬である．1998 年に米国 FDA で認可され，日本では 2001 年に HER2 過剰発現の再発乳がんに対して認可された．HER ファミリー受容体型チロシンキナーゼは，細胞外領域にリガンドが結合することにより二量体を形成し下流へのシグナルを伝達する．一方，HER2 の細胞外領域に結合する内因性リガンドはまだ知られていないが，HER2 が過剰発現することによって，HER2 ホモ二量体化あるいは HER1/3/4 とのヘテロ二量体化が促進され活性型受容体型チロシンキナーゼとなり，核内へのシグナル伝達が亢進する．その結果，細胞増殖や血管新生が促進され，アポトーシスが抑制される．HER2 は 15〜20％の乳がんで過剰発現がみられ，過剰発現の症例は抗がん薬抵抗性であり予後不良である[13]．トラスツズマブの作用機序は，HER2 の細胞外領域にあるサブドメイン IV に結合し，ADCC による．すなわち，HER2 に結合したトラスツズマブの Fc1 ドメインに NK 細胞の Fcγ 受容体に結合し NK 細胞を活性化させがん細胞を殺傷する．これらの作用は Fcγ 受容体を欠失した免疫不全マウスではトラスツズマブの抗がん効果が低下することから主作用であると考えられている[14]．また，HER2 によるシグナル伝達阻害によるがん細胞自身の増殖能，生存能の低下も報告されている[15]．注意すべき重篤な副作用として心毒性，輸注反応などがある．一方，HER2 の活性化に必要な二量体形成を阻害するペルツズマブ（Pertuzumab）も開発されている．本薬剤はトラスツズマブとは異なる部位（サブドメイン II）に結合する．その結果，HER2 のホモおよびヘテロ二量体化を阻害し，下流へのシグナル伝達を遮断することによって抗がん活性を示す[16]．

2) 抗 EGFR 抗体

　細胞の成長と増殖を調節する上皮成長因子（EGF）は，コーエン（Cohen）らによって 1962 年に発見された[17]．その後，1970 年代には，その受容体として上皮成長因子受容体（EGFR）が発見され[18]，さらに 1980 年代になって，がん遺伝子 *erbB* がコードするタンパク質と EGFR が同一であることが明らかとなった[19]．EGFR

7章 がん薬物療法における薬効・薬理

は，分子量 170 kDa の受容体型チロシンキナーゼであり通常単量体では不活性である．EGF などのリガンドが結合すると EGFR の二量体が形成され，さらに細胞内のキナーゼドメインによって自己リン酸化が促進されることにより活性化し下流へとシグナルを伝達する．EGFR の過剰発現は大腸がん，非小細胞肺がん，腎がん，乳がん，前立腺がんなどの多くの固形がんで報告されており，また，予後不良因子であることから創薬標的として注目されてきた[20,21]．EGFR を標的とした抗体薬として，2008 年にキメラ抗体であるセツキシマブ（Cetuximab）が承認された．本薬剤は EGFR のリガンド結合ドメインに結合することで，EGF などの内因性リガンドの結合を阻害する．そのため二量体形成と自己リン酸化が抑制され，また細胞表面にある EGFR の細胞内へのインターナリゼーションが起こることによって下流へのシグナル伝達が遮断される[22]．2010 年には同様の作用機序で EGFR シグナル伝達を阻害する完全ヒト型抗体　パニツムマブ（Panitumumab）が承認された．これらの薬剤はともに EGFR 陽性の大腸がんに対して効果を示すが，EGFR 下流に位置する GTP 結合タンパク質 KRAS の遺伝子変異がある場合には有効性が確認されていない[23]．よって *RAS* 遺伝子変異検査によって遺伝子変異の有無を考慮した上で，適応患者の選択を行う．EGFR は皮膚，毛包，爪の増殖や分化に関与しているため，抗 EGFR 薬は高頻度に皮膚障害が出現する．また重度の輸注反応と過敏性反応，間質性肺炎などがある．さらに 2019 年には，初の抗 EGFR 抗体としてネシツムマブ（Necitumumab）が承認された．

3）抗 CCR4 抗体

　モガムリズマブ（Mogamulizumab）は，CCR4 を標的とするヒト化抗体である．CCR4 は，7 回膜貫通型ケモカイン受容体であり，CD4 陽性 T 細胞の中で Treg/Th2 細胞で高発現している．そのリガンドとして，TARC と MDC などのケモカインが知られている．1 型ヒト T 細胞白血病ウイルス（HTLV-1）によって引き起こされる成人 T 細胞白血病リンパ腫（ATL）において，CCR4 は高頻度で発現しており，予後不良因子である[24]．モガムリズマブは，ATL 細胞表面の CCR4 に結合し ADCC 活性により薬効を発揮する分子標的薬であるが，ほかの分子標的薬と異なり CDC 活性および中和活性は有さない[25]．モガムリズマブの作製には，ポテリジェント技術が使用されている．すなわち Fc 部位に結合する糖鎖中のフコース*を除去により免疫細胞との親和性が高まり，百倍以上高い ADCC 活性を有する点が大きな特徴である[26]．

4）抗 VEGFR2 抗体

　ラムシルマブ（Ramucirumab）は，VEGF の受容体 VEGFR2 を標的としたヒト

＊フコース：デオキシ糖の一種

型抗体である．血管内皮細胞表面に発現する VEGFR2 に結合することによって，VEGF の結合を阻害し血管内皮細胞の増殖を抑制する血管新生阻害薬である[27]．2015 年に日本で承認された．

3. 膜上分化抗原標的抗体薬

1) 抗 CD20 抗体

CD20 はほとんどすべての正常およびがん化した B 細胞においてプレ B 細胞から成熟 B 細胞までの分化段階で特異的に発現する分化抗原であり，ほかの正常細胞や造血幹細胞，プロ B 細胞には発現しない．リツキシマブ（Rituximab）は CD20 を標的としたキメラ抗体であり，2001 年に日本で承認された．CD20 への特異的結合後に惹起される CDC 活性および ADCC 活性が主たる作用機序である[28]．リツキシマブ投与によってがん性 CD20 陽性細胞だけでなく正常 CD20 陽性細胞も傷害を受けるが，造血幹細胞やプロ B 細胞の分化によって回復すると考えられている．リツキシマブ耐性機序に関しては複数の機構が提唱されている．リツキシマブの治療効果は，CD20 の発現量によって異なり，発現量の低い症例では感受性が低下する[29]．また，CD46，CD55，CD59 などの補体系を抑制する分子の過剰発現やエフェクター細胞の Fcγ 受容体の遺伝子多型などによって，CDC 活性や ADCC 活性が低下することにより薬剤の効果が減弱することも報告されている[30]．

その後開発された抗 CD20 抗体として，2013 年にリツキシマブとはエピトープが異なりかつより高い親和性を有するヒト型抗体オファツムマブ（Ofatumumab）が，また 2018 年にはポテリジェント技術によって ADCC 活性が増強したヒト化抗体 オビヌツズマブ（Obinutuzumab）が承認された．

CD20 を標的とした放射性標識抗体も開発されている[31]．イブリツモマブ チウキセタン（Ibritumomab Tiuxetan）はマウス抗体 イブリツモマブにキレート薬であるチウキセタンを共有結合させた薬剤であり，キレート薬部位に放射性同位元素である ^{90}Y や ^{111}In を付加させることができる．本薬剤は B 細胞上の CD20 に対して特異的に結合し ^{90}Y からの β 線によって殺細胞作用を誘発する．一方，γ 線を放出する ^{111}In の付加体を用いることによって γ カメラ イメージングによってその集積部位を確認できる．

2) その他

CD52 抗原は B 細胞，T 細胞，単球，マクロファージ，ナチュラルキラー細胞および慢性リンパ性白血病（CLL）細胞に発現している．再発または難治性の慢性リンパ性白血病の治療に用いられているアレムツズマブ（Alemtuzumab）は，慢性リンパ性白血病細胞の表面の CD52 抗原に結合し，ADCC 活性と CDC 活性を介した細胞障害作用を誘発する．再発または難治性の多発性骨髄腫の治療薬として，CD319（SLAMF7）を標的としたヒト化抗体エロツズマブ（Elotuzumab），CD38

7章 がん薬物療法における薬効・薬理

を標的としたヒト抗体ダラツムマブ（Daratumumab）とキメラ抗体イサツキシマブ（Isatuximab）が開発されている．いずれも多発性骨髄腫細胞に多く発現する抗原であり，ADCCやCDC活性を介した細胞障害作用を誘発する．ただし，SLAMF7はNK細胞にも発現しており，エロツズマブの薬効はSLAMF7への結合を介したNK細胞の活性化も関与している．ブリナツモマブ（Blinatumomab）は，CD3およびCD19に対する2種のマウスモノクローナル抗体の可変領域を，リンカーを介して結合させた二重特異性抗体である．エフェクターT細胞の細胞膜上に発現するCD3とB細胞性腫瘍の細胞膜上に発現するCD19に結合し，架橋することによりT細胞を活性化し，CD19陽性のがん細胞を傷害する．すなわち，二重特異性T細胞誘導（BiTE, Bispecific CD19-Directed CD3 T-Cell Engager）作用を有しており，再発または難治性のB細胞性急性リンパ性白血病の治療に用いられている．副作用として神経学的事象，感染症，サイトカイン放出症候群などがある．また，近年，CD20とCD3に結合する二重特異性抗体エプコリタマブ（Epcoritamab）も開発され，大細胞型B細胞リンパ腫や濾胞性リンパ腫の治療に用いられている．一方，ガングリオシドGD2を標的としたジヌツキシマブ（Dinutuximab）も承認されている．

　その他，CD152（CTLA-4）を標的としたイピリムマブ（Ipilimumab），トレメリムマブ（Tremelimumab），CD279（PD-1）を標的としたニボルマブ（Nivolumab），ペムブロリズマブ（Pembrolizumab），CD274（PD-L1/B7-H1）を標的としたアベルマブ（Avelumab），アテゾリズマブ（Atezolizumab），デュルバルマブ（Durvalumab），セミプリマブ（Cemiplimab）などが免疫チェックポイント阻害薬として承認された．これらの薬剤はがん免疫療法のカテゴリーに含まれるため，詳細については7章3節（p.245）を参照されたい．

4. 抗体薬物複合体

　抗体薬物複合体（Antibody-drug conjugate：ADC）は，がん細胞特異的に結合する抗体に細胞障害活性を有する化合物（ペイロード）を結合させた分子であり，抗体がペイロードを効率的にがん細胞に運搬することによって，ペイロードが有する細胞障害活性を最大限に発揮し，かつ毒性を軽減することが期待される．すなわち低分子薬と抗体薬のそれぞれの優れた特性を活かした新たな医薬モダリティである[32]．

　初期に開発されたゲムツズマブオゾガマイシン（Gemtuzumab Ozogamicin）は，CD33を標的としたヒト化抗体と強力な細胞傷害活性を有するカリケアミシン系のオゾガマイシンとの複合体であり，白血病細胞に結合し，細胞内に取り込まれた後に遊離したオゾガマイシンがDNAを切断することによってがん細胞を死滅させる．日本では2005年に，再発または難治性のCD33陽性の急性骨髄性白血病の治療薬として承認された．その後，オゾガマイシンを抗CD22抗体に結合したイノツズマブ オゾガマイシン（Inotuzumab Ozogamicin）が，再発または難治性のCD22

陽性の急性リンパ性白血病の治療薬として2018年に承認された．ブレンツキシマブ ベドチン（Brentuximab Vedotin）とポラツズマブ ベドチン（Polatuzumab vedotin）は，各々抗CD30抗体，抗CD79b抗体に微小管阻害薬であるモノメチル アウリスタチンE（MMAE）を共有結合させたADCであり，細胞内に取り込まれ たMMAEがチューブリン重合を阻害することにより細胞障害作用を示す．効能・ 効果は，前者がCD30陽性のホジキンリンパ腫とCD30陽性の再発または難治性の 未分化大細胞リンパ腫，後者はびまん性大細胞型B細胞リンパ腫である．さらに固 形がんをターゲットとしたADCとしては，HER2を標的としたヒト化抗体トラス ツズマブに細胞傷害性化合物を共有結合させたトラスツズマブ エムタンシン （Trastuzumab Emtansine）やトラスツズマブ デルクステカン（Trastuzumab Deruxtecan）が承認され，乳がんをはじめとした固形がんの治療に用いられてい る．トラスツズマブ デルクステカンはトポイソメラーゼIを標的としたカンプトテ シン誘導体がペイロードとして用いられており，ほかのHER2標的薬では無効な HER2低発現の乳がんにも有効である．このことはペイロードのバイスタンダー効 果によると考えられている．細胞接着分子Nectin-4を標的とした抗体にMMAEを 結合させたエンホルツマブ ベドチン（Enfortumab Vedotin）は尿路上皮がんを効 能・効果とする．また抗EGFR抗体セツキシマブに光感受性物質である色素IR700 を結合させたセツキシマブ サロタロカンナトリウム（Cetuximab Sarotalocan Sodium）は，光免疫療法剤として開発された頭頸部がん治療薬である．これらADC の副作用には，輸注反応，肝機能障害，肺障害以外にペイロードに関連する骨髄抑 制や末梢神経障害などが知られている．

引用文献

1) Kohler G,et al: Continuous cultures of fused cells secreting antibody of predefined specificity. Nature, 256: 495-497, 1975.

2) Folkman J: Tumor angiogenesis:therapeutic implications. N Engl J Med, 285: 1182-1186, 1971.

3) Ferrara N, et al: Discovery and development of bevacizumab, an anti-VEGF antibody for treating cancer. Nat Rev Drug Discov, 3: 391-400, 2004.

4) Ellis LM, et al: VEGF-targeted therapy: mechanisms of anti-tumour activity. Nat Rev Cancer, 8: 579-591, 2008.

5) de Groot JF, el al: Myeloid biomarkers associated with glioblastoma response to anti-VEGF therapy with aflibercept. Clin Cancer Res, 17: 4872-4881, 2011.

6) Branstetter DG, et al: Denosumab induces tumor reduction and bone formation in patients with giant-cell tumor of bone. Clin Cancer Res, 18: 4415-4424, 2012.

7) Padhy LC, et al: Identification of a phosphoprotein specifically induced by the transforming DNA of rat neuroblastomas. Cell, 28: 865-871, 1982.

8) Coussens L, et al: Tyrosine kinase receptor with extensive homology to EGF receptor shares chromosomal location with neu oncogene. Science, 230: 1132-1139, 1985.

9) King CR, et al: Amplification of a novel v-erbB-related gene in a human mammary carcinoma. Science, 229: 974-976, 1985.

10) Yamamoto T, et al: Similarity of protein encoded by the human c-erb-B-2 gene to epidermal

growth factor receptor. Nature, 319: 230-234, 1986.

11) Slamon DJ, et al: Human breast cancer: correlation of relapse and survival with amplification of the HER-2/neu oncogene. Science, 235: 177-182, 1987.

12) Bazell R: HER-2: The Making of Herceptin, a Revolutionary Treatment for Breast Cancer. Random House, 1998.

13) Slamon DJ, et al: Studies of the HER-2/neu proto-oncogene in human breast and ovarian cancer. Science, 244: 707-712, 1989.

14) Clynes RA, et al: Inhibitory Fc receptors modulate in vivo cytotoxicity against tumor targets. Nat Med, 6: 443-446, 2000.

15) Yakes FM, et al: Herceptin-induced inhibition of phosphatidylinositol-3 kinase and Akt Is required for antibody-mediated effects on p27, cyclin D1, and antitumor action.Cancer Res, 62: 4132-4141, 2002.

16) Franklin MC, et al: Insights into ErbB signaling from the structure of the ErbB2-pertuzumab complex. Cancer Cell, 5: 317-328, 2004.

17) Cohen S: Isolation of a mouse submaxillary gland protein accelerating incisor eruption and eyelid opening in the new-born animal. J Biol Chem, 237: 1555-1562, 1962.

18) Carpenter G, et al: Epidermal growth factor stimulates phosphorylation in membrane preparations in vitro. Nature, 276: 409-410, 1978.

19) Downward J, et al: Close similarity of epidermal growth factor receptor and v-erb-B oncogene protein sequences. Nature, 307: 521-527, 1984.

20) Selvaggi G, et al: Epidermal growth factor receptor overexpression correlates with a poor prognosis in completely resected non-small-cell lung cancer. Ann Oncol, 15: 28-32, 2004.

21) Ciardiello F, et al: EGFR antagonists in cancer treatment. N Engl J Med, 358: 1160-1174, 2008.

22) Li S, et al: Structural basis for inhibition of the epidermal growth factor receptor by cetuximab. Cancer Cell, 7: 301-311, 2005.

23) Khambata-Ford S, et al: Expression of epiregulin and amphiregulin and K-ras mutation status predict disease control in metastatic colorectal cancer patients treated with cetuximab. J Clin Oncol, 25: 3230-3237, 2007.

24) Ishida T, et al: Clinical significance of CCR4 expression in adult T-cell leukemia/lymphoma: its close association with skin involvement and unfavorable outcome. Clin Cancer Res, 9: 3625-3634, 2003.

25) Ishii T, et al: Defucosylated humanized anti-CCR4 monoclonal antibody KW-0761 as a novel immunotherapeutic agent for adult T-cell leukemia/lymphoma.Clin Cancer Res, 16: 1520-1531, 2010.

26) Ishida T, et al: Defucosylated anti-CCR4 monoclonal antibody（KW-0761）for relapsed adult T-cell leukemia-lymphoma: a multicenter phase II study. J Clin Oncol, 30: 837-842, 2012.

27) Prewett M, et al: Antivascular endothelial growth factor receptor（fetal liver kinase 1）monoclonal antibody inhibits tumor angiogenesis and growth of several mouse and human tumors. Cancer Res, 59: 5209-5218, 1999.

28) Reff ME, et al: Depletion of B cells in vivo by a chimeric mouse human monoclonal antibody to CD20. Blood, 83: 435-445, 1994.

29) Prevodnik VK, et al: The predictive significance of CD20 expression in B-cell lymphomas. Diagn Pathol, 6: 33, 2011.

30) Pedersen AE, et al: Monocytes mediate shaving of B-cell-bound anti-CD20 antibodies. Immunology, 133: 239-245, 2011.

31) Wiseman GA, et al: Ibritumomab tiuxetan radioimmunotherapy for patients with relapsed or refractory non-Hodgkin lymphoma and mild thrombocytopenia: a phase II multicenter trial.

Blood, 99: 4336-4342, 2002.

32) Beck A, et al: Strategies and challenges for the next generation of antibody-drug conjugates. Nat Rev Drug Discov, 16: 315-337, 2017.

7章 がん薬物療法における薬効・薬理

Ⅲ 低分子薬

　天然物または人工的に合成された化合物などの低分子薬は，医薬品の歴史の中で最も長く使用されさまざまな疾患の治療に貢献してきた．そのため製造法や使用法に関する技術の蓄積があるため，バイオ医薬品に比べて低コストで製造でき，また投与方法も多様である．薬理作用面では，抗体薬が細胞外分子または細胞表面分子を標的とするのに対して，低分子薬は細胞内分子や細胞表面分子の細胞内ドメインを標的とする（**図7-2-4**）．したがって，同じ標的タンパク質であっても，抗体薬と低分子薬ではその作用部位が異なるため作用機序も異なってくる．たとえば，HER2を標的とする抗体薬トラスツズマブは細胞外ドメインに結合しADCC活性を誘導するが，低分子薬ラパチニブはHER2の細胞内キナーゼドメインに結合しその酵素活性を阻害することにより細胞増殖や生存に関わるシグナル伝達を遮断する．また抗体薬の場合，標的タンパク質に対してきわめて特異的に作用することから，標的と薬効／副作用との因果関係の理解が容易であり，proof of mechanism（POM）[*1]やproof of concept（POC）[*2]を確立しやすい．一方，低分子薬では一剤で複数の標的タンパク質に作用することが少なくない．特にキナーゼを標的とした低分子薬の場合，各種キナーゼのATPポケットの構造的類似性から複数のキナーゼに作用するケースがあるため，化合物のキナーゼプロファイルに基づく慎重な解析が重要となる．

1. 非受容体型チロシンキナーゼ標的低分子薬（表7-2-3）

1）BCR-ABL阻害薬

　1973年にシカゴ大のラウリー（Rowley）が慢性骨髄性白血病（CML）細胞に存在する染色体異常すなわちフィラデルフィア染色体が，9番染色体と22番染色体間での転座によって生じることを発見した[1]．フィラデルフィア染色体形成を伴う染色体異常は，CMLの95％で確認されている．その遺伝子産物であるBCR-ABLにはABL由来のチロシンキナーゼドメインがあり，BCRとの融合により恒常的に活性化した状態にある．そのため自己リン酸化および細胞質内タンパク質のリン酸化を介して，細胞増殖促進とアポトーシス抑制を惹起する．2001年に国内承認されたイマチニブ（Imatinib）は，ATPの結合を競合阻害することによってBCR-ABLチロシンキナーゼ活性を阻害する低分子である[2]．さらにイマチニブは，c-KITやPDGFRに対してもBCR-ABLと同様のATP拮抗作用によって同等の阻害活性を

＊1 POM：作用機序の検証，＊2 POC：治療概念の実証

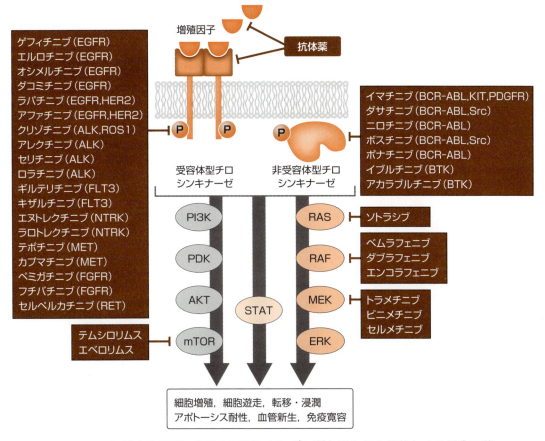

図 7-2-4 シグナル伝達における重要なタンパク質とそれらを標的とする低分子薬

示す．消化管間質性腫瘍（GIST）の場合，90％以上で *c-KIT* 遺伝子が機能獲得性変異を生じて c-KIT チロシンキナーゼ活性が恒常的に活性化している[3]．よってイマチニブは GIST にも適用され，さらに PDGFRαチロシンキナーゼ活性が亢進している好酸球増多症候群や慢性好酸球性白血病にも有効である．BCR-ABL 阻害薬の構造を**図 7-2-5** に示す．第一世代の BCR-ABL 阻害薬としてイマチニブは，その有効性と安全性から，CML の第一選択薬として使用されるようになった．しかし本薬剤の臨床上での課題として治療に対する抵抗性が挙げられる．イマチニブの耐性機序は，① *BCR-ABL* 遺伝子の点突然変異による阻害作用の喪失，② P 糖タンパク質の過剰発現や血中α1 酸性糖タンパク質の増加などによる細胞内薬剤濃度の低下，などが報告されている[4]．二次抵抗性や再発の場合には，①の可能性が高く，この変異は CML 幹細胞における *BCR-ABL* 遺伝子の不安定性によると考えられている[5]．またこの遺伝子変異は，キナーゼドメインの P-ループ，活性化ループ，触媒部位，イマチニブ結合部位に集中している．

第二世代の BCR-ABL 阻害薬としてダサチニブ（Dasatinib），ニロチニブ（Nilotinib），ボスチニブ（Bosutinib）が開発された．ダサチニブは，イマチニブと

7章 がん薬物療法における薬効・薬理

表 7-2-3　国内で承認されているキナーゼ標的低分子薬

	小分子薬（一般名）	標的分子	適応がん種	国内承認年
非受容体型チロシンキナーゼ標的低分子薬	イマチニブ	BCR-ABL, KIT, PDGFR	慢性骨髄性白血病, 急性リンパ性白血病, 好酸球増多症候群, 慢性好酸球性白血病	2001
	ダサチニブ	BCR-ABL, SRC	慢性骨髄性白血病, 急性リンパ性白血病	2009
	ニロチニブ	BCR-ABL	慢性骨髄性白血病	2009
	ボスチニブ	BCR-ABL, SRC	慢性骨髄性白血病	2014
	ポナチニブ	BCR-ABL	慢性骨髄性白血病, 急性リンパ性白血病	2016
	アシミニブ	BCR-ABL	慢性骨髄性白血病	2022
	イブルチニブ	BTK	慢性リンパ性白血病, マントル細胞リンパ腫, 原発性マクログロブリン血症, リンパ形質細胞リンパ腫	2016
	アカラブルチニブ	BTK	慢性リンパ性白血病	2021
受容体型チロシンキナーゼ標的低分子薬	ゲフィチニブ	EGFR	非小細胞肺がん	2002
	エルロチニブ	EGFR	非小細胞肺がん, 膵がん	2007
	ラパチニブ	HER2, EGFR	乳がん	2009
	クリゾチニブ	ALK, ROS1	非小細胞肺がん	2012
	アレクチニブ	ALK	非小細胞肺がん, 未分化大細胞リンパ腫	2014
	アファチニブ	EGFR, HER2	非小細胞肺がん	2014
	オシメルチニブ	EGFR	非小細胞肺がん	2016
	セリチニブ	ALK	非小細胞肺がん	2016
	ロルラチニブ	ALK	非小細胞肺がん	2018
	ギルテリチニブ	FLT3	急性骨髄性白血病	2018
	ダコミチニブ	EGFR, HER2	非小細胞肺がん	2019
	キザルチニブ	FLT3	急性骨髄性白血病	2019
	エヌトレクチニブ	TRK	固形がん, 非小細胞肺がん	2019
	ラロトレクチニブ	TRK	固形がん	2021
	テポチニブ	MET	非小細胞肺がん	2020
	カプマチニブ	MET	非小細胞肺がん	2020
	セルペルカチニブ	RET	非小細胞肺がん, 甲状腺がん, 甲状腺髄様がん	2021
	ペミガチニブ	FGFR	胆管がん, 骨髄性又はリンパ性腫瘍	2021
	フチバチニブ	FGFR	胆道がん	2023

（2024 年 5 月現在）

は全く異なる化学構造を有しており（**図 7-2-5**），BCR-ABL のみならず SRC ファミリーキナーゼ（SRC, LCK, YES, FYN），c-KIT, EPHA2 受容体および PDGF β受容体を阻害し，ABL キナーゼの活性型と非活性型の両方に結合する点でイマチニブと異なる[6]．また，T315I 変異を除く 18 種類のイマチニブ耐性の BCR-ABL キナーゼドメイン点突然変異に対して有効である[7]．ニロチニブはイマチニブの構造を改良した薬剤であり BCR-ABL に対して，強力かつ選択的な薬剤である[8]．またイマチニブ耐性の点突然変異型 BCR-ABL に対しても有効であり，慢性期または移

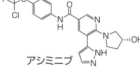
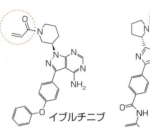
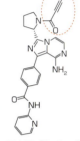

図 7-2-5　非受容体型チロシンキナーゼ標的低分子薬の構造

行期の慢性骨髄性白血病の治療薬として用いられている．ボスチニブも同様にABLおよびSRCファミリーチロシンキナーゼ（SRC, LYN, HCK）を阻害することにより効果を示す．イマチニブ耐性BCR-ABLチロシンキナーゼにも有効である．これら第二世代のBCR-ABL阻害薬は，いずれもゲートキーパー変異と呼ばれるキナーゼドメイン点突然変異体T315Iに対しては無効である．2016年に国内承認された第三世代のポナチニブ（Ponatinib）は，ほかの阻害薬と異なり分子内に三重結合を有し，T315I変異に対しても強い阻害効果を示す薬剤である[9]．2022年に国内承認されたアシミニブ（Asciminib）は，ATPポケットを標的とするこれまでの薬剤と異なり，ABLミリストイルポケット（STAMP）を標的とするアロステリックな作用によりBCR-ABLを阻害するため，T315I変異などのATPポケット変異に対する有効性が報告されている[10]．

2）BTK阻害薬

ブルトン型チロシンキナーゼ（BTK）は，B細胞性腫瘍の発症，増殖などに関与するB細胞受容体（BCR），およびB細胞の遊走，接着などに関与するケモカイン受容体の下流に位置するシグナル伝達分子である．イブルチニブ（Ibrutinib）と第二世代のアカラブルチニブ（Acalabrutinib）は，分子内にオレフィンまたはアセチ

7章 がん薬物療法における薬効・薬理

レンからなる$\alpha\beta$不飽和ケトンを有するため（**図7-2-5**），その求電子性によって，BTK の ATP 結合部位周辺にあるシステイン残基（Cys481）と共有結合複合体を形成する．すなわち，不可逆的に BTK を阻害することにより，持続的に BTK のキナーゼ活性を阻害できるタイプの薬剤である[11]．慢性リンパ性白血病，マントル細胞リンパ腫などの治療薬として用いられている．

2. 受容体型チロシンキナーゼ標的低分子薬（表7-2-3）

1）EGFR/HER2 阻害薬

　上皮成長因子受容体（EGFR/HER1/ErbB1）は，高発現または遺伝子変異によって上皮成長因子（EGF）非依存的にチロシンキナーゼ活性が亢進し，下流シグナル伝達経路を活性化することによって細胞の増殖や生存などのシグナルを核内に伝達する．ゲフィチニブ（Gefitinib）は EGFR のキナーゼドメインに直接作用しチロシンキナーゼ活性を阻害する化合物として開発された ATP 拮抗型の阻害薬であり，2002 年に世界に先駆けて日本で承認された分子標的薬である．*EGFR* 遺伝子の過剰発現が認められている非小細胞肺がんでの効果が期待されていたが，予想に反して EGFR の発現レベルとゲフィチニブの効果に相関が認められなかった．よって承認後もその効果予測因子は不明であった．しかし，2004 年に特定部位の *EGFR* 遺伝子変異とゲフィチニブの感受性に相関があることが報告され，がん細胞における EGFR の量的変化よりも質的変化が，ゲフィチニブの感受性に影響することが示唆された[12,13]．*EGFR* 遺伝子変異の中でも，エクソン 19 欠損変異とエクソン 21 L858R 点突然変異の 2 つで変異全体の約 85% を占めており，これらの変異は EGFR チロシンキナーゼ活性を上昇させる活性型変異であり，ゲフィチニブに対する親和性も高い．またこれらの変異を有する細胞は，EGFR シグナル伝達への依存度が高いため（がん遺伝子依存，oncogene addiction），結果的に高い感受性を示すと考えられている．

　ゲフィチニブ耐性機序については，下流エフェクターや EGFR キナーゼドメインの変異など多数報告されている[14]．ゲフィチニブ奏効後，再発した肺腺がん患者の治療前後で *EGFR* 遺伝子解析から，二次耐性変異である T790M が発見された[15]．ゲフィチニブ耐性の肺がん患者の約 50% にこの変異が認められている．感受性型変異である L858R に T790M を導入した二重変異の場合も耐性となるが，これは T790M の構造変化がゲフィチニブの親和性を低下させるのではなく，L858R と T790M の両者を有する EGFR は ATP との親和性が高いため，相対的にゲフィチニブの結合が低下すると考えられている[16]．さらに，*EGFR* 遺伝子変異とは別の二次耐性機序，すなわち MET や IGF-1R などのほかの受容体型チロシンキナーゼの遺伝子増幅や活性上昇なども知られている．

　EGFR 阻害薬の構造を **図7-2-6** に示す．第一世代の EGFR 阻害薬は，ゲフィチニブ以外に同様の基本骨格（4 アニリノキナゾリン構造）を有するエルロチニブ

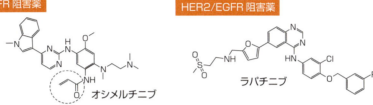

図 7-2-6　EGFR/HER2 阻害薬の構造

(Erlotinib) が開発され，2007 年に承認されている．エルロチニブも同様に ATP 拮抗型のチロシンキナーゼ阻害薬であり，上述した *EGFR* 遺伝子変異に対してゲフィチニブと同様効果を示す．

　第二世代の EGFR 阻害薬として，2014 年にアファチニブ (Afatinib) が承認された．本薬は，野生型および変異を有する EGFR (ErbB1) だけではなく ErbB 受容体ファミリーに属するほかの受容体 ErbB2 (HER2) 及び ErbB4 (HER4) のチロシンキナーゼ活性を不可逆的に阻害し，ErbB 受容体ファミリーが形成するホモおよびヘテロダイマーの活性を阻害することにより，異常シグナルを遮断し，がん細胞の増殖を抑制する薬剤である．アファチニブは，分子内に存 $\alpha\beta$ 不飽和ケトンを有することから，EGFR の ATP 結合部位周辺にあるシステイン残基 (Cys797) とマイケル付加を介した共有結合複合体を形成することにより，不可逆的阻害作用を示す (図 7-2-7)[17]．同様に部分構造を有する第二世代の阻害薬として，2019 年にダコミチニブ (Dacomitinib) が承認された．これらの第二世代の阻害薬は，非臨床試験の結果から T790M などの耐性変異に対する効果が期待されたが，臨床試験においては用量規定毒性のため耐性変異への作用は確認されなかった．

　第三世代の EGFR 阻害薬として，オシメルチニブ (Osimertinib) が開発された．本薬剤は，分子内の $\alpha\beta$ 不飽和ケトンによる不可逆的阻害活性を有するだけではなく，第一世代，第二世代では克服できなかった耐性変異に対して効果を示した．オシメルチニブは，活性型変異 (L858R など) を有する EGFR チロシンキナーゼならびに活性型変異および耐性変異 T790M 変異を有する EGFR チロシンキナーゼに対

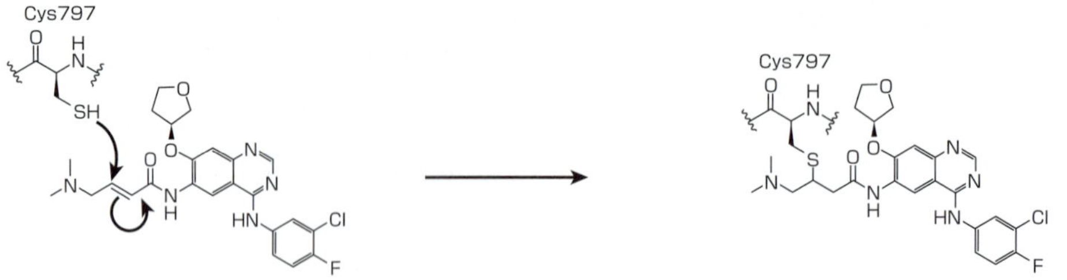

7章 がん薬物療法における薬効・薬理

図7-2-7　アファチニブによるEGFR不可逆的阻害機構

アファチニブは，分子内αβ不飽和ケトンによるマイケル付加反応によって，EGFRの797番目システインのチオール基と共有結合する．

して阻害作用を示すことにより，*EGFR*遺伝子変異を有するがんの増殖を抑制する[18]．オシメルチニブなどの不可逆的阻害薬の二次的耐性変異として，共有結合の標的であるシステインがスレオニンに置換された変異体C797Sが報告されている[19]．

　抗体薬の項で述べたトラスツズマブ（p.209）は，HER2に特異的に結合し抗がん効果を発揮するヒト化抗体であり，HER2陽性乳がん治療に貢献しているが，一方で，HER2の細胞外ドメインが切離（p95 HER2）され，トラスツズマブが結合できなくなるなど，耐性の存在も明らかとなりその克服が課題であった[20]．ラパチニブ（Lapatinib）は，EGFRとHER2のチロシンキナーゼ活性を選択的に阻害する薬剤であり，ゲフィチニブなどと同様に4-アニリノキナゾリン骨格を有する低分子薬である（**図7-2-6**）．したがってトラスツズマブと異なり細胞膜を通過して細胞内に入り，EGFRとHER2のキナーゼドメインのATP結合部位に選択的かつ可逆的に結合し自己リン酸化を阻害することで下流へのシグナル伝達を阻害する薬剤である．本薬は，p95 HER2によるトラスツズマブ耐性がん細胞に対する有効性も報告されている[21]．わが国では2009年に承認され，HER2過剰発現が確認された手術不能または再発乳がんの治療に用いられている．副作用として下痢，皮膚障害，心機能障害，肝機能障害などがある．

2）ALK阻害薬

　ALKは受容体チロシンキナーゼであり，1994年に未分化リンパ腫において染色体転座の結果生じるNPM-ALKを構成する融合遺伝子として発見されていたが，2007年に間野らは，EML4-ALK融合チロシンキナーゼを肺がん患者から発見した[22]．*BCR-ABL*に代表される融合型がん遺伝子は，これまで白血病やリンパ腫など造血器がんで複数同定されていたが，*EML4-ALK*遺伝子は世界で初めて固形がんから発見された融合型がん遺伝子である．EML4-ALK融合型キナーゼはEML4内のcoiled-coiledドメインの相互作用によって恒常的に二量体化し活性化することによってがん化能を獲得する．非小細胞肺がんの約5％に存在し，ゲフィチニブが標的とする*EGFR*活性型変異とは相互排他的である．さらにこの融合遺伝子を肺胞

上皮特異的に発現するトランスジェニックマウスは肺腺がんを発症したことからがん治療のための標的分子として注目された[23]. 一方, ファイザー社は ATP 競合的な MET 阻害薬としてクリゾチニブ（Crizotinib）を開発していたが, この化合物が ALK 阻害活性を併せもつことから[24], EML4-ALK 遺伝子陽性肺がん症例を対象とした臨床試験が実施され, 優れた治療効果が確認された. また, クリゾチニブの有効性が期待される患者の同定を目的で, ALK 融合遺伝子検出キットがコンパニオン診断薬として開発されている.

ALK 阻害薬の構造を図 7-2-8 に示す. クリゾチニブによる治療で奏効した後に再発した症例などの解析から, 二次耐性の原因が明らかとなっている. C1156Y, L1196M 変異を代表とする EML4-ALK キナーゼドメインにおける点変異である[25]. イマチニブ耐性の BCR-ABL T315I（図 7-2-6）やゲフィチニブ耐性の EGFR T790M などと同様に, EML4-ALK L1196M も ATP 結合ポケットの深部のゲートキーパー部位の変異である. これらの二次耐性変異の課題を克服するために, 第二世代のアレクチニブ（Alectinib）とセリチニブ（Ceritinib）が開発された. アレクチニブには, 再発または難治性の ALK 融合遺伝子陽性の未分化大細胞リンパ腫が適応追加された. さらに近年, 第三世代としてロルラチニブ（Lorlatinib）が登場した. ほかの ALK 阻害薬と同様に ATP 競合的なキナーゼ阻害薬であるが, 環状構造を有する点が異なり, さらに第一, 第二世代の ALK 阻害薬に対して耐性となる L1196M, G1269A, I1171T および G1202R 変異を有する ALK 融合キナーゼに対しても強い阻害効果を示す[26].

3）FLT3 阻害薬

受容体型チロシンキナーゼ FLT3 は, 血液幹細胞・前駆細胞などの表面に発現しており, 造血幹細胞の増殖に関与している. その活性化はリガンドにより調節されているが, FLT3 遺伝子に変異が発生すると, リガンド非依存的に細胞増殖が活性化されがん化すると考えられている. この変異には FLT3 遺伝子内縦列重複（ITD）の変異と D835Y などの点突然変異によるチロシンキナーゼドメイン（TKD）の変異がある. 急性骨髄性白血病（AML）患者の約 30％にこれらの活性型遺伝子変異が認められ AML の予後不良因子としても知られている[27]. FLT3 阻害薬の構造を図 7-2-8 に示す. ギルテリチニブ（Gilteritinib）は, FLT3 の ATP 結合部位の活性型コンフォメーションに結合して, チロシンキナーゼ活性を阻害することにより, AML 細胞の増殖を抑制すると考えられている[28]. またコンパニオン診断薬を用い, AML 患者における FLT3-ITD および TKD. D835/I836 変異の有無を調べることができる.

4）MET 阻害薬

MET は肝細胞増殖因子（HGF）をリガンドとする受容体型チロシンキナーゼで

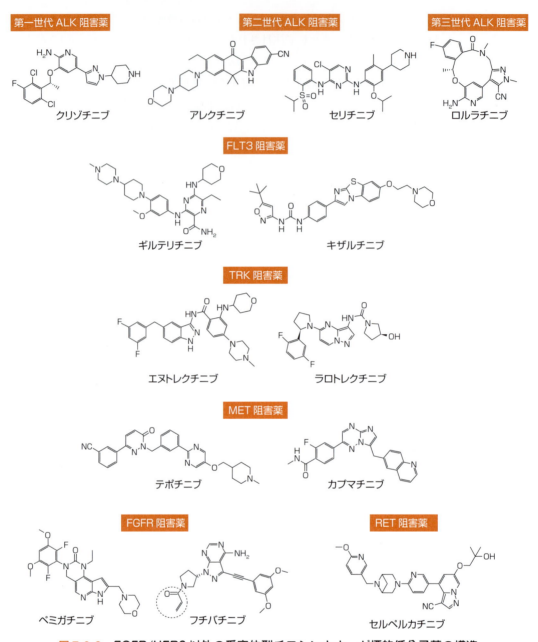

図 7-2-8 EGFR/HER2 以外の受容体型チロシンキナーゼ標的低分子薬の構造

あり，がん原遺伝子 *MET* にコードされている．MET チロシンキナーゼ活性は，タンパク質過剰発現，HGF による過剰刺激，遺伝子増幅，遺伝子エクソン 14 スキッピング変異などによって活性化され，がんの増殖，生存，転移を促進する[29]．*MET* 遺伝子のエクソン 14 スキッピング変異は肺腺がんの約 3％に認められ，エクソン 14 領域を欠失した不完全な MET タンパク質はユビキチン／プロテアソーム系による分解に対して耐性であり結果的にキナーゼ活性の亢進が惹起される．テポチニブ

（Tepotinib）とカプマチニブ（Capmatinib）はATPポケットに結合しMETのチロシンキナーゼ活性を阻害することにより，MET活性化に依存するがん細胞の増殖を抑制する．

5）TRK阻害薬

トロポミオシン受容体キナーゼ（TRK）A/B/Cは，*NTRK*遺伝子（*NTRK1/2/3*）によってコードされているチロシンキナーゼであり，神経栄養因子（ニュートロフィン）の受容体として中枢および末梢における神経細胞の分化や生存に関わっている．*NTRK*遺伝子は大腸がんや肺がんなど固形がんで0.2％程度とその頻度は低いが，さまざまな遺伝子との融合遺伝子が発見されており予後不良因子である．TRK融合タンパク質は，恒常的にチロシンキナーゼが活性化され，がん細胞の増殖や生存を促進する[30]．エヌトレクチニブ（Entrectinib），ラロトレクチニブ（Larotrectinib）は，TRK選択的なチロシンキナーゼ阻害薬であり，TRKの自己リン酸化を阻害することによって下流のシグナル伝達をブロックする．

6）RET阻害薬

グリア細胞株由来神経栄養因子ファミリーリガンド（GFL）の受容体であるRETは，がん原遺伝子*RET*にコードされている受容体型チロシンキナーゼであり，細胞増殖，遊走，分化に関与することが知られている．*RET*融合遺伝子変異は，肺がんや甲状腺がんなどで認められておりドライバー変異である[31]．セルペルカチニブ（Selpercatinib）は，ATP競合性の選択的なRETチロシンキナーゼ阻害薬であり，*RET*融合遺伝子陽性の非小細胞肺がん，甲状腺がん，甲状腺髄様がんを適応とする．

7）FGFR阻害薬

線維芽細胞増殖因子受容体ファミリー（FGFR1/2/3/4）は受容体型チロシンキナーゼであり，線維芽細胞増殖因子（FGF）が結合することによって下流のシグナル伝達経路が活性化され，がん細胞の増殖，生存，遊走，血管新生などが促進される．*FGFR*遺伝子異常がさまざまながん種で認められているが，中でも染色体転座によって生じる*FGFR2*融合遺伝子は胆管がんの約14％に認められドライバー変異として知られている[32]．ペミガチニブ（Pemigatinib）は，ATP競合性の可逆的なFGFR阻害薬であり，FGFR1-3に対して強力かつ選択的な阻害作用を有する．一方，フチバチニブ（Futibatinib）は，選択的かつ$\alpha\beta$不飽和ケトンを介して不可逆的にFGFR1-4のATP結合部位に結合する共有結合型阻害薬であり，がん薬物療法後に増悪した*FGFR2*融合遺伝子陽性の治癒切除不能な胆道がんの治療に用いられている．

7章 がん薬物療法における薬効・薬理

3. セリン / スレオニン標的低分子薬（表 7-2-4）

1) mTOR 阻害薬

　ラパマイシン（Rapamycin）は，1970 年代に米国 Ayerst 研究所のセガール（Seagal）らによって，放線菌の生産する抗菌・抗がん物質として単離された[33]．mTOR は，ラパマイシンの標的分子として 94 年に発見された PI3K ファミリーに属する分子量 289KDa のセリン・スレオニンキナーゼである[34,35]．mTOR は細胞内で複数のタンパク質と複合体を形成しており，それらは mTOR 複合体 1（mTORC1）と mTOR 複合体 2（mTORC2）として知られている．mTORC1 はその下流のタンパク質 S6K や 4E-BP1 のリン酸化を介して，タンパク質合成を制御する[36]．多くのがん細胞では，mTOR 上流の PI3K や AKT の活性化によって mTOR の活性化が惹起されている．ラパマイシンは，細胞内でイムノフィリン FKBP12 に結合し，ラパマイシン-FKBP 複合体の状態で標的タンパクである mTORC1 の方に mTOR の FRB ドメインを介して選択的に結合する[37]．その結果，キナーゼドメイン近傍にリクルートされた FKBP12 の立体障害により S6K や 4E-BP1 などの基質のリン酸化が阻害される．したがってラパマイシンのキナーゼ阻害活性は，前項で述べてきたチロシンキナーゼ阻害薬による ATP 競合阻害とは全く異なる作用機序である．mTOR 阻害薬は細胞周期の G1 から S 期への移行を抑制し，さらに腫瘍微小環境における血管新生に重要な低酸素誘導性転写因子（HIF）および血管内皮増殖因子（VEGF）の発現を抑制することにより，がんの増殖を抑制する．mTOR 阻害薬として 2010 年にラパマイシン誘導体であるテムシロリムス（Temsirolimus）（図 7-2-9）が承認された．本薬剤はラパマイシンの溶解性を改善した水溶性プロドラッグであり，静脈内投与された後にエステル結合の切断により親化合物であるラパマイシンに変換される．さらに，経口投与可能なラパマイシン誘導体であるエベロリムス（Everolimus）（図 7-2-9）も開発された．本薬はテムシロリムスと比較して幅広いがん種で使用されているだけでなく，臓器移植における拒絶反応に対する免疫抑制薬としても承認されている．

2) BRAF 阻害薬と MEK 阻害薬

　細胞増殖や生存などに係わる mitogen activated protein kinase（MAPK）シグナル伝達経路の一つである RAS-RAF-MEK-ERK シグナル伝達経路は，がん細胞においてさまざまなメカニズムにより高頻度に活性化されることが知られていることから，抗がん薬開発の標的分子として研究されてきた．BRAF は分子量 84kDa のセリン / スレオニンキナーゼである．EGFR などの受容体型チロシンキナーゼにより活性化された RAS タンパク質と直接結合し，BRAF や CRAF と二量体を形成することで活性化し，下流の MEK-ERK 経路を活性化し細胞増殖や生存を制御する．2002 年にデイビス（Davis）らは，白人の悪性黒色腫患者の半数以上に BRAF 遺伝子変異が存在することを発見した[38]．BRAF キナーゼ変異のほとんどはキナーゼド

2 分子標的治療

表 7-2-4　国内で承認されているキナーゼ標的小分子薬

	分子標的薬（一般名）	標的分子	適応がん種	国内承認年
セリン／スレオニンキナーゼ標的小分子薬	テムシロリムス	mTOR	腎細胞がん	2010
	エベロリムス	mTOR	腎細胞がん，神経内分泌腫瘍，乳がん，結節性硬化症	2010
	ベムラフェニブ	BRAF（V600E）	悪性黒色腫	2014
	ダブラフェニブ	BRAF（V600E）	悪性黒色腫，非小細胞肺がん，固形腫瘍（結腸・直腸がんを除く），有毛細胞白血病	2016
	エンコラフェニブ	BRAF（V600E）	悪性黒色腫，結腸・直腸がん	2018
	トラメチニブ	MEK	悪性黒色腫，非小細胞肺がん，固形腫瘍（結腸・直腸がんを除く），有毛細胞白血病	2016
	ビニメチニブ	MEK	悪性黒色腫	2018
	セルメチニブ	MEK	神経線維腫症 1 型	2022
	パルボシクリブ	CDK4，CDK6	乳がん	2017
	アベマシクリブ	CDK4，CDK6	乳がん	2018
マルチキナーゼ標的小分子薬	ソラフェニブ	CRAF，BRAF，FLT3，c-KIT，VEGFR，PDGFR	腎細胞がん，肝細胞がん，甲状腺がん	2008
	スニチニブ	PDGFR，VEGFR，c-KIT，FLT3，CSF-1R，RET	消化管間質腫瘍，腎細胞がん，膵神経内分泌腫瘍	2008
	パゾパニブ	VEGFR，PDGFR，c-KIT	悪性軟部腫瘍，腎細胞がん	2012
	アキシチニブ	VEGFR，PDGFR，c-KIT	腎細胞がん	2012
	レゴラフェニブ	VEGFR，TIE2，PDGFR，FGFR，c-KIT，RET，CRAF，BRAF	結腸・直腸がん，消化管間質腫瘍，肝細胞がん	2013
	バンデタニブ	VEGFR，EGFR，RET	甲状腺髄様がん	2015
	レンバチニブ	VEGFR，FGFR，PDGFR，c-KIT，RET	甲状腺がん，肝細胞がん，胸腺がん，子宮内膜がん，腎細胞がん	2015
	カボザンチニブ	MET，VEGFR，AXL	腎細胞がん，肝細胞がん	2019

（2024 年 5 月現在）

メインの 600 番目の Val の点変異であり，中でも最もメジャーな V600E は野生型に比べキナーゼ活性が 500 倍程度増強しているため，上流の RAS に依存せずに下流の MEK-ERK 経路シグナルを活性化することができる．また，同様の遺伝子変異が非小細胞肺がんや大腸がんなどでも認められたことから，BRAF（V600E）の特異的キナーゼ阻害薬の開発が進められてきた[39]．ベムラフェニブ（Vemurafenib），ダブラフェニブ（Dabrafenib），エンコラフェニブ（Encorafenib）は，いずれも BRAF（V600E）触媒部位との水素結合に重要なスルフォンアミド構造を有する（図 7-2-9）．野生型 BRAF に作用せず，BRAF（V600E）のキナーゼ活性を特異的に阻害する ATP 競合型の阻害薬として開発され，*BRAF* 遺伝子変異検出のためのコンパニオン診断薬も承認されている．これら BRAF 阻害薬の副作用として，二次発がん，心機能障害，肝機能障害などがある．

　MAPK シグナル伝達経路において，活性化した RAF は第二のキナーゼ MEK1 と

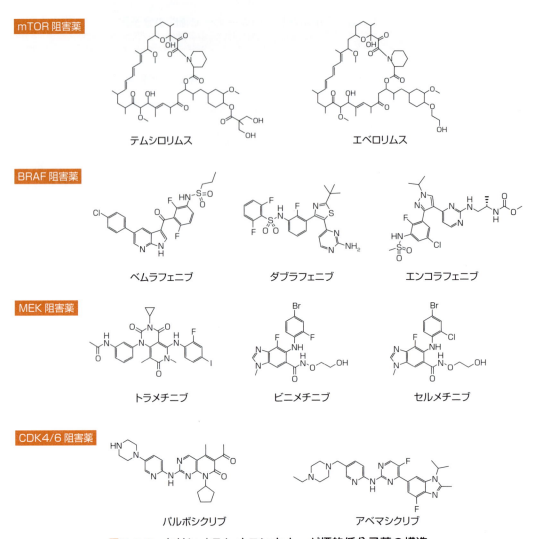

図 7-2-9　セリン / スレオニンキナーゼ標的低分子薬の構造

MEK2をリン酸化し活性化する．さらに MEK はその下流の ERK1 と ERK2 を活性化することで，翻訳と核内の転写の双方を調節する．したがって RAF の直下のエフェクター分子である MEK も創薬標的として重要である．国内外で MEK を標的とした阻害薬の開発が進められ，トラメチニブ（Trametinib）とビニメチニブ（Binimetinib）（図 7-2-9）が承認された．どちらも ATP 非競合型のアロステリック阻害薬である点が特徴であり，MEK1/2 に対する特異的がきわめて高い[40]．

3）CDK 阻害薬

RAS-RAF-MEK-ERK シグナル伝達経路の最終的な機能は，細胞周期を G0 または G1 期から S 期に進行させるためのキナーゼを活性化することにある．サイクリン依存型キナーゼ（CDK）は，サイクリンとヘテロ複合体を形成することにより活

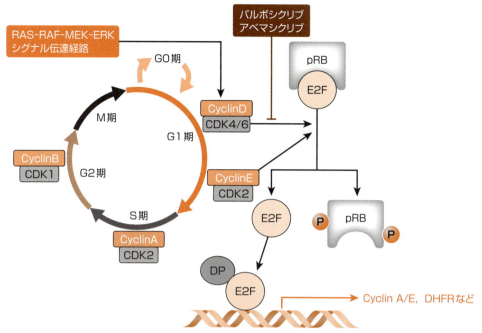

図 7-2-10　細胞周期における CDK4/6 の役割と CDK 阻害薬の作用

がん細胞では，上流シグナルの活性化やサイクリン D の過剰発現などが原因で CDK4/6 はサイクリン D と結合し活性化している．CDK4/6-サイクリン D 複合体は，がん抑制タンパク質である pRB をリン酸化する．リン酸化 pRB ががん遺伝子産物である E2F から解離すると，pRB による E2F の抑制が解除され，E2F が転写因子として機能し細胞増殖を促進する．CDK4/6 阻害薬は pRB のリン酸化を阻害することにより pRB のがん抑制タンパク質としての機能を回復させることができる．

性化しセリン／スレオニンキナーゼ活性を獲得する．細胞周期の各ステージにおいて，各種 CDK とサイクリン複合体がそれぞれのチェックポイント機能を担う．特に G1 期においては，CDK4 と CDK6 がサイクリン D と結合することにより活性化し，がん抑制遺伝子産物である pRB をリン酸化することによって，pRB によるがん遺伝子産物 E2F の抑制を解除する．E2F は DP とヘテロ複合体を形成し細胞周期進行に必要なタンパク質の発現を誘導する（**図 7-2-10**）．よって CDK4/6 とサイクリン D 複合体はがん細胞の細胞周期を正に制御するための重要なキナーゼとなる．サイクリン D は，RAS-RAF-MEK-ERK シグナル伝達経路によって発現が誘導され，また乳がんをはじめ多くのがん種で発現上昇が認められている．CDK4/6 のキナーゼ活性を選択的に阻害する ATP 競合型阻害薬としてパルボシクリブ（Palbociclib）（**図 7-2-9**）が開発され[41]，2017 年に承認された．エストロゲン受容体（ER）陽性で HER2 陰性の乳がんに対して内分泌療法との併用による有効性などが確認されている[42]．同様の作用機序でアベマシクリブ（Abemaciclib）（**図 7-2-9**）が 2018 年に承認された．

4. マルチキナーゼ標的低分子薬（マルチキナーゼ阻害薬）（表 7-2-4）

分子標的抗体薬の場合，ピンポイントに特定の標的タンパク質に結合することに

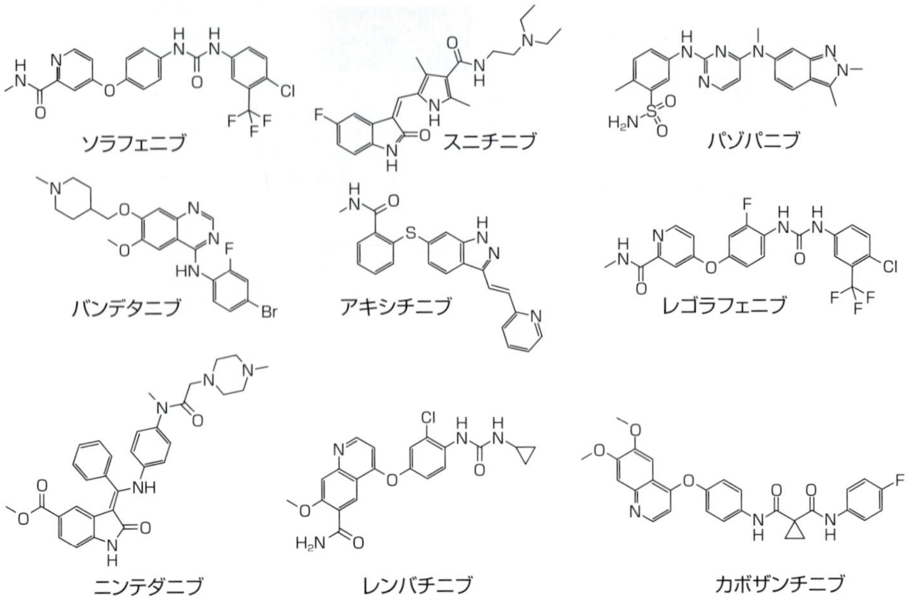

7章 がん薬物療法における薬効・薬理

図 7-2-11　マルチキナーゼ標的低分子薬の構造

よってその機能を阻害するか，または ADCC や CDC を誘導する．また，上述した低分子薬においても，EGFR をはじめとする主たる標的に対して高い選択性で作用する化合物が開発されている．しかし，特にキナーゼ阻害薬などシグナル伝達阻害薬の場合，特定のシグナルを特異的に抑えても，がんの不均一性などによって十分に効果が発揮できない．また，一時的に効果があってもその後，容易に耐性化することが考えられる．併用療法はこれらの課題の解決手段の一つであるが，単剤で幅広いがん種に対してより効果的に抗がん効果を発揮するようなマルチキナーゼ阻害薬の開発も進められている．

　マルチキナーゼ阻害薬の構造を**図 7-2-11** に示す．ソラフェニブ（Sorafenib）は，当初 CRAF セリン／スレオニンキナーゼを標的として開発されたキナーゼ阻害薬であり，2008 年に承認された．しかし CRAF のみでなく BRAF，さらに FLT-3，c-KIT，VEGFR，PDGFR などの受容体型チロシンキナーゼも阻害する[43]．よって，がん細胞の増殖，生存のためのシグナル伝達に加えて血管新生のためのシグナル伝達を阻害することにより，単剤で広範囲にシグナル伝達を阻害することによって抗がん効果を発揮する．同年に承認されたスニチニブ（Sunitinib）は，受容体型チロシンキナーゼを中心に阻害作用を示す薬剤である．PDGFR-α，PDGFR-β，VEGFR-1，VEGFR-2，VEGFR-3，KIT，FLT3，CSF-1R，RET を阻害することにより，がん細胞の増殖と血管新生を阻害する[44]．マルチキナーゼ阻害薬は，それ以降も多数の薬剤が承認されている．パゾパニブ（Pazopanib）は，受容体チロシンキナーゼ（VEGFR-1，VEGFR-2，VEGFR-3，PDGFR-α，PDGFR-β，c-Kit）を阻害する．アキシチニブ（Axitinib）は受容体チロシンキナーゼ（VEGFR-1，VEGFR-2，

VEGFR-3, PDGFR, c-KIT）を阻害する．レゴラフェニブ（Regorafenib）は，受容体チロシンキナーゼ（VEGFR-1, VEGFR-2, VEGFR-3, TIE2, PDGFR, FGFR, KIT, RET）とセリン／スレオニンキナーゼ（CRAF, BRAF）を阻害する．バンデタニブ（Vandetanib）は，受容体チロシンキナーゼ（VEGFR-2, EGFR, RET）を阻害し，効能・効果は，根治切除不能な甲状腺髄様がんである．レンバチニブ（Lenvatinib）は，受容体チロシンキナーゼ（VEGFR-1, VEGFR-2, VEGFR-3, FGFR-1, FGFR-2, FGFR-3, FGFR-4, PDGFR-α, KIT, RET）を阻害する．カボザンチニブ（Cabozantinib）は，受容体チロシンキナーゼ（MET, VEGFR, AXL）を阻害する．

5. キナーゼ標的以外の分子標的薬（表7-2-5）

1）プロテアソーム阻害薬

ユビキチン―プロテアソーム系はタンパク質分解機構の一つであり，シグナル伝達，細胞周期，転写，DNA修復などに関与するタンパク質の寿命を制御しているだけでなく，異常タンパク質を分解，除去するといった，いわば品質管理の役割も果たしている．ユビキチンリガーゼによってユビキチン化されたタンパク質は26SプロテアソームによってATP依存的に分解される．プロテアソームの基質として，アポトーシス抑制因子であるNF-κBの阻害タンパク質であるIκB，細胞周期制御因子p21, p27，がん抑制タンパク質p53などが知られている．がん細胞ではプロテアソーム活性が亢進しているため，これらの基質を分解することにより細胞増殖促進やアポトーシス耐性を獲得している（図7-2-12 a）．

ボルテゾミブ（Bortezomib）は，ジペプチドボロン酸構造を有する第一世代のプロテアソーム阻害薬である（図7-2-13）．プロテアソームのβ5サブユニットのスレオニン水酸基とホウ素との配位結合を介して可逆的に結合し，キモトリプシン様活性を強力に阻害する[45]．ペプチドアルデヒド構造を有するMG-132をリード化合物とした構造最適化研究によって創製された[46]．多発性骨髄腫細胞株はボルテゾミブに対してきわめて感受性が高いことが報告されている[47]．この高感受性の理由は，上述したNF-κB阻害などに加えてほかのメカニズムも働いている可能性がある．B細胞系の最終分化段階の抗体産生細胞である形質細胞ががん化した多発性骨髄腫細胞では，小胞体（ER）内でミスフォールドされた抗体分子などの異常タンパク質をプロテアソームが分解することにより小胞体ストレスを軽減しながら生存している．よって現在では，ボルテゾミブが多発性骨髄腫細胞でプロテアソームを阻害すると異常タンパク質がER内に蓄積し小胞体ストレスが誘起されアポトーシスを引き起こすことも重要な機序として考えられている（図7-2-12 b）[48]．国内では2006年に承認された．

第二世代のプロテアソーム阻害薬カルフィルゾミブ（Carfilzomib）は，分子内にエポキシケトンを有する不可逆的阻害薬である（図7-2-13）．プロテアソームのβ5

表 7-2-5 国内で承認されているキナーゼ標的以外の低分子薬

	分子標的薬	標的分子	適応がん種	国内承認年
キナーゼ標的以外の低分子薬	ボルテゾミブ	プロテアソーム	多発性骨髄腫原発性マクログロブリン血症，リンパ形質細胞リンパ腫	2006
	カルフィルゾミブ	プロテアソーム	多発性骨髄腫	2016
	イキサゾミブクエン酸エステル	プロテアソーム	多発性骨髄腫	2017
	ボリノスタット	HDAC	皮膚T細胞性リンパ腫	2011
	パノビノスタット	HDAC	多発性骨髄腫	2015
	ロミデプシン	HDAC	末梢性T細胞リンパ腫	2017
	ツシジノスタット	HDAC	成人T細胞性白血病，末梢性T細胞リンパ腫	2021
	タゼメトスタット	EZH2	濾胞性リンパ腫	2021
	バレメトスタット	EZH1/2	成人T細胞白血病リンパ腫	2022
	オラパリブ	PARP	卵巣がん，乳がん，前立腺がん，膵がん	2018
	ニラパリブ	PARP	卵巣がん	2020
	タラゾパリブ	PARP	乳がん，前立腺がん	2024
	ベネクレクスタ	BCL-2	慢性リンパ性白血病，急性骨髄性白血病	2019
	ソトラシブ	KRAS	非小細胞肺がん	2022
	ピミテスピブ	HSP90	消化管間質腫瘍	2022

(2024 年 5 月現在)

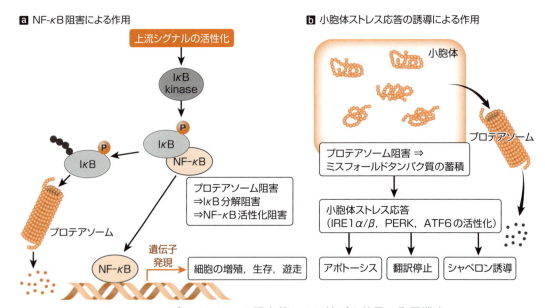

図 7-2-12 プロテアソーム阻害薬による抗がん効果の作用機序

サブユニットの N 末端にあるスレオニンと共有結合複合体を形成することによって，キモトリプシン様活性阻害活性と選択性をさらに強めた化合物であり[49]，ボルテゾミブの副作用である末梢神経障害が軽減された．イキサゾミブクエン酸エステ

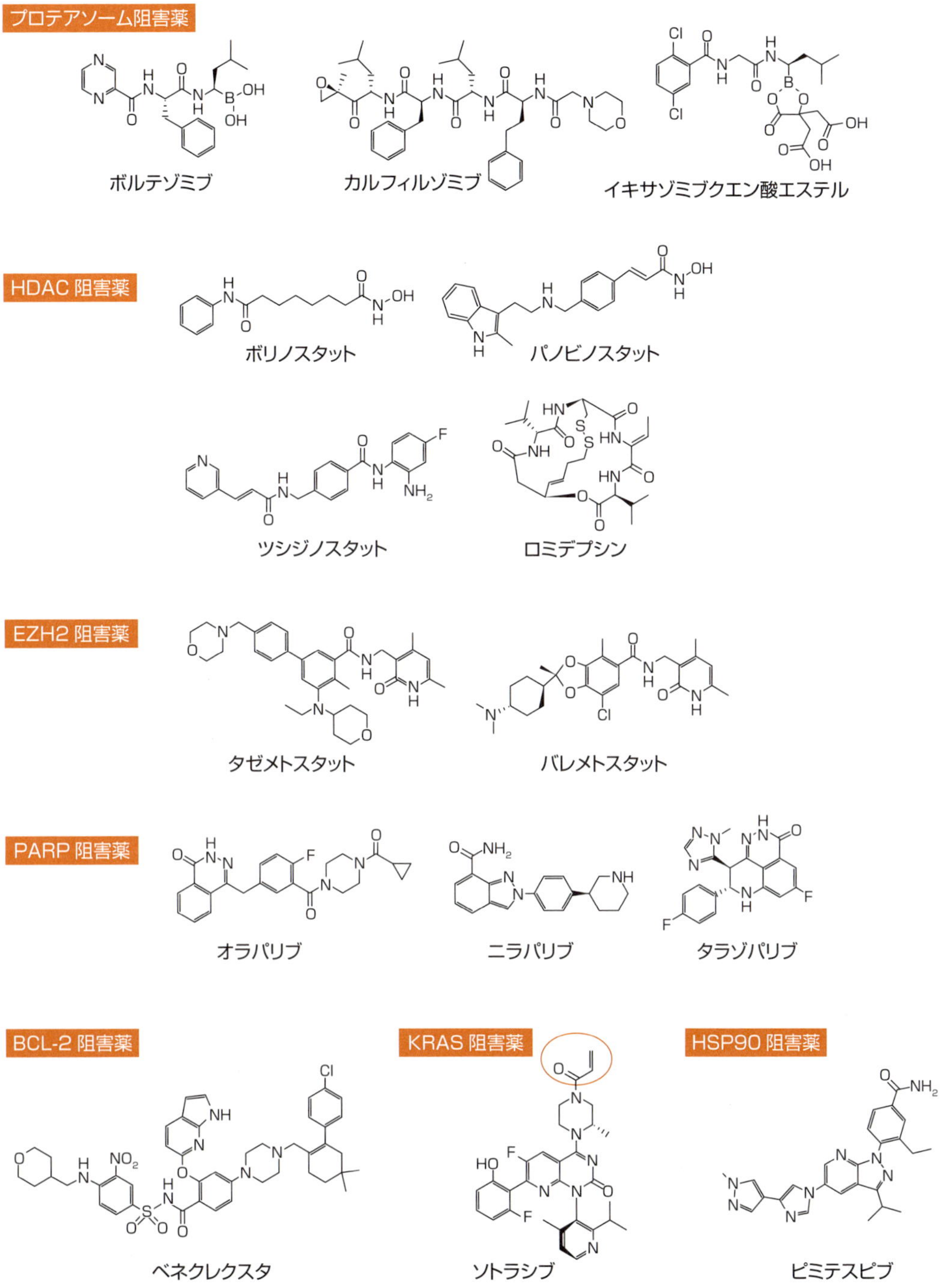

2 分子標的治療

プロテアソーム阻害薬

ボルテゾミブ　　カルフィルゾミブ　　イキサゾミブクエン酸エステル

HDAC 阻害薬

ボリノスタット　　パノビノスタット

ツシジノスタット　　ロミデプシン

EZH2 阻害薬

タゼメトスタット　　バレメトスタット

PARP 阻害薬

オラパリブ　　ニラパリブ　　タラゾパリブ

BCL-2 阻害薬　　KRAS 阻害薬　　HSP90 阻害薬

ベネクレクスタ　　ソトラシブ　　ピミテスピブ

図 7-2-13　キナーゼ標的以外の低分子薬の構造

ル（Ixazomib Citrate）は，プロテアソーム阻害薬として初の経口薬である（**図 7-2-13**）[50]．クエン酸でボロン酸をマスクしたプロドラッグであり内服後速やかに吸収されて加水分解を受け，活性本体であるジペプチドボロン酸構造体のイキ

233

7章 がん薬物療法における薬効・薬理

サゾミブに変換される．低濃度でβ5サブユニットに可逆的に結合し，キモトリプシン様活性を阻害する．

2) HDAC 阻害薬と EZH 阻害薬

DNA は核内でヒストンコアに巻き付くことによって，クロマチンの基本構造であるヌクレオソーム構造を形成しており，遺伝子発現にはヌクレオソーム構造が弛緩し塩基配列が RNA として読み取られる．ヌクレオソーム構造の変化には，ヒストンのアセチル化やメチル化によるエピジェネティック制御が重要であり，転写制御や細胞増殖と密接に関わっている[51]．

ヒストンアセチル化にはヒストンアセチル基転移酵素（HAT）とヒストン脱アセチル化酵素（HDAC）により制御されている．HDAC の阻害によりヒストン高アセチル化が起こると，p21 や Gadd45 などが誘導されがん細胞の増殖抑制やアポトーシス誘導につながることから，がん治療を目的とした HDAC 阻害薬が開発されてきた．

2011 年に承認された初代 HDAC 阻害薬ボリノスタット（Vorinostat）は，分子内にヒドロキサム酸を有しており（**図7-2-13**），HDAC の触媒ポケットの亜鉛イオンをキレートすることにより，HDAC1, 2, 3, 6 の酵素活性を阻害する．ボリノスタットの副作用には，悪心などの消化器症状，肺塞栓症，深部静脈血栓症，血小板減少などがある．その後，ボリノスタット同様ヒドロキサム酸を有し幅広く HDAC の機能を抑える汎 HDAC 阻害薬であるパノビノスタット（Panobinostat）（**図7-2-13**）が 2015 年に承認された．また，環状デプシペプチド構造を有するロミデプシン（Romidepsin）やベンズアミド誘導体であるツシジノスタット（Tucidinostat）が開発された．ロミデプシンは，グラム陰性細菌 *Chromobacterium violaceum* の培養液から単離された天然物である．構造中のジスルフィド結合が細胞内で還元され，生成されたチオール基が亜鉛イオンにキレートすることにより HDAC1, 2 に対して選択的な阻害作用を示す．

ヒストンのアセチル化に加えて，メチル化を介したエピジェネティクス制御を標的とした薬剤が開発されている．Enhancer of zeste homolog（EZH）はポリコームタンパク質複合体のサブユニットでありヒストン H3K27 番目のメチル化を介して遺伝子発現を制御するヒストンメチル化酵素である．EZH の機能獲得型変異や過剰発現を伴うヒストン H3K27 番目のメチル化の亢進が，リンパ腫などさまざまながん種で認められており，がん抑制遺伝子の転写抑制に深く関わっている．タゼメトスタット（Tazemetostat）は，EZH2 選択的な阻害薬であり，メチル基供与体である S-アデノシルメチオニンと競合的に阻害することで H3K27 のメチル化レベルを低下させ，がん細胞の増殖を抑制する（**図7-2-13**）．バレメトスタット（Valemetostat）は EZH1 と EZH2 の二重阻害薬であり，再発または難治性の成人 T 細胞白血病リンパ腫の適応で承認された．いずれの薬剤も重要な副作用として骨

髄抑制と感染症が挙げられる.

3）PARP 阻害薬

DNA は内的または外的要因によって，一本鎖切断や二本鎖切断をはじめとする損傷を受ける．DNA 損傷時における DNA 損傷応答は細胞周期を止めて，DNA 修復機構によって損傷部位を修復した後に複製と分裂に進むが，修復不可能な場合には細胞死を誘導する．多くのがん細胞では生存のために特定の DNA 修復経路を活性化し修復能を維持しているため，この修復経路は"アキレス腱"となり得る．ポリ（ADP-リボース）ポリメラーゼ（PARP）は DNA の一本鎖切断を修復する酵素である．1990 年代にがん抑制遺伝子として同定された *BRCA1/2* 遺伝子は DNA 二本鎖切断修復時における相同組換え修復に必須なタンパク質 BRCA1/2 をコードしている[52]．PARP 阻害薬が注目されるきっかけになった論文は，2005 年に二つの研究グループから Nature 誌で報告された[53,54]．すなわち，*BRCA* 遺伝子の変異などによって機能を失ったがん細胞は，PARP 阻害薬に感受性が高いことが発見されたのである．*BRCA* 遺伝子変異陽性の遺伝子乳がん，卵巣がんは DNA 二本鎖切断修復能に障害があり，一本鎖切断修復能に依存しているため PARP 阻害薬によって選択的に細胞死を誘導できる．DNA 修復を標的とした PARP 阻害薬のこのような作用は Synthetic lethal（合成致死）と呼ばれ，抗がん薬開発のためのコンセプトとして注目されている[55]．オラパリブ（Olaparib）（**図 7-2-13**）は，PARP 選択的な薬剤であり，PARP-1/2 を nM オーダーで強力に阻害する．また，*BRCA* 遺伝子変異陽性のがん細胞は Olaparib に対して感受性が高いことも検証されている．2018 年に国内で承認され，2020 年に卵巣がんの適用で承認されたニラパリブ（Niraparib）の使用は，*BRCA* 遺伝子変異の有無に関わらない．また，2004 年にタラゾパリブ（Talazoparib）が *BRCA* 遺伝子変異陽性の前立腺がんや乳がんの適応で承認された．

4）BCL-2 阻害薬

B-cell lymphoma 2（BCL-2）は，慢性リンパ性白血病などで過剰発現しておりがん細胞の生存を促進するタンパク質である．ミトコンドリア外膜に局在して，BAX，BAK，BIM などのアポトーシス促進タンパク質と結合することによりその機能を阻害する．BIM などの BH3-only タンパク質は BCL-2 に結合しこの機能を阻害すると同時に BAX や BAK などのエフェクタータンパク質を活性化することが知られている[56]．ベネクレクスタ（Venetoclax）は BH3 ドメインを人工的に模倣した BH3-mimetic drug と呼ばれる化合物である（**図 7-2-13**）．つまり，BCL-2 の BH3 ドメインを介したタンパク質間相互作用を阻害することによりがん細胞にアポトーシスを惹起させる.

7章 がん薬物療法における薬効・薬理

5) KRAS 阻害薬

RAS がん原遺伝子の変異は全ヒト腫瘍の約30％で認められており，そのほとんどは機能獲得型変異である．*RAS* 遺伝子ファミリー（*KRAS, HRAS, NRAS*）の中で，特に *KRAS* 遺伝子の変異は，非小細胞肺がん，膵管がん，結腸直腸がんなどの固形がんで頻度高く発生しているドライバー変異である．そのため長年創薬標的として注目されてきたが，低分子量Gタンパク質であるRASの分子構造上の問題から選択的な阻害薬の開発が困難とされてきた．RASは高親和性でGDP/GTPに結合することから，キナーゼのようなヌクレオチド競合型阻害薬の化合物を取得しにくいことや，ほかに表面疎水性ポケットが存在しないことがその理由である[57]．アムジェン社の研究チームは，一般的なKRAS変異の中で反応性の高いシステイン残基を有するG12Cに着目し，また，スイッチIIポケットに存在するH95/Y96/Q99クリプティックポケットを標的とすることにより，強力なKRAS阻害薬ソトラシブ（Sotorasib）の創製に成功した（**図7-2-13**）．ソトラシブは，$\alpha\beta$不飽和ケトンを介してG12C変異型KRASのシステイン残基に共有結合することでKRASの活性化を阻害し，下流のシグナル伝達を阻害することによりがん増殖抑制作用を示す．

6) HSP90 阻害薬

熱ショックタンパク質（heat shock protein；HSP）は，細胞がストレスにさらされた際に発現レベルが上昇し細胞を保護する役割を担っていることからストレスタンパク質とも呼ばれる．HSPはクライアントタンパク質に結合し分子シャペロンとして機能することにより，ATP依存的にタンパク質のフォールディングを促進する．分子量によってHSP60，HSP70，HSP90などに分類される．中でもHSP90は，がん細胞で高発現しており，さらにHER2，BRAF，変異型EGFR，BCR-ABL，c-KITなどがんの増殖に重要なさまざまなタンパク質をクライアントとするため，HSP90阻害薬はこれらクライアントタンパク質の機能をマルチに阻害することによって，がん細胞の増殖を抑制する[58]．ピミテスピブ（Pimitespib）はATP競合的なHSP90α/β特異的阻害薬であり（**図7-2-13**），がん細胞に対して強力な腫瘍増殖抑制作用を示す．

引用文献

1) Rowley JD: Letter: A new consistent chromosomal abnormality in chronic myelogenous leukaemia identified by quinacrine fluorescence and Giemsa staining.Nature, 243: 290-293, 1973.

2) Druker BJ, et al: Effects of a selective inhibitor of the Abl tyrosine kinase on the growth of Bcr-Abl positive cells.Nat Med, 2: 561-566, 1996.

3) Demetri GD, et al: Efficacy and safety of imatinib mesylate in advanced gastrointestinal stromal tumors. N Eng l J Med, 347: 472-480, 2002.

4) Hochhaus A, et al: Molecular and chromosomal mechanisms of resistance to imatinib （STI571）therapy.Leukemia, 16: 2190-2196, 2002.

2 分子標的治療

5) Deininger M, et al: The development of imatinib as a therapeutic agent for chronic myeloid leukemia.Blood, 105: 2640-2653, 2005.

6) Talpaz M, et al: Dasatinib in imatinib-resistant Philadelphia chromosome-positive leukemias. N Engl J Med, 354: 2531-2541, 2006.

7) Shah NP, et al: Overriding imatinib resistance with a novel ABL kinase inhibitor.Science, 305: 399-401, 2004.

8) Weisberg E, et al: Characterization of AMN107, a selective inhibitor of native and mutant Bcr-Abl.Cancer Cell, 7: 129-141, 2005.

9) O'Hare T, et al: AP24534, a pan-BCR-ABL inhibitor for chronic myeloid leukemia, potently inhibits the T315I mutant and overcomes mutation-based resistance.Cancer Cell, 16: 401-412, 2009.

10) Schoepfer J, et al: Discovery of Asciminib (ABL001), an Allosteric Inhibitor of the Tyrosine Kinase Activity of BCR-ABL1.J Med Chem, 61: 8120-8135, 2018.

11) Robak E, et al: Bruton's Kinase Inhibitors for the Treatment of Immunological Diseases: Current Status and Perspectives. J Clin Med, 11: 2807, 2022.

12) Paez JG, et al: EGFR mutations in lung cancer: correlation with clinical response to gefitinib therapy. Science, 304: 1497-1500, 2004.

13) Lynch TJ, et al: Activating mutations in the epidermal growth factor receptor underlying responsiveness of non-small-cell lung cancer to gefitinib. N Engl J Med, 350: 2129-2139, 2004.

14) Gazdar AF: Activating and resistance mutations of EGFR in non-small-cell lung cancer: role in clinical response to EGFR tyrosine kinase inhibitors. Oncogene, 28 Suppl 1: S24-31, 2009.

15) Pao W, et al: Acquired resistance of lung adenocarcinomas to gefitinib or erlotinib is associated with a second mutation in the EGFR kinase domain.PLoS Med, 2:e73, 2005.

16) Yun CH, et al: The T790M mutation in EGFR kinase causes drug resistance by increasing the affinity for ATP. Proc Natl Acad Sci USA, 105: 2070-2075, 2008.

17) Solca F, et al: Target binding properties and cellular activity of afatinib (BIBW 2992), an irreversible ErbB family blocker. J Pharmacol Exp Ther, 343: 342-350, 2012.

18) Cross DA, et al: AZD9291, an irreversible EGFR TKI, overcomes T790M-mediated resistance to EGFR inhibitors in lung cancer. Cancer Discov, 4: 1046-1061, 2014.

19) Ercan D, et al: EGFR Mutations and Resistance to Irreversible Pyrimidine-Based EGFR Inhibitors. Clin Cancer Res, 21: 3913-3923, 2015.

20) Scaltriti M, et al: Expression of p95HER2, a truncated form of the HER2 receptor, and response to anti-HER2 therapies in breast cancer. J Natl Cancer Inst, 99: 628-638, 2007.

21) Scaltriti M, et al: Clinical benefit of lapatinib-based therapy in patients with human epidermal growth factor receptor 2-positive breast tumors coexpressing the truncated p95HER2 receptor. Clin Cancer Res, 16: 2688-2695, 2010.

22) Soda M, et al: Identification of the transforming EML4-ALK fusion gene in non-small-cell lung cancer. Nature, 448: 561-566, 2007.

23) Soda M, et al: A mouse model for EML4-ALK-positive lung cancer. Proc Natl Acad Sci USA, 105: 19893-19897, 2008.

24) Christensen JG, et al: Cytoreductive antitumor activity of PF-2341066, a novel inhibitor of anaplastic lymphoma kinase and c-Met, in experimental models of anaplastic large-cell lymphoma. Mol Cancer Ther, 6: 3314-3322, 2007.

25) Choi YL, et al: EML4-ALK mutations in lung cancer that confer resistance to ALK inhibitors. N Engl J Med, 363: 1734-1739, 2010.

26) Zou HY, et al: PF-06463922, an ALK/ROS1 Inhibitor, Overcomes Resistance to First and Second Generation ALK Inhibitors in Preclinical Models. Cancer Cell, 28: 70-81, 2015.

27) Gilliland DG, et al: Role of FLT3 in leukemia. Curr Opin Hematol, 9: 274-281, 2002.

28) Lee LY, et al: Preclinical studies of gilteritinib, a next-generation FLT3 inhibitor. Blood, 129: 257-260, 2017.

29) Guo R, et al: MET-dependent solid tumours - molecular diagnosis and targeted therapy. Nat Rev Clin Oncol, 17: 569-587, 2020.

30) Gatalica Z, et al: Molecular characterization of cancers with NTRK gene fusions. Mod Pathol, 32: 147-153, 2019.

31) Thein KZ, et al: Precision therapy for RET-altered cancers with RET inhibitors. Trends Cancer, 7: 1074-1088, 2021.

32) Touat M, et al: Targeting FGFR Signaling in Cancer. Clin Cancer Res, 21: 2684-2694, 2015.

33) Vézina C, et al: Rapamycin (AY-22,989), a new antifungal antibiotic. I. Taxonomy of the producing streptomycete and isolation of the active principle .J Antibiot, 28: 721-726, 1975.

34) Chiu MI, et al: RAPT1, a mammalian homolog of yeast Tor, interacts with the FKBP12/rapamycin complex. Proc Natl Acad Sci USA, 91: 12574-12578, 1994.

35) Sabatini DM, et al: RAFT1: a mammalian protein that binds to FKBP12 in a rapamycin-dependent fashion and is homologous to yeast TORs. Cell, 78: 35-43, 1994.

36) Sabatini DM: mTOR and cancer: insights into a complex relationship. Nat Rev Cancer, 6: 729-734, 2006.

37) Yang H, et al: mTOR kinase structure, mechanism and regulation. Nature, 497: 217–223, 2013.

38) Davies H, et al: Mutations of the BRAF gene in human cancer. Nature, 417: 949-954, 2002.

39) Bollag G, et al: Vemurafenib: the first drug approved for BRAF-mutant cancer. Nat Rev Drug Discov, 11: 873-886, 2012.

40) Caunt CJ, et al: MEK1 and MEK2 inhibitors and cancer therapy: the long and winding road. Nat Rev Cancer, 15: 577-592, 2015.

41) Fry DW, et al: Specific inhibition of cyclin-dependent kinase 4/6 by PD 0332991 and associated antitumor activity in human tumor xenografts. Mol Cancer Ther, 3: 1427-1438, 2004.

42) Morikawa A, et al: Palbociclib for the Treatment of Estrogen Receptor-Positive, HER2-Negative Metastatic Breast. CancerClin Cancer Res, 21: 3591-3596, 2015.

43) Wilhelm SM, et al: BAY 43-9006 exhibits broad spectrum oral antitumor activity and targets the RAF/MEK/ERK pathway and receptor tyrosine kinases involved in tumor progression and angiogenesis. Cancer Res, 64: 7099-7109, 2004.

44) Mendel DB, et al: In vivo antitumor activity of SU11248, a novel tyrosine kinase inhibitor targeting vascular endothelial growth factor and platelet-derived growth factor receptors: determination of a pharmacokinetic/pharmacodynamic relationship. Clin Cancer Res, 9: 327-337, 2003.

45) Groll MB, et al: Molecular machines for protein degradation. Chembiochem, 6: 222-256, 2005.

46) Sánchez-Serrano I: Success in translational research: lessons from the development of bortezomib. Nat Rev Drug Discov, 107-114, 2006.

47) Hideshima T, et al: The proteasome inhibitor PS-341 inhibits growth, induces apoptosis, and overcomes drug resistance in human multiple myeloma cells. Cancer Res, 107: 3071-3076, 2001.

48) Obeng EA, et al: Proteasome inhibitors induce a terminal unfolded protein response in multiple myeloma cells. Antitumor activity of PR-171, a novel irreversible inhibitor of the proteasome. Blood, 107: 4907-4916, 2006.

49) Demo SD, et al: Antitumor activity of PR-171, a novel irreversible inhibitor of the proteasome. Cancer Res, 67: 6383-6391, 2007.

50) Chauhan D, et al: In vitro and in vivo selective antitumor activity of a novel orally bioavailable proteasome inhibitor MLN9708 against multiple myeloma cells. Clin Cancer Res, 17: 5311-5321, 2011.

51) Cheng Y, et al: Targeting epigenetic regulators for cancer therapy: mechanisms and advances in clinical trials. Signal Transduction Targeted Ther, 4: 62, 2019.

52) Roy R, et al: BRCA1 and BRCA2: different roles in a common pathway of genome protection. Nat Rev Cancer, 12: 68-78, 2011.

53) Bryant HE, et al: Specific killing of BRCA2-deficient tumours with inhibitors of poly (ADP-ribose) polymerase. Nature, 434: 913-917, 2005.

54) Farmer H, et al. Targeting the DNA repair defect in BRCA mutant cells as a therapeutic strategy. Nature, 434: 917-921, 2005.

55) Iglehart JD, et al: Synthetic lethality--a new direction in cancer-drug development. N Engl J Med, 361: 189-191, 2009.

56) Ashkenazi A, et al: From basic apoptosis discoveries to advanced selective BCL-2 family inhibitors. Nat Rev Drug Discov, 16: 273–284, 2017.

57) Singhal A, et al: Targeting KRAS in cancer. Nat Med, 30: 969–983, 2024.

58) Bulter LM, et al: Maximizing the Therapeutic Potential of HSP90 Inhibitors. Mol Cancer Res, 13: 1445-1451, 2015.

Ⅳ がんゲノム医療

1. がんゲノム医療とは

　がんゲノム医療とは，がん患者の遺伝子変異の情報に基づき，個別に最適な介入を行うことを目的とする医療である．わが国の現在のがんゲノム医療では，がん患者の病変部の遺伝子変異を，遺伝子パネル検査を用いて網羅的に解析し，患者それぞれの遺伝子変異に対応する薬を適切に選択する医療が期待されている（図7-2-14）．「第3期がん対策推進基本計画」から全国どこにいてもがんゲノム医療が受けられる体制の整備，実装化が進められており，2024年現在，がんゲノム医療中核拠点病院（13ヵ所），がんゲノム医療拠点病院（32ヵ所），ならびにがんゲノム連携病院（219ヵ所）が指定され，5種類の遺伝子パネル検査が保険適用となっている．

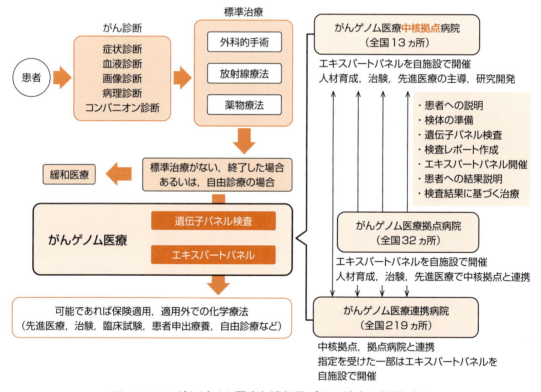

図7-2-14　がんゲノム医療と遺伝子パネル検査の位置づけ

がんゲノム医療は担当医と相談の上実施されるもので，標準治療がない，または，局所進行または転移が認められ標準治療が終了となった固形がん患者（終了が見込まれる患者を含む）が対象である．保険診療で実施される遺伝子パネル検査は，がんゲノム医療中核拠点病院，がんゲノム医療拠点病院，がんゲノム医療連携病院にて行われる．エキスパートパネルは，がんゲノム医療拠点病院とがんゲノム医療中核拠点病院，または指定を受けた一部のがんゲノム医療連携病院で開催される．

2. がん分子標的薬とプレシジョン・メディシン

　バイオサイエンスと遺伝子解析技術の進歩により，がんの原因となるさまざまな遺伝子変異を治療標的とするがん分子標的薬が有効であることが明らかになった．それぞれのがん種に特徴的な遺伝子変異の有無をあらかじめ特定の検査薬（コンパニオン診断薬）で検査し，最適な治療薬を選ぶことが日常臨床で行われている．

　さらに，個人ごとの疾患への罹患性や薬物感受性などの遺伝子多型情報を考慮した個別化医療（personalized medicine）を抱合し，個人におけるさまざまな生体分子情報など膨大なオミックスデータの解析に基づいた精密診断によりそれぞれに最適な治療や予防の確立を目指す医療，プレシジョン・メディシン（precision medicine）の概念が生まれてきた．

　このような背景のもと，わが国のがん医療でも遺伝子変異情報に基づいた治療薬の選択，患者それぞれに応じた個別化医療，がんゲノム医療の実装化の機運が熟し，がんゲノム医療推進コンソーシアム運営会議を通じて臨床現場での体制構築が本格化された．

3. コンパニオン診断から遺伝子パネル検査へ

　それぞれのがん分子標的治療薬を適切に使用するため，さまざまな遺伝子変異を検査するコンパニオン診断薬が開発された．たとえば，Stage Ⅳの非小細胞肺がんにおいては，*EGFR* 遺伝子変異や *ALK* 融合遺伝子，*ROS1* 融合遺伝子，*BRAF* 変異，PD-L1 の発現に関して，それぞれのコンパニオン診断薬による検査結果に基づいて，最適な治療薬を選択することが保険診療として行われている．多くのコンパニオン診断薬は，保険適用となる標準治療を行う目的で，1回の検査で1つの遺伝子変異を調べる．

　一方，現実には保険適用外のがん種でも同様な遺伝子変異が生じることもある．この場合，対応する分子標的薬があるにもかかわらず遺伝子変異を検査する機会が得られないため，結果として患者は薬物療法を受けることができない．このように，コンパニオン診断薬で特定の遺伝子変異を検出できない場合や標準治療薬の効果がなくなった患者については，がんに関する複数（数十〜数百）の遺伝子，おもにがんドライバー遺伝子を次世代シーケンサー（next generation sequencing；NGS）を利用して網羅的に検査できる遺伝子パネル検査（がんゲノムプロファイリング検査）が開発された（**図 7-2-15**）．

　遺伝子パネル検査では，がんの悪性化に関与する病的変異のほかに，臨床的意義づけの乏しい意義不明変異（variants of uncertain significance；VUS）も多数検出される．これまでのがんゲノム医療で得られた解析データは，現在さまざまな知識データベース（COSMIC，OncoKB，ClinVar など）に格納されており，遺伝子変異の臨床上の意義付け（キュレーション）や治療薬選択における科学的エビデンスのレベルが分類されて公表されている．わが国でも，日本臨床腫瘍学会，日本癌治療

7章 がん薬物療法における薬効・薬理

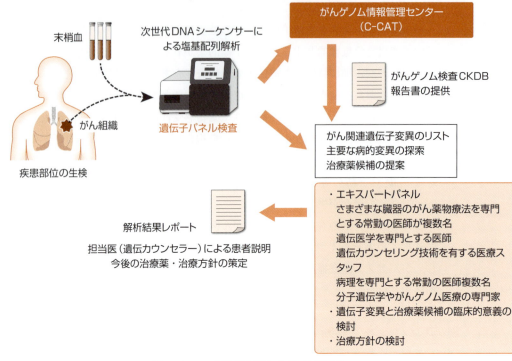

図7-2-15　遺伝子パネル検査の流れ

患者の病変部位組織DNA（一部正常末梢血も含む）を対象として実施されるが，解析機関からの解析データは依頼病院に送られるとともに，患者の同意の下がんゲノム情報管理センター（C-CAT，国立がん研究センター内）に登録される．その際，患者の臨床情報もC-CATに登録される．解析結果（がんゲノム検査CKDB報告書を含む）はエキスパートパネルにて検討されて当該病院担当医に提供される．また，家族性遺伝性疾患の遺伝子変異が認められる場合は遺伝カウンセリングを受けることができる．

学会，日本癌学会の3学会が合同作成した「次世代シーケンサー等を用いた遺伝子パネル検査に基づく癌診療ガイダンス（第2.1版）」が公表されている．

4．がんゲノム医療の体制と治療の流れ

　遺伝子パネル検査を用いたがんゲノム医療は，基本的には従来のがん医療に加わるものであり（**図7-2-14**），標準治療がないまたは終了した患者に担当医から説明後，遺伝子パネル検査をもとに治療方針が策定される（**図7-2-15**）．保険適用の遺伝子パネル検査の流れとして，患者の同意を得て腫瘍部位組織もしくは血液が採取される．適切な検体処理の後，遺伝子パネル検査を行い，同定された遺伝子変異がリスト化された報告書が返却される．保険適用で検査が行われた場合，解析された患者のゲノム情報や臨床情報は，患者同意の下に，がんゲノム情報管理センター（Center for Cancer Genomics and Advanced Therapeutics；C-CAT）に提供され，一元管理されてがんゲノム知識データベース（Cancer Knowledge Data Base；CKDB）構築に役立てられる．がんゲノム医療中核拠点病院やがんゲノム医療拠点病院では，遺伝医学やゲノム解析に関する複数の専門家を含んだグループによりエキスパートパネルと呼ばれる会議が開催される．そこでは検査機関から返却された

報告書や，C-CAT から提供された「がんゲノム検査 CKDB 報告書」に基づいて，患者の遺伝子変異の医学的臨床的な意義などが詳細に検討され，その結果を含んだ解析結果レポートが担当医に戻される．解析結果レポートには，検体およびデータの品質，検出された遺伝子変異の生物学的意義付けとエビデンスレベル，二次的所見の有無とそれに関するエビデンスレベル，次にとるべきアクションに関する勧告と予想されるリスク，治療薬の適用状況，治療薬候補の治験情報などが記載される．担当医はそのレポートを患者に説明しその後の治療方針を策定するが，ゲノム解析では意図しない二次的・副次的所見，家族性の遺伝子変異がみつかる可能性があり，遺伝子カウンセラーによる説明が必要な場合もある．

5. 行政によるがんゲノム医療の推進

わが国でのがん対策は，平成 18 年施行のがん対策基本法に基づき，おおむね 5 年を 1 期として策定される「がん対策推進基本計画」により進められる．2017～2022年度までの「第 3 期がん対策推進基本計画」では，「がん予防・がん検診の充実」「患者本位のがん医療の実現」「がんとの共生社会の実現」の 3 つの柱と，支持基盤の整備が策定された．具体的には，「がんゲノム医療中核拠点病院，がんゲノム医療拠点病院，がんゲノム医療連携病院」が選定され，患者ゲノム情報の収集管理，知識データベース構築，ゲノム解析結果の解釈と利活用に関する「がんゲノム情報管理センター」の構築，遺伝子パネル検査の保険制度上の位置付けなどが推進された．また，外来患者への服薬管理や副作用対策を支援するため，かかりつけ機能を有する地域の医療機関・薬局と拠点病院との連携強化に向けた施策の方針が示されているほか，病院内チーム医療や緩和ケア，地域連携における在宅がん患者支援において薬剤師も役割を果たせるように支援する方針も示されている．

6. がんゲノム医療の今後

遺伝子パネル検査の結果を基に，実際に治療薬の選択，投薬までつながる確率は現在 10～20% 程度であり，多くの患者はがんゲノム医療の恩恵を受けられないのが現実である．したがって，経済的な患者負担を減らしつつ，未承認薬・保険適用外使用や，早期開発治験などが行いやすい環境の整備が必要になる．

さらに，特定の標的遺伝子を調べる遺伝子パネル検査だけでなく，がんや難病領域の全ゲノム情報を解析する「全ゲノム解析等実施計画 2022」が策定され，戦略的なデータ蓄積，質の高い情報基盤をもとに研究・創薬開発が促進されるようになってきた．

また，ゲノム医療実用化が本格的となる中，遺伝性疾患に関わる情報など，個人のゲノム情報に基づく不当な差別を防ぐため，「良質かつ適切なゲノム医療を国民が安心して受けられるようにするための施策の総合的な推進に関する法律（通称：ゲノム医療推進法）」が 2023 年に制定された．がん医療にとどまらず，さまざまな

難病・希少疾患などに対し，国民により良質かつ適切なゲノム医療を提供する社会体制づくりも始まっている．

3 がん免疫療法

I がん免疫療法総論

1. がん細胞に対する免疫監視

　免疫監視という概念は，1970年代にバーネット（Burnet）によって初めて提唱されたものである[1]．この概念は，がん細胞を見つけ出しそれを排除して生体の恒常性を維持するための免疫システムの監視という仮説から出発している．この仮説は，リンパ球を欠損したマウスで，発がん物質によるがん発生率が高くなるという研究結果，また，間接的ではあるが，ヒトにおいても免疫抑制状態にある臓器移植のレシピエントにおいて，がんの発生率が高くなるという観察からも支持されている．さらに2012年，第4のがん免疫療法の柱となっている免疫チェックポイント阻害薬の臨床試験結果として，治療法のないメラノーマや腎細胞がんの症例で，30%近い奏効率（がんが消失または一定以上収縮した割合）が報告された[2]．以上より，多くのがん細胞が臨床的に顕在化する以前の早期の段階で，免疫系によって排除されているというがん細胞に対する免疫監視の存在を疑う余地がなくなった．

2. がん細胞に対する免疫応答

　がん細胞に対する免疫応答は，大きく自然免疫と獲得免疫応答に分けられる．自然免疫応答に関与する免疫細胞として，マクロファージ，ナチュラルキラー(NK)細胞がある．マクロファージは貪食作用によりがん細胞を攻撃する．一方，NK細胞はキラー活性によりがん細胞をアポトーシス（細胞死）へと導く．

　自然免疫応答で中心となるのがNK細胞である．死んだがん細胞から放出されたタンパク質断片は，マクロファージを刺激する．刺激を受けたマクロファージは，炎症性サイトカインを誘導し，NK細胞を活性化させる．NK細胞は，がん化によってMHCクラスI分子の発現が低下したがん細胞を識別してアポトーシスへと導く（自然免疫応答，**図7-3-1**）．

　炎症性サイトカインを受け取ったNK細胞は，インターフェロン-γ（IFN-γ）を分泌し，がん細胞にMHCクラスI分子の発現を誘導する．このNK細胞による免疫応答は，自然免疫と獲得免疫応答の橋渡し的な役割も担っている．

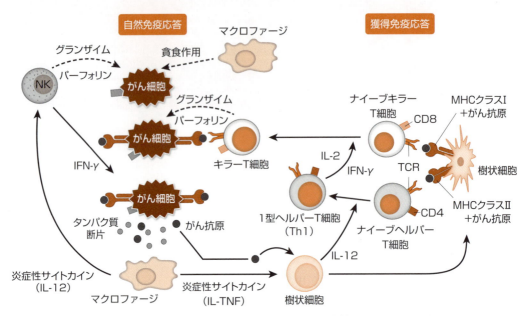

図 7-3-1　腫瘍に対する免疫応答

自然免疫応答：自然免疫応答における腫瘍免疫はナチュラルキラー（NK）細胞が中心となる．死んだがん細胞からのタンパク質断片によってマクロファージは炎症反応を引き起こす．炎症性サイトカインによって活性化された NK 細胞は，MHC クラス I の発現が低下したがん細胞を識別して，グランザイムやパーフォリンを介してアポトーシス（細胞死）を誘導する．加えて，マクロファージは，その貪食作用によりがん細胞を攻撃する．
獲得免疫応答：獲得免疫応答における腫瘍免疫はキラー T 細胞が中心となる．がん組織でがん抗原を取り込んだ樹状細胞は所属リンパ節で，ナイーブヘルパーとキラー T 細胞にがん抗原をそれぞれ抗原提示する．がん抗原情報を受け取ったキラー T 細胞は，同じ抗原情報を受け取った 1 型ヘルパー T 細胞（Th1）からのインターロイキン-2（IL-2），インターフェロン-γ（IFN-γ）の刺激を受けて活性化し，がん細胞膜表面の MHC クラス I ＋がん抗原を認識後，アポトーシスへと導く．
IL-12：インターロイキン-12，TCR：T 細胞受容体，Th1：1 型ヘルパー T 細胞，IL-1：インターロイキン-1，TNF：腫瘍壊死因子，CD：分化抗原群，MHC：主要組織適合性抗原複合体

　　がん細胞に対する獲得免疫で中心的な役割を担うのがキラー T 細胞である．炎症性サイトカインによって，炎症局所へ動員された樹状細胞はがん抗原を取り込む．リンパ節に移動した樹状細胞はナイーブ T 細胞に抗原提示を行う．がん抗原の提示には 2 種類の経路がある．がん抗原由来のペプチド抗原を MHC クラス II 分子に結合してナイーブヘルパー T 細胞に提示する．一方，ペプチド抗原を MHC クラス I 分子に結合してナイーブキラー T 細胞に提示する．このように抗原提示を受けて活性化されたヘルパー T 細胞は 1 型ヘルパー T 細胞（Th1 細胞）へ分化し，インターロイキン-2（IL-2）や IFN-γ を産生する．これらサイトカインによって活性化されたキラー T 細胞は MHC クラス I に提示されたペプチド抗原を認識して標的がん細胞にパーフォリンやグランザイムを介してアポトーシスを誘導する（獲得免疫応答，図 7-3-1）．

3. がん細胞の免疫系からの回避機構

　　これまでに述べてきたように，がん細胞に対してはさまざまな免疫学的監視機構が存在している．しかしながら，がん細胞はこれらの監視機構に対して回避できる

3 がん免疫療法

表 7-3-1　がん免疫療法の分類

分　類	薬剤例	特　徴
免疫応答を刺激増強する免疫療法	腫瘍抗原ペプチド	ネオアンチゲンを含む腫瘍抗原ペプチドを利用したがんワクチン療法（7 章 3 節-V）
	BCG	免疫力を賦活する薬物（生体応答調節薬）
	IL-2，IFN-α	サイトカインを用いた免疫活性化誘導剤
抗体療法	抗 HER2 抗体	腫瘍細胞に発現するがん抗原を認識する抗体を利用（7 章 3 節-II）
	抗 PD-1 抗体，抗 CTLA-4 抗体	免疫細胞に発現する免疫調節分子を認識する抗体を利用（7 章 3 節-III）
遺伝子改変 T 細胞療法	TCR 遺伝子導入 T 細胞	がん抗原特異的キラー T 細胞から得られた TCR の遺伝子を患者から採取した末梢 T 細胞に遺伝子導入し，調整した遺伝子改変 T 細胞をがん患者に投与する（TCR-T 療法）．
	CAR-T 細胞	人工的ながん抗原を認識する受容体の遺伝子を T 細胞に導入した遺伝子改変 T 細胞を樹立し，細胞製剤として患者に投与する（CAR-T 療法，7 章 3 節 IV）．

手段をもっており，このことが原因となってがん細胞が体内で増殖する．免疫学的回避を起こす原因は，がん細胞側の要因と宿主側の要因に分けられる．まず最も重要なものが，がん細胞の抗原性の低下や抗原提示能の障害である．

また，がん細胞が増殖する過程で攻撃目標とされる膜タンパク質の発現を低下させてしまうこともある．加えて，宿主側の制御性 T 細胞による樹状細胞などの抗原提示細胞，ヘルパー T 細胞，キラー T 細胞などのエフェクター T 細胞の活性化を抑制することで，結果としてがん細胞が免疫系から回避していることも知られている．なお，がん細胞がエフェクター T 細胞の活性化を抑制する問題は，免疫チェックポイント阻害薬の開発によって解決されている．

4. がん免疫療法の分類

がん免疫療法は，がん細胞を攻撃するために免疫システムの力を利用する治療法である．がん患者では自身のがん抗原に対して免疫応答できないことが多くみられる．その原因は，大きく 2 つが考えられ，一つはがん抗原に対して免疫原性が低下している場合，ほかは何らかの原因で宿主の免疫応答能が低下しているケースである．がん免疫療法は，宿主側の免疫応答を刺激増強する免疫療法，さらに，がん細胞に対して宿主免疫応答の誘導や増強を拒む分子機序を標的としたものがあり，このケースでいくつかの抗体製剤が臨床試験で著効を示し医薬品として承認されている．最近，がん免疫応答の要となるキラー T 細胞やこれらを誘導する樹状細胞などを患者に投与する細胞療法などが実践されている．これらがん免疫療法の分類，薬剤の例，特徴を表としてまとめた（**表 7-3-1**）．

引用文献

1) Burnet FM: Immunological Surveillance. p. 280, Pergamon Press, 1970.
2) リクルートワークス研究所：成功の本質 第 81 回 オプジーボ／小野薬品工業 日本発の新しい免疫薬ががん治療を一変させる. 〈https://www.works-i.com/works/series/seikou/detail004.html〉（2024 年 4 月 25 日閲覧）

Ⅱ がん抗体療法

1. がん抗体療法の概念

　がん抗体療法は，おもにがん細胞に特異的な抗原を標的とするモノクローナル抗体を用いた分子標的治療の一つである．抗体は，生体の免疫系の一部として病原体や異常細胞の抗原に特異的に結合する．この抗体の特異性を利用して，正常細胞への影響を最小限に抑えながら，がん細胞を選択的に傷害することが可能になる．

2. モノクローナル抗体の開発と分類

　抗体医薬に使用されるモノクローナル抗体は4種類（マウス抗体，キメラ抗体，ヒト化抗体，ヒト型抗体）に分類される（**図7-3-2**）．特定の抗原に対するモノクローナル抗体は，1975年にコーラー（Kohler）とミルシテイン（Milstein）らが開発したハイブリドーマ法によって作ることが可能となった．1980年代には，「マウスのモノクローナル抗体」を用いた抗体医薬が開発されたが，マウス抗体はヒトにとっては異物とみなされ，免疫反応が生じてしまうため，十分な治療効果を発揮できないという課題が残された．1990年代には，遺伝工学の進歩により，マウス抗体の可変領域以外をヒトの配列に置き換えた「キメラ抗体」や相補性決定領域以外をヒト由来の配列に組み換えた「ヒト化抗体」が開発された．これらは「マウス抗体」に比べて，免疫反応が起こりにくく，効果的な治療が可能となった．さらに，抗体遺伝子発現ファージディスプレイ法やヒト抗体遺伝子導入マウスの技術が進み，すべてヒト由来の配列からなる「ヒト型抗体」が作られるようになった．

3. 抗体医薬品の種類

1）裸抗体

　裸抗体（naked antibody）はモノクローナル抗体そのものを用いてがん細胞を標的とするものである．特定のがん細胞の表面の抗原に結合し，次節（4. 抗体医薬品

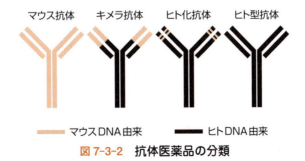

図7-3-2　抗体医薬品の分類

の作用機序）で記す機序によって，がん細胞を直接または間接的に傷害したり細胞増殖を抑制する．

2）抗体薬物複合体

抗体薬物複合体（antibody-drug conjugate；ADC）は，がん治療において革新的な技術として注目されている．ADCは，特異的な抗体と強力な抗がん薬を結合させたもので，がん細胞を標的とし，抗がん薬を効果的に届けることができる．

3）二重特異性抗体

抗体1分子は2つの抗原結合部を有するが，それぞれの抗原結合部位が異なる抗原に結合する抗体を二重特異性抗体（Bi-specific antibody）という．この2つの異なる抗原を認識する抗体で，がん細胞と免疫細胞を認識させて引き寄せ，免疫細胞によるがん細胞の傷害を促進する．

4. 抗体医薬品の作用機序

抗体医薬は，まず標的となる分子に結合することで効果を発揮する．その後，いくつかの作用機序によって抗がん作用を示す（**図7-3-3**）．

1）中和作用

抗体が細胞の増殖に関わる細胞増殖因子や成長因子，およびそれらの受容体に結合して，その働きを阻害することでがん細胞の増殖を抑制する．

2）アゴニスト活性

中和作用とは逆に，抗体が細胞死に関わる受容体などの標的となる分子に結合することで，細胞死に関わるシグナル伝達を活性化し，がん細胞の細胞死を誘導する．

3）エフェクター効果

抗体を介して体内の免疫システムを活性化することでがん細胞を傷害する．抗体依存性細胞傷害（antibody-dependent cellular cytotoxicity；ADCC）と補体依存性細胞傷害（complement dependent cytotoxicity；CDC）がある．ADCCは細胞表面に存在する標的分子と結合した抗体がFCγ受容体を介してエフェクター細胞と結合して標的分子を傷害する．CDCは抗体が補体と結合することにより標的細胞を傷害する．

4）免疫チェックポイント阻害

がんに対する免疫反応を高めるために，免疫細胞の機能を制御する分子（免疫チェックポイント分子）を標的とした抗体医薬品である．7章3節Ⅲ（p.254）で詳

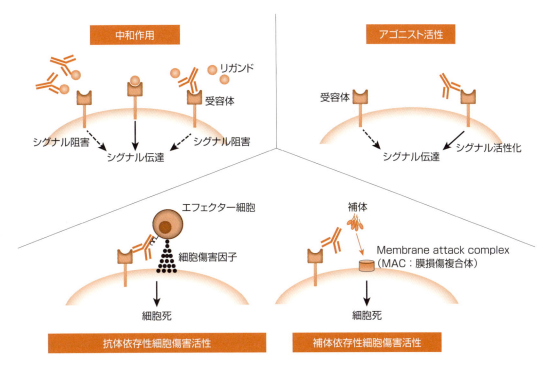

図 7-3-3　抗体医薬品の作用機序

中和作用：がん細胞の増殖に関わる受容体あるいはそのリガンドに抗体医薬品が結合することによって標的分子の機能を中和し，がん細胞の増殖を抑制する．
アゴニスト作用：標的分子を介したシグナル伝達を活性化することによって細胞機能を変化させる．
抗体・補体依存性細胞傷害活性：細胞表面に存在する標的分子と結合した抗体が Fc 領域を介して細胞傷害活性を担うエフェクター分子と結合する．Fcγ 受容体を介してエフェクター細胞を活性化して標的細胞を傷害する活性は，抗体依存性細胞傷害（ADCC）活性，抗体が補体と結合して標的細胞を傷害する活性は，補体依存性細胞傷害（CDC）活性と呼ばれる．

しく説明する．

5. 抗体医薬品

　わが国では，2001 年に HER2 陽性乳がんに対する抗 HER2 抗体「トラスツズマブ」，非ホジキンリンパ腫に対する抗 CD20 抗体「リツキシマブ」が承認されて以降，多くのがんに対する抗体医薬品が承認されている（**表 7-3-2**）．

6. 抗体医薬品の副作用

1）抗体医薬品の一般的な副作用

　抗体医薬品の投与時に発生する急性反応で，発熱，寒気，血圧の変動，呼吸困難および発疹などがある．これをインフュージョンリアクションと呼ぶ．通常は軽微であるものの，時に重症となり死亡する例も報告されている．通常，初回投与時に発生することが多い．発生機序は明確ではないが，サイトカイン放出に伴うものと推察される．
　軽度のインフュージョンリアクションには，抗ヒスタミン薬や解熱鎮痛薬を投与

7章 がん薬物療法における薬効・薬理

表 7-3-2　日本で承認されたがん抗体医薬

抗体医薬品のタイプ		標的分子	結合薬物	一般名	販売名	おもな適応疾患
裸抗体	キメラ型	CD20		リツキシマブ	リツキサン®	B 細胞性非ホジキンリンパ腫
		EGFR		セツキシマブ	アービタックス®	頭頸部がん，結腸・直腸がん
		CD38		イサツキシマブ	サークリサ®	再発または難治性の多発性骨髄腫
		GD2		ジヌツキシマブ	ユニツキシン®	大量化学療法後の神経芽腫
	ヒト化	HER2		トラスツズマブ	ハーセプチン®	HER2 過剰発現が確認された転移性乳がん
		VEGF		ベバシズマブ	アバスチン®	進行・再発の結腸・直腸がん，進行・再発の非小細胞肺がん
		CCR4		モガムリズマブ	ポテリジオ®	再発または難治性の CCR4 陽性の成人 T 細胞白血病リンパ腫
		HER2		ペルツズマブ	パージェタ®	HER2 陽性手術不能または再発乳がん
		CTLA-4		イピリムマブ	ヤーボイ®	根治切除不能な悪性黒色腫
		SLAMF7		エロツズマブ	エムプリシティ®	再発・難治性の多発性骨髄腫
		PD-1		ペムブロリズマブ	キイトルーダ®	根治切除不能な悪性黒色腫，PD-L1 陽性の切除不能な進行・再発の非小細胞肺がん
		PD-L1		アテゾリズマブ	テセントリク®	切除不能な進行・再発の非小細胞肺がん
		CD20.		オビヌツズマブ	ガザイバ®	CD20 陽性の濾胞性リンパ腫
	ヒト型	EGFR		パニツムマブ	ベクティビックス®	KRAS 遺伝子野生型の進行・再発の結腸・直腸がん
		CD20		オファツムマブ	ケシンプタ®	再発または難治性の CD20 陽性の慢性リンパ性白血病
		PD-1		ニボルマブ	オプジーボ®	根治切除不能な悪性黒色腫
		VEGFR-2		ラムシルマブ	サイラムザ®	治癒 切除不能な進行・再発の胃がん
		CD38		ダラツムマブ	ダラザレックス®	再発または難治性の多発性骨髄腫
		PD-L1		アベルマブ	バベンチオ®	根治切除不能なメルケル細胞がん
		PD-L1		デュルバルマブ	イミフィンジ®	非小細胞肺がんにおける根治的化学放射線療法後の維持療法
		EGFR		ネシツムマブ	ポートラーザ®	切除不能な進行・再発の扁平上皮非小細胞肺がん
		CTLA-4		トレメリムマブ	イジュド®	切除不能な進行・再発の非小細胞肺がんおよび切除不能な肝細胞がん
		PD-1		セミプリマブ	リブタヨ®	がん化学療法後に増悪した進行または再発の子宮頸がん
抗体薬物複合体	マウス	CD20	MX-DTPA	イブリツモマブチウキセタン	ゼヴァリンイットリウム	CD20 陽性の B 細胞性非ホジキンリンパ腫，CD20 陽性のマントルリンパ腫
	キメラ	CD30	MMAE	ブレンツキシマブベドチン	アドセトリス®	再発または難治性の CD30 陽性ホジキンリンパ腫，未分化大細胞リンパ腫
		EGFR	サロタロカンナトリウム	セツキシマブ サロタロカンナトリウム	アキャルックス®	切除不能な局所進行または局所再発の頭頸部がん
	ヒト化	CD33	カリケアマイシン	ゲムツズマブオゾガマイシン	マイロターグ®	CD33 陽性の急性骨髄性白血病

252

表 7-3-2　（つづき）

		標的	ペイロード	一般名	販売名	適応
		HER2	エムタンシン	トラスツズマブ エムタンシン	カドサイラ®	HER2陽性転移・再発乳がん
		CD22	オゾガマイシン	イノツズマブ オゾガマイシン	ベスポンサ®	再発または難治性のCD22陽性の急性リンパ性白血病
		HER2	カンプトテシン	トラスツズマブ デルクステカン	エンハーツ®	化学療法歴のあるHER2陽性の手術不能または再発乳がん
		CD79b	MMAE	ポラツズマブ ベドチン	ポライビー®	再発または難治性のびまん性大細胞型B細胞リンパ腫
	ヒト型	nectin-4	MMAE	エンホルツマブ ベドチン	パドセブ®	がん化学療法後に増悪した根治切除不能な尿路上皮がん
二重特異性抗体	ヒト化	CD20/CD3		エプコリタマブ	エプキンリ®	再発または難治性の大細胞型B細胞リンパ腫，再発または難治性の濾胞性リンパ腫
	マウス	CD19/CD3		ブリナツモマブ	ビーリンサイト®	再発または難治性のB細胞性急性リンパ性白血病

する．重度の場合は，投与を中止し，酸素投与，ステロイド投与およびアドレナリン投与などを行う．

2) それぞれの抗体医薬品特有の副作用

　抗体医薬品の副作用は，標的分子との結合によっても生じうる．標的分子が目的外の細胞や組織に発現している場合や，標的分子が複数の生理作用をもつ場合，抗体医薬品が標的分子に結合することにより，目的外の作用も生じることがある．HER2を標的としたトラスツズマブにおける心毒性，CD20を標的としたリツキシマブにおける液性免疫不全，CCR4を標的としたモガムリズマブにおけるStevens-Johnson症候群などは，特に重篤となるため注意を要する．

Ⅲ 免疫チェックポイント阻害薬

1. 免疫チェックポイント阻害薬とは

　免疫チェックポイント阻害薬は，がん細胞が免疫系からの攻撃を回避するメカニズムを阻害することにより，免疫系ががん細胞を認識して，排除する能力を高める効果を示す．この免疫チェックポイント阻害薬を学ぶ上で，まず生体のがん細胞を異物として認識する機構とそれを応用したがん免疫療法について学ぶ必要がある．

2. 免疫監視機構とがん免疫療法

　生体の免疫システムは，本来，病原微生物などの外来異物に対する防御機構として進化してきたが，がんの発生過程においても，がん細胞を監視し排除する「免疫監視機構」として機能する．この概念は，1960年代にフランクバーネット（Frank Burnet）により提唱された（**図7-3-4**）．

　免疫監視機構の中心的な役割を担っているのはT細胞である．T細胞は，がん細胞に特異的に発現する「腫瘍関連抗原（tumor-associated antigen；TAA）」を認識することで，がん細胞と正常細胞を識別する．この識別によって，T細胞はがん細胞に対して特異的な免疫応答を引き起こし，がん細胞を排除する働きをもつ．

　これらの免疫監視機構の理解に基づき，免疫系を活性化してがんを治療することを目的とする「がん免疫療法」という治療法が開発された．

3. 免疫逃避機構と免疫チェックポイント分子

　T細胞を中心とした「免疫監視機構」によってがん細胞を排除する働きがあるにもかかわらず，がん細胞は増殖し，病気として顕在化することがある．これは2002年にダン（Dunn）らが提唱したがん細胞による「免疫逃避機構」によって説明される．

　われわれの免疫系は自己の組織を攻撃しないようにするために，免疫チェックポイント分子を介した調節機構をもつ．がん細胞も同様に，この機構を利用して免疫系から逃れている．その中心的な役割を果たすのが2つの主要な免疫抑制シグナル（免疫チェックポイント分子）であり，B7/cytotoxic T-lymphocyte associated antigen-4（CTLA-4）経路とprogrammed cell death-1（PD-1）/PD-1リガンド（PD-L1，PD-L2）経路がある．

1）B7/CTLA-4経路とその阻害薬

　T細胞は，リンパ節内で抗原提示細胞（樹状細胞など）からMHC分子を介して腫瘍関連抗原（TAA）を提示され，T細胞受容体（TCR）を介してがん細胞を認識

3 がん免疫療法

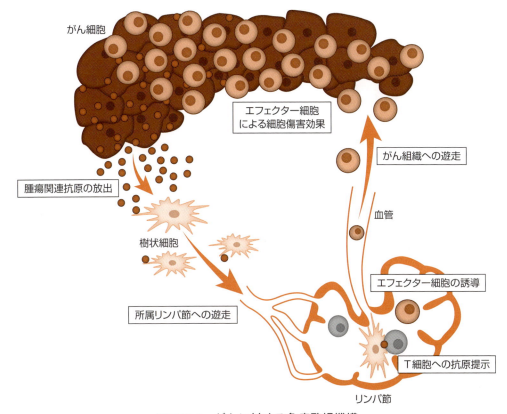

図 7-3-4　がんに対する免疫監視機構

われわれの生体では内的要因あるいは外的因子の影響によって DNA 損傷が起こり，がん化の可能性を示す変異細胞やがん化した細胞が発生している．このような細胞が産生する腫瘍関連抗原やアポトーシスを起こした細胞を樹状細胞が貪食した後に，リンパ節にて T 細胞にその抗原情報を提示し，エフェクター細胞を誘導する．エフェクター細胞はがん組織へと遊走し，変異した細胞やがん細胞を傷害し，排除する．がん発生に対して，このサイクルをくり返し，がん細胞を監視して排除する免疫監視機構が備えられている．

する（**図 7-3-5**）．この際，T 細胞の機能を決定するために免疫補助シグナルが必要である．免疫補助シグナルには，促進型（T 細胞を活性化させる）と抑制型（T 細胞ががん細胞を認識しても攻撃できない状態にする）の 2 種類がある．

　CTLA-4 は 1987 年にバーネット（Brunet）らによって同定された分子であり，活性化 T 細胞に発現する．通常，T 細胞は B7 分子と CD28 分子を介して促進型シグナルを受けて活性化する．しかし，CTLA-4 は CD28 よりも 10 倍以上に強い親和性で B7 分子と結合する．この結合により，抑制型のシグナルが T 細胞に伝達されて T 細胞の活性化が抑制される（**図 7-3-5 a**）．

　このように B7/CTLA-4 経路は，がん細胞が T 細胞の攻撃を逃れるための重要な機構となっている．CTLA-4 に対する抗体により，この抑制が解除され，T 細胞の抗がん活性が高まることで抗がん効果を示す（**表 7-3-3**）．

2）PD-1/PD リガンド経路とその阻害薬

　PD-1 は 1992 年に本庶らによって T 細胞の細胞死刺激により発現が増強される分

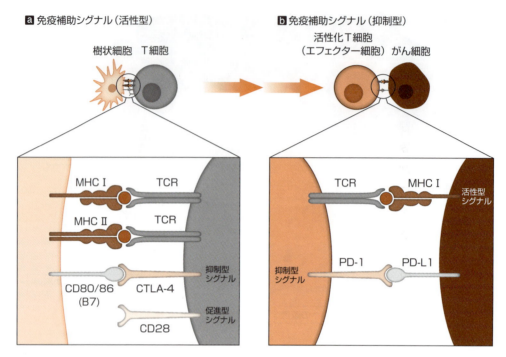

図7-3-5 B7/CTLA-4経路による免疫抑制機構

a T細胞は，T細胞受容体（TCR）を介したがん抗原の認識による抗原シグナルと，共刺激分子であるCD28と抗原提示細胞上のCD80/CD86（B7）の結合による共刺激シグナルによって活性化する．しかしCTLA-4は，CD28のリガンドであるCD80/CD86（B7）に対してCD28よりも高い親和性を有するために，T細胞にCTLA-4が多く発現している状態ではCD80/CD86（B7）が占有され，CD28はCD80/CD86（B7）と結合できず，T細胞の活性化が抑制される．**b** PD-1は活性化T細胞に発現する免疫チェックポイント分子であり，代表的なリガンドはPD-L1とPD-L2である．T細胞上のPD-1ががん細胞の細胞表面に発現するPD-L1やPD-L2に結合すると，T細胞は活性化が抑制され機能不全に陥り，抗腫瘍免疫応答が抑制される．

表7-3-3 わが国で承認された免疫チェックポイント阻害薬（抗体医薬品）

標的分子	抗体医薬品のタイプ	一般名	販売名	おもな適応疾患
CTLA-4	ヒト化	イピリムマブ	ヤーボイ®	根治切除不能な悪性黒色腫
	ヒト化	トレメリムマブ	イジュド®	切除不能な進行・再発の非小細胞肺がんおよび切除不能な肝細胞がん
PD-1	ヒト化	ペムブロリズマブ	キイトルーダ®	根治切除不能な悪性黒色腫，PD-L1陽性の切除不能な進行・再発の非小細胞肺がん
	ヒト型	ニボルマブ	オプジーボ®	根治切除不能な悪性黒色腫
	ヒト型	セミプリマブ	リブタヨ®	化学療法後に増悪した進行または再発の子宮頸がん
PD-L1	ヒト化	アテゾリズマブ	テセントリク®	切除不能な進行・再発の非小細胞肺がん
	ヒト型	アベルマブ	バベンチオ®	根治切除不能なメルケル細胞がん
	ヒト型	デュルバルマブ	イミフィンジ®	非小細胞肺がんにおける根治的化学放射線療法後の維持療法

子として発見された．PD-1 は活性化した T 細胞に発現する免疫チェックポイント
分子であり，その主要なリガンドは PD-L1 と PD-L2 である．T 細胞上の PD-1 が
PD-L1 や PD-L2 に結合すると，抑制型のシグナルが T 細胞に伝達される．これに
より，T 細胞の活性化が抑制され，T 細胞は機能不全に陥る．その結果，抗腫瘍免
疫応答が抑制され，がん細胞を効果的に攻撃できなくなる（**図 7-3-5 b**）．

　多くのがん細胞は PD-L1 を高いレベルで発現している．がん細胞上の PD-L1 分
子は，がん組織内において T 細胞などの浸潤リンパ球によって産生される INF-γ な
どのサイトカインによって誘導される．つまり，がん細胞は PD-1/PD-L1 経路を利
用することで，免疫系からの攻撃を逃れる．

　PD-1 や PD-L1 に対する抗体により，PD-1/PD-L1 経路による抑制型のシグナル
伝達が阻害され，その結果，T 細胞による抗腫瘍免疫応答が再び活性化される
（**表 7-3-3**）．

4. 免疫チェックポイント阻害薬と化学療法の併用

　免疫チェックポイント分子阻害薬による奏効率が 80% 以上になるがん種が存在
する一方で，これまで治療効果が認められた悪性黒色腫や非小細胞肺がんでも，そ
の奏効率は 20〜30% 前後である．すなわち，免疫チェックポイント阻害薬はすべて
のがん患者に治療効果があるわけではない．

　2018 年に肺がんの一次療法として，免疫チェックポイント阻害薬と化学療法の併
用がわが国でも承認された．抗がん薬によってがん細胞が破壊されると，多くの腫
瘍抗原が放出され，これによって免疫系が腫瘍関連抗原を認識しやすくなる．ま
た，抗がん薬は，腫瘍血管の透過性を高めることで，T 細胞などの免疫細胞ががん
内部に浸潤しやすくなる．これらの効果によって免疫チェックポイント阻害薬単剤
治療と比較して優れた効果を示すことが確認されている．

　今後も新たな薬剤の開発や治療法の改善が期待され，現在進行中の臨床試験や研
究によって，さらに多くのがん種に対して免疫チェックポイント阻害薬が効果を示
すことが期待されている．また，バイオマーカーの開発により，免疫チェックポイ
ント阻害薬の効果を予測し，より適切な患者選択が可能になると考えられる．

Ⅳ CAR-T療法

1. CAR-T療法とは

　キメラ抗原受容体遺伝子導入T細胞（CAR-T）療法は，近年注目を集めているがん治療法の一つである．従来の化学療法や放射線療法と異なり，患者自身の免疫システムを利用してがんを攻撃するこの治療法は，新たな治療の可能性を開いた．CAR-T療法は，特に血液がんに対して高い効果を示しており，その成功例が次々と報告されている．しかしながら，この治療法はまだ新しいため，多くの課題と副作用がある．本項では，CAR-T療法の基本的な仕組み，現在の治療法の進展，ならびに今後の課題について詳しく説明する．

2. 養子免疫療法

　養子免疫療法は，がん患者から取り出したT細胞などの免疫細胞を体外で増やして活性化させた後，再び患者に戻してがんを排除する治療法である（**図7-3-6**）．初期の養子免疫療法では，がんを特異的に排除するT細胞の効果は限られていた．し

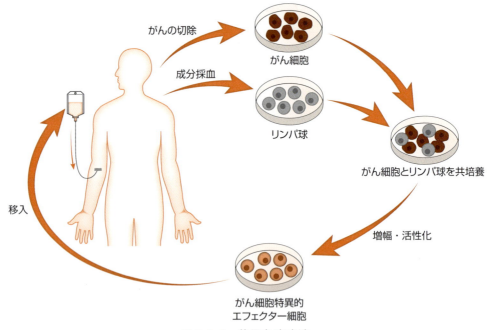

図7-3-6　養子免疫療法
がん患者の体内からT細胞などのリンパ球を取り出し，体外でがん細胞と共培養しながらがん細胞に対してのみ攻撃することができるリンパ球を増幅し，再び体内に戻す．一度体外に出して活性化（養子に出す）して戻すことから，養子免疫療法と呼ばれる．

かし，患者の体内には少数ながらがんに特異的なT細胞が存在することがわかり，その細胞を選択的に増やして患者に戻すと良好な結果が得られることが示された．ただし，このようながん特異的T細胞は非常に数が少なく，治療用の細胞を確保することは難しかった．また，一般的にがん細胞はT細胞を活性化させるために必要な分子の発現が低く，T細胞が十分に働けず，効果的な治療を行うことは困難であった．

3. キメラ抗原受容体

初期の養子免疫療法の問題を解決するために，1980年代からがん細胞を認識する抗体とT細胞療法を組み合わせる研究が開始した．1993年にエシュハー（Eshhar）らが，がん細胞を認識するモノクローナル抗体の一部（single chain variable fragment；scFvなど）とT細胞のCD3ζ鎖を結合させたキメラ抗原受容体（chimeric antigen receptor；CAR）を開発した（**図7-3-7**）．ここで，CD3ζ鎖を結合することには重要な意味がある．CD3ζ鎖は，T細胞受容体（TCR）複合体の一部であり，T細胞が抗原を認識した際にシグナルを伝達する役割を果たす．つまり，T細胞ががん細胞の抗原を認識すると，CD3ζ鎖がシグナルを伝達し，T細胞が活性化されてがん細胞を傷害できるようになる．このようにCARにはがん細胞を認識する抗体の

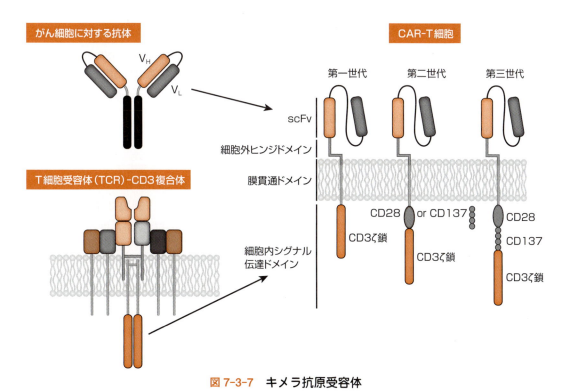

図7-3-7　キメラ抗原受容体

キメラ抗原受容体（CAR）は，がん細胞表面上に発現するがん抗原を特異的に認識する抗体由来の部分と，T細胞受容体（TCR）由来の細胞傷害性機能部分を結合させて人工的に作製したがん抗原を特異的に認識できる受容体のことである．細胞内シグナル伝達ドメインの改良が進み，現在第一世代から第三世代に分類される．

部分とT細胞を活性化するCD3ζ鎖が組み込まれており，CARをもつT細胞はがん細胞を特異的に認識し，効果的に攻撃することができるようになる．

CARは，がん細胞を認識する部分，細胞外のヒンジドメイン，膜貫通ドメインおよび細胞内のシグナル伝達ドメインからなり，3つの世代に分類される（**図7-3-7**）．第一世代はCD3ζ鎖のみをもち，第二世代はCD3ζ鎖に加えてCD28やCD137などの共刺激分子を含み，第三世代はさらに異なる共刺激分子を組み込んでいる．第二世代や第三世代のCARは，第一世代よりもT細胞の増殖力やがん細胞の殺傷能力が高く，体内で長期にわたって機能することが示されている．

4. CAR-T 療法

CAR-T療法は，遺伝子組み換え技術を用いてCARを発現させたT細胞を作製する治療法である．がん患者のT細胞を取り出し，CARを発現させたT細胞を患者に戻して，がんを治療する（**図7-3-8**）．CAR-T細胞療法は抗体の特性を利用するため，標的とするのは細胞表面の抗原に限られる．

チサゲンレクルユーセルは，CD19陽性のB細胞性急性リンパ芽球性白血病（B-ALL）およびびまん性大細胞型B細胞リンパ腫（DLBCL）に対して2019年に承認された．しかし，CD19は正常なB細胞にも存在するため，治療により正常なB細胞も減少する．この副作用については，イムノグロブリンの補充療法で対処可能である．その他の血液がんに対してもCAR-T療法の臨床試験が行われており，たとえばCD30を標的としたホジキンリンパ腫や，ROR1（receptor tyrosine kinase-like orphan receptor-1）を標的とした慢性リンパ性白血病の試験がある．ROR1は正常なB細胞には少なく，がん細胞に特異的に存在するため，正常B細胞への影響が少ないと考えられている．

5. TCR 遺伝子改変 T 細胞療法

CAR-T療法以外にも，TCR遺伝子改変T細胞（TCR-T）療法がある．がん細胞はがん特異的なペプチドをMHC分子とともに発現し，T細胞はT細胞受容体（TCR）を介してこれらを特異的に認識する．TCR-T療法は，がん患者から採取したT細胞にがんを特異的に認識するTCR遺伝子を導入し，がんを特異的に攻撃できるT細胞を作製し，患者に戻す治療法である（**図7-3-8**）．

6. CAR-T 療法の副作用と今後の課題

CAR-T療法のおもな課題の一つは，サイトカイン放出症候群（cytokine release syndrome；CRS）という副作用である．これは発熱，心機能障害，呼吸障害および神経症状などを引き起こし，投与後数時間から数週間で発症することがある．CRSの治療には，IL-6受容体に対する抗体であるトシリズマブが効果的で，第一選択薬とされている．

3 がん免疫療法

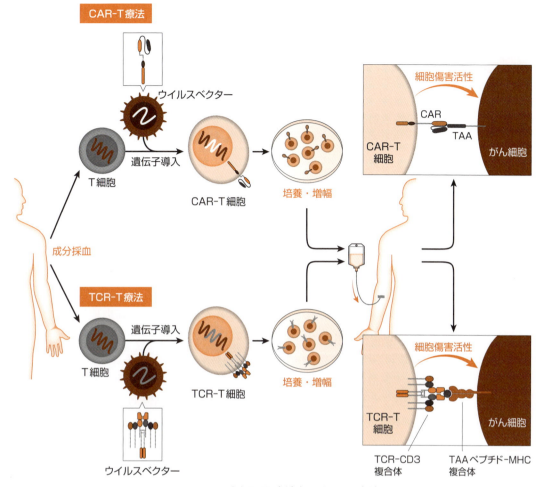

図 7-3-8　CAR-T 療法と TCR-T 療法
患者の体内から T 細胞を取り出し，遺伝子導入技術を用いてキメラ抗原受容体（CAR）を T 細胞上に発現するように T 細胞を改変する（CAR-T 細胞）．そして再び体内に戻された CAR-T 細胞はがん細胞上の抗原を特異的に認識して殺細胞効果を発揮する．また，がん細胞上に特異的に発現する TAA peptide-MHC 複合体を認識できる T 細胞受容体（TCR）遺伝子を導入した TCR-T 細胞を作製し，体内に戻す TCR-T 療法もある．

　また，患者ごとに個別に T 細胞を採取し，遺伝子改変と培養を行うため，多くの時間と高額なコストがかかる．さらにがん患者は抗がん薬治療などを受けているケースが多く，T 細胞もダメージを受けている可能性がある．そこで，幹細胞を利用して T 細胞を大量に生産する技術や，健康なドナーから採取した T 細胞をゲノム編集によってがん患者に適合させる技術などによって，あらかじめ大量に製造，保存できる CAR-T 細胞の開発研究が進められており，将来，より安価で汎用性の高い治療法となることが期待されている．

261

がんワクチン療法

手術療法や放射線療法，化学療法，分子標的療法，内分泌療法（ホルモン療法）は，がんの標準治療として地位を確立してきた．近年はこれらに加え，がん免疫療法が登場して目覚ましい成果を挙げつつある．がん免疫療法はがん抗体療法や免疫チェックポイント阻害薬，CAR-T療法が主体となっているが，本項では今後期待されるがんワクチン療法について取り上げる．

1. がんワクチン研究の歴史

がんワクチン研究の歴史は古く，19世紀の終わりに報告されたColeyワクチンが世界で最初のがんワクチンとされる．米国のウィリアム・コーリー（William Coley）が，細菌感染症にかかった患者のがんが高熱とともに縮小したことをきっかけにし，2種類の細菌死菌をがん患者に投与したのがワクチン研究の始まりである．この研究では十分ながん縮小効果は得られなかったが，コーリーの観察は非特異的に免疫を賦活化（活性化）し，がんを縮小させた実例であると考えられる．非特異的免疫賦活化療法はその後に盛んに研究され，20世紀半ばにはキノコ成分やウシ型結核菌BCGなどの微生物成分など用いて抗腫瘍マクロファージを活性化させる免疫増強療法が開発された．BCGを用いたがんワクチン療法は，現在も表在性膀胱がんの標準治療法として実施されている．しかし一般に，非特異的免疫賦活化療法単独では抗がん効果が弱いため，樹状細胞のToll様受容体を刺激して免疫賦活化を手助けするアジュバントの研究が行われるようになった．

1970年代以降は，モノクローナル抗体を用いたミサイル療法やサイトカイン療法の開発研究が盛んに行われた．一方でマウス腫瘍モデルを用いた腫瘍免疫研究からがん細胞の排除にはT細胞が大きな役割を担い，患者個人のがん細胞に特有に存在する固有抗原と，ほかのがん患者にも共通して存在する共通抗原が発見されたことがワクチン療法のパラダイムシフトを起こすきっかけとなった．さらにがんワクチン研究は深化し，T細胞が認識するヒト腫瘍抗原が同定されたためワクチンの開発に至り，またT細胞を体外で培養して再投与する養子免疫療法が開発されてきた．現在は，患者自身のT細胞にキメラ抗原受容体（chimeric antigen receptor；CAR）を体外で遺伝子導入して戻すCAR-T療法などの研究・開発が盛んに行われている．

2. がんワクチン療法の種類

がんワクチン療法は，がんの予防や治療を目的とした免疫学的手法で，免疫系を活性化してがん細胞やがんを誘発する微生物などに対する免疫応答を引き起こす．

がんワクチンは，予防ワクチンと治療ワクチンの2つに大別され，後者は性状によりさらに分類することができる.

1) がん予防ワクチン

がん予防ワクチンは，感染症に対する予防接種（ワクチン）と同様にがんを誘発するウイルスに対する記憶免疫を構築し，ウイルス感染を予防することでがんの誘発を未然に防ぐ.日本では，B型肝炎ウイルス（hepatitis B virus；HBV）ワクチンやヒトパピローマウイルス（human papillomavirus；HPV）ワクチンが定期予防接種に組み込まれている.HBVワクチンは，B型肝炎ウイルス感染による肝炎／肝硬変／肝がんの発症を予防することができる.HBV感染は垂直感染（母子感染）のみならず，性交渉や針刺し事故，輸血などの水平感染でも成立する.HBVワクチンの接種は，乳児期（1歳まで）に3回接種することが予防接種法で義務付けられているほか，医療従事者では定期的なHBVに対する抗体価を検査して低値であれば接種が推奨される.HPVワクチンは，ヒトパピローマウイルス感染による子宮頸がんやその他のがんの発生を予防する.わが国では2024年現在，小学校6年生から高校1年生の女子が予防接種の対象者になっているが，欧米では45歳までの男女に予防接種が推奨されている.子宮頸がんの発生は性交渉によるHPV感染（特にHPV16型と18型）が主要因であり，90％近い患者でその感染が確認される.HPVワクチンを性交渉開始前に接種することでHPV感染を予防し，子宮頸がんをはじめとする種々のがんの発症リスクを低減することができる.

2) 非特異的免疫賦活化がん治療ワクチン

非特異的に免疫を賦活化するがん治療ワクチンとして，BCGとOK-432（ピシバニール®）が挙げられる.BCG膀胱内注入療法は，表在性膀胱がんや膀胱上皮内がんの標準治療として推奨される.BCG膀胱内注入療法は抗腫瘍マクロファージを活性化させる免疫増強療法に位置付けられており，自然免疫系を主体とする免疫応答を惹起する.BCG膀胱内注入療法では，無菌条件下で尿道カテーテルを介して結核菌の弱毒生ワクチンを膀胱内に注入し，直接的に免疫反応を促進する.したがって免疫が低下した患者では，十分に免疫を誘導できないばかりか結核を誘発してしまうため禁忌とされている.

OK-432はA群溶血性レンサ球菌をペニシリン処理・凍結乾燥した製剤であり，胃がんや原発性肺がん，囊胞性リンパ管腫などの治療に用いられる.OK-432もBCGと同様に自然免疫系を惹起し，マクロファージやナチュラルキラー細胞などを活性化し，細胞傷害性T細胞を誘導する.これに伴いIL-1やIL-8，IL12，TNF-α，G-CSFなどの多くのサイトカインが産生され，抗がん効果を発現する.

7章 がん薬物療法における薬効・薬理

表 7-3-4　**おもながん抗原**

抗原分類		抗原種	抗原例	がん細胞での発現	正常組織での発現	免疫原性
共通抗原	ウイルス抗原	ウイルスタンパク質	EBV HPV KSHV	○	−/△	○/◎
	腫瘍関連抗原	分化抗原	gp100 MART-1 PSA	○	△	△
		胎生タンパク質	CEA AFP	○	胎生成長期	△
		糖タンパク質 糖脂質 糖鎖抗原	MUC-1 CA125 CA19-9	○	△	△
		過剰発現タンパク質	HER2 WT-1 SOX2 hTERT	○	△	△
	がん精巣抗原	胚性タンパク質	MAGE XAGE NY-ESO-1	○	精巣, 胎児卵巣	◎
	腫瘍特異的抗原	ドライバー変異由来	KRAS BRAF EGFR β-catenin	○	−	◎
固有抗原		パッセンジャー由来	患者固有	○	−	◎

一部のがん抗原は，腫瘍マーカーとして検査に使用される．

3) 特異的免疫賦活化がん治療ワクチン

　がん治療ワクチンは，すでにがんを発症している患者に対して使用するものである．がん治療ワクチンは，がん細胞やがん関連抗原を標的として免疫系を活性化し，がん細胞を攻撃する免疫反応を誘導する．正常細胞には全く発現せずがん細胞に多く発現するがん特異的で，かつ強い免疫原性を有するがん関連抗原が格好の標的であり，たとえば乳がんにおける HER2 などのがん抗原を発現するがん細胞を免疫細胞が攻撃できれば，副作用の少ない制がん作用を期待できる（**表 7-3-4**）．がん抗原はがん細胞内でペプチドに分解され，細胞表面に MHC クラス I 分子とともにがん抗原ペプチド（エピトープ）として発現する．CD8 陽性（CD8$^+$）T 細胞はがん抗原ペプチドを認識して活性化し，がん抗原を発現する細胞を特異的に攻撃する（**図 7-3-9**）．

　がん細胞が生体内に発生すると CD8$^+$T 細胞による細胞傷害機構は自然に発動するが，CD8$^+$T 細胞の数や細胞傷害活性が不十分なためにがん細胞は増殖し続ける．がん細胞が悪性化すると，それ自体にも細胞傷害性を回避する機構（免疫逃避機構）が発現することが多い．がん治療ワクチンは，がん抗原ペプチドやそれをコー

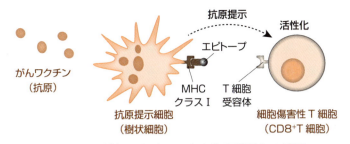

図 7-3-9　がんワクチンによる免疫賦活化の概要
がん共通抗原（ワクチン）を抗原提示細胞（樹状細胞）が取り込んで消化すると，エピトープが MHC クラス I 上に結合する．T 細胞受容体がエピトープを認識すると，細胞傷害性 T 細胞（CD8 陽性 T 細胞）は活性化する．

ドする遺伝子を人為的に投与して $CD8^+T$ 細胞による強力な細胞傷害性を誘導し，がんを治療または予防する．また，がんワクチン療法の効果を高めるために，がん抗原ペプチドを提示する樹状細胞などを投与する治療法（樹状細胞ワクチン）や，がんに対する免疫応答を増強する物質を併用したアジュバント免疫療法などさまざまな研究が進められている．

a ペプチドワクチン

がん抗原となるペプチドを遺伝子組換え技術により酵母などで作り，アジュバントとともに皮膚または皮下に投与する．ペプチドを認識した抗原提示細胞（樹状細胞）は細胞表面にがん抗原を提示し，$CD8^+T$ 細胞の増殖・活性化を促進してがん抗原を発現するがん細胞を特異的に傷害する．

b 遺伝子（DNA/RNA）ワクチン

がん抗原をコードする遺伝子（DNA または RNA）を脂質ナノ粒子に封入して投与すると，抗原提示細胞にこれらの遺伝子は取り込まれてタンパク質を発現する．このタンパク質は抗原提示細胞で部分消化された後に，がん抗原として細胞表面に提示される．抗原提示を受けた $CD8^+T$ 細胞は，その細胞傷害活性によりがん抗原を発現するがん細胞を死滅させる．

c 樹状細胞ワクチン

樹状細胞を英語で dendritic cell（DC）といい，樹状細胞ワクチンは DC ワクチンとも呼ばれる．がん患者の血液から採取した樹状細胞を培養し，体外でがん抗原ペプチドを貪食させて，がん抗原を提示する樹状細胞を作製する．また，ペプチドの代わりにがん抗原をコードする遺伝子（DNA または RNA）を導入する方法もある．これらの細胞を数日間培養して（増殖して）活性化し，がん患者の体内に戻して $CD8^+T$ 細胞による細胞傷害活性を高めることができる．また，血液サンプルには樹状細胞だけでなくリンパ球も含まれるため，体外で活性化したリンパ球によるがん細胞の攻撃も期待される．

3. がんワクチンの現状と将来性

　がんワクチンの実用化は，現在はその途上にある．がん予防ワクチンとして HBV ワクチンや HPV ワクチンがあるが，使用可能ながん治療ワクチンは BCG や OK-432 などの非特異的賦活化ワクチンに限定される．腫瘍特異的ながん治療ワクチンは 2024 年現在，去勢抵抗性前立腺がん治療薬シプリューセル-T（Provenge）の 1 製品のみが米国食品医薬品局（FDA）より承認されている．シプリューセル-T は 2013 年に欧州でも承認されたが，2015 年に商業上の理由から承認を取り下げられた．

　本項執筆現在，**表 7-3-5** に示すように多くの製薬企業ががん治療ワクチンの開発を進めており，近い将来に製品化されることが期待される．また，COVID-19 ワクチンで注目された mRNA ワクチンの技術をがんワクチンの開発に応用するフローもできており，さらなる期待が高まっている．

　一方でがん細胞の免疫逃避能力は非常に高く，がん治療ワクチンが開発されたとしても単剤では免疫力を高めてがんを治療することは困難である．現在までに抗 PD-1 抗体（ニボルマブ，ペムブロリズマブ）や抗 PD-L1 抗体（アテゾリズマブ，アベルマブ，デュルバルマブ），抗 CTLA-4 抗体（イピリムマブ）といった免疫チェックポイント阻害薬が開発されている（詳細は 7 章 3 節Ⅲ，p.254 を参照）．こうした免疫チェックポイント阻害薬との併用により免疫逃避機構を抑制した状態にすれば，がん治療ワクチンの効果は最大限発揮されるであろう．

表 7-3-5　国内企業によるがん治療ワクチンの開発状況

製薬企業	開発コード・ワクチン分類	適応対象	治験実施国	治験段階	備考
塩野義製薬	S-588410 ペプチドワクチン	食道がん	日本	P3　終了	無再発生存期間（PFS）の延長を達成できず
		膀胱がん	日本／欧州	P2　終了	
	S-488210 ペプチドワクチン	頭頸部がん	欧州	P2	
	S-588210 ペプチドワクチン	固形がん	英国	P1	
住友ファーマ	DSP-7888 ペプチドワクチン	再発／進行性膠芽腫（ベバシズマブ併用）	日本	P3　中止	全生存期間（OS）の有意な延長なし
		急性骨髄性白血病	日本	P2（医師主導治験）	
		小児悪性神経膠腫	日本	P1/2　終了	
		進行性固形がん（抗 PD-1 抗体製剤併用）	米国	P1/2	
大鵬薬品工業	TAS0313 ペプチドワクチン	尿路上皮がん	日本	P2	
ブライトパス・バイオ	GRN-1201 ペプチドワクチン	非小細胞肺がん（ペムブロリズマブ[PEMBRO]併用）	米国	P2　中止	主要評価項目（奏効率[ORR]）は PEMBRO 単剤と同等（PFS や OS は，PEMBRO を上回る）
		悪性黒色腫	米国	P1　終了	P2 実施せず
日本電気（NEC）	TG4050 ネオアンチゲンワクチン（AI 技術を応用した創薬）	HPV 陰性頭頸部がん	英国／仏国	P1	P1/2 に拡大（2024 年開始予定）
		卵巣がん	米国／仏国	P1	2024 年 12 月終了予定
サイトリミック（NEC 傘下）	CYT001 ペプチドワクチン（AI 技術を応用した創薬）	肝細胞がん	日本	P1（医師主導治験）	
オンコセラピー・サイエンス	OTSGC-A24 ペプチドカクテルワクチン	胃がん	シンガポール／韓国	P1（医師主導治験）	途中経過報告では，標準治療無効患者における PFS, OS は抗 PD-1 抗体治療を上回る

（2024 年 3 月現在）

4 がん薬物療法における ドラッグデリバリーシステム

1. ドラッグデリバリーシステムの役割

ドラッグデリバリーシステム（drug delivery system；DDS）とは，必要な量の薬を，必要な場所に必要な時間だけ作用させるための工夫あるいは技術のことである．DDS を応用した医薬品を開発することにより，薬効の向上と副作用の軽減を図ることができる．また，医薬品候補化合物の中には，DDS の応用があって初めて生体内で安全に薬効を示すものがあることから，DDS は創薬技術として位置付けることもできる．一般に細胞障害性抗がん薬は，ほかの医薬品と比較して副作用が強く，骨髄抑制などの重篤な副作用がしばしば問題になる．これは抗がん薬ががん細胞のみならず増殖性の正常細胞にまで傷害を与えるためである．がんに対する選択性が高い分子標的薬であっても間質性肺炎や肝機能障害などの副作用が生じることがある．化学療法では，抗がん薬を安全に使用するために投与量が制限され，必ずしもがんを治すのに十分な量の抗がん薬を患者に投与できるわけではない．このように治療域（安全で有効な用量の幅）が狭い抗がん薬には，DDS による有効性と安全性の改善が有効である．抗がん薬治療における DDS の応用は，①腫瘍への薬物送達による薬効向上，②正常組織への薬物分布抑制による最大耐用量（maximum tolerated dose；MTD）の増加，③副作用の軽減による患者の quality of life（QOL）改善などを実現する．

抗がん薬の DDS のための薬物キャリアとしては，タンパク質，抗体，高分子ポリマー，リポソームなどが用いられる．本項では，DDS 型の抗がん薬のうち，医薬品として承認されたものを中心に取り上げ，化学療法における DDS について解説する．

2. ドラッグデリバリーシステムと腫瘍微小環境

抗がん薬の DDS の効果は，固形腫瘍の微小環境の影響を少なからず受ける．固形がん内ではがん細胞の増殖に必要な酸素や栄養素を取り込むための血管が新生される．新生された腫瘍血管は，正常血管と比較して未熟で脆弱であり，物質透過性が亢進している．そのため，静脈内投与された高分子（＞ 40 kDa）あるいはナノ粒子は，腫瘍血管の間隙を通過してがん組織に到達する．さらに，リンパ管が未発達な腫瘍では，高分子やナノ粒子がリンパ管から回収されずに腫瘍内に滞留する（**図 7-4-1**）．この現象は enhanced permeability and retention（EPR）効果[1]と呼ばれており，固形腫瘍への DDS に利用される．ただし，がん種によって腫瘍血管

4 がん薬物療法におけるドラッグデリバリーシステム

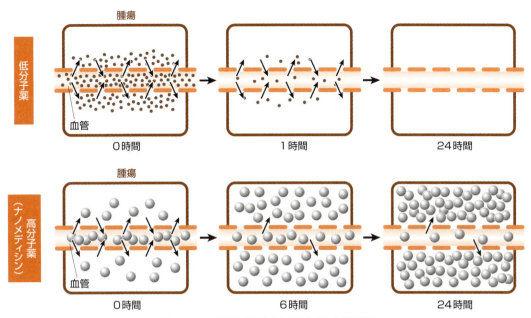

図 7-4-1 EPR 効果の原理を示す模型図

EPR 効果の模式図・時間依存性：低分子は一過性に腫瘍に集積するが，1 時間後にはその局部には残存しない（拡散し，排泄される）．高分子は腫瘍局所でより選択的に漏出し，そこに長時間（24 時間以上）高濃度で滞留する．

が豊富ながんもあれば乏血管性のがんもあり，EPR 効果に基づく DDS の効果は腫瘍微小環境に左右される．たとえば，乏血管性のがんや間質の多いがんでは，抗がん薬の送達効率が低下する．がんに対する DDS 医薬品の開発にあたっては腫瘍微小環境の理解が不可欠である．

3. 抗体薬物複合体

抗体薬物複合体（antibody-drug conjugate；ADC）は，モノクローナル抗体（IgG）に適切なリンカーを介して低分子抗がん薬を共有結合した複合体のことである（**図 7-4-2**）．がん細胞表面上の抗原に対する抗体を薬物キャリアとして用いることにより，抗原抗体反応の特異性に基づく薬物送達を可能にする．治療対象が固形がんの場合，分子量約 150 kDa の IgG は，EPR 効果で腫瘍に集積した後，抗原を認識してがん細胞選択的に結合すると考えられる．ADC 化によって薬物の体内動態が変化し，がん細胞に対する選択性が増すため，単体では用いられない細胞毒性が強い薬物が ADC として承認されている．**表 7-4-1** には，わが国で承認された ADC 薬についてまとめた．抗がん薬であるカリケアマイシンやモノメチルアウリスタチン E（MMAE）などは，単体では用いられないが ADC としては臨床応用されている．抗体に結合できる抗がん薬の分子数には限りがあることから，比較的細胞毒性が強い薬物が ADC に応用される傾向がある．ADC の抗体には標的化の役割に加えて抗体自身ががん細胞に傷害を与える役割を果たすものがあり，このタイプの ADC では抗体と薬物の両方による治療効果が期待できる．たとえば，トラスツズマ

269

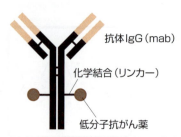

図7-4-2 抗体薬物複合体の構造

表7-4-1 わが国で承認されたおもな抗体薬物複合体薬

一般名（販売名）	標的	薬物	効能または効果	上市年
ゲムツズマブ オゾガマイシン（マイロターグ®）	CD33	カリケアマイシン	再発または難治性のCD33陽性の急性骨髄性白血病	2005
イブリツモマブ チウキセタン（ゼヴァリン®）	CD20	イットリウム（^{90}Y）	CD20陽性の再発または難治性の低悪性度B細胞性非ホジキンリンパ腫ほか	2008
トラスツズマブ エムタンシン（カドサイラ®）	HER2	メイタンシン誘導体（DM1）	HER2陽性の手術不能または再発乳がんほか	2014
ブレンツキシマブ ベドチン（アドセトリス®）	CD30	モノメチルアウリスタチンE（MMAE）	CD30陽性ホジキンリンパ腫，末梢性T細胞リンパ腫ほか	2014
イノツズマブ オゾガマイシン（ベスポンサ®）	CD22	カリケアマイシン	再発または難治性のCD22陽性の急性リンパ性白血病	2018
トラスツズマブ デルクステカン（エンハーツ®）	HER2	カンプトテシン誘導体	化学療法歴のあるHER2陽性の手術不能または再発乳がんほか	2020
セツキシマブ サロタロカンナトリウム（アキャルックス®）	EGFR	IR 700（光感受性物質）	切除不能な局所進行または局所再発の頭頸部がん	2020
ポラツズマブ ベドチン（ポライビー®）	CD79b	MMAE	びまん性大細胞型B細胞リンパ腫	2021
エンホルツマブ ベドチン（パドセブ®）	nectin-4	MMAE	がん化学療法後に増悪した根治切除不能な尿路上皮がん	2021

　ブ エムタンシン（カドサイラ®）の抗体トラスツズマブは抗体医薬として承認されており，その薬効薬理については7-2-Ⅱ抗体薬を参照されたい．2005年にゲムツズマブオゾガマイシン（マイロターグ®）が初のADC薬として承認されたが，その後ADC薬の開発はしばらく停滞していた．しかし近年は，ADC薬が相次いで承認されており，その研究開発が盛んになっている．

　ADC薬の中には放射性同位元素を抗体に結合した放射性医薬品があり，イブリツモマブチウキセタン（ゼヴァリン®）がこれに該当する．イブリツモマブ チウキセタンは，γ線放出核種インジウム（^{111}In）が結合した抗体イブリツモマブを用いてがんがCD20陽性か陰性かの画像診断を行い，陽性の場合はβ線放出核種イットリウム（^{90}Y）が結合したイブリツモマブで治療する．β線はγ線と比較して内部被

曝が問題となるため，γ 線放出核種で診断した後に，β 線放出核種で治療を行う．イブリツモマブは ^{90}Y を CD20 陽性がん細胞に送り届ける役割を果たす．加えてイブリツモマブはリツキシマブ（p.211）と同様にがん細胞のアポトーシスを誘発する．

セツキシマブ サロタロカンナトリウム（アキャルックス®）は，がん光免疫療法の ADC 薬である．セツキシマブ（7-2-Ⅱ抗体薬参照）と光感受性色素 IR 700 の複合体であり，がん細胞膜上の上皮成長因子受容体（EGFR）に結合する．波長 690 nm のレーザ光を腫瘍に照射し IR 700 を励起すると，光化学反応が生じてがん細胞が傷害を受ける．セツキシマブは EGFR の働きを阻害することから，抗体による抗がん効果もある．

4. マイクロカプセル型徐放製剤

黄体形成ホルモン放出ホルモン（LH-RH）誘導体マイクロカプセル型徐放性製剤（リュープリン®）は，乳酸・グリコール酸共重合体〔poly（lactic-co-glycolic acid）；PLGA〕を基剤とするマイクロカプセルにリュープロレリンが封入されたDDS型のホルモン薬である．前立腺がんや閉経前乳がんなどの治療に用いられる．有効成分のリュープロレリンは，9 個のアミノ酸からなるペプチドであり，LHRH の誘導体である．PLGA マイクロカプセルから持続的に放出されるリュープロレリンが LHRH 受容体の脱感作を引き起こすことで，LHRH の作用を阻害し，がん細胞の増殖を抑制する．PLGA は，生体適合性に優れる生分解性ポリマーであり，PLGA の分解に伴ってリュープロレリンが徐放される．1 回の皮下投与で約 1 ヵ月にわたって血中薬物濃度が維持され，それによる持続的な効果が得られるため，患者の負担は軽減される．リュープロレリンの薬効・薬理の詳細については，7 章 1 節Ⅶ（p. 191）を参照されたい．

5. アルブミンナノ粒子

パクリタキセル注射剤（アルブミン懸濁型）（アブラキサン®）は，パクリタキセル（p. 180）が結合したヒト血清アルブミンからなる粒子径約 130 nm の粒子である．適応症は，乳がん，胃がん，非小細胞肺がん，治癒切除不能な膵がんである．アブラキサン粒子は血液中で速やかに崩壊し，その後はヒト血清アルブミンが薬物キャリアとなってパクリタキセルが腫瘍に到達する．この送達機序により，より多くのパクリタキセルを腫瘍に届けることが可能になる．なお，アルブミンは，EPR 効果によって腫瘍に集積することが知られている血清タンパク質である．エバンスブルー色素を静脈内投与すると腫瘍が選択的に青く染まるが，これはエバンスブルーが血液中のアルブミンに結合し，EPR 効果によって腫瘍に集積するためである（**図 7-4-3**）．アブラキサン® は，ヒト血清アルブミンの EPR 効果を利用してパクリタキセルを腫瘍に送達することを可能にした DDS 抗がん薬である．

7章 がん薬物療法における薬効・薬理

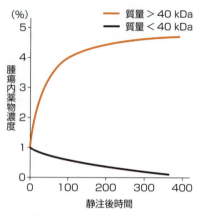

図 7-4-3　EPR 効果の証拠（^{125}I 標識した HPMA コポリマーの集積の時間的変化）

（文献2を参考に筆者作成）

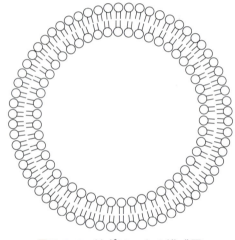

図 7-4-4　リポソームの模式図

　1964年にバンガム（Bangham）によって発見されたリポソームは，リン脂質の二重膜からなる閉鎖小胞（図 7-4-4）であり，薬物キャリアや生体膜モデルとして用いられる．両親媒性のリン脂質を水中に懸濁すると，極性の低いアルキル鎖が疎水性相互作用によって会合し，極性の高いリン酸基を水の方に向けて整列することにより，リポソームが形成される．リポソームは，生体由来の成分で構成されるために生体適合性が高く，医薬品，化粧品，食品などの幅広い分野で利用されている．親水性（hydrophilic）の物質はリポソームの内水相に内封することができ，親油性（lipophilic）の物質はその脂質二重膜内に保持することができる．そのため，リポソームを用いることでさまざまな薬物を送達することが可能である．リポソーム医薬品は，これまで世界で20品目以上が承認されている．リポソームを薬物キャリアとして用いることにより，薬効の向上や副作用の軽減が得られる．抗がん薬は副作用の強い薬が多いため，抗がん薬のリポソーム化は患者 QOL の改善に有効な方法

4 がん薬物療法におけるドラッグデリバリーシステム

表7-4-2　抗がん薬を封入したリポソーム製剤

一般名（販売名）	薬　物	適応症	上市年
ドキソルビシン塩酸塩リポソーム注射剤（ドキシル® / Doxil® / CAELYX®）	ドキソルビシン	エイズ関連カポジ肉腫，卵巣がん，多発性骨髄腫*，転移性乳がん*	1995（米国） 2007（日本）
DaunoXome®	ダウノルビシン	エイズ関連カポジ肉腫	1996（英国）
Myocet®	ドキソルビシン	転移性乳がん	2000（欧州）
Mepact®	ミファムルチド	骨肉腫	2009（欧州）
Marqibo®	ビンクリスチン	急性リンパ性白血病	2012（米国）
Onyvide®	イリノテカン	転移性膵臓がん	2015（米国，台湾）
注射用ダウノルビシン塩酸塩・シタラビンリポソーム製剤（ビキセオス® / Vyxeos®）	ダウノルビシン＋シタラビン	高リスク急性骨髄性白血病	2017（米国） 2024（日本）

＊：わが国では保険適用外.

である．**表7-4-2**には，国内外で承認されているリポソーム化抗がん薬の一覧を示した．

6. リポソームの腫瘍集積性

　リポソームを抗がん薬のキャリアとして用いるとき，その粒子径や表面電荷などの物理化学的性質は，リポソームの腫瘍集積性を決定付ける重要な要素になる．リポソームの粒子径は，必要に応じて適切なサイズに調整することが可能であり，その大きさによって生体に投与したときの動態は大きく変わる．がん治療に用いられるリポソームは，その粒子径が100 nm前後に調整されていることがほとんどである．粒子径が大きいリポソーム（> 200 nm）を静脈内投与すると，リポソームは細網内皮系（reticuloendothelial system；RES）組織の肝臓や脾臓で捕捉されてしまい，腫瘍への薬物到達性は著しく低下する．大きなリポソームは肝臓のクッパー細胞に貪食されやすく，腫瘍への薬物送達には適さない．リポソームの粒子径を100 nm前後に調整し，さらにその表面をポリエチレングリコール（polyethylene glycol；PEG）で被覆することにより，高いRES回避能を有するリポソームを調製できる．RES回避型のリポソームは，優れた血中滞留性を示し，腫瘍への到達量が増加する．したがって，RES回避型リポソームに封入された抗がん薬は，EPR効果を介して腫瘍への分布が増加する．ヒトに静脈内投与したリポソームが腫瘍に高く集積することはsingle photon emission computed tomography（SPECT）を用いたイメージングによって明らかになっている[3]．抗がん薬をリポソームに封入することにより，その体内動態は劇的に変化するため，骨髄などの正常組織への分布を大幅に減らすことができる．そのため，リポソーム化によって抗がん薬のMTDや総投与量を増やすことができ，より高用量の抗がん薬を用いた化学療法が可能になる．

273

7章 がん薬物療法における薬効・薬理

　リポソームの腫瘍集積性は，リポソームの物理化学的性質のみによって決まるものではなく，腫瘍内の微小環境によるところも大きい．がんの種類によって腫瘍血管密度は異なり，腫瘍血管の中には血流のない血管も存在する．血管密度が低いがんでは，血管から離れたがん細胞にはリポソームが到達しにくく，血流がない血管はリポソームの到達経路にはならないと考えられる．リポソームは抗がん薬のキャリアとして有用であり，すでに承認されている実用的な DDS 技術であるが，その有効性は腫瘍の微小環境に左右される．したがって，どのようながんに対してリポソーム DDS を応用するかという視点や腫瘍微小環境を考慮した製剤設計が必要である．

7. リポソーム化抗がん薬

1) ドキソルビシン塩酸塩リポソーム注射剤

　ドキソルビシン塩酸塩リポソーム注射剤（DOXIL®）は，アントラサイクリン系抗生物質のドキソルビシン塩酸塩（p. 169）を PEG 修飾リポソームに封入した静脈内投与製剤である．有効成分のドキソルビシンは，DNA ポリメラーゼや RNA ポリメラーゼを阻害する抗がん薬である．DOXIL® は，エイズ関連カポジ肉腫の治療薬として 1995 年に米国食品医薬品局（FDA）に承認され，現在では卵巣がんや転移性乳がんなどの治療にも用いられている．DOXIL® は世界で標準的に使用されている抗がん薬であり，わが国では 2007 年に承認された．わが国では化学療法後に増悪した卵巣がんとエイズ関連カポジ肉腫に対して効能・効果が認められている．

　ドキソルビシンを比較対象とした DOXIL® や Myocet®（DOXIL® とは脂質組成などが異なるドキソルビシン封入リポソーム製剤）の第 III 相臨床試験において，リポソーム化によりドキソルビシンのおもな副作用である心毒性が軽減されることが示されている[4,5]．これはリポソーム化によってドキソルビシンの心臓への分布が減少したことによる効果と考えられている．したがって，DOXIL® や Myocet® は，心毒性が少ない点でドキソルビシンよりも有用性が高い．一方で，DOXIL® は手足症候群（hand foot syndrome；HFS，p. 476）や口内炎の副作用の発現頻度が高いことが知られている．これは血中滞留性の高い PEG 化リポソームが末梢組織の毛細血管に滞留するためであると考えられている．リポソーム化によってドキソルビシンの体内動態は大きく変わるため，有効成分が同じであってもその効果や副作用は大きく変化する．したがって，ドキソルビシンと DOXIL® を同じ薬として代替することは不適切である．

　固形がん患者における DOXIL® 静脈内投与時の血漿中ドキソルビシンの半減期は約 90 時間である．ドキソルビシンの静脈内投与時の血漿中半減期は，$T_{1/2\,\alpha}$ が 0.04 時間，$T_{1/2\,\beta}$ が 0.8 時間であるから，リポソーム化によりドキソルビシンの半減期は著しく延長することがわかる．DOXIL® のドキソルビシンは，リポソームの内水相で硫酸アンモニウムと沈殿物を形成しており，きわめて安定に封入されている．し

たがって，リポソーム中のドキソルビシンは，血液中でリポソームから漏れることはほとんどなく，リポソームに封入された状態で EPR 効果によって腫瘍に集積する．集積後のリポソームからのドキソルビシンの放出は，腫瘍中のアンモニア濃度が関係するといわれている．腫瘍内はアミノ酸代謝異常によってアンモニア濃度が高くなっており，この高濃度のアンモニアがドキソルビシンの放出を促進すると考えられている．DOXIL® は，血液中ではドキソルビシンを安定に保持し，腫瘍ではドキソルビシンを放出する優れたリポソーム製剤であるといえる．

2) Myocet®

　Myocet® は，DOXIL® とは別のドキソルビシン封入リポソーム製剤であり，2000年に欧州で承認され，転移性乳がんの治療に用いられる静脈内投与製剤である．なお，わが国では承認されていない．Myocet® と DOXIL® のおもな違いは脂質組成である．DOXIL® の脂質二重膜は水素添加大豆ホスファチジルコリン，コレステロール，カルボニルメトキシ PEG-ジステアロイルホスファチジルエタノールアミンからなり，Myocet® の脂質二重膜は卵黄ホスファチジルコリンとコレステロールからなる．DOXIL® は，飽和脂質で形成されるリポソームが PEG 化されているために，静脈内投与時の血中滞留性が高い．Myocet® は，不飽和脂質で形成されている PEG なしのリポソームのため，DOXIL® と比較すると RES に捕獲されやすく血中滞留性は低い．リポソーム化によってドキソルビシンの心毒性が軽減されていることは両者に共通するが，DOXIL® の方が心毒性の発現頻度が低い．一方で，Myocet® は手足症候群や口内炎の副作用が DOXIL® よりも発現頻度が低い．リポソームは，脂質組成などの処方を変更することによって血中半減期，体内分布，薬物放出速度などを制御できるため，有効成分が同じであってもリポソームの製剤設計によって有効性や副作用が変わる．対象疾患に合わせてリポソーム製剤を適切に設計することが肝要である．

3) 注射用ダウノルビシン塩酸塩・シタラビン リポソーム製剤

　高リスク急性骨髄性白血病治療薬の注射用ダウノルビシン塩酸塩・シタラビン リポソーム製剤（ビキセオス®）は，急性白血病の標準治療薬である代謝拮抗薬のシタラビン（p. 165）とアントラサイクリン系抗生物質のダウノルビシン（p. 169）の2剤をリポソームに封入した静脈内投与製剤である．体内動態が異なる2つの薬を同時にリポソーム化することにより，2剤の動態が同じになるように設計されている．リポソーム化することでシタラビンとダウノルビシンが最も効果的な比率でがん細胞に作用することを可能にしている．ビキセオス® は，その第Ⅲ相臨床試験において，シタラビンとダウノルビシンを併用する化学療法と比較し，二次性急性骨髄性白血病の患者全生存期間を有意に延長した．ビキセオス® は，リポソームの特長を巧みに利用した抗がん薬である．

8. 臨床応用が期待されるリポソーム

　がん組織に高発現する分子に結合する抗体やペプチドなどをリポソーム表面に提示させたリガンド結合型リポソーム製剤が開発されている．より選択的な抗がん効果を得るために高機能化したリポソームであるが，実用化に至ったものはまだない．またリポソーム製剤と外部刺激（温度，光，超音波など）を組み合わせることで腫瘍選択的な効果を狙う治療法も開発されている．たとえば，抗がん薬を温度感受性リポソームに封入して投与し，外部から腫瘍を温めることで腫瘍局所でのみ抗がん薬がリポソームから放出されるよう設計した製剤が開発されている．さらに近年，核酸，遺伝子，あるいはタンパク質を封入した脂質ナノ粒子（lipid nanoparticle；LNP）の研究開発が急速に進んでいるが，こうした医薬品の開発にはリポソーム研究で蓄積された専門技術や知見が多く活用されている．基礎研究あるいは臨床研究の段階にあるリポソーム製剤の実用化が進み，化学療法の有効性が一段と高まることが期待される．

引用文献

1) Matsumura Y, et al: A new concept for macromolecular therapeutics in cancer chemotherapy: mechanism of tumoritropic accumulation of proteins and the antitumor agent smancs. Cancer Res, 46: 6387-6392, 1986.

2) Maeda H, et al: Toward a full understanding of the EPR effection primary and metastatic tumors as well as issues related to its heterogeneity. Adv Drug Deliv Rev, 91: 3-6, 2015.

3) Harrington KJ, et al: Effective targeting of solid tumors in patients with locally advanced cancers by radiolabeled pegylated liposomes. Clin Cancer Res, 7: 243-254, 2001.

4) O'Brien ME, et al: Reduced cardiotoxicity and comparable efficacy in a phase III trial of pegylated liposomal doxorubicin HCl（CAELYX/Doxil）versus conventional doxorubicin for first-line treatment of metastatic breast cancer. Ann Oncol, 15: 440-449, 2004.

5) Harris L, et al: Liposome-encapsulated doxorubicin compared with conventional doxorubicin in a randomized multicenter trial as first-line therapy of metastatic breast carcinoma. Cancer, 94: 25-36, 2002.

8章

がん薬物併用療法

1 併用の考え方

　化学療法においては，がん化学療法に限らず一般に単剤での治療が望ましいとされている．単剤であれば，治療効果が判定しやすく，副作用と投与薬剤との関係が明確であることが多く，副作用発生時の対処が迅速かつ的確にできる．しかし，がんに対して，単剤で十分な治療効果を期待できる薬剤は少なく，多くのがん化学療法は薬剤の併用により行われ，単剤で治療する例は比較的少ないのが実情である．がん治療における併用療法の変遷を**表8-1-1**に示す．

　比較的単剤として使用されていることが多かった分子標的薬についても，併用による延命効果が得られることが多く，併用時の最適な投与タイミングや投与順序についても検討が進んでおり，複数剤併用への流れとなりつつある．特に，近年上市されたニボルマブなどの免疫チェックポイント阻害薬においては，併用療法による延命効果のエビデンスが集積されつつある．

　併用の目的は，抗がん効果の増強と副作用の軽減に大きく分けることができるが，メトトレキサート・ロイコボリン救援療法のように薬剤耐性の克服や出現予防を目的とした併用療法もみられる．薬剤選択の基本は単剤でも治療効果が期待できる薬剤を併用することにあるが，biochemical modulation（p.281）においてはこの原則が当てはまらない場合がある．抗がん薬は，代謝拮抗薬，アルキル化薬，アルカロイド系薬（チューブリン阻害薬），抗がん性抗生物質，トポイソメラーゼ阻害薬，ホルモン剤，白金製剤，分子標的薬などの系に分類することができる．代謝拮抗薬を除いて，同じ系の薬剤を併用する例は少ない．抗がん薬の併用療法は，**表8-1-2**に示した一般的な原則を考慮した上で実施される．

　近年では実績のある従来の併用療法にさらに分子標的薬を組み合わせたレジメンが開発され，臨床試験で良好な成績を収めており，日常診療に導入されつつある．ただ，併用する薬剤数が増えれば，それだけ相互作用の頻度も増えるので副作用に対するベッドサイドでの密な観察の必要性が以前に増して高まっている．さらに，トラスツズマブ エムタンシンのように分子標的薬に細胞傷害性チューブリン重合阻害薬をリンカーを介して結合させて一体化したものも上市されている．HER2（Human Epidermal Growth Factor Receptor Type 2）を標的とした分子標的薬の腫瘍細胞選択性を利用して，抗がん薬を効率的に腫瘍細胞内に到達させる新しい治療戦略であり，両薬物の相乗的な抗がん作用と副作用の軽減が期待できる[1]．

　近年，ニボルマブなどの免疫チェックポイント阻害薬の開発・上市が活発である．PD-1抗体のペムブロリズマブは，Tumor Proportion Score（TPS）1%以上の

1 併用の考え方

表 8-1-1　併用化学療法の歴史

1950 年代	単剤療法が主流
1960 年代	併用療法のはじまり Cooper 療法（1969 年）
1970 年代	MOPP 療法（1970 年） MTX ＋ロイコボリン療法（1972 年） AC 療法（1975 年） CHOP 療法（1976 年）
1980 年代	UFT 療法（1983 年） VAD 療法（1984 年） 5-FU ＋ロイコボリン療法（1986 年） M-VAC 療法（1988 年）
1990 年代	IDR ＋ Ara-C 療法（1992 年） S-1 療法（1999 年） FOLFOX4 療法（1999 年） FOLFIRI 療法（1999 年）
2000 年代	R-CHOP 療法（2001 年） CBDCA ＋ PTX 療法（2002 年） CDDP ＋ CPT-11（IP）療法（2002 年） TC 療法（2006 年） mFOLFOX6 療法（2007 年）
2010 年代	免疫チェックポイント阻害薬との併用のはじまり TS-108 療法（2012 年） ニボルマブとイピリムマブの併用療法（2018 年） ニボルマブと化学療法薬との併用療法（2018 年）

併用化学療法は，1960 年代後半から始まり，2000 年代に入ると分子標的薬との併用療法も行われるようになった．2010 年代後半になると，免疫チェックポイント阻害薬との併用が行われるようになった．なお，年代は併用療法が文献に登場するおおよその年代を示しており，臨床使用時期とは異なる．

表 8-1-2　併用療法に求められる一般的原則

1. 単剤使用で一定以上の効果を有し（biochemical modulation や毒性レスキューのための併用を除く），かつ併用による相乗効果が期待できる．
2. 異なる薬理作用や作用機序を有する．
3. 単剤使用時に比べて同等以上の治療強度（dose-intensity）が得られる．
4. 臓器毒性および用量規制毒性（dose-limiting toxicity）となる副作用が異なる．
5. 相互に交差耐性をもたず，薬剤耐性の克服・防止・遅延に寄与する．
6. 臨床的に問題となる薬物相互作用がない．
7. 併用によって追加される毒性に比べて，得られる効果が明らかに大きい．
8. 併用によって医療経済学的な便益が増大する．

Biochemical modulation や超大量療法後の毒性レスキューでは，抗がん活性のない薬剤が併用されることもあるが，それ以外では単剤で部分奏効以上を示す薬剤同士が併用される．

進行・再発小細胞肺がん患者においてカルボプラチンとパクリタキセルとの併用療法などプラチナベースの従来型抗がん薬の併用レジメンに比べ，全生存期間で優越性が示されている（KEYNOTE-042 試験）[2]．一方，作用機序の異なる免疫チェックポイント阻害薬同士（PD-1 抗体のニボルマブと細胞傷害性 T リンパ球抗原-4 抗体のイピリムマブ）の併用が，悪性黒色腫や非小細胞肺がんなどで良好な併用効果

279

を得ている[3,4]．また，免疫チェックポイント阻害薬と従来型の細胞障害性抗がん薬との併用療法の開発が多く試みられており，PD-L1陽性の非小細胞肺がん患者でペムブロリズマブにカルボプラチン＋パクリタキセル製剤の併用療法を組み合わせ，抗がん薬の併用だけの場合と比較している．ペムブロリズマブの併用により，抗がん薬だけのレジメンに比べて全生存期間で優越性が示された（KEYNOTE-407試験）[5]．免疫チェックポイント阻害薬と抗がん薬併用の際には，免疫チェックポイント阻害薬を化学療法によってリンパ球が傷害される前に投与し，抗がん薬を免疫チェックポイント阻害薬の後に投与すべきとの時間差の考えもあるが，今のところ臨床的な有効性のエビデンスは得られていない．

　また，薬物の併用ではないが，免疫チェックポイント阻害薬と放射線療法との併用療法も注目されている．放射線療法は固形がんに対する局所治療であるが，以前からまれに放射線の照射部位から離れた遠隔部位の転移がんが縮小・消失すること（アブスコパル効果）が知られていた．放射線照射によって傷害されたがん細胞などから放出された damage-associated molecular patterns（DAMPs）などの微粒子や腫瘍抗原が抗原提示細胞（APC）などを活性化し，免疫システムを増強することで，免疫チェックポイント阻害薬の効果がより高まる環境を作ることが期待される[6]．実際に進行非小細胞肺がんにおいて，化学放射線療法施行後にPD-L1抗体のデュルバルマブを投与することで，化学放射線療法だけに比べて無増悪生存期間の延長が示されている（PACIFIC試験）[7]．

引用文献

1) Verma S, et al: Trastuzumab emtansine for HER2-positive advanced breast cancer. N Engl J Med, 367: 1783-1791, 2012.

2) Mok TSK, et al: Pembrolizumab versus chemotherapy for previously untreated, PD-L1-expressing, locally advanced or metastatic non-small-cell lung cancer（KEYNOTE-042）: a randomised, open-label, controlled, phase 3 trial. Lancet, 393: 1819-1830, 2019.

3) Wolchok JD, et al: Overall Survival with Combined Nivolumab and Ipilimumab in Advanced Melanoma. N Engl J Med, 377: 1345-1356, 2017.

4) Reck M, et al: Nivolumab plus ipilimumab versus chemotherapy as first-line treatment in advanced non-small-cell lung cancer with high tumour mutational burden: patient-reported outcomes results from the randomised, open-label, phase III CheckMate 227 trial. Eur J Cancer, 116: 137-147, 2019.

5) Paz-Ares L, et al: Pembrolizumab plus Chemotherapy for Squamous Non-Small-Cell Lung Cancer. N Engl J Med, 379: 2040-2051, 2018.

6) Hwang WL, et al: Safety of combining radiotherapy with immune-checkpoint inhibition. Nat Rev Clin Oncol, 15: 477-494, 2018.

7) Antonia SJ, et al: Durvalumab after Chemoradiotherapy in Stage III Non-Small-Cell Lung Cancer. N Engl J Med, 377: 1919-1929, 2017.

2 biochemical modulation

　Biochemical modulation とは，がん化学療法において，ある薬物がほかの薬物の抗がん効果に生化学的修飾を加えることで，その抗がん効果を増強したり，正常細胞への毒性を軽減したりすることをいう（**図 8-2-1**）．

　生化学的修飾には，酵素活性の変化，膜透過性の変化などがある．抗がん効果の主体となる薬物をエフェクター（effecter），生化学的修飾を加える薬物をモジュレーター（modulator）と呼んでいる．Modulator には，抗がん薬だけでなく抗がん効果をもたない低毒性薬物も用いられる．Biochemical modulation の概念は metabolic modulation などと呼ばれ以前からあったが，1977 年にベルティーノ（Bertino）らが担がんマウスにおけるメトトレキサート（MTX）と 5-フルオロウラシル（5-FU）の併用効果に関して発表し注目を浴びた[1]．この理論に基づいて，米国で初めて biochemical modulation に基づいた併用療法が大腸がん患者に対して行われた．これまでに，多くの biochemical modulation に基づく併用がん化学療法が開発されており，臨床の場で使用され，成果を上げている．

1. 5-フルオロウラシル・ロイコボリン併用療法

　DNA 合成において，その構成デオキシヌクレオチドであるチミジル酸三リン酸（dTTP）を供給するためには，デオキシウリジン一リン酸（dUMP）をチミジル酸（dTMP）に変換する必要がある．この過程は，チミジル酸合成酵素（thymidylate synthase；TS）によって触媒され，dUMP は還元型葉酸である 5,10-メチレンテトラヒドロ葉酸（5,10-CH_2THF）からメチル基を受け取り dTMP に変換される（**図 8-2-2**）．おもな 5-FU の DNA 阻害作用は，de novo の DNA 合成経路における TS 阻害による．ロイコボリン®（*dl* 体，ホリナート）やレボホリナート（ホリナートの *l* 型光学活性体）を 5-FU と併用すると，細胞内の還元型葉酸プールが増大する．5-FU のリン酸化活性体であるフルオロデオキシウリジン一リン酸（FdUMP）は，DNA 合成の律速段階であり，dUMP から dTMP への変換を触媒する TS との結合に還元型葉酸を必要とする．dUMP に比べて，FdUMP は TS との親和性が強く，FdUMP は TS と優先的に結合する．還元型葉酸量が増大した状況下で，5-FU を投与すると FdUMP，還元型葉酸，TS の三者が強固な三元複合体（ternary complex）を形成し，正常塩基の dUMP と TS との結合を競合的に阻害する[2]．よって，がん細胞の DNA 合成が遅滞して thymineless death*へと導かれ，5-FU 単独

＊ thymineless death：チミン欠乏によるがん細胞の死滅

8章 がん薬物併用療法

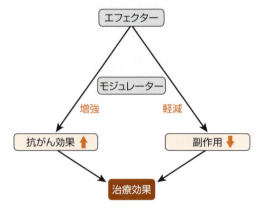

図 8-2-1　biochemical modulation の概念

Biochemical modulation では，抗がん効果の本体であるエフェクターにモジュレーターを併用することで，抗がん効果の増強や副作用の軽減を図り，結果として治療効果を向上させる．

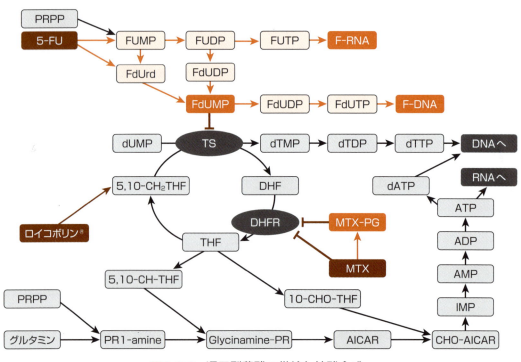

図 8-2-2　還元型葉酸の供給と核酸合成

代謝拮抗薬においては，DNA 合成に必須のチミジン三リン酸（dTTP）を供給するための律速酵素であるチミジル酸合成酵素（TS）や TS に還元型葉酸を供給するジヒドロ葉酸還元酵素（DHFR）が biochemical modulation のターゲットになる．
PRPP：ホスホリボシル二リン酸，5-FU：5-フルオロウラシル，FUMP：フルオロウリジン一リン酸，FUDP：フルオロウリジン二リン酸，FUTP：フルオロウリジン三リン酸，F-RNA：フッ化 RNA，FdUrd：フルオロデオキシウリジン，FdUMP：フルオロデオキシウリジン一リン酸，FdUDP：フルオロデオキシウリジン二リン酸，FdUTP：フルオロデオキシウリジン三リン酸，F-DNA：フッ化 DNA，dUMP：デオキシウリジン一リン酸，dTMP：チミジン一リン酸，dTTP：チミジン三リン酸，TS：チミジル酸合成酵素，5,10-CH$_2$THF：5,10-メチレンテトラヒドロ葉酸，THF：テトラヒドロ葉酸，DHFR：ジヒドロ葉酸還元酵素，DHF：ジヒドロ葉酸，MTX：メトトレキサート，MTX-PG：ポリグルタミン酸化メトトレキサート

2 biochemical modulation

時に比べ抗がん効果が増強される.

　培養細胞を用いた研究では, 5-フルオロウラシル (5-FU) とロイコボリン®を同時に用いた場合でも作用増強効果が得られている. しかし, 理論的には還元型葉酸プールを増大させた後, 5-FU を投与した方がより効果が期待できることから, 臨床ではロイコボリン®を先行して点滴投与した直後に 5-FU が投与されることが多い.

2. テガフール・ウラシル併用療法

　5-FU はがん細胞内で FdUMP, FUTP などの活性化体に変換され, DNA 合成を阻害したり RNA 機能障害を惹起したりして抗がん効果を発揮する. 5-FU の抗がん効果を十分に発揮させるためには, 腫瘍組織中の 5-FU 濃度を一定レベル以上に保つ必要がある. しかし, 投与された 5-FU は肝臓や正常細胞中に存在するジヒドロピリミジンデヒドロゲナーゼ (DPD) により急速に不活化され, フルオロ-β-アラニンと尿素に分解される. テガフール (TGF) は 5-FU の masked compound*であり, 投与後に肝臓の CYP 薬物代謝酵素系 (CYP2A6 など) やがん細胞中のチミジンホスホリラーゼにより 5-FU に変換される. TGF は 5-FU そのものを経口投与した場合と異なり比較的安定した吸収が得られるとともに, masked compound であるため消化管上皮細胞に対する毒性が少ないという特長を有する.

　図 8-2-3 に示すように, TGF に正常塩基であるウラシルを併用すると, DPD を競合的に阻害し, がん細胞内の 5-FU 濃度が上昇する. その一方でウラシルは 5-FU の活性化経路であるリン酸化にも競合して, 5-FU の作用を減弱させることが懸念されたが, 5-FU のリン酸化に対する影響はほとんどない. したがってウラシルを併用することによって, 結果的に TGF から生じた 5-FU のがん細胞中濃度が上昇して活性化が進み, 抗がん効果を増強する[3]. 5-FU に対するウラシルの最適なモル比は, 4 倍量とされている. テガフール・ウラシル併用 (UFT) 療法において, テガフールおよびウラシルの最大血中濃度到達時間 (Tmax) は, ともに 0.8 時間程度である. TGF とウラシルの併用方法の利点は, 経口剤で 5-FU の持続静注に匹敵する抗がん効果が達成可能であることであり, 外来でのがん薬物療法により患者QOL が向上した. 近年, 結腸・直腸がんに対して, UFT にロイコボリン®を併用し, さらに抗 VEGF (vascular endothelial growth factor) 抗体製剤であるベバシズマブを組み合わせる 3 剤併用療法が用いられる. 本併用療法では, 後述するような機序で UFT から生成される 5-FU に対するロイコボリン®の biochemical modulation を利用している.

＊masked compound:プロドラッグの一種. 生体内で活性化され効果を発現する薬剤

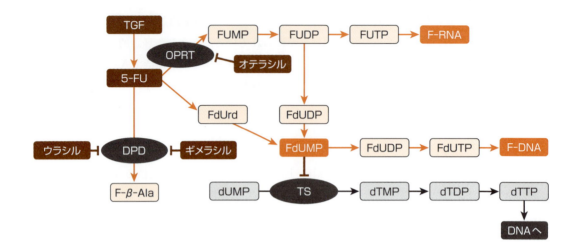

図 8-2-3　テガフールの活性化と核酸合成阻害作用

5-フルオロウラシル（5-FU）は，投与後に肝臓で急速にジヒドロピリミジンデヒドロゲナーゼ（DPD）によって不活化される．ウラシルやギメラシルは，DPD を阻害して血中の 5-FU 濃度を維持する．ギメラシルは，消化管内だけでオロト酸ホスホリボシルトランスフェラーゼ（OPRT）を阻害して腸管内での活性化を低減することで消化管毒性を軽減する．
5-FU：5-フルオロウラシル，DPD：ジヒドロピリミジンデヒドロゲナーゼ，F-β-Ala：フルオロ-β-アラニン，OPRT：オロト酸ホスホリボシルトランスフェラーゼ，TS：チミジル酸合成酵素，FUMP：フルオロウリジン一リン酸，FUDP：フルオロウリジン二リン酸，FUTP：フルオロウリジン三リン酸，F-RNA：フッ化 RNA，FdUrd：フルオロデオキシウリジン，FdUMP：フルオロデオキシウリジン一リン酸，FdUDP：フルオロデオキシウリジン二リン酸，FdUTP：フルオロデオキシウリジン三リン酸，F-DNA：フッ化 DNA，dUMP：デオキシウリジン，dTMP：チミジン一リン酸，dTDP：チミジン二リン酸，dTTP：チミジン三リン酸

3．テガフール・ギメラシル・オテラシルカリウム配合剤（S-1 療法）

　UFT 療法をさらに進化させた biochemical modulation であり，わが国で開発された経口剤である．5-FU の masked compound である TGF に，2 種の modulator を用いて抗がん効果の増強と副作用の軽減を図っている（**図 8-2-3**）[4]．ギメラシル（CDHP）は 5-FU の不活化（分解）酵素である DPD の可逆的な拮抗阻害薬であり，TGF から生じた 5-FU の肝での分解を抑制し，血中およびがん細胞中の 5-FU を高濃度で維持する．その DPD 阻害活性は，UFT 療法に用いられているウラシルの約 200 倍強力である．これにより，5-FU のリン酸化が進み，FdUMP による TS 阻害，RNA への取り込みによる RNA 機能障害などによって強力な抗がん効果を発現する．オテラシルカリウムは，オキソン酸カリウム（Oxo）とも呼ばれ，経口投与後に消化管へ高濃度に分布し，がん組織への移行はきわめて少ない．Oxo は消化管における 5-FU のリン酸化酵素を可逆的に拮抗阻害して 5-FU 由来の消化器毒性を軽減する．S-1 では，これらのモル比を TGF：CDHP：Oxo ＝ 1：0.4：1 に配合している．また，S-1 は DPD による 5-FU の分解を抑制することにより，DPD の代謝産物フルオロ-β-アラニンの産生を抑制し，その下流の分解物であるフルオロクエン酸やフルオロ酢酸に起因するとされる中枢神経毒性を軽減させる．S-1 におけ

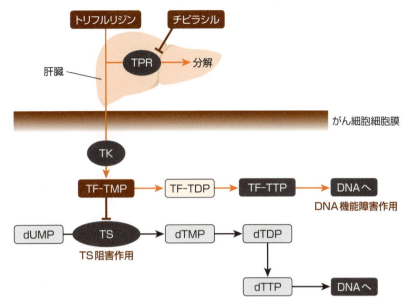

図 8-2-4　TAS-102 による核酸合成阻害作用

チピラシルはトリフルリジンの肝臓でのチミジンホスホリラーゼ（TPR）による分解を阻害することで，トリフルリジンの血中濃度を維持する．
TPR：チミジンホスホリラーゼ，TK：チミジル酸キナーゼ，TF-TMP：トリフルオロ-チミジン一リン酸，
TF-TDP：トリフルオロ-チミジン二リン酸，TF-TTP：トリフルオロ-チミジン三リン酸，TS：チミジル酸合成酵素，
dUMP：デオキシウリジン，dTMP：チミジン一リン酸，dTDP：チミジン二リン酸，dTTP：チミジン三リン酸

る TGF，CDHP および Oxo の Tmax は，2.1〜2.4 時間程度である．これらのことから，特に併用される薬物の時間差は考慮されていない．

4. TAS-102（トリフルリジン・チピラシル配合錠）

　TAS-102 はトリフルリジン（FTD）とチピラシル塩酸塩（TPI）をモル比 2：1 で配合した経口剤である．

　FTD はフッ化ピリミジン系の抗がん薬であり，がん細胞内のチミジル酸キナーゼ（TK）によりリン酸化を受け，トリフルオロ-チミジン一リン酸（TF-TMP）となり，TS を阻害することでチミジン三リン酸（dTTP）の生合成を抑える（**図 8-2-4**）[5]．さらに，TF-TMP はトリフルオロ-チミジン三リン酸（TF-TTP）までリン酸化を受けた後，TF-TTP が DNA 鎖に取り込まれ，DNA の機能障害を惹起して抗がん効果を発揮する．TPI はチミジンホスホリラーゼ（TPR）を阻害することで FTD のバイオアベイラビリティを高め，抗がん効果を発揮するために必要な TPI の血中濃度の維持に寄与する．標準治療抵抗性の切除不能・再発大腸がんなどに用いられている．

引用文献

1) Bertino JR, et al: Schedule-dependent antitumor effects of methotrexate and 5-fluorouracil.

Cancer Res, 37: 327-328, 1977.

2) Evans RM, et al: Assessment of growth-limiting events caused by 5-fluorouracil in mouse cells and in human cells. Cancer Res, 40: 4113-4122, 1980.

3) Kagawa Y, et al: Effects of UFT (mixed compound of tegafur and uracil) on cell kinetics and inhibition of thymidylate synthase in L1210 ascites tumor. Cancer Invest, 13: 470-474, 1995.

4) Shirasaka T: Development history and concept of an oral anticancer agent S-1 (TS-1): its clinical usefulness and future vistas. Jpn J Clin Oncol, 39: 2-15, 2009.

5) Tanaka N, et al: Repeated oral dosing of TAS-102 confers high trifluridine incorporation into DNA and sustained antitumor activity in mouse models. Oncol Rep, 32: 2319-26, 2014.

3 薬物相互作用

　人口の高齢化とともに，がん患者における高齢者の割合も増加傾向にある．高齢者では複数の合併症を患いやすいため，これらの治療薬と抗がん薬を併用することは頻繁に生じる．また，抗がん薬によるがん治療は単剤で行われることはほとんどなく，複数の薬剤を組み合わせて治療することが多いため，さまざまな薬物相互作用が問題となることがある．

　抗がん薬で薬物相互作用が生じる場合，抗がん薬の毒性が強く現れて重篤な副作用を生じたり，効果の減弱により病状の進行が生じたりと患者の生命に影響が出る可能性が高いため，抗がん薬との相互作用を理解しておくことは非常に重要である．

　Biochemical modulation のように，抗がん作用の増強や抗がん薬の毒性を軽減する目的で併用療法を用いることがあるが，ここでは治療効果の増強・減弱や副作用が問題となる薬物相互作用について記載する．

1. メルカプトプリンと高尿酸血症治療薬

　メルカプトプリンはキサンチンオキシダーゼにより酸化され，チオ尿酸となり尿中に排泄される．高尿酸血症治療薬のアロプリノールはキサンチンオキシダーゼを阻害するため，併用によりメルカプトプリンの血中濃度が上昇する[1]．フェブキソスタットとトピロキソスタットもアロプリノールと同様の作用機序をもつため，併用によりメルカプトプリンの血中濃度が上昇する．これらの高尿酸血症治療薬のうち，フェブキソスタットとトピロキソスタットはメルカプトプリンと併用禁忌となっている．アロプリノールとメルカプトプリンは併用注意となっており，併用する場合にはメルカプトプリンの用量を通常量の1/3〜1/4に減量する必要がある．

2. フッ化ピリミジン系抗がん薬（カペシタビン，フルオロウラシル，テガフールなど）とワルファリン

　カペシタビンとワルファリンを併用し，ワルファリンの作用が増強され出血が原因で死亡した例が報告されている．また，併用によりワルファリンの薬物血中濃度−時間曲線下面積（AUC）が57％増加し，消失半減期が51％延長したとの報告もある[2]．原因はカペシタビンがCYP2C9の酵素タンパク合成に影響し，酵素活性が低下するためと考えられており，この併用に関する注意喚起が添付文書の警告欄に記載されている．フルオロウラシル（5-FU）やテガフールなど，ほかのフッ化ピリミジン系抗がん薬も同様にワルファリンの効果を増強させる可能性があるため注意が

必要である.

3. フッ化ピリミジン系抗がん薬(カペシタビン, フルオロウラシル, テガフールなど)とフェニトイン

5-FU などのフッ化ピリミジン系抗がん薬とフェニトインの併用により, フェニトインの血中濃度が上昇しフェニトイン中毒を生じる可能性がある[3]. 作用機序は不明だが, 併用開始後1ヵ月以上経過してからフェニトイン中毒を生じた事例も報告されているため, これらの薬剤を併用する際は, 頻回にフェニトイン血中濃度を測定する必要がある.

4. テガフール・ギメラシル・オテラシルカリウム配合剤(S-1)とフルシトシン

抗真菌薬のフルシトシンは真菌細胞内で脱アミノ化されて 5-FU となり抗真菌作用を示す. テガフール・ギメラシル・オテラシル配合剤(S-1)中のギメラシルは 5-FU の代謝を競合的に阻害するため, 併用により血中 5-FU の濃度が著しく上昇し重篤な骨髄抑制などの副作用が発現するおそれがあり併用禁忌となっている.

5. パクリタキセルとシスプラチン

パクリタキセルをシスプラチンの後に投与した場合, 逆の順序で投与した場合より抗がん作用が低くなり, かつ骨髄抑制が増強するおそれがある[4]. そのため, これらの併用療法を行う場合には, パクリタキセルをシスプラチンの前に投与する必要がある. この原因は, パクリタキセルをシスプラチンの後に投与した場合, パクリタキセルのクリアランスが低下し, パクリタキセルの血中濃度が上昇するためと考えられている.

6. パクリタキセルとドキソルビシン

パクリタキセルをドキソルビシンの前に投与した場合, 逆の順序で投与した場合より骨髄抑制や口内炎の副作用が強く現れるおそれがある[5]. そのため, これらの併用療法を行う場合には, パクリタキセルをドキソルビシンの後に投与する必要がある. これは, パクリタキセルをドキソルビシンの前に投与した場合, ドキソルビシンのクリアランスが低下し, ドキソルビシンの血中濃度が上昇することが原因と考えられている.

7. 葉酸代謝拮抗薬(メトトレキサート, ペメトレキセド)と非ステロイド性抗炎症薬

非ステロイド性抗炎症薬(NSAIDs)は腎におけるプロスタグランジン合成阻害作用により腎血流量を低下させる. そのため, NSAIDs の併用によりメトトレキサー

3 薬物相互作用

表 8-3-1　CYP3A 系で代謝されるおもな抗がん薬

分　類		おもな抗がん薬
細胞障害性抗がん薬	タキサン系	パクリタキセル，ドセタキセル
	ビンカアルカロイド系	ビンクリスチン，ビンブラスチン，ビノレルビン
分子標的薬	EGFR 阻害薬	ゲフィチニブ，エルロチニブ
	BCR-ABL 阻害薬	イマチニブ，ダサチニブ，ボスチニブ，ニロチニブ，ポナチニブ
	マルチキナーゼ阻害薬	ソラフェニブ，スニチニブ，パゾパニブ，レゴラフェニブ，バンデタニブ，カボザンチニブ
	ALK 阻害薬	ブリグチニブ，クリゾチニブ，アレクチニブ，セリチニブ，ロルラチニブ
	BRAF 阻害薬	ダブラフェニブ，ベムラフェニブ
	CDK4/6 阻害薬	パルボシクリブ，アベマシクリブ
	FLT3 阻害薬	キザルチニブ，ギルテリチニブ
	mTOR 阻害薬	テムシロリムス，エベロリムス
	MET 阻害薬	カプマチニブ
	BTK 阻害薬	アカラブルチニブ，チラブルチニブ，イブルチニブ

トの排泄が遅延し，骨髄抑制などの副作用が増強されるおそれがある[6]．メトトレキサートの類縁薬のペメトレキセドも同様に NSAIDs との併用は注意が必要である．

8. イリノテカンとアタザナビル

イリノテカンの活性代謝物（SN-38）は，おもに肝の UDP-グルクロン酸転移酵素 1A1（UGT1A1）によりグルクロン酸抱合体（SN-38G）となり不活性化され，おもに胆汁中に排泄される．アタザナビルは UGT 阻害作用があるため，併用により SN-38 の不活性化が遅延し骨髄抑制や下痢などの副作用が増強される．そのため，イリノテカンとアタザナビルの併用は禁忌となっている[7]．

9. ブレオマイシンとブレンツキシマブ ベドチン

ブレオマイシンを含むレジメンである ABVD 療法にブレンツキシマブ ベドチンを併用したところ，AVD 療法にブレンツキシマブ ベドチンを併用した場合と比べ間質性肺炎など非感染性の肺毒性の発現率が高かったとの報告がある[8]．そのため，ブレオマイシンとブレンツキシマブ ベドチンの併用は禁忌となっている．

10. CYP3A 系で代謝される抗がん薬

CYP3A 系で代謝されるおもな抗がん薬を**表 8-3-1** に示す．これらの抗がん薬は，アゾール系抗真菌薬（イトラコナゾールなど）やマクロライド系抗菌薬（エリスロマイシンなど）と併用すると，代謝が阻害され血中濃度が上昇し副作用が強く現れる可能性がある．また，リファンピシンやセントジョーンズ・ワートなど CYP3A 誘導作用を有するものとの併用により血中濃度が低下し効果が減弱するこ

8章 がん薬物併用療法

表 8-3-2　胃酸分泌抑制薬の影響を受けるおもな抗がん薬

分　類	おもな抗がん薬
EGFR 阻害薬	ゲフィチニブ，エルロチニブ
BCR-ABL 阻害薬	ダサチニブ，ボスチニブ，ニロチニブ
マルチキナーゼ阻害薬	パゾパニブ
ALK 阻害薬	セリチニブ
EGFR/HER2 阻害薬	ダコミチニブ
MET 阻害薬	カプマチニブ
BTK 阻害薬	アカラブルチニブ

とがある.

11. 胃酸分泌抑制薬の影響を受ける抗がん薬

　ゲフィチニブの溶解度はpHに依存するためH_2受容体拮抗薬やプロトンポンプインヒビターなど胃酸分泌抑制薬との併用でゲフィチニブの吸収が低下する可能性がある[9]. この併用は治療効果に影響を与えなかったとの報告もあるが[10]，併用する際には注意が必要である．ゲフィチニブのほかに胃酸分泌抑制薬との併用に注意が必要なおもな抗がん薬を**表 8-3-2** に示す.

引用文献

1) Balis FM: Pharmacokinetic drug interactions of commonly used anticancer drugs. Clin Pharmacokinet, 11: 223-235, 1986.

2) Camidge R, et al: Significant effect of capecitabine on the pharmacokinetics and pharmacodynamics of warfarin in patients with cancer. J Clin Oncol, 23: 4719-4725, 2005.

3) Kuruvilla SM, et al: Phenytoin toxicity in a patient receiving 5-fluorouracil-based chemotherapy for metastatic colorectal cancer. Curr Oncol, 18: 264-265, 2011.

4) Rowinsky EK, et al: Sequences of taxol and cisplatin: a phase I and pharmacologic study. J Clin Oncol, 9: 1692-1703, 1991.

5) Holmes FA, et al: Sequence-dependent alteration of doxorubicin pharmacokinetics by paclitaxel in a phase I study of paclitaxel and doxorubicin in patients with metastatic breast cancer. J Clin Oncol, 14: 2713-2721, 1996.

6) Frenia ML, et al: Methotrexate and nonsteroidal antiinflammatory drug interactions. Ann Pharmacother, 26: 234-237, 1992.

7) Busti AJ, et al: Atazanavir for the treatment of human immunodeficiency virus infection. Pharmacotherapy, 24: 1732-1747, 2004.

8) Connors JM, et al: Five-year follow-up of brentuximab vedotin combined with ABVD or AVD for advanced-stage classical Hodgkin lymphoma. Blood, 130: 1375-1377, 2017.

9) Yokota H, et al: Effects of Histamine 2-receptor Antagonists and Proton Pump Inhibitors on the Pharmacokinetics of Gefitinib in Patients With Non-small-cell Lung Cancer. Clin Lung Cancer, 18: e433-e439, 2017.

10) Zenke Y, et al: Clinical Impact of Gastric Acid-Suppressing Medication Use on the Efficacy of Erlotinib and Gefitinib in Patients With Advanced Non-Small-Cell Lung Cancer Harboring EGFR Mutations. Clin Lung Cancer, 17: 412-418, 2016.

4 エビデンスのある併用療法

　本項では，biochemical modulation に基づく併用を含む化学療法について述べる．

1. FOLFOX4 療法

　結腸・大腸がんの切除不能・再発例に用いられる．5-フルオロウラシル（FU）・ロイコボリン救援療法に白金製剤のオキサリプラチン（L-OHP）を併用するもので，5-FU・ロイコボリン併用療法に比べ，奏効率および無増悪生存期間が改善された（**表 8-4-1**）[1]．また，5-FU・ロイコボリン併用＋イリノテカン（IFL 療法）に比べて優越性を示した[2]．

2. mFOLFOX6 療法

　結腸・大腸がんの切除不能・再発例に用いられる．FOLFOX 療法の簡便化を図ったもので，第 2 日目の 5-FU・ロイコボリン投与を省略している（**表 8-4-2**）．海外で実施された FOLFOX6 療法のオキサリプラチン投与量がわが国の保険適用外であったため，投与量を減じて mFOLFOX6 療法が開発された．近年，mFOLFOX6 に血管新生阻害作用を有する分子標的薬ベバシズマブを加えたレジメンも用いられている[3]．

3. FOLFIRI 療法

　結腸・大腸がんの切除不能・再発例に用いられる．5-FU・ロイコボリン救援療法にイリノテカン（CPT-11）を加えたレジメンである（**表 8-4-3**）．持続静注 5-FU・ロイコボリン併用療法に比べ，奏効率，腫瘍増殖開始までの期間，生存期間で優れる[4]．

4. テガフール・ギメラシル・オテラシルカリウム配合剤（S-1 療法）

　結腸・直腸がんの切除不能・再発例，胃がんの進行例，乳がんの進行・再発例などに用いられる．Biochemical modulation に基づいたレジメンであり，経口投与であるため，外来での治療が可能である（**図 8-4-1**）．

　転移性結腸・直腸がんに対して，奏効率 35.5～39.5％が得られている[5,6]．ティーエスワン（S-1）にシスプラチン（CDDP）を併用するレジメン（SP 療法）が，切除不能・再発胃がんに対して，奏効率，生存期間の延長をもたらすことが示されている[7]．強力な治療が難しい高齢者の結腸・直腸がんには，S-1 にベバシズマブを

8章 がん薬物併用療法

表 8-4-1　FOLFOX4 療法

FOLFOX4 療法

薬剤名	用法・用量	Day 1	2	~	14
レボホリナート（*l*-LV）	100 mg/m² 点滴静注 2 時間	●	●		
オキサリプラチン（L-OHP）	85 mg/m² 点滴静注 2 時間	●			
フルオロウラシル（5-FU）	400 mg/m² ボーラス投与	●	●		
フルオロウラシル（5-FU）	600 mg/m² 点滴静注 46 時間	●	●		

表 8-4-2　mFOLFOX6 療法

薬剤名	用法・用量	Day 1	2	~	14
レボホリナート（*l*-LV）	200 mg/m² 点滴静注 2 時間	●			
オキサリプラチン（L-OHP）	85 mg/m² 点滴静注 2 時間	●			
フルオロウラシル（5-FU）	400 mg/m² ボーラス投与	●			
フルオロウラシル（5-FU）	2,400 mg/m² 点滴静注 46 時間		●		

FOLFOX4 療法（表 8-4-1）および mFOLFOX6 療法では，フルオロウラシルをエフェクターとし，葉酸製剤（レボホリナート）をモジュレーターとした biochemical modulation が利用されている．そのため，レボホリナートはフルオロウラシルに対して先行投与される．

表 8-4-3　FOLFIRI 療法

薬剤名	用法・用量	Day 1	2	~	14
レボホリナート（*l*-LV）	200 mg/m² 点滴静注 2 時間	●			
イリノテカン（DEX）	150 mg/m² 点滴静注 2 時間	●			
フルオロウラシル（5-FU）	400 mg/m² ボーラス投与	●			
フルオロウラシル（5-FU）	2,400 mg/m² 点滴静注 46 時間		●		

FOLFIRI 療法では，フルオロウラシルをエフェクターとし，葉酸製剤（レボホリナート）をモジュレーターとした biochemical modulation が利用され，レボホリナートはフルオロウラシルより先行投与される．

薬剤名	用法・用量	Day 1	～	28	～	42
テガフール（FT）	80, 100, 120 mg/day 2回に分けて内服	●	→			
ギメラシル（CDHP）	23.2, 29.0, 34.8 mg/day 2回に分けて内服	●	→			
オテラシル（Oxo）	78.4, 98.0, 117.6 mg/day 2回に分けて内服	●	→			

体表面積（m²）	投与量（TGF換算）
1.25未満	80 mg/day
1.25以上，1.5未満	100 mg/day
1.5以上	120 mg/day

図 8-4-1　S-1 療法

S-1 療法のエフェクターはテガフールであり，モジュレーターはギメラシルとオテラシルである．ギメラシルは，テガフールの活性化体 5-FU の分解を阻害して血中濃度を維持する．ギメラシルは，消化管内での 5-FU への活性化を低減することで消化管毒性を軽減する．

表 8-4-4　メトトレキサート・ロイコボリン救援療法

薬剤名	用法・用量	Day 1	2	3	～
メトトレキサート（MTX）	8～12 mg/m² 点滴静注 6 時間	●			
ロイコボリン®	15 mg/m² 3 時間ごとに静脈注射		●		
ロイコボリン®＊	15 mg/m² 6 時間ごとに静脈注射			●	→

メトトレキサート（MTX）・ロイコボリン救援療法では，超大量投与により抗がん薬が到達しにくい病変部まで MTX を必要量到達させ，その一方で消化管粘膜などの正常組織は葉酸製剤（ロイコボリン®）によって毒性軽減を図る．副作用の把握のため，MTX の血中濃度モニタリングが必須となる．
＊：MTX の血中濃度が非毒性域に低下するまで継続

1，5，29 日目に併用する S-1+B-mab 療法も用いられる．

5. 大量メトトレキサート・ロイコボリン救援療法

骨肉腫，急性白血病の中枢神経系および睾丸への浸潤，悪性リンパ腫の中枢神経系への浸潤などに用いられる（**表 8-4-4**）．

本化学療法は，1974 年に骨肉腫に対する術後化学療法としてジャフェ（Jaffe）らによって紹介された[8]．その後，本療法に抗がん薬を併用することで再発予防効果の改善が図られたが，近年では大量メトトレキサート（MTX）・ロイコボリン救援療法にシスプラチン，ドキソルビシン，イホスファミドを併用して用いることがある．本療法施行中は，MTX の尿中排泄保持のため，尿量確保と尿のアルカリ化が実施される．

8章 がん薬物併用療法

引用文献

1) de Gramont A, et al：Leucovorin and fluorouracil with or without oxaliplatin as first-line treatment in advanced colorectal cancer. J Clin Oncol, 18：2938-2947, 2000.

2) Goldberg RM, et al：A randomized controlled trial of fluorouracil plus leucovorin, irinotecan, and oxaliplatin combinations in patients with previously untreated metastatic colorectal cancer. J Clin Oncol, 22：23-30, 2004.

3) Howard S, et al：Safety and efficacy of oxaliplatin and fluoropyrimidine regimens with or without bevacizumab as first-line treatment of metastatic colorectal cancer: results of the TREE Study. J Clin Oncol, 26：3523-3529, 2008.

4) Douillard JY, et al：Irinotecan combined with fluorouracil compared with fluorouracil alone as first-line treatment for metastatic colorectal cancer: a multicentre randomised trial. Lancet, 355：1041-1047, 2000.

5) Ohtsu A et al：Phase II study of S-1, a novel oral fluorophyrimidine derivative, in patients with metastatic colorectal carcinoma. S-1 Cooperative Colorectal Carcinoma Study Group. Br J Cancer, 83：141-145, 2000.

6) Shirao K et al：Phase II study of oral S-1 for treatment of metastatic colorectal carcinoma. Cancer, 100：2355-2361, 2004.

7) Koizumi W, et al：S-1 plus cisplatin versus S-1 alone for first-line treatment of advanced gastric cancer (SPIRITS trial)：a phase III trial. Lancet Oncol, 9：215-221, 2008.

8) Jaffe N et al：Adjuvant methotrexate and citrovorum-factor treatment of osteogenic sarcoma. N Engl J Med, 291：994-997, 1974.

5 レジメン管理

1. レジメンとは

　化学療法における抗がん薬，輸液，支持療法薬（制吐薬など）の投与に関する時系列的な治療計画のことである[1]．

2. レジメン管理されるようになった経緯

　抗がん薬には特有の複雑な投与法があり，たとえば，同一の抗がん薬であってもがん種により投与量が大きく異なっているものもあり，休薬期間が厳密に設定されている．この抗がん薬の特殊なスケジュールを管理することは困難で，2000年代初頭，抗がん薬誤投与による死亡事故が多発した．このような背景の中，1日ごとに切り出された処方箋では処方監査ができないため，注射・内服も含めたレジメン管理制度が導入されるようになった．現在では，抗がん薬を安全かつ適切に投与するために，抗がん薬のレジメン管理は欠かせず，薬の専門家として薬剤師の果たす役割は大きい．

3. レジメンに記載する内容（表 8-5-1）

1）適応症

　がん種，術前補助化学療法，術後補助化学療法，進行・再発療法（治療ライン，既治療薬の有無など）．原則，添付文書に記載された適応症に用いる標準治療である．標準治療が限られているがん種などでやむを得ず適応外使用をする場合は，各患者の状況に応じて，医療機関の所属長の許可を得て使用することが望ましい．

2）投与量

　体表面積（/m^2）当たり，体重（/kg）当たりで補正して投与する抗がん薬や，固定用量（/body）で投与する抗がん薬もある．また，カルボプラチンは，腎臓の機能に応じてカルバートの式を用いて投与量を算出する．一方で，投与量の上限が決まっている抗がん薬があり（例：ビンクリスチンは1回量の最大量は2 mg），累積総投与量が決まっている抗がん薬もある〔例：心毒性を有するドキソルビシンは総投与量500 mg/m^2，肺毒性を有するブレオマイシンは総投与量300 mg/body（胚細胞腫瘍の治療では360 mg/body）〕．

8章 がん薬物併用療法

表 8-5-1　レジメン管理の基本項目

CapeOX ＋ニボルマブ療法の場合	
レジメンのエビデンス	標準療法
レジメンの位置付け	一次療法以降
抗がん薬の保険適用	あり
適応疾患	HER2 陰性，CLDN18.2 陰性，切除不能進行胃がん
1 コースの日数	21 日
継続コース数	腫瘍増悪まで

（文献 2 を参考に筆者作成）

3）投与間隔

投与スケジュールの中で，投与間隔と休薬期間の遵守は，安全に抗がん薬を投与する上できわめて重要である．

4）投与方法

点滴静脈内投与，静脈内投与，皮下注射，筋肉注射，動脈内投与，髄腔内投与，経口投与などの投与方法を明確化する．

5）投与時間

抗がん薬によっては，投与時間を遵守しないと，毒性が増強するものがある．たとえば，ゲムシタビンでは 30 分以上かけて点滴すると骨髄抑制が増強するため，30 分間で投与する必要がある．また，シタラビン大量療法では，3 時間より短く投与すると中枢性神経毒性の発現リスクが高まり，3 時間より長く投与すると骨髄抑制が遷延するため，3 時間で投与する必要がある．投与回数によって，点滴時間が異なるものもあり，たとえば，ベバシズマブでは初回投与は 90 分で，初回投与の忍容性が良好であれば 2 回目投与は 60 分，2 回目の忍容性が良好であれば 3 回目以降は 30 分に短縮可能である．

6）投与期間

術前補助化学療法，術後補助化学療法のレジメンでは，投与期間は決まっている．一方，進行・再発がんでは，腫瘍が増大するまで，もしくは忍容できない副作用が出現するまで，抗がん薬を投与継続することが多いが，一部の抗がん薬，あるいは総投与量の上限のある抗がん薬の場合は投与期間が決まっている．

7）投与順序

投与する順序も影響する．たとえば，ドキソルビシンの投与後に，パクリタキセルを投与する〔パクリタキセルを先行すると，ドキソルビシンの薬物血中濃度-時間曲線下面積（AUC）が上昇するため〕．パクリタキセル投与後に，シスプラチンを

296

投与する（シスプラチンを先行すると，パクリタキセルのクリアランスが低下するため）．

8）溶解方法・希釈方法

　注射抗がん薬には，配合変化を起こすことがあるため，溶解液，希釈液を正しく使用することが重要である．たとえば，シスプラチンは，クロルイオン濃度が低い輸液を用いる場合には，活性が低下するので必ず生理食塩水と混和することとなっている．また同じ白金（プラチナ）製剤でも，オキサリプラチンは塩化物含有溶液により分解するため，生理食塩水などの塩化物を含む輸液との配合を避けることとなっており，5％ブドウ糖液に希釈する．また，希釈濃度に留意する抗がん薬もある．たとえば，エトポシドは溶解時の濃度により，結晶が析出することがあるのであらかじめ100 mg当たり250 mL以上の生理食塩水などの輸液に溶解して投与して，溶解後はできるだけ速やかに使用する必要がある．すなわち，エトポシドを希釈する際には，0.4 mg/mL以下になるように希釈する必要があることに注意する．

9）開始基準・中止基準・減量基準

　レジメンによっては，開始基準・中止基準・減量基準が明確化されているので，レジメン登録時に記載しておくことが望ましい．開始基準では，骨髄・臓器機能が保たれているかの確認が必要になる．中止基準・減量基準は，CTCAE分類に基づくGrade分類で判断する場合が多い．

10）使用する医療器具

　抗がん薬によっては使用する医療器具の可否についてもレジメンに明記する．たとえば，パクリタキセルの希釈液は，過飽和状態にあるためパクリタキセルが結晶として析出する可能性があるので，投与時には，0.22 μm以下のメンブランフィルターを用いたインラインフィルターを通して投与する．また，点滴用セットなどで本剤の溶解液が接触する部分に，可塑剤としてDEHP〔フタル酸ジ（2-エチルヘキシル）〕を含有しているものの使用を避ける．インラインフィルター使用不可な抗がん薬としては，アルブミン懸濁型パクリタキセル，ドキソルビシン塩酸塩リポソーム注射剤がある．

11）支持療法

　抗がん薬の副作用は，悪心・嘔吐，骨髄抑制，末梢神経障害，心毒性，腎障害，浮腫などと多岐にわたるが，支持療法のガイドラインが豊富にラインアップされており，これらの副作用を予防あるいは軽減するために制吐薬や輸液などの支持療法が併用される[1]．

4. レジメンの申請・審査・登録までの流れ

　新規レジメンの登録は，当該診療科から申請を受けて開始される．この際に治療計画書とともに根拠となるエビデンス（論文，診療ガイドライン）の提出が求められる．病院内で選定された多職種からなるレジメンを審査する委員によって，申請レジメンの妥当性について客観的な審査が行われた後，新規レジメンは追加される．登録レジメンは，随時アップデートしていく必要があるため，古くなって使用しなくなったレジメンは定期的に登録内容の見直しを行い，不要なレジメンは削除する．

5. レジメン情報を把握して患者指導に活かす

　新規レジメンが開始になる場合や，レジメン変更になる場合には，レジメン内容を記載した説明書を患者に提供することで，レジメン情報を活用した服薬指導が実施されている．患者は投与スケジュールを視覚的に把握することで，治療の理解を深めることができる．併せて投与される抗がん薬の副作用の種類や発現時期を説明することで，事前に副作用を把握して必要な予防策を講じることができる．

6. 薬薬連携を見据えたレジメン管理

　最近は，病院からのレジメン情報が公開され，処方箋を応需する保険薬局でもレジメン情報を活用した服薬指導が実施されている．その中で保険薬局の薬剤師は，治療後のフォローアップを実施しており，たとえば，経口抗がん薬や支持療法薬の電話による服用状況の確認や，服薬中の体調の変化の有無について患者または家族などに確認を行っている．緊急性の高い副作用を発見した場合は，速やかに医療機関へ連絡して，早期対応を行うことで副作用の重篤化の防止に努めている．また軽度な副作用を発見した場合も，トレーシングレポートなどを用いて医療機関に情報をフィードバックして連携を図っている．このように，薬薬連携（病院薬剤師と薬局薬剤師の連携）を見据えたレジメン管理は，質の高い抗がん薬の薬学的管理の実践につながっているといえる．

引用文献
1) 加藤裕久：がん薬物療法におけるレジメン管理．Jpn. J. Drug Inform, 11: 217-222,2010.
2) Janjigian YY, et al: First-line nivolumab plus chemotherapy versus chemotherapy alone for advanced gastric, gastro-oesophageal junction, and oesophageal adenocarcinoma（CheckMate 649）: a randomised, open-label, phase 3 trial. Lancet, 398: 27-40, 2021.

9章

薬理効果の評価

薬物動態（PK/PD）

生体内へ投与された抗がん薬は，吸収され血液循環系に入ることにより，体内の組織へと分布する．そして，標的とするがん病変部位に到達することによって初めて抗がん活性を発揮する．また，全身をめぐる抗がん薬は同時に代謝を受けて，最終的に排泄されていく．このように一般的な医薬品と同様，抗がん薬も吸収，分布，代謝，排泄といった一連の過程を経る．そして，これら一つひとつの過程が抗がん薬の血中濃度や薬理作用に影響を及ぼす．

ここで注意しなければならないのは抗がん薬の特性である．通常，一般的な医薬品では投与量を増加させると薬効が強くなる．さらに投与量を増加させると副作用の発現へとつながる（**図9-1-1 a**）．薬剤の代謝能や排泄能は個人差を認めるものの，薬剤の反応性は血中濃度によってある程度予測可能となる．一方，抗がん薬の至適投与量は一般的に第Ⅰ相試験による最大耐用量に基づいて決定される．安全性と有効性の面から推定される治療域は極端に狭く，添付文書で規定された投与量で治療を開始しても，ほぼすべての抗がん薬で副作用が必発する（**図9-1-1 b**，**c**）．また，用量依存的に毒性は強くなるが，抗がん活性と用量との関連は明確ではない．

抗がん薬は大きく細胞障害性抗がん薬と分子標的薬に分類される．前述の特徴は細胞障害性抗がん薬について当てはまるが，分子標的薬では必ずしも当てはまらない．分子標的薬は比較的治療域が広く，抗体医薬品に至っては，最大耐用量自体存在しない．しかし，標的対象となる分子が発現あるいは活性化していなければ，たとえ分子標的薬を投与しても十分な薬効を得ることはできない．近年，分子標的薬の開発が目覚ましく，抗がん薬による薬物療法は細胞障害性抗がん薬と分子標的薬の併用を行うなど複雑化している．

ここでは代表的な抗がん薬の薬物療法を例にして，薬物動態上，注意しなければならないポイントについて述べる．

1. イリノテカン

Ⅰ型トポイソメラーゼ阻害薬であるイリノテカンは，大腸がんや肺がんなどさまざまながんに用いられる抗がん薬である．イリノテカンによる副作用の発現メカニズムについては，この薬剤の薬物動態を熟知しておく必要がある．イリノテカンは静脈内注射によって体内へ投与される．イリノテカンはコリン作用を有し，投与中あるいは投与後早期に早発性下痢，腹痛，発汗などのコリン作動性症候群をしばしば引き起こす．投与後，イリノテカンは速やかに血流によって肝臓へ運ばれ，カル

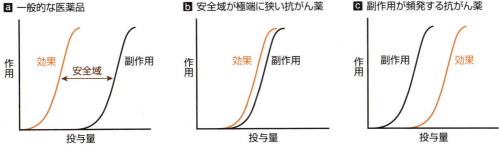

図 9-1-1　一般的な医薬品と細胞障害性抗がん薬の用量反応曲線の違い

a 一般的な医薬品では効果と副作用との間に安全域が広く存在し，副作用が起こりにくい．一方，b 抗がん薬では安全域が極端に狭いケースや，c 副作用が必発するケースが認められ，副作用をコントロールしながら治療を継続しなければならない．

ボキシルエステラーゼによって強力な抗がん活性を有する 7-ethyl-10-hydroxycamptothecin（SN-38）へと代謝される．この SN-38 は UDP-グルクロン酸転移酵素の一分子種である UGT1A1 によってグルクロン酸抱合を受け，不活性体 SN-38G へと変換され，胆汁中へ排泄される．腸管へ運ばれた SN-38G は腸内細菌由来の β-グルクロニダーゼによって脱抱合を受け SN-38 へと変換される．SN-38 は腸内の正常な細胞にも作用し，腸管内を傷害することで遅発性下痢を引き起こす．

2. フッ化ピリミジン系抗がん薬（8 章 4 節，p.291）

　フッ化ピリミジン系抗がん薬は古くから化学療法に用いられており，消化器がんや肺がんなど幅広いがんに臨床応用されている．現在では注射剤である 5-フルオロウラシル（5-FU）や，経口剤であるカペシタビン，テガフール・ウラシル，テガフール・ギメラシル・オテラシルなどが主に使われている．5-FU は生体内では非常に不安定であるが，プロドラッグ化することによって経口投与を可能としている．これら薬剤の薬物動態を **図 9-1-2** に示す．

　テガフール・ギメラシル・オテラシルは他のフッ化ピリミジン系抗がん薬あるいはフッ化ピリミジン系抗真菌薬フルシトシンと併用禁忌になっている．また，テガフール・ギメラシル・オテラシルから他のフッ化ピリミジン系抗がん薬へ薬剤変更を行う場合，テガフール・ギメラシル・オテラシル投与中止後もギメラシルが DPD を阻害しているため，投与中止後 7 日以内は他のフッ化ピリミジン系抗がん薬を投与してはならない．

　フッ化ピリミジン系抗がん薬は薬物相互作用としてフェニトインやワルファリンの作用を増強させるため，併用注意とされている．特にカペシタビンはワルファリンとの併用により死亡に至った例が報告されているため，添付文書上で警告が表示されている．さらに，近年，大腸がんの化学療法にトリフルリジン・チピラシルが用いられているが，トリフルリジンがフッ化ピリミジン系抗がん薬と相互作用を引き起こし重篤な骨髄抑制を発現させる可能性があるため，添付文書上で警告が表示

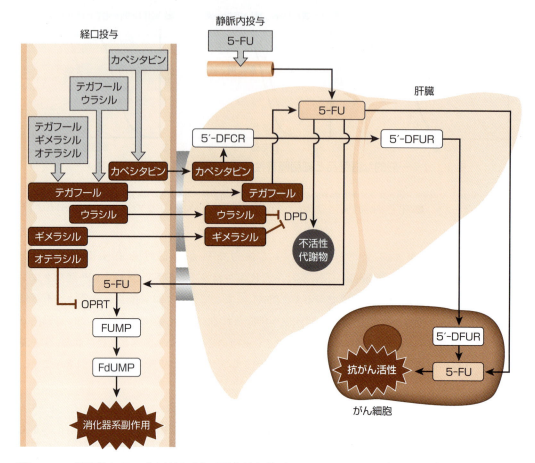

図 9-1-2 代表的なフッ化ピリミジン系抗がん薬（5-FU，カペシタビン，テガフール・ウラシル，テガフール・ギメラシル・オテラシル）の薬物動態

フッ化ピリミジン系抗がん薬は生体内へ投与後，5′-DFUR へと変換されて抗がん活性を示す．5-FU は静脈内投与によって生体内へ投与されるが，カペシタビンやテガフール・ウラシル，テガフール・ギメラシル・オテラシルはプロドラッグ化されており経口投与される．ウラシルやギメラシルは 5-FU のがん組織内濃度を保つために配合されている．また，オテラシルは 5-FU の消化器系副作用を予防するために配合されている．
5-FU：5-フルオロウラシル，DPD：ジヒドロピリミジンデヒドロゲナーゼ，5-DFCR：5-デオキシ-5-フルオロシチジン，5′-DFUR：5-デオキシ-5-フルオロウリジン，FUMP：フルオロウリジン一リン酸，FdUMP：フルオロデオキシウリジン一リン酸，OPRT：ホスホリボシルトランスフェラーゼ

されている．

3. 白金（プラチナ）製剤

　抗がん薬は前述のとおり安全域が狭いことから，投与量と生体内での薬物濃度との関係を考慮しなければならない．一般的に白金（プラチナ）製剤は腎排泄性であり，腎障害時にはクリアランスが低下し，生体内半減期が延長するため，用量調節が必要となる．臨床上，シスプラチンとカルボプラチン投与時には腎機能に応じた投与量の調節が求められる．

1 薬物動態（PK/PD）

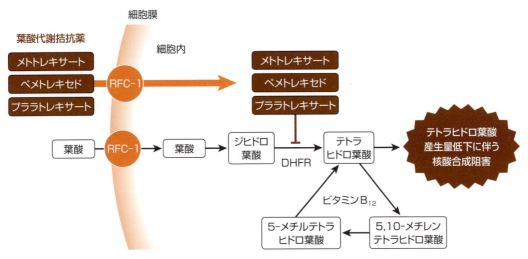

図 9-1-3　葉酸代謝拮抗薬の薬物動態
葉酸代謝拮抗薬は RFC-1 によって細胞内に取り込まれ，DHFR を阻害することでジヒドロ葉酸からテトラヒドロ葉酸への変換を妨げ，核酸合成阻害を誘導する．
DHFR：ジヒドロ葉酸還元酵素，RFC-1：reduced folate carrier-1

4. 葉酸代謝拮抗薬の薬物動態

　メトトレキサートやペメトレキセド，プララトレキサートは，葉酸がテトラヒドロ葉酸へと変換される過程において，ジヒドロ葉酸還元酵素（DHFR）を阻害することで抗がん活性を示す（図 9-1-3）．

　メトトレキサートは造血器がんに対して大量投与される際，重篤な副作用をきたしやすいことから，ホリナート（ロイコボリン®）による救援療法（メトトレキサート・ロイコボリン救援療法）が行われる．これは，葉酸アナログであるロイコボリン®を投与することで，ロイコボリン®を細胞の葉酸プールに取り込ませ，細胞のDNA 合成を再開させることを目的とする．また，メトトレキサートはおもに尿中に排泄されるが，尿が酸性側に傾くと結晶化して尿細管に沈着する．そのため，尿のアルカリ化と利尿作用を目的としてアセタゾラミドが投与される．

　ペメトレキセドやプララトレキサートによる副作用の発現や重篤化を予防するため，これらの投与時には葉酸製剤とビタミン B_{12} 製剤を併用しなければならない．

5. 薬物動態に基づいた抗がん薬の血中モニタリング

　個々の患者に適した投与設計を行い，適正な化学療法を行うためのモニタリングを therapeutic drug monitoring（TDM）という．患者の薬物血中濃度を測定し，薬物動態学的な解析をもとに最適な投与量や投与法を導き出す手法が一般的に用いられる．TDM は抗てんかん薬や抗菌薬の薬物療法において広く活用されているが，抗がん薬においても TDM の有用性が認められている．すでに一部の抗がん薬では TDM を活用した個別化化学療法が実施されており，特定薬剤治療管理料の算

303

9章 薬理効果の評価

表 9-1-1　メトトレキサートの中毒域

血中濃度（μmol/L）		
24 時間後	48 時間後	72 時間後
$\geqq$ 10.00	$\geqq$ 1.00	$\geqq$ 0.10

血清中または血漿中濃度

定も認められている．現在，さまざまな分子標的薬を中心に TDM の実用化に向けた検討がなされており，近い将来，特定薬剤治療管理料の対象となる抗がん薬の種類も増えることが期待される．

1）イマチニブ

イマチニブは慢性骨髄性白血病や消化管間質腫瘍に適応を有する分子標的薬である．体内に吸収されたイマチニブはおもに CYP3A4 による代謝や P-糖タンパクなどの薬剤排出ポンプによる輸送の影響を受ける．イマチニブの治療効果が十分に得られない場合や，併用薬との薬物相互作用が疑われる場合などで血中濃度の測定が推奨される．抗がん効果を発揮させるためには，TDM によりイマチニブの血中濃度トラフ値を 1,000 ng/mL 以上に保つ必要がある．

2）スニチニブ

スニチニブは消化管間質腫瘍や腎細胞がんなどの適応症を有するマルチキナーゼ阻害薬である．海外での用法・用量が国内に導入されているため，欧米人と比べて日本人では血小板減少症などの重篤な副作用の発現頻度が高い．また，スニチニブは CYP3A4 によって代謝されるため，併用薬との薬物相互作用によって血中濃度の変動が引き起こされる．副作用の重篤化を最小限にとどめ，スニチニブの化学療法を安全に継続するために TDM を用いた投与量設定や副作用モニタリングが求められている．

3）メトトレキサート

メトトレキサートは前述の分子標的薬とは異なり，従来の細胞障害性抗がん薬に分類される．造血器がんではメトトレキサートが大量に投与される場合があるため，ホリナート（ロイコボリン®）による救援療法が行われるものの，重篤な副作用の発現率が高くなる．このような副作用の重篤化を防ぐため，血中濃度を頻回にモニタリングすることで中毒域（**表 9-1-1**）を回避しなければならない．

6. 薬物相互作用（8 章 3 節，p.287）

1）パクリタキセルとシスプラチン

非小細胞肺がんや卵巣がんなどを対象としてパクリタキセルと白金製剤であるシ

スプラチンやカルボプラチンとの併用化学療法が行われる．過去の研究から，薬物相互作用としてシスプラチンの先行投与によるパクリタキセルの排泄遅滞が引き起こされることがわかっている．その結果，パクリタキセルのクリアランスが低下することで，パクリタキセルの血中濃度が上昇し，骨髄抑制などの副作用が重篤化する．そのため，通常はシスプラチンを投与する前にパクリタキセルが投与される．

2) アプレピタントとデキサメタゾン

シスプラチンなどの高度催吐性抗がん薬を投与する際，悪心・嘔吐を予防する目的でニューロキニン 1 受容体拮抗薬，セロトニン受容体拮抗薬，副腎皮質ステロイドの 3 剤が併用される．ニューロキニン 1 受容体拮抗薬のアプレピタントは CYP3A4 を軽度から中等度に阻害する．副腎皮質ステロイドのデキサメタゾンは CYP3A4 の基質であり，アプレピタントによってその代謝が阻害される．結果として，デキサメタゾンの薬物血中濃度–時間曲線下面積（AUC）が増加する．そこで，この薬物相互作用を考慮してアプレピタント併用時のデキサメタゾンの投与量は 9.9 mg（day 1）と設定されている．

7. 薬物トランスポーターと薬物代謝酵素

抗がん薬の薬物動態は，さまざまな薬物トランスポーターや薬物代謝酵素の影響を受ける．薬物動態を考える上で，静脈内投与される細胞障害性抗がん薬は消化管での吸収過程を考慮する必要がないが，近年開発の著しい，小分子化合物である分子標的薬は多くが経口投与されるため吸収過程を考慮しなければならない．
表9-1-2に分子標的薬の薬物動態に関連するおもな薬物トランスポーターを示す．薬物トランスポーターは抗がん薬の細胞外排出や細胞内への取り込みに関与しており，ABC トランスポーターと SLC トランスポーターに大別される．また，多くの抗がん薬はおもに肝臓における CYP によって代謝される．患者の遺伝的要因に起因する薬物輸送能や薬物代謝能の個人差，さらには併用薬による薬物トランスポーターや薬物代謝酵素の発現誘導や機能阻害といった薬物相互作用が抗がん薬の薬物動態を変化させる要因となるため，抗がん薬投与前のリスク評価が臨床上重要となる．

9章 薬理効果の評価

表 9-1-2　分子標的薬の体内動態に関連するおもな薬物トランスポーター

薬物トランスポーター （遺伝子）	基質
MDR1（*ABCB1*）	アシミニブ，アファチニブ，エベロリムス，エヌトレクチニブ，エルロチニブ，エンコラフェニブ，オシメルチニブ，オラパリブ，カプマチニブ，カルフィルゾミブ，キザルチニブ，ギルテリチニブ，セリチニブ，セルペルカチニブ，タゼメトスタット，ダブラフェニブ，チラブルチニブ，ツシジノスタット，テポチニブ，トラメチニブ，ニロチニブ，パゾパニブ，パノビノスタット，バレメトスタット，ビニメチニブ，ピミテスピブ，フチバチニブ，ブリグチニブ，ベネトクラクス，ペミガチニブ，ベムラフェニブ，ボスチニブ，ラパチニブ，ラロトレクチニブ，レンバチニブ，ロミデプシン
BSEP（*ABCB11*）	トラメチニブ
MRP2（*ABCC2*）	ツシジノスタット
BCRP（*ABCG2*）	アシミニブ，アファチニブ，エルロチニブ，オシメルチニブ，セルペルカチニブ，ダブラフェニブ，ツシジノスタット，パゾパニブ，ピミテスピブ，フチバチニブ，ブリグチニブ，ペミガチニブ，ベムラフェニブ，ボスチニブ，ラパチニブ，ラロトレクチニブ，レンバチニブ
OATP1A2（*SLCO1A2*）	ブリグチニブ
OCT2（*SLC22A2*）	イブルチニブ
OAT3（*SLC22A8*）	ツシジノスタット

MDR：multiple drug resistance，BSEP：bile salt export pump，MRP：multidrug resistance-associated protein，BCRP：breast cancer resistance protein，OATP：organic anion transporting polypeptide，OCT：organic cation transporter，OAT：organic anion transporter

2 薬理ゲノム・毒性ゲノム

　抗がん薬の投与量は臨床試験によって決定されるが，同じ投与量でも薬物動態の個人差や抗がん薬に対するがん細胞の反応性が異なるため，期待していた治療効果が得られないケースは臨床上しばしば経験する．たとえば，患者個々でその反応性を確認した場合，非常に高い奏効率を示す場合や，あるいは思いがけない重篤な副作用が発現する場合など，治療効果や副作用の発現に大きな差が生じる．抗がん薬に対する反応性の個人差について近年研究が進み，その原因が遺伝子レベルで明らかにされつつある．安全かつ有効な化学療法を遂行するためには，この遺伝子レベルの要因を理解しておかなければならない．

　抗がん薬の効果や副作用に個人差が生じる要因としては，宿主側の遺伝的要因すなわち生殖細胞系の遺伝子変異と，後天的にがん細胞で生じた体細胞遺伝子変異の2つが挙げられる．

1. 生殖細胞遺伝子変異

　生殖細胞遺伝子変異（germline mutation）はヒトゲノムの先天的な変異であり，体を構成するすべての細胞に認められ，子孫へと引き継がれる．遺伝子変異がある一定数以上認められる場合，遺伝子多型と呼ばれる．一般的に遺伝子多型のアレル頻度*は1%以上と定義されており，この頻度は人種間によって差異を認める．遺伝子は父親から受け継いだ23本の染色体と，母親から受け継いだ23本の染色体で構成されるが，たとえば後述するUGT1A1の遺伝子多型 *UGT1A1*＊*28* を父親だけから受け継いだ場合は＊*28* ヘテロ接合体，父親と母親の双方から受け継いだ場合は＊*28* ホモ接合体となる．

1）UDP-グルクロン酸抱合転移酵素（UGT）

　イリノテカンは生体内で高い抗がん活性を有するSN-38へと変換され，その後UDP-グルクロン酸転移酵素1A1（UGT1A1）によってSN-38Gへと代謝され，体外へと排出される．UGT1A1には遺伝子多型が存在し，日本人では特に *UGT1A1*＊*6* と＊*28* が注目されている．これら遺伝子多型を有することで，UGT1A1の酵素活性が低下し，SN-38からSN-38Gへの変換が遅延する．その結果，SN-38の薬物血中濃度-時間曲線下面積（AUC）増加が引き起こされ，重篤な副作用の発現につなが

＊アレル頻度：遺伝子変異体の発生頻度

9章 薬理効果の評価

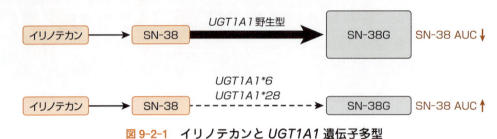

図 9-2-1　イリノテカンと UGT1A1 遺伝子多型
イリノテカンは生体内で SN-38 へと変換される．SN-38 は肝臓の UGT1A1 によって SN-38G へと代謝されて体外へと排泄される．一方，*UGT1A1**6 や *UGT1A1**28 を有する場合は，SN-38G への代謝能が低下するため，野生型と比べて SN-38 の AUC は上昇する．
AUC：area under the curve, UGT：UDP-グルクロン酸抱合転移酵素

ると考えられている（図 9-2-1）．米国では*28 ホモ接合体患者において，イリノテカンの投与量を 1 レベル減量して投与開始することが明記されている．日本人で臨床上重要となる遺伝子多型は，*6 ホモ接合体，*28 ホモ接合体，*6 と*28 のダブルヘテロ接合体であり，これら遺伝子多型を有すると骨髄抑制などの副作用の重篤化につながる．このため，日本では *UGT1A1* 遺伝子多型検査が保険診療で認められており，積極的な活用が望まれる．

2）CYP2D6

　乳がんが進行する要因の一つとして女性ホルモンの影響が挙げられる．女性ホルモンはがん細胞のエストロゲン受容体と結合することによって増殖シグナルを亢進させる．タモキシフェンはこの受容体と女性ホルモンとの結合を阻害することにより，がん細胞の増殖シグナルを遮断し，抗がん活性を示す．タモキシフェンは経口投与後，生体内に吸収され，肝臓において薬物代謝酵素である CYP2D6 により代謝を受け，より抗がん活性の強いエンドキシフェンへと変換される．この CYP2D6 の代謝能には個人差が認められており，遺伝子多型に基づいて extensive metabolizer あるいは poor metabolizer などに分類される．この代謝能の違いによってエンドキシフェンの血中濃度に個人差が生じるため，結果的に CYP2D6 の代謝能が低い poor metabolizer の患者では治療効果が低下すると考えられている（図 9-2-2）．

3）ジヒドロピリミジンデヒドロゲナーゼ（DPD）

　ジヒドロピリミジンデヒドロゲナーゼ（DPD）は 5-FU の代謝酵素である．この DPD をコードする *DPYD* の遺伝子多型 *DPYD**2A や*6 による酵素活性の低下が注目されている．酵素活性が低下あるいは消失した遺伝子多型を有する患者では，5-FU のクリアランスが低下し，重篤な骨髄抑制などの副作用の発現リスクが高くなる可能性が考えられている（図 9-2-3）．

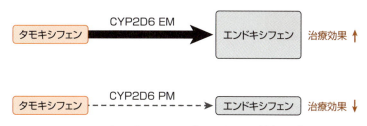

図 9-2-2　タモキシフェンと *CYP2D6* 遺伝子多型

タモキシフェンは CYP2D6 によって代謝され，抗がん活性の強いエンドキシフェンへと変換される．CYP2D6 の代謝能には個人差があり，EM ではタモキシフェンの治療効果が高まるが，PM では治療効果が低下する．
EM：extensive metabolizer, PM：poor metabolizer

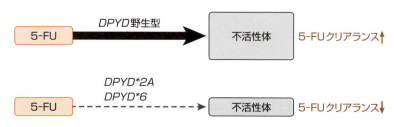

図 9-2-3　5-FU と *DPYD* 遺伝子多型

5-FU は DPYD によって不活性体へと変換される．*DPYD* 野生型と比べて，遺伝子多型 *DPYD*2A* や *DPYD*6* を有する場合，DPYD の酵素活性が低下するために 5-FU のクリアランスが低下する．
5-FU：5-フルオロウラシル，DPYD：ジヒドロピリミジンデヒドロゲナーゼ

4）チオプリンメチルトランスフェラーゼ（TPMT）

6-メルカプトプリンは造血器がんに用いられる抗がん薬である．チオプリンメチルトランスフェラーゼ（TPMT）は 6-メルカプトプリンの代謝に関与しており，この TPMT には複数の遺伝子多型が認められている．中でも遺伝子多型 *TPMT*2* や *3A* は TPMT の酵素活性を低下させると考えられている．欧米人では日本人よりもこれら多型を有する頻度が高いため，米国では TPMT の遺伝子多型検査が臨床応用されている．

5）薬剤排出ポンプ

抗がん薬により誘発される悪心・嘔吐を予防する目的で制吐療法が行われる．制吐薬としてセロトニン受容体拮抗薬がおもに用いられるが，これらセロトニン受容体拮抗薬の輸送には代表的な薬剤排出ポンプである ATP binding cassette（ABC）トランスポーターが関与している．P-糖タンパク（ABCB1）や ABCG2 などの ABC トランスポーターの遺伝子多型が，薬剤排出能の低下を引き起こし，制吐効果の個人差を生じさせると考えられている（**図 9-2-4**）．

2. 体細胞遺伝子変異

生殖細胞遺伝子変異とは異なり，体細胞遺伝子変異（somatic mutation）は個々

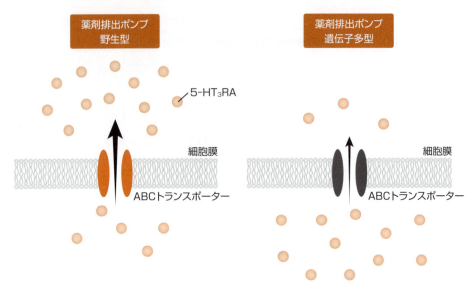

図 9-2-4　薬剤排出ポンプとセロトニン受容体拮抗薬

制吐薬として用いられる 5-HT₃RA の輸送に ABC トランスポーターなどの薬剤排出ポンプが関与している．薬剤排出ポンプの遺伝子多型を有する場合，野生型と比べて薬剤排出能が低下する可能性があり，結果として制吐効果に個人差が生じる．
ABC：ATP binding cassette, 5-HT₃RA：5-hydroxytryptamine-3 receptor antagonist

　の細胞の DNA の中で後天的に変異が起こり，変異が起こった細胞に由来する細胞にだけこの変異が引き継がれていく．したがって，この変異は子孫へと引き継がれることはない．がん細胞においても，この体細胞遺伝子変異が認められ，個々のがんを特徴付けている．近年，次世代シークエンサーを用いた網羅的なゲノム解析を安価に行うことが可能となり，がん細胞の塩基配列を容易に決定できるようになった．2015 年，米国大統領は演説の中で，ゲノム情報をはじめとした患者の臨床情報などのビッグデータの解析結果に基づいた精度の高い医療 precision medicine の推進を掲げた．がん薬物治療においては，体細胞遺伝子変異に基づく薬剤の選択が一部保険診療でも認められており，precision medicine の中心的な役割を担っている（**表 9-2-1**）．特に，肺がんにおいてこの領域の研究が進んでおり，さまざまな分子標的薬が臨床応用されている．

2 薬理ゲノム・毒性ゲノム

表 9-2-1　がん細胞の体細胞遺伝子変異に基づいた抗がん薬の選択

体細胞遺伝子変異	抗がん薬
ALK 融合遺伝子	アレクチニブ，クリゾチニブ，セリチニブ，ブリグチニブ，ロルラチニブ
BCR-ABL 融合遺伝子	アシミニブ，イマチニブ，ダサチニブ，ニロチニブ，ボスチニブ，ポナチニブ
BRAF 遺伝子変異	エンコラフェニブ，ダブラフェニブ，トラメチニブ，ビニメチニブ，ベムラフェニブ
BRCA1/2 遺伝子変異	オラパリブ，タラゾパリブ
c-Kit 遺伝子変異	イマチニブ，スニチニブ，レゴラフェニブ
EGFR 遺伝子変異	アファチニブ，エルロチニブ，オシメルチニブ，ゲフィチニブ，ダコミチニブ
FGFR2 融合遺伝子	フチバチニブ，ペミガチニブ
FLT3 遺伝子変異	キザルチニブ，ギルテリチニブ
KRAS G12C 遺伝子変異	ソトラシブ
KRAS/NRAS 遺伝子変異	セツキシマブ，パニツムマブ
MET 遺伝子エクソン 14 スキッピング変異	カプマチニブ，テポチニブ
NTRK1/2/3 融合遺伝子	エヌトレクチニブ，ラロトレクチニブ
RET 融合遺伝子	セルペルカチニブ
ROS1 融合遺伝子	エメトレクチニブ，クリゾチニブ

10章

臓器別がん薬物療法と腫瘍随伴症状

1 頭頸部がん

1. 頭頸部の解剖生理(図10-1-1)

　頭頸部とは脳と目を除く首から上のすべての領域を指す．頭蓋底部から下，鎖骨より上の顔や首の領域で，鼻・副鼻腔，口腔（舌を含む），咽頭（上咽頭，中咽頭，下咽頭）・喉頭（のど），唾液腺，甲状腺から構成されている．これらの頭頸部にできるがんを総称し「頭頸部がん」として扱う．

1）口　腔

　口の中の空間のことで，入り口は上下の唇からなり，舌，口腔底（舌と歯ぐきの間），上下の歯肉（歯ぐき），頬粘膜（頬の内側），硬口蓋（口の天井）から構成される．さらに鼻腔，咽頭につながっている．硬口蓋から喉に向かって軟口蓋，口蓋垂が続く．また，上下の顎には成人の場合28～32本の永久歯，子どもの場合20本の乳歯が生えそろう．そして，口腔内の粘膜は重層扁平上皮からなる粘膜で構成され，粘膜の下には唾液腺があり，口腔には耳下腺，顎下腺，舌下腺の管が開いて，唾液が分泌され粘膜を潤している．口腔の働きには，日常の生活に欠かすことのできない食物を摂取する（摂食），嚙み砕く（咀嚼），味わう，飲み込む（嚥下），喋る（発音・構音）などがある．

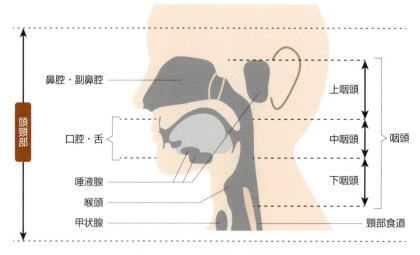

図10-1-1　頭頸部の解剖図

2）鼻腔，副鼻腔

a 鼻腔

鼻の穴から喉までの空間のことで，鼻中隔によって左右の鼻腔に分かれる．鼻腔は，空気の通り道であり，吸気の加湿と加温の役割がある．さらに発声時に共鳴する．

b 副鼻腔

顔面骨内に作られた空洞で鼻腔につながっている．副鼻腔は，前頭洞，篩骨洞，上顎洞，蝶形洞の4つから構成されている．

3）咽頭

咽頭は，上咽頭，中咽頭，下咽頭の3つから構成されている．

a 上咽頭

鼻の奥，喉の上に位置する．口から直接見ることはできないため，内視鏡によって観察する．

b 中咽頭

口をあけたときに見える場所で，上壁（軟口蓋），前壁（舌根），側壁（口蓋扁桃），後壁（口蓋垂）の4つの亜部位から構成される．側壁は，俗に扁桃腺という．後壁は，口を開けたときに口蓋垂（俗に言うのどちんこ）の向こうに見えるところを指す．

c 下咽頭

喉頭の後ろ側で，食道の入口部分である．喉頭の背中側の輪状後部と対面する後壁，左右の梨状陥凹から構成される．口から直接見ることはできないため，内視鏡によって観察する．

4）喉頭

舌骨の下，気管の入口に位置する器官である．喉頭にある甲状軟骨の前端部分をのど仏といい，甲状軟骨の裏側に声帯がある．この声帯を振動させることによって発声することができる．また，喉頭は空気や食物などの通り道であり，食物などが気管へ入るのを防止する（下気道の保護）重要な役割をもつ．この部分も口から直接見ることはできないため，内視鏡によって観察する．

5）甲状腺（図10-1-2）

甲状腺は喉頭の前下部で気管の前面にある内分泌器官で，重さ10～20 gの小さな臓器である．左右に蝶が羽を広げたような形で気管を挟むように位置している．甲状腺ホルモンなどのホルモンを分泌する．副甲状腺（上皮小体）は甲状腺の裏側に米粒大の組織で，通常は上下左右に計4個存在する内分泌器官である．副甲状腺ホルモン（PTH）を分泌してカルシウムの調節に関与する．

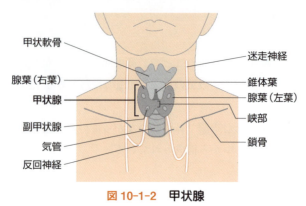

図 10-1-2　甲状腺

錐体葉がない人もいる．

2. 頭頸部がんの種類と病態生理

皮膚悪性腫瘍と甲状腺がんを除けば，頭頸部がんの 90％以上が扁平上皮がん（類表皮がん）であり，残りの大部分は腺がん，肉腫，およびリンパ腫である．

1）原発部位

頭頸部がんの原発部位は，①口腔，②鼻腔・副鼻腔，③咽頭（上・中・下），④喉頭，⑤唾液腺，⑥甲状腺に大別される．

2）組織型の頻度

扁平上皮がん 89.1％，腺様嚢胞がん 1.5％，粘表皮がん 1.3％，悪性黒色腫 0.9％，唾液管がん 0.8％，腺がん 0.6％，その他 6.1％．およそ 90％を扁平上皮がんが占める．

3）Stage 別頻度

Stage 0 2.5％，Stage Ⅰ 20.1％，Stage Ⅱ 19.1％，Stage Ⅲ 15.0％，Stage Ⅳ 43.3％で，Ⅲ・Ⅳの進行がんが約 60％を占めている．初診時で進行がんになっていることが多い．また，初診時にすでに遠隔転移を有するもの（M1）の頻度は，2.6％である．

3. 頭頸部がんの疫学

2014 年地域がん登録による推計値（国立がん研究センターがん対策情報センター）によると代表的な頭頸部がんのうち，人口 10 万人に対して，口腔咽頭がんは男性 21.6 人，女性 8.4 人，喉頭がんは男性 7.8 人，女性 0.5 人，甲状腺がんは男性 6.1 人，女性 16.1 人とすべてのがんの 5％程度を占める．

各頭頸部がんの病因・リスク因子は次のとおりである．

1）口腔がん

舌がんが口腔がんの約半数を占める．口腔がんの80％は喫煙が原因と考えられ，飲酒も単独あるいは喫煙と相乗的に口腔がん発症のリスクを上げる．

2）鼻腔・副鼻腔がん

喫煙であるが，口腔がんおよび喉頭がんと比べるとリスク上昇は小さい．ニッケル，クロムなどの金属の取り扱い作業，木材・革製品などの製造で材料のくずなどに曝露することも確立したリスク因子である．

3）上咽頭がん

日本ではまれで，中国南部や東南アジアで罹患率が高く，これらの地域で伝統的に食べられる塩蔵魚の摂取が確実な危険因子とされている．高リスク地域の上咽頭がん症例のほとんどでエプスタイン・バーウイルス（EBV）が検出されているが，EBVへの感染は高リスク地域以外でもみられることから，EBV以外の因子も関与していると考えられている．

4）中・下咽頭がん

過度の喫煙と飲酒が強く関連する．飲酒についてはフラッシャー（飲酒により顔が赤くなる人）が継続的に飲酒することで発がんする可能性が高い．中咽頭がんは，ヒトパピローマウイルス（HPV）の感染の関与がいわれている．

5）喉頭がん

頭頸部領域で最も多い．できる部位によって，「声門がん」「声門上部がん」「声門下部がん」の3つに分けられる．最も多いのは声門がんで全体の約70％を占め，次いで声門上部がんが25％，声門下部がんが5％となる．リスク因子は喫煙と飲酒であり，喉頭がんの90％以上は喫煙者である．アスベストなどの職業性の曝露との関連が指摘されているが確実ではない．

6）甲状腺がん

男性よりも女性に多い．一般に若い女性の方が高齢者男性に比べて治りやすい傾向にある．組織型によって分化がん（乳頭がん，濾胞がん），髄様がん，未分化がんに分類される．乳頭がんは，約90％の割合で最も多く次いで，濾胞がん（約5％），髄様がん（1～2％），未分化がん（1～2％）となる．

髄様がんは分化がん（乳頭がんや濾胞がん）と比べて悪性度が高く，リンパ節や肺のほか，肝臓へ転移しやすいという特徴があり，*RET*遺伝子という遺伝子に変異がある場合がある．

4. 頭頸部がんの症状

頭頸部がんの症状は，原発および頸部リンパ節転移の部位によって異なる．舌がん，喉頭がん以外では，早期原発巣による症状を認めることが少なく，頸部のしこり（リンパ節転移）で発見されることも多い．

口腔がん：疼痛，出血，硬結，発赤，潰瘍，隆起，悪臭
鼻腔・副鼻腔がん：鼻出血，鼻閉，疼痛，頬部痛，眼球突出，複視，
上咽頭がん：鼻出血，鼻閉，難治性中耳炎，外転・三叉神経麻痺，頭痛，難聴
中咽頭がん：疼痛，咽頭痛，嚥下時痛，嚥下困難，開口障害，血痰
下咽頭がん：嗄声，嚥下時痛，嚥下困難，呼吸苦，血痰，構音障害，耳痛
喉頭がん：嗄声，咽頭違和感，血痰，嚥下時痛，嚥下困難，構音障害，呼吸苦
甲状腺がん：前頸部の腫れやしこり，嗄声，嚥下（えんげ）障害
頸部リンパ節転移：頸部腫瘤，迷走神経反射
遠隔転移：肺，縦隔リンパ節，肝臓，骨への転移

5. 頭頸部がんの検査・診断

頭頸部がん領域には複数の原発部位があるため，各原発巣に応じて検査方法を選択するが，基本的には画像検査・内視鏡検査・病理診断・血液検査などを行う．鼻咽腔・喉頭鏡，上部消化管内視鏡，パノラマX線，下咽頭食道造影，超音波（US），CT，MRIにより総合的に判断する．最終的な診断は病理診断ないしは細胞学的検査による．深部浸潤，隣接臓器への浸潤の評価にはCT，MRIが有用である．

6. 頭頸部がんの治療方針

頭頸部がんの原発部位，病期（TNM分類のステージ）によって治療方針が異なる．また，頭頸部では発声，咀嚼，嚥下などの重要な機能を担う部位であるため，この機能の温存も考慮した治療が必要となる．治療方針の決定には，①組織型，②原発部位，③Stage，④根治的外科切除の適応，⑤機能温存の希望，⑥年齢，基礎疾患，臓器機能，パフォーマンスステータス（PS）などを総合的に判断し，治療方針を決定する．

1）組織型

頭頸部がんの大部分が扁平上皮がんであることから，これまで扁平上皮がんについての標準治療が開発されてきた．他の組織型の治療法は確立していないため，扁平上皮がんに準じる治療が行われることが多い．

2）原発部位

上咽頭がんや中咽頭がんでは，放射線療法（RT）や化学療法に高感受性を示す

が，口腔がんは比較的低感受性である．このように原発部位によってRT，化学療法に対する感受性や転移の頻度などが異なる．

3) 根治的外科切除の適応とならない場合

上咽頭がんは，解剖学的に切除困難であり，放射線，化学療法に感受性が高いため，非手術療法が行われる．

7. 頭頸部がんの標準治療

頭頸部がんの標準治療は手術と放射線治療である．局所進行例においては放射線治療と化学療法を同時に行う化学放射線療法（chemoradiotherapy；CRT）で根治を目指す．一方で転移・再発例においては，症状緩和や生存期間の延長などを目指す薬物療法が行われる．

1) 手術療法

頭頸部扁平上皮がんでは重複がんや多発がんの頻度が高く，多種多様な疾患を含んでいることが多いが，手術療法の大原則は完全切除である．そのため，早期がんに対しては術後の機能障害軽減も考慮し，内視鏡切除や経口的切除などの低侵襲な手術療法が行われ，進行がんに対しても，術前や術後に化学療法や放射線療法を組み合わせた集学的治療によって，機能温存も目指した根治治療が行われる．手術療法を検討する際に必要な評価項目として，腫瘍側の因子と患者側の因子がある．

2) 放射線療法

頭頸部扁平上皮がんは，放射線に対する感受性が高く，根治を目指した放射線療法では，頭頸部の機能・形態を温存することができる利点がある．また，多くの頭頸部がんは局所進行がんであり，放射線療法は薬物療法と併用される．

3) 薬物療法

頭頸部がん治療では，頭頸部領域の局所病変の制御が目的となるので，基本的には根治治療の主体は手術療法と放射線療法となる．そのため，全身療法の薬物治療は，局所進行例の治癒や機能形態温存を目指し，放射線療法と同時に行う化学放射線療法，根治治療の前に行う導入薬物療法，根治的な手術後に行われる術後化学放射線療法がる．一方で，転移・再発例においては症状緩和や生存期間延長などを目的とした薬物療法がおこなわれる．各がんの薬物療法について，**表 10-1-1** にまとめた．また，代表的な化学放射線療法を**表 10-1-2** に示した．

a 上咽頭がん

手術摘出が困難な部位であることに加えて，抗がん薬や放射線が効きやすいがんであることから，手術ではなく放射線療法と抗がん薬の組み合わせによる治療が行

10章 臓器別がん薬物療法と腫瘍随伴症状

表 10-1-1　各頭頸部がんのレジメン

がん	レジメン名
喉頭がん，中下咽頭がん	CDDP ＋ RT 療法
局所進行頭頸部がん	Cmab ＋ RT 療法
再発・転移頭頸部がん	FP ＋ PEM 療法 PEM 単剤療法 FP ＋ Cmab 療法 Cmab ＋ PTX 療法
再発・転移頭頸部がん （プラチナ抵抗性）	Nivo 単剤療法
再発・転移頭頸部がん （2 次治療）	DTX 単剤療法 PXT 単剤療法（Weekly PTX 単独療法）

CDDP：シスプラチン，Cmab：セツキシマブ，F：5-フルオロウラシル，FP：5-フルオロウラシル＋シスプラチン，DTX：ドセタキセル，Nivo：ニボルマブ，PEM：ペムブロリズマブ，PXT：パクリタキセル

表 10-1-2　シスプラチン＋放射線療法

薬剤名	用法・用量	Day 1	～	8	～	15	～	21
シスプラチン	100 mg/m² 点滴静注 120 分	●						

放射線照射（RT）は週 5 回，2 Gy/Day ずつ実施する．3 週間ごと，3 コース行う．

われる．ステージⅠは放射線療法を行い，それ以上のがんでは抗がん薬併用の放射線療法を行う．

b 甲状腺がん

悪性度の高い未分化がんを除き，治療は手術が基本となる．甲状腺は全摘出（全部）か葉切除（半分）が必要になり，全摘出の場合は甲状腺ホルモン剤の内服を行う．

未分化がんは，甲状腺がんの約1～2％に過ぎないが，乳頭がんや濾胞がんと異なり非常に進行が速く治療が難しい．手術不能の場合は，がん薬物療法（分子標的薬），化学療法（抗がん薬），放射線療法など複数の治療法を組み合わせて治療する．

c 遠隔転移・再発頭頸部扁平上皮がん

遠隔転移・再発とは，すでに手術あるいは放射線治療を施行した部位での再発（局所再発という）や離れた臓器への転移があり，局所治療（手術や放射線治療など）での根治が困難な場合をいう．病気の進行を抑え，それによって生命予後の延長や病気の進行に伴う症状の出現を遅らせることを目的に薬物療法を行う．

これまでプラチナ（白金）製剤感受性＊の遠隔転移・再発頭頸部扁平上皮がんに対して白金製剤＋セツキシマブ（Cmab）が用いられてきたが，抗 PD-L1 の有用性が検証され白金製剤＋ペムブロリズマブ（PEM）が初回治療として推奨される．

＊白金製剤感受性：再発・転移性の病態に対する白金製剤を含む治療歴がない．局所進行性の病態に対する白金製剤を含む集学的治療終了から 6ヵ月以降の腫瘍増悪・再発．

表 10-1-3　頭頸部がんの進行度別の 5 年生存率

		口腔・咽頭		喉頭		甲状腺	
		相対生存率	対象者数	相対生存率	対象者数	相対生存率	対象者数
進行度	限局	86.6%	4381	93.7%	2533	100.0%	4216
	領域	53.5%	6175	54.0%	800	95.7%	4735
	遠隔	13.9%	554	14.5%	70	47.0%	513

（対象患者：2009〜2011 年に診断を受けた症例）

限局：原発臓器に限局している．領域：所属リンパ節転移（原発臓器の所属リンパ節への転移を伴うが，隣接臓器への浸潤なし）または隣接臓器浸潤（隣接する臓器に直接浸潤しているが，遠隔転移なし）．遠隔転移：遠隔臓器，遠隔リンパ節などに転移・浸潤あり．相対生存率：診断された場合に治療でどのくらい生命を救えるかを示す指標の一つ．

代表的な薬物療法

・白金製剤（シスプラチンまたはカルボプラチン）＋ 5FU ＋ペムブロリズマブ

・プラチナ抵抗性の場合はペムブロリズマブ単剤療法

二次療法

・タキサン製剤（パクリタキセルあるいはドセタキセル）単剤療法

・ティーエスワン単剤療法

d 局所再発およびリンパ節再発例

　局所再発およびリンパ節再発例では集学的治療の適応となる．集学的治療とは，がんの手術療法，薬物療法，放射線療法，免疫療法など，さまざまな治療から 2 つ以上の治療方法を組み合わせて行う治療である．

8. 頭頸部がんの予後

　国立研究開発法人国立がん研究センターがん対策情報センター「がん登録・統計」2009-2011 によると予後が一番よいのは甲状腺がんで，5 年相対生存率は 94.7％，次いで比較的よいのは喉頭がんが 81.8％，口腔・咽頭がんは 63.5％である．

　地域がん登録によるがん生存率データの主な頭頸部がんの進行度別 5 年相対生存率のデータを表 に示す．現在，免疫チェックポイント阻害薬の登場など診断や治療の進歩により，今後，下記の数字より治療成績は向上すると考えられる．

　頭頸部がんの各進行度別の 5 年生存率を**表 10-1-3** にまとめた．

引用文献

1)　Matsuda T, et al: Monitoring of Cancer Incidence in Japan - Survival 2009-2011 Report (Center for Cancer Control and Information Services, National Cancer Center, 2020) Population-based survival of cancer patients diagnosed between 1993 and 1999 in Japan: a chronological and international comparative study. Jpn J Clin Oncol, 41: 40-51, 2011.

2 脳腫瘍

1. 脳の解剖生理（図10-2-1）

　脳は，脳を保護する骨である頭蓋骨に囲まれた臓器であり，大脳・小脳・脳幹に脊髄を加えて中枢神経系と呼ばれる．大脳は，前頭葉，側頭葉，頭頂葉，後頭葉などに分けられ，それぞれが異なった機能を担っている．小脳は大脳の下に位置し，複雑な運動のプログラムやバランスの調整に関与している．脳幹は脳の基本的な機能を制御し，延髄，橋，中脳，間脳の4つの部分からなり，生命維持機能や感覚の中継などを担っている．脳には，神経細胞（ニューロン）と神経膠細胞（グリア細胞）が存在している．ニューロンは目・耳・鼻などの感覚器や内臓・筋肉などに電気信号を伝えており，グリア細胞はニューロンを支え，栄養供給，脳内環境の維持などの役割を果たしている．

2. 脳腫瘍の種類と病態生理（表10-2-1）

　脳腫瘍とは，頭蓋内に発生した新生物の総称であり，脳実質だけでなく，髄膜，下垂体，脳神経など頭蓋内に存在する各部位からさまざまな種類の腫瘍が発生する．原発性脳腫瘍は，由来する組織によって脳実質外腫瘍（髄膜，下垂体，脳神経など由来）と脳実質内腫瘍（グリア細胞，神経細胞など由来）に分類される．脳実質外腫瘍は病理学的におもに良性（圧排性）で増殖が遅く，脳実質内腫瘍はおもに

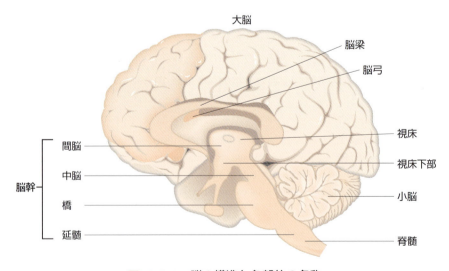

図10-2-1　脳の構造と各部位の名称

2 脳腫瘍

表 10-2-1　良性腫瘍と悪性腫瘍の違い

	良性腫瘍	悪性腫瘍
おもな発生部位	髄膜，下垂体，脳神経	大脳，小脳，脳幹
腫瘍の増殖速度	遅い	速い
腫瘍組織と正常組織の境界	明瞭	不明瞭

悪性（浸潤性）で増殖が速いという特徴を有している．

3. 脳腫瘍の疫学

　2016〜2019 年に「全国がん登録」された原発性脳腫瘍は 117,968 人とわが国における脳腫瘍の罹患者数は増加傾向にあり，2019 年の 10 万人当たりの年間罹患率は男性 5.1 例，女性 4.2 例であった．脳腫瘍は組織診検査や遺伝子検査によって WHO 組織型分類を用いて 150 種類以上に分類される．原発性脳腫瘍の発生頻度は，①髄膜腫，②神経膠腫，③下垂体腺腫，④神経鞘腫の順に多く，①〜④で約 80％を占めている．また，原発性脳腫瘍のうち，約 94％が成人（15 歳以上），約 6％が小児（15 歳未満）に発生している．

4. 脳腫瘍の症状

　脳腫瘍患者は病変部位の局所症状，頭蓋内圧亢進症状，けいれん発作，認知機能障害，うつ症状，倦怠感などの症状を呈する．患者の 3 人に 1 人はてんかん発作（症候性てんかん）を発現するため，初発症状としてけいれんを認めることが多い．視床下部や下垂体などに発生する腫瘍の一部では内分泌障害をきたすことも報告されている．また，悪性脳腫瘍患者は，一般的ながん患者よりも疾患特異的な症状の発現率が高い傾向があり，脳腫瘍の増大，浮腫，水頭症，髄液の循環障害などによって，頭痛・うっ血乳頭・噴出性嘔吐などの頭蓋内圧亢進症状が発現する．

5. 脳腫瘍の検査・診断

　脳腫瘍が疑われる場合，腫瘍の位置や大きさを確かめるために，CT や MRI，脳血管造影などの画像診断を行う[1]．最終的には生検もしくは手術を経て，病理組織検査と遺伝子解析（遺伝子検査）を行うことによって，詳細な診断を確定する．生検は，手術（開頭術）時に行う場合と，定位生検により行う場合がある．脳血管造影には，三次元コンピューター断層血管造影（3D-CTA），デジタルサブトラクション血管造影（DSA），磁気共鳴血管造影（MRA）などの方法が用いられている．

6. 脳腫瘍の治療方針（図 10-2-2）

　脳腫瘍では，手術によって摘出した腫瘍組織の病理診断や遺伝子検査をもとに，悪性度（Grade）が診断され，4 段階に分類される（表 10-2-2）．Grade 1 は良性腫

323

10章 臓器別がん薬物療法と腫瘍随伴症状

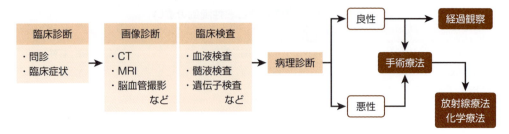

図10-2-2 診断から治療までの流れ

表10-2-2 脳腫瘍の悪性度分類

悪性度	Grade 1	Grade 2	Grade 3	Grade 4
組織所見	良性	比較的良性〜やや悪性	悪性	きわめて悪性
代表的な脳腫瘍	毛様細胞性星細胞腫 下垂体腺腫 神経鞘腫 頭蓋咽頭腫 髄膜腫 血管芽腫	びまん性星細胞腫 乏突起膠腫 上衣腫 髄膜腫	退形成性星細胞腫 退形成性乏突起膠腫 退形成性上衣腫 髄膜腫	中枢神経系悪性リンパ腫 髄芽腫 膠芽腫 胚腫（ジャーミノーマ）

瘍，Grade 2〜4は悪性腫瘍であり，Gradeの上昇に伴い，腫瘍の増殖速度が速く悪性度が増す．神経膠腫（glioma），中枢神経系原発悪性リンパ腫（primary central nervous system lymphoma；PCNSL）は，脳実質（大脳，小脳，脳幹）から生じる悪性腫瘍である．一方，髄膜腫，下垂体腺腫，神経鞘腫，頭蓋咽頭腫は，脳実質外の組織（髄膜，下垂体，脳神経など）から生じる．悪性腫瘍では，腫瘍の種類や悪性度に応じて，手術や放射線，化学療法を組み合わせた治療を行う．

1）手術療法

脳腫瘍に対して直接行われる手術には，①治療目的の手術，②診断目的の手術がある．治療目的の手術では，摘出度が予後に関わる腫瘍型に対して，機能温存の上で最大限の切除術が行われる．診断目的の手術では，病理組織診断や診断に基づく治療方針を決定する目的で生検術を行う．現在，ナビゲーションシステム，内視鏡下手術，モニタリング手術，覚醒下手術などの機器・手術法が用いられている．

2）放射線療法

脳腫瘍の放射線療法は，リニアックを用いた通常照射，ガンマナイフや定位的リニアックなどの定位照射に大きく分類される．腫瘍によって放射線感受性が異なるが，大部分の脳腫瘍に対して有効性が認められている（表10-2-3）．また，放射線の照射範囲は腫瘍の悪性度や発生部位，増殖様式によって決定される．

表 10-2-3　脳腫瘍の放射線療法

感受性が高い	感受性は低いが有効	定位照射の適応
・胚腫（ジャーミノーマ） ・悪性リンパ腫 ・髄芽腫	・びまん性星細胞腫 ・退形成性星細胞腫 ・膠芽腫 ・転移性脳腫瘍　など	・神経鞘腫 ・髄膜腫 ・下垂体腺腫 ・頭蓋咽頭腫 ・血管芽腫 ・転移性脳腫瘍　など

表 10-2-4　各脳腫瘍と代表的な治療薬

組織型	分　類	薬　剤	治療方法
神経膠腫 （Grade 3～4） ・退形成性星細胞腫 ・膠芽腫　など	アルキル化薬	テモゾロミド，プロカルバジン，カルムスチン	手術療法，放射線療法に加えて，化学療法を施行する
	ニトロソウレア製剤	ニムスチン	
	微小管阻害薬	ビンクリスチン	
	分子標的薬	ベバシズマブ	
髄芽腫 （多剤併用療法を含む）	微小管阻害薬	ビンクリスチン	
	白金製剤	シスプラチン	
	アルキル化薬	シクロホスファミド	
悪性リンパ腫 （多剤併用療法を含む）	代謝拮抗薬	メトトレキサート，シタラビン	治療の第一選択として，化学療法を施行する
	アルキル化薬	プロカルバジン	
	微小管阻害薬	ビンクリスチン	
	BTK 阻害薬	チラブルチニブ	
胚腫（ジャーミノーマ）	白金製剤	シスプラチン，カルボプラチン	
	トポイソメラーゼⅡ阻害薬	エトポシド	
	アルキル化薬	イホスファミド	
PRL 産生下垂体腺腫	ドパミン受容体作動薬	カベルゴリン，テルグリド，ブロモクリプチン	

BTK: Bruton's tyrosine kinase, PRL: Prolactin

3）化学療法（表 10-2-4）

　大部分の脳腫瘍は，手術が治療の基本であり，化学療法の適応となるものは限られているが，化学療法が第一選択となる組織型として，悪性リンパ腫，胚腫，プロラクチン（PBL）産生下垂体腺腫がある．また，悪性度の高い組織型である Grade 3～4 の神経膠腫や髄芽腫では，手術と放射線療法に加えて化学療法が行われる．

7．代表的な脳腫瘍の標準治療

1）神経膠腫

　神経膠腫とは，神経膠細胞から発生すると考えられている腫瘍の総称であり，原発性腫瘍の約 20％を占める．神経膠腫は細胞の種類により，星細胞腫，乏突起膠細胞系腫瘍に大きく分けられる．最も多くみられるのは星細胞腫であり，悪性度の高

10章 臓器別がん薬物療法と腫瘍随伴症状

い膠芽腫などがある.

a 治療の流れ

神経膠腫に対する現在の標準的な治療戦略は，Grade 2 の低リスク群に対しては摘出術後経過観察を実施することとされている[1].また，高リスク群においては術後補助療法の実施，Grade 3 の神経膠腫では摘出術後放射線化学療法を実施することがスタンダードとされている.

b 手術療法

悪性脳腫瘍の手術は，神経症状の悪化を防ぐため，可能な限り腫瘍を摘出することが原則とされている.手術法は，診断のための生検術と診断的治療の開頭腫瘍摘出術があり，手術ナビゲーションや術中画像，運動誘発電位（motor evoked potential；MEP）などの術中機能モニタリングや覚醒下手術による機能マッピング，術中迅速組織診断や蛍光診断などが用いられる.また，術中補助療法としては，カルムスチン徐放性ポリマー（BCNU wafer，ギリアデル®）が Grade 3 の神経膠腫に対してエビデンスを有しており，光線力学療法やウイルス療法も使用可能である.

c 放射線療法

神経膠腫は周囲の正常組織に浸潤するため，腫瘍と正常組織との境界が不明瞭である.正常組織への照射を防ぐため，局所放射線治療や強度変調放射線治療（intensity modulated radiation therapy；IMRT）などが行われる.

d 化学療法

Grade 2 の神経膠腫では，低リスク症例に経過観察，高リスク症例に化学療法が推奨され，Grade 3 の症例では化学療法が強く推奨される.組織型によって化学療法の効果に差があり，乏突起膠腫は星細胞腫と比較し化学療法の効果が得られやすいことが報告されている.

① テモゾロミド

放射線療法と併用で，テモゾロミド（TMZ）$75 \, mg/m^2$ を放射線治療終了日まで，または上限を 49 日間として連日内服する（併用化学療法）.その後，放射線治療終了日から 4 週間の休薬期間を設け，維持化学療法として TMZ $150 \sim 200 \, mg/m^2$ を 5 日間内服・23 日間休薬し，28 日間を 1 サイクルとする.維持化学療法は 6 サイクル実施する（Stupp レジメン）[2].頻度の高い有害事象として，便秘，リンパ球減少，好中球減少，血小板減少が挙げられる.

TMZ は分子量が小さい DNA メチル化剤であり，血液脳関門を通過しやすい.

② PAV 療法 （表 10-2-5）

ニムスチン（注射薬），ビンクリスチン，プロカルバジン（内服薬）の 3 種薬剤によるレジメンである[2].6～8 週間ごとに投与を行う.頻度の高い有害事象として，白血球減少，血小板減少，貧血が挙げられる.

ニムスチンは，血液脳関門通過性が高い特徴を有している.

表 10-2-5　PAV 療法

薬剤名	用法・用量	Day 1	～	Day 8	～	Day 21	～	Day 29	～	Day 42
ニムスチン (ACNU)	70 mg/m² 点滴静注 5 分	●								
ビンクリスチン (VCR)	1.4 mg/m²（最大 2 mg）点滴静注 5 分			●				●		
プロカルバジン (PCZ)	60～75 mg/m² 1 日 1～3 回に分割して内服*			●	→→→					

＊：【体表面積から算出した用量（1 日量）】
・75 mg 未満の場合：50 mg/ 日
・75 mg 以上 125 mg 未満の場合：100 mg/ 日
・125 mg 以上 175 mg 未満の場合：150 mg/ 日

③ベバシズマブ（BEV）

　BEV は抗血管内皮増殖因子（VEGF）抗体であり，わが国では初発および再発の悪性神経膠腫に対して保険適用がある．VEGF を阻害することにより腫瘍の血管新生を抑制し，脳浮腫やそれに伴う神経症状を改善する[2]．頻度の高い有害事象として，高血圧やタンパク尿，出血などが挙げられる．

2) 悪性リンパ腫

　本来はリンパ組織の存在しない中枢神経系に原発する悪性リンパ腫を中枢神経系原発悪性リンパ腫（PCNSL）という．PCNSL の約 90％は，non-Hodgkin リンパ腫のびまん性大細胞型 B 細胞性リンパ腫である．脳腫瘍の約 3％を占め，50～70 代に多い．

a 治療の流れ

　PCNSL の治療原則は，大量メトトレキサート（high dose methotrexate；HD-MTX）療法を基盤とする化学療法と，それに続く全脳照射を主体とした放射線療法である[2]．近年では，適切な治療管理体制のもと，多剤併用の HD-MTX 基盤免疫化学療法を寛解導入療法として行い，さらに地固め療法を追加する治療法が複数実施され，高い完全奏効割合と無再発生存を示す結果が報告されている．

b 手術療法

　PCNSL は多発性に発生することが多く，くも膜下腔や血管周囲腔・脳実質内へ高度に浸潤するため，摘出による予後改善への寄与は一般的に乏しい．手術法としては原則的に診断確定を目的とした定位もしくは開頭による生検術が施行される．

c 放射線療法

　PCNSL は放射線感受性が高く，きわめて高い浸潤性を有しているため，全脳照射が推奨されている．日本脳腫瘍学会の『中枢神経系原発悪性リンパ腫（PCNSL）診療ガイドライン』において，高齢者では全脳照射を減量もしくは待機といった治療法を考慮するとされている．

10章 臓器別がん薬物療法と腫瘍随伴症状

d 化学療法

① ステロイド療法

　ステロイド療法（糖質コルチコイド）は，血液脳関門の再構築効果も併せて，急速な腫瘍縮小をきたす．しかし，ステロイドによる治療効果は一過性であることが多く，数週から数ヵ月で腫瘍が再燃するため根治的治療ではなく症状緩和目的に投与される．

② R-MPV-A 療法

　リツキシマブ，メトトレキサート（MTX），プロカルバジン，ビンクリスチン併用による寛解導入療法後に大量シタラビン（AraC）地固め療法を加えた化学療法が，PCNSL 治療の主流とされている[2]．MTX はおもに腎排泄型薬物のため，4〜5日間の大量輸液が必要となる．

③ チラブルチニブ

　ブルトン型チロシンキナーゼ（BTK）阻害薬であり，2020 年に再発／難治性 PCNSL に対して承認された[1]．チラブルチニブのおもな有害事象として，ニューモシスチス肺炎やアスペルギルス感染症などの感染症，皮膚障害，骨髄抑制などが挙げられる．

3) 髄芽腫

　髄芽腫は，未分化な神経管上皮細胞に由来する胎児性腫瘍の一つで，小児に発生する代表的な悪性脳腫瘍（Grade 4）である．小脳虫部に好発し，髄液を介して頭蓋内や脊髄に播種を起こしやすい．歩行時のふらつきなどが発生する小脳での局所症状と頭痛や噴出性嘔吐などの頭蓋内圧亢進症状が発現する．経過が速く，進行性であるのが特徴である．

a 治療の流れ

　原則的に手術を行い，放射線療法，化学療法を加える．年齢，播種の有無，摘出量から臨床リスク評価を行い，標準リスク群・高リスク群・3 歳未満に分類した後，治療法を決定する[1]．

b 手術療法

　手術で腫瘍を摘出することが基本である．手術の目的には高頻度で発現する水頭症の解除も含まれる．

c 放射線化学療法

① 標準リスク群

　術後に全脳脊髄照射と局所照射を組み合わせた通常分割放射線治療が推奨される．照射後に，ビンクリスチン，シスプラチン，シクロホスファミドを用いた多剤併用療法が施行される．

② 高リスク群

　術後に全脳脊髄照射と局所照射が施行されるが，標準リスク群と比較し，照射線

量は高く設定される．照射後に，治療強度を増したビンクリスチン，シスプラチン，シクロホスファミドを用いた多剤併用療法を複数サイクル施行する．

③ 3歳未満

3歳未満の乳幼児では中枢神経が発達段階にあり，放射線による障害（発育障害・精神発達遅滞）を避けるため，術後には化学療法を優先する．アルキル化剤，白金製剤，MTX，ビンクリスチン，エトポシドを中心とした多剤併用療法が施行される．

4）その他の脳腫瘍治療

a ウイルス療法

がん治療用ウイルスは，遺伝子工学技術を用いてウイルスゲノムを人為的に改変することで，正常組織を傷害することなくがん細胞でのみ増えるよう設計された遺伝子組換えウイルスである．テセルパツレブ（デリタクト®注）は悪性神経膠腫に適応があり，定位脳手術などにより脳にある腫瘍内に直接投与する．偶発的に曝露する可能性があるため，手術部位に直接手を触れないよう十分な注意が必要である．おもな有害事象として発熱，脳浮腫，悪心・嘔吐，血球減少，出血，感染症などが挙げられる．

b NTRK 阻害薬

神経栄養因子チロシンキナーゼ受容体（neurotrophic tyrosine receptor kinase；NTRK）阻害薬は，臓器横断的治療薬として腫瘍の発生臓器にかかわらず，使用することができる薬剤である．エヌトレクチニブは，遺伝子異常を認める神経膠腫に対して有効例が報告されている．おもな有害事象として味覚異常，便秘・下痢，中枢神経障害（運動失調・認知障害など）などが挙げられる．

c カルムスチン徐放性ポリマー（BCNU wafer）

局所化学療法である BCNU wafer は脳内留置用剤であり，悪性神経膠腫に対して2013年にわが国で臨床使用が可能となった．本剤の留置前に迅速病理診断による悪性神経膠腫（疑い）の診断が義務付けられており，迅速病理診断においては最終病理診断と比較して，腫瘍の悪性度が過小評価される傾向にあるため注意が必要である．

8. 脳腫瘍の予後

1）神経膠腫

Grade 2の神経膠腫に対する予後不良因子として，①40歳以上，②腫瘍最大径6 cm以上，③正中を超えた対側への進展，④星細胞腫，⑤神経症状あり（Medical Research Council Neurologic scale で2点以上）の5項目で評価を行う．スコアが高いほど生存期間中央値が短く，総スコア0〜2点：低リスク群，3〜5点：高リスク群に分類される[1].

10章 臓器別がん薬物療法と腫瘍随伴症状

2) 悪性リンパ腫

予後規定因子として，年齢やパフォーマンスステータス（PS）が重要であることが知られており，若年者（50歳未満），Karnofsky PS 70以上である場合，予後が良好であることが報告されている．また，International extranodal lymphoma study group（IELSG）分類では予後不良因子として，血清LDH高値，髄液中のタンパク濃度上昇，脳内深部病変が挙げられている[1]．5年生存率は約40%と予後不良な悪性腫瘍であり，再発しやすい．

3) 髄芽腫

長期予後に腫瘍の摘出度が相関することが知られており，①診断時の年齢が3歳未満，②術後のMRIにおける残存腫瘍面積が1.5 cm^{2}以上，③髄腔内播種所見ありの3項目により大別される[1]．髄芽腫は進行が速く，5年生存率は約70%と予後は悪い．残存腫瘍が髄液を介して播種し，再発をきたすことが多い．

引用文献

1) 日本脳神経外科学会・日本病理学会編：臨床・病理 脳腫瘍取扱い規約，第5版，金原出版，2023.
2) 日本脳腫瘍学会編：脳腫瘍診療ガイドライン．第2版，金原出版，2019.

3 肺がん総論

1. 肺の解剖生理（図 10-3-1）

　肺のおもな機能は，血液に酸素を供給し，二酸化炭素を取り除くことであるため，非常に血流に富んだ臓器である（体表面積あたり 3〜4L/ 分程度）．呼吸器系は，前腸腹側に生じる肺芽に始まり，気管原基が左右にその盲端を伸ばして肺原基となり，さらにそれらが分岐し，右 3 葉，左 2 葉の肺が形成される．主気管支は，気管支へと分岐をくり返し，最終的には軟骨や気管支腺を欠く細気管支に連なる．細気管支は，さらに終末細気管支へ分岐し，末梢で肺細葉と呼ばれる構造となる．細葉は，呼吸細気管支肺，肺胞道と肺胞で構成される肺胞嚢からなり，肺胞を通じてガス交換が行われる．

2. 肺がんの種類と病態生理

　肺がんは 2 つのグループに大別される．1 つは小細胞がん（small-cell lung cancer；SCLC）で，もう 1 つは非小細胞がん（non-small-cell lung cancer；NSCLC）である．この分類は，ほぼすべての小細胞がんが診断時にはすでに転移を認め，外科的に切除不能であり，放射線治療の併用を含めた全身薬物療法が選択されるのに対して，非小細胞がんは外科的切除が可能な症例も多い反面，薬物療法の有効性が低いという臨床的特徴を呈することから用いられてきた．これらを踏まえて，病理学的・生物学的特徴などについて，小細胞がんと非小細胞がんの比較を**表 10-3-1** に示す．

3. 肺がんの疫学

　わが国における 2020 年の肺がん罹患者数は 123,418 人（男性 82,121 人；女性 41,297 人；上皮内がん含む）であり，男性で大腸がん（上皮内がん含む），前立腺がんについで第 3 位，女性では乳がん，大腸がん，子宮がん（上皮内がん含む）についで第 4 位である．粗罹患率は人口 10 万人あたり 97.8 人（男性 133.9 人；女性 63.7 人）となり，50〜60 代に発症のピークが認められる．2022 年の死亡数は 76,663 人（男性 53,750 人；女性 22,913 人）であり，男性で第 1 位，女性では大腸がんについで第 2 位である．粗死亡率では 10 万人あたり 62.8 人（男性 90.6 人；女性 36.5 人）である．

4. 肺がんの症状

　特異的な症状はなく，無症状のまま進行し，画像検査にて偶発的に発見される例

10章 臓器別がん薬物療法と腫瘍随伴症状

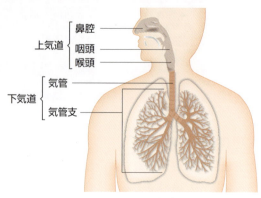

図10-3-1　肺の解剖図

表10-3-1　小細胞がんと非小細胞がんの特徴

		小細胞がん	非小細胞がん
組織像		細胞質が乏しい，クロマチンに富んだ小さい核，核小体不明瞭	細胞質に富む，核多型，顕著な核小体を認めることがある，腺管構造あるいは扁平上皮構造を呈する
神経内分泌マーカー		通常認められる	通常認められない
粘液		認められない	腺がんで認められる
ペプチドホルモン産生		副腎皮質刺激ホルモン，抗利尿ホルモン，ガストリン放出ホルモン，カルシトニンなど	扁平上皮がんにおける副甲状腺関連ペプチド
がん抑制遺伝子の異常	*RB* 変異	90%程度	20%程度
	TP53 変異	＞90%	50%程度
がん遺伝子の異常	*EGFR* 変異	認められない	20%程度
	ALK 融合遺伝子	認められない	5%程度
薬物療法や放射線治療反応性		しばしば完全寛解が認められる．再発はほぼ必発	低い

も少なくない．一般的には，肺門部病変では，咳嗽，血痰，喘鳴，呼吸困難（胸苦感）などの症状が認められ，閉塞性肺炎の合併などによる発熱や膿性痰を認めることもある．局所進行やリンパ節転移などにより，縦隔へ病変が及ぶと，胸痛，嗄声，嚥下困難，大血管の閉塞症状などが認められることもある．

肺がんはあらゆる臓器へ転移をきたすが，肺内，骨，脳，肝臓，副腎への転移の頻度が高く，転移部位に特有の症状を呈することもある．骨転移の場合，転移部位の疼痛や運動制限，病的骨折などを生じ，脊椎転移の場合には麻痺を生じることがある．脳転移の場合には，頭痛，嘔気，ふらつき，けいれんなどの症状を呈することがある．診断の時点で50％以上の症例はすでに遠隔転移が認められ，すべての病期を合わせた5年生存率は15％程度である．病巣が肺内に限局している場合でも，5年生存率は40～50％程度にとどまり，これは過去30年にわたり大きな改善は認められない．

3 肺がん総論

表10-3-2　悪性上皮性肺腫瘍の組織分類

組織型	亜　型
腺がん	腺胞型，乳頭型，微小乳頭型，充実型，肺胞置換型，粘液型
扁平上皮がん	―
大細胞がん	―
神経内分泌がん	小細胞がん，神経内分泌大細胞がん，カルチノイド腫瘍
混合型がん	腺扁平上皮がん，混合型小細胞がん
その他	肉腫様がん，紡錘形がん，巨細胞がん

5. 肺がんの検査・診断

1）検　査

　胸部X線は，簡便に実施できる有効な検査手段であり，肺がんの存在を疑った場合には最初に行うべき検査である．胸部X線で異常が確認された場合は，胸部CTで精査を進め，病変の存在，大きさや広がり，隣接臓器への浸潤の有無などの確認を行う．また，低線量胸部CTは喫煙者などハイリスクグループを対象としたスクリーニング検査としても有用であることが示されている．遠隔臓器あるいは所属リンパ節への転移の有無については，CT，MRI，PET，骨シンチグラフィなどを行い，全身的に評価することが重要である．

　臨床上用いられる腫瘍マーカーとしては，小細胞がんに対してはNSE（neuron specific enolase）とproGRP（gastrin releasing peptide）があり，その特異性は高いが，腺がんに対するCEAや扁平上皮がんに対するSCC，CYFRAなどは感度・特異度ともに十分ではなく補助的に用いられる．非小細胞肺がん症例では，治療方針を決定するために，*EGFR*，*ALK*，*ROS1*，PD-L1に対する遺伝子・発現検査が行われている．

2）診　断

　気管支鏡下，CTガイド下，胸腔鏡下や開胸による肺生検組織，あるいは喀痰や胸水などの検体を用いて，組織もしくは細胞診が行われる．これらの方法は，症例の全身状態を評価して適切に選択される．

　肺がんの存在が疑われた場合には，気管支鏡下の肺生検が第一に考慮される．縦隔リンパ節腫大に対しては，超音波気管支鏡を用いた経気管支針生検が有用である．

　これまで大分類として腺がん，扁平上皮がん，小細胞がん，大細胞がんの4分類が用いられていたが，2015WHO分類では，肺がん組織分類が改定され，**表10-3-2**のように腺がん，扁平上皮がん，大細胞がん，神経内分泌がんなどに変更された．小細胞がんは上記改定により神経内分泌がんの亜型に分類されている．

4 小細胞肺がん

1. 小細胞肺がんの治療方針

　悪性腫瘍の病期分類には一般的にTNM分類が用いられるが，小細胞がんでは治療法選択の観点から限局型（limited disease；LD）と進展型（extended disease；ED）の分類が汎用される．LDは「病変が同側胸腔内に加え，対側縦隔，対側鎖骨上窩リンパ節までに限られており，悪性胸水・心囊水を有さないもの」とされており，小細胞がん全体の3割程度を占める．

　TNM分類に基づいた臨床病期I，ⅡA期であれば，手術療法を含む治療が行われ，それ以上の進行が認められる場合には，パフォーマンスステータス（PS）などを考慮して化学放射線療法，化学療法，緩和療法が選択される（図10-4-1，10-4-2）．

2. 小細胞肺がんの標準治療

1）手術療法

　臨床病期I期（T1 or 2aN0M0）とⅡA期（T2bN0M0）症例においては，外科的切除を含む治療法（化学療法，放射線治療の追加）により，5年生存率40～70％と良好な成績が認められることが報告されている．わが国においても，臨床病期I期とⅡA期症例に対して手術療法後に化学療法（PE療法：シスプラチン＋エトポ

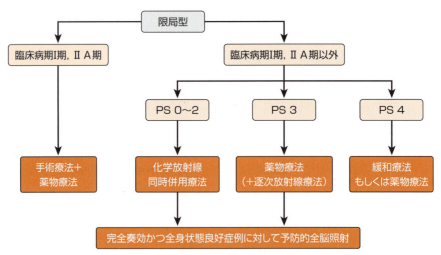

図10-4-1　限局性小細胞がんの治療方針

（文献1を参考に筆者作成）

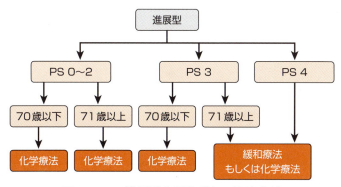

図 10-4-2　進展型小細胞がんの治療方針

（文献 1 を参考に筆者作成）

シド）を加えることにより，5 年生存率が 60〜70％と示されている．この結果に基づいて，臨床病期Ⅰ期とⅡA 期症例に対しては手術療法＋術後 4 サイクルの PE 療法が標準治療とされる．

2）放射線療法

　手術適応のない全身状態の良い（PS 0〜2）限局型症例においては，化学療法単独と比較して，化学療法と放射線療法の併用により局所再発率の低下と有意な生存期間の延長が示されていることから，化学放射線併用療法が標準治療とされる．化学療法と併用する放射線療法のタイミングと照射方法は，有意な生存期間の改善が認められることから早期同時併用による 1 日 2 回照射を行う加速過分割照射（AHF）が推奨される（5 年生存率は早期同時併用群 23.7％，遂次併用群で 18.3％，加速過分割照射群で 26％，通常照射群で 16％）．

　予防的全脳照射（PCI）は，限局型症例で初回治療により完全奏効（complete response；CR）が得られた症例に対しては標準治療とされる．進展型症例に対する PCI については，わが国における臨床研究の結果，脳転移再発率の低下は認められるものの生存期間の有意な改善は示されなかったことから，推奨されない．

3）薬物療法

　手術適応のない全身状態の良い（PS 0〜2）限局型症例では，化学放射線同時併用療法によって，生存期間の有意な延長が示されている．併用される化学療法は，PE 療法（シスプラチン＋エトポシド）で，放射線治療施行中は 1 サイクル 4 週間で通常 4 サイクル実施される．おもな有害事象は白血球減少，血小板減少，貧血，悪心，食道炎，感染症などであり，特に食道炎の発生頻度が高いことから有害事象対策が重要となる．

　わが国における臨床研究の結果有意な生存期間の延長が示されていることから，全身状態が良好（PS 0〜2）で 70 歳以下の進展型小細胞がん症例に対しては，PI 療

10章 臓器別がん薬物療法と腫瘍随伴症状

表 10-4-1　PI 療法

薬剤名	用法・用量	Day 1	～	8	～	15	～	28
シスプラチン（CDDP）	60 mg/m² 点滴静注 1 時間	●						
イリノテカン（CPT-11）	60 mg/m² 点滴静注 1.5 時間	●		●		●		

法（シスプラチン＋イリノテカン）が推奨されている（**表 10-4-1**）．71 歳以上 75 歳未満およびイリノテカンの毒性（下痢や間質性肺炎）が懸念される症例に対しては，PE 療法が推奨されている．投与サイクル数については，PI 療法，PE 療法ともに 4 サイクルが一般的である．

　小細胞がんは化学療法に対する感受性が良好であり，PS3 の症例に関しても症状の緩和や PS の改善が期待されることから，70 歳以下の PS3 の症例では腎機能障害などの毒性が軽度な CE 療法（カルボプラチン＋エトポシド）が標準治療として実施される．CE 療法は毒性が軽度なことから，全身状態の良い（PS 0～2）75 歳以上の進展型症例に対しても，標準治療として実施される．

　再発症例に対する治療は，再発様式により異なる治療法が選択される．初回治療終了後から再燃までの期間が長い（60～90 日以上）「sensitive relapse」症例では，ノギテカン単剤療法により有意な生存期間の延長が認められることから，標準治療として推奨されている．再燃までの期間が短い「refractory relapse」症例に対しては，標準治療は確立されていないものの，アムルビシン単剤療法により生存期間延長が示されていることから，全身状態を考慮した上で，アムルビシン単剤療法を行うことが推奨される．

3. 小細胞肺がんの予後

　有効な治療が実施困難な場合の生存期間中央値は 2～4ヵ月程度である．手術療法と術後補助療法により，臨床病期 I 期症例では 5 年生存率が約 70％となる．薬物放射線同時療法が行われた限局型症例では，生存期間中央値が 25ヵ月程度となり，薬物療法が行われた進展型症例では，生存期間中央値は 13ヵ月程度となる．

引用文献

1)　日本肺癌学会：肺癌診療ガイドライン—悪性胸膜中皮腫・胸腺腫瘍含む．2024.〈https://www.haigan.gr.jp./publication/guideline/examination/2024/index.html〉（2024 年 8 月 1 日閲覧）

5 非小細胞肺がん

1. 非小細胞肺がん治療の流れ

　TNM分類に基づく臨床病期に従って治療法の選択を進めていく．

　臨床病期Ⅰ期〜ⅢA期においては，手術療法が第一選択となる．完全切除例の病理病期IA3〜ⅢA期に関しては，術後補助化学療法が考慮される（図10-5-1）．

　根治照射可能な局所進行臨床病期ⅢB/C期症例に対しては，化学放射線同時併用療法が選択される．

　根治照射不能の臨床病期ⅢB/C期とⅣ期症例は根治が難しく，生存期間の延長やQOL（quality of life）の維持を目的として，薬物治療が選択される．この場合，組織型（扁平上皮がんと非扁平上皮がん）によって化学療法の選択肢が異なるとともに，非扁平上皮がん症例に対する遺伝子検査による層別化が重要となる（図10-5-2）．

2. 非小細胞肺がんの標準治療

1）手術療法

　完全切除が可能と考えられる臨床病期Ⅰ期〜ⅢA期症例は手術療法が第一選択となる．手術適応の判断は，肺切除後の心肺予備機能の評価，周術期合併症のリスクなどを総合的に検討した上で行われる．標準術式は，肺葉切除とリンパ節郭清である．活性型*EGFR*遺伝子変異陰性臨床病期Ⅱ〜ⅢA期の完全切除例を対象とした

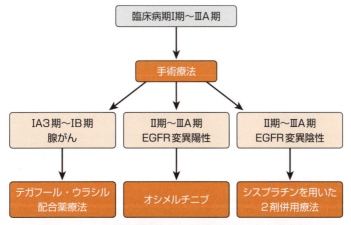

図10-5-1　手術可能な非小細胞肺がんの治療方針

（文献1を参考に筆者作成）

10章 臓器別がん薬物療法と腫瘍随伴症状

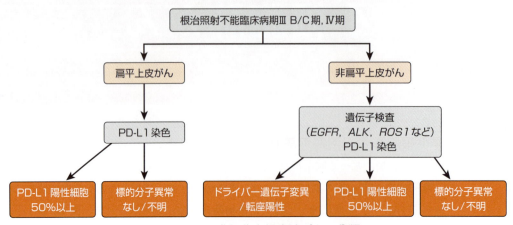

図10-5-2　進行非小細胞肺がんの分類

（文献1を参考に筆者作成）

表10-5-1　シスプラチン＋ビノレルビン併用療法

薬剤名	用法・用量	Day 1	〜	8	〜	21
シスプラチン（CDDP）	80 mg/m² 点滴静注1時間	●				
ビノレルビン（VNR）	25 mg/m² 点滴静注5分以内	●		●		

　術後補助化学療法として，シスプラチン＋ビノレルビン併用療法（表10-5-1）を4コース加えることにより，5年生存率の有意な改善が示されている．また，わが国における臨床研究の結果，腫瘍径が2cmより大きい臨床病期Ⅰ期腺がん症例では，経口テガフール・ウラシル配合薬（UFT）療法により有意な5年生存率の改善が認められている．

　また，Ⅱ〜ⅢA期の非小細胞肺がんで，活性型EGFR変異陽性例ではオシメルチニブを3年間，TPS（tumor proportion score）≧50%の症例ではアテゾリズマブを1年間，追加投与することが推奨される．

2）放射線療法

　医学的理由により手術を行うことのできない臨床病期Ⅰ〜Ⅱ期症例に対しては，十分に適応を検討した上で，根治的放射線療法を行うことが推奨される．特に臨床病期Ⅰ期の症例については，体幹部定位放射線照射（stereotactic body radiotherapy；SBRT）など病変への照射精度を高め，放射線毒性の発生を最小限にとどめることが重要となる．

　局所進行が認められる根治的外科的切除不能の臨床病期ⅢB/C期症例に対しては，根治を目指した薬物放射線併用療法が考慮される．根治放射線照射が可能となるのは，対側肺門リンパ節転移を認めず，原発巣と縦隔リンパ転移巣すべてに根治

5 非小細胞肺がん

線量を照射可能な症例である．根治照射の適応に関しては，原発巣の範囲や発生部位，心肺機能の状態などを踏まえて総合的に判断することが重要である．化学療法と放射線療法の併用時期に関しては，急性期有害事象の頻度は上昇するものの，有意な生存期間の延長が認められることから同時併用が標準治療である．

3）化学療法

　局所進行が認められる全身状態良好（PS　0～1）の臨床病期Ⅲ B/C 期の症例では，化学放射線同時併用療法によって，放射線療法単独と比較して生存期間の有意な延長が示されている．併用される薬物療法は，マイトマイシン C ＋ビンデシン＋シスプラチン療法やシスプラチン＋ドセタキセル療法など，白金製剤を含む化学療法が標準治療とされる．

　根治照射不能の臨床病期Ⅲ B/C 期とⅣ期の症例については，根治が難しく生存期間の延長と QOL の改善を目的とした薬物療法が行われる．治療法選択に際しては，組織型（非扁平上皮がんと扁平上皮がん），治療標的となる遺伝子異常（*EGFR* 遺伝子変異，*ALK* 融合遺伝子，*ROS1* 融合遺伝子）の有無，がん細胞の PD-L1 発現の有無を考慮することが必須となる．

　これまでの治療成績を踏まえて，*ALK* 融合遺伝子陽性例に対する初回治療としては，現時点ではアレクチニブが推奨されている．ALK-TKI の有害事象は，薬剤ごとに若干プロファイルが異なるが，消化器毒性，肝機能障害，皮疹などが挙げられる．EGFR-TKI と同様に，重篤な間質性肺炎を惹起する例もあることが知られており，肝機能障害とともに慎重な経過観察が必須となる．

　非扁平上皮がんでは，インスリン受容体サブファミリーに属する受容体型チロシンキナーゼである *ROS1* と *EZR* 遺伝子などとの融合が引き起こされ，強力な発がん遺伝子となることが知られている．この *ROS1* 融合遺伝子は1～2%程度の非小細胞がん症例に認められ，若年者，女性，非喫煙者に多いことが知られている．日本人を含む東アジア人と欧米人では，遺伝子異常の発症頻度は同程度であり，*EGFR* 遺伝子変異に認められるような人種間差はないものと考えられている．ROS1 のチロシンキナーゼ領域は，ALK のそれと高い相同性が認められることから，ALK-TKI の多くは ROS1 チロシンキナーゼ活性の阻害効果を有している．欧米ならび東アジアで行われた臨床研究では，*ROS1* 融合遺伝子陽性例に対する初回治療としてクリゾチニブを用いることにより，良好な抗がん効果が認められることが示されており，これらの結果から *ROS1* 遺伝子異常が認められる非扁平上皮がん症例ではクリゾチニブ療法を行うことが推奨される．

　Ⅳ期非小細胞肺がん症例では，上記の分子標的治療に加えて，*BRAF* 遺伝子 V600E 変異陽性例に対してダブラフェニブとトラメチニブの併用療法，*MET* 遺伝子変異陽性例に対してテポチニブ療法，*RET* 融合遺伝子陽性例に対してセルペルカチニブ療法が推奨される．さらには，*NTRK* 融合遺伝子陽性例に対してエヌトレク

339

チニブ療法，*KRAS*遺伝子G12C変異陽性例に対してソトラシブ療法，*HER2*遺伝子変異陽性例に対してトラスツズマブデルクステカン療法が，二次治療以降で推奨される．

免疫チェックポイント阻害薬は，PD-1とPD-L1/2により伝達されるシグナル経路を阻害することにより，細胞傷害活性を有するT細胞を活性化し，抗がん効果を発揮するものである．PD-1はT細胞表面に発現する膜タンパク質であり，がん細胞が発現しているリガンド（PD-L1もしくはPD-L2）と結合することで，T細胞が不活化されることから，PD-L1/2を発現するがん細胞は宿主免疫応答を回避することが可能となる．非小細胞肺がんを対象とする承認薬剤としては，PD-1阻害薬であるニボルマブとペムブロリズマブがある．非小細胞肺がんのPD-L1発現レベルとペムブロリズマブの有効性を検討した臨床研究では，PD-L1陽性率が50％以上の症例で良好な奏効率が示されており，従来の標準療法である白金製剤併用療法との比較試験においても，PD-L1陽性率50％以上の症例に対する初回治療としてペムブロリズマブ療法群で有意な全生存期間と無増悪生存期間の延長が示されている．これらの治療成績を踏まえて，*EGFR*遺伝子変異陰性，*ALK*融合遺伝子陰性およびPD-L1陽性（TPS = tumor proportion score > 50％）が認められる非扁平上皮がん症例とPD-L1陽性（TPS > 50％）扁平上皮がん症例では，ペムブロリズマブ療法を行うことが提案される．PD-1阻害薬の有害事象としては，消化器毒性，肝機能障害に加えて，間質性肺炎，下垂体炎や甲状腺機能障害などの内分泌障害が報告されていることから，これら発生に対する慎重な経過観察が必要である．

治療標的となる分子異常陰性の非小細胞がん症例に対する初回治療としては，細胞障害性抗がん薬による治療が推奨される．全身状態が良好（PS 0～1）である75歳以下の症例に対しては，白金製剤（シスプラチンあるいはカルボプラチン）とペメトレキセド，パクリタキセル，ゲムシタビンなどとの併用療法が推奨される．カルボプラチンの使用に関しては，たとえばカルボプラチン＋ペメトレキセド療法のように生存期間を主要評価項目とした比較試験が実施されていないものの，自覚される有害事象がシスプラチンよりも軽度であることから実地臨床では頻用されている．細胞障害性抗がん薬には非小細胞がんの組織型により有効性が異なる薬剤があり，治療法選択の際には考慮が必要となる．ペメトレキセドは扁平上皮がん症例に対する治療効果が低いことから，使用しないことが推奨されている．扁平上皮がんに対するネダプラチン＋ドセタキセル療法とシスプラチン＋ドセタキセル療法との比較試験で，ネダプラチン併用群で有意な全生存期間の延長が示されたことは，扁平上皮がんの治療法選択の際に考慮すべきである．75歳以上の高齢者やPS2の症例に対しては，ドセタキセル，ビノレルビンなどの第三世代細胞障害性抗がん薬の単剤療法により，緩和療法と比較して有意な無増悪生存期間の延長や1年生存率の改善などが示されていることから，これらの単剤療法を行うことが推奨される．細胞障害性抗がん薬耐性または奏効後再燃した症例に対しては，ドセタキセル（＋ラム

5 非小細胞肺がん

表 10-5-2　病理病期ごとの術後生存割合

病理病期	2 年生存率（%）	5 年生存率（%）
ⅠA1	97	90
ⅠA2	94	85
ⅠA3	92	80
ⅠB	89	73
ⅡA	82	65
ⅡB	76	56
ⅢA	65	41

（文献 2 を参考に筆者作成）

シルマブ：VEGF レセプター2 に対するモノクローナル抗体），S-1 や非扁平上皮が
ん症例に限りペメトレキセド単剤療法により，緩和療法と比較して有意な生存期間
中央値の延長や 1 年生存率の改善などが示されていることから，全身状態が良好
（PS 0～1）であればこれらの治療を行うことが推奨される．

3.　予　後

　術後予後については，IASLC 肺がん病期分類プロジェクトによる術後病理病期ご
との生存解析結果が 2015 年に報告されている（**表 10-5-2**）．局所進行症例に対する
薬物放射線療法における 5 年生存率は 20％程度であり，根治を目指した治療として
は改善が望まれる治療成績である．薬物療法による平均生存期間は，分子標的療法
が導入される以前では 12 ヵ月程度であったが，導入後は 30 ヵ月程度にまで延長して
おり，免疫チェックポイント阻害薬による治療などではさらなる長期生存例も認め
られている．

引用文献

1)　日本肺癌学会：肺癌診療ガイドライン—悪性胸膜中皮腫・胸腺腫瘍含む. 2024.〈https://www.
　　haigan.gr.jp./publication/guideline/examination/2024/index.html〉（2024 年 8 月 1 日閲覧）
2)　UNION FOR INTERNATIONAL CANCER CONTROL：TNM Classification of
　　MALIGNANT TUMORS. 8th edition, 2016.

6 消化器がん総論

1. 消化管の解剖生理

　消化管は，口腔，咽頭から始まり，食道，胃，小腸（十二指腸，空腸，回腸），大腸（盲腸，上行結腸，横行結腸，下行結腸，S状結腸，直腸），肛門に至る一連の臓器からなる．消化管の基本的な壁構造は，粘膜，粘膜下層，固有筋層，漿膜下層，漿膜からなる（図10-6-1）が，食道には漿膜がない．消化管の粘膜上皮は基本的に円柱上皮であるが，食道の粘膜上皮はほぼ重層扁平上皮からなる．消化管の運動は神経やホルモンの支配を受けた筋層によって調節される．

　食道は長さ25 cm程度の管状の臓器で，口側から，頸部食道，胸部食道（胸部上部食道，胸部中部食道，胸部下部食道），腹部食道に分けられる（図10-6-2 **a**）．壁および周囲にはリンパ管，リンパ節が多く存在する．食道壁は，内側から外側に向かって粘膜（粘膜上皮・粘膜固有層・粘膜筋板），粘膜下層，固有筋層，外膜からなる．上端と下端にはそれぞれ上部食道括約筋，下部食道括約筋と呼ばれる括約筋があり，飲食物の逆流を防いでいる．

　胃は腹腔内に存在する袋状の臓器で，噴門部，胃底部，胃体部，幽門部からなる（図10-6-2 **b**）．胃壁は，内側から外側に向かって粘膜，粘膜下組織，固有筋層，漿膜層（漿膜下組織および漿膜表面）からなる．胃は，経口摂取した飲食物をその中にとどめて，粘膜の胃小窩に開口する胃腺（胃底腺）から分泌される胃液によって消化するのがおもな働きである．胃腺を構成する主細胞からは消化酵素ペプシンの前駆体であるペプシノゲンが分泌され，分泌されたペプシノゲンは壁細胞から分泌された塩酸（胃酸）によって活性型のペプシンになる．粘膜の表面をおおう副細

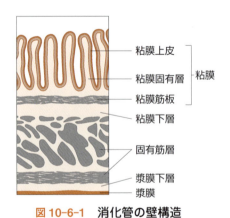

図10-6-1　消化管の壁構造
消化管壁は，粘膜，粘膜下層，固有筋層，漿膜下層，漿膜からなる．

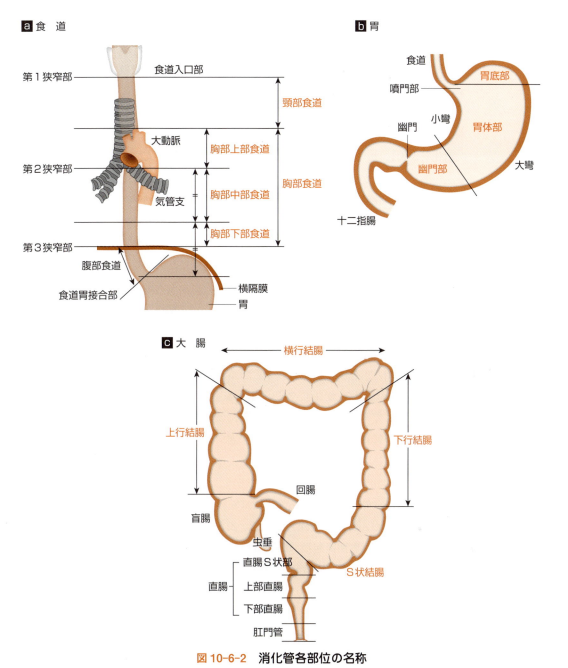

図 10-6-2　消化管各部位の名称

a 頸部食道，胸部食道，腹部食道に分類され，3ヵ所の生理的狭窄部位がある．胸部食道，なかでも中部食道ががんの好発部位である．b 入口を噴門，出口を幽門といい，胃底部，胃体部，幽門部に分類される．幽門部（幽門前庭部）ががんの好発部位である．c 盲腸，結腸，直腸からなり，結腸はさらに上行・横行・下行・S状結腸に分類される．直腸とS字結腸がんの好発部位である．

胞からは粘液が分泌され，胃酸およびペプシンによる自己消化から粘膜を保護している．

　大腸は長さ1.5〜2mほどの管腔臓器であり，結腸と直腸に分けられる（図10-6-2 c）．結腸は，盲腸，上行結腸，横行結腸，下行結腸，S状結腸に，直

10章 臓器別がん薬物療法と腫瘍随伴症状

腸は，直腸S状部，上部直腸，下部直腸に分けられる．小腸と異なり，大腸には絨毛がない．大腸壁は，粘膜，粘膜下層，固有筋層，漿膜下層，漿膜からなる．小腸から流入した内容物から，水分や電解質，グルコースなどを吸収し，便として排泄する．大腸には100兆個ともいわれる腸内細菌が存在する．

2. 消化管がんの種類と病態生理

消化管がんには，食道がん，胃がん，大腸がん（結腸がん，直腸がん）などがある．一般に消化管がんの組織型は腺がんであるが，食道がんは発生母地となる粘膜組織がほかの消化管と異なることから，約90％が扁平上皮がんである．

食道がんは，胸部食道が好発部位で，約50％が胸部中部食道に，約25％が胸部下部食道に発生する．食道がんには，食道粘膜から発生する扁平上皮がん（約90％）と胃食道逆流症に伴うバレット上皮（円柱上皮化生）から発生すると考えられている腺がん（数％以下）の2つの組織型がある．胃がんや大腸がんに比べ，①増殖速度が速くて進行しやすく，②放射線感受性が高く，③粘膜固有層，粘膜下層におけるリンパ組織が豊富なため早期にリンパ節転移をきたしやすいという特徴を有する．『臨床・病理食道癌取扱い規約』[1]では，がんの壁深達度が粘膜内にとどまるものを早期食道がん，粘膜下層までにとどまるものを表在がんと称する．

胃がんは，腸上皮化生が生じやすい幽門部（幽門前庭部）が好発部位である．ほとんどが腺がんであり，分化型と未分化型に大別される．一般に，分化型は進行が緩やかであるのに対し，未分化型は進行が速い傾向を示す．胃壁内を染み込むように浸潤しながら拡大していくスキルス胃がんは，発症原因が特定されておらず，診断時にはすでに相当進行していることが多く，予後は不良である．『胃癌取扱い規約』[2]では，がんの壁深達度が粘膜または粘膜下組織にとどまる胃がんを早期胃がんと称する．胃がんは肉眼型から，0型：表在がん〔0〜I型：隆起型，0〜II型：表面型（0〜IIa型：表面隆起型，0〜IIb型：表面平坦型，0〜IIc型：表面陥凹型），0〜III型：陥凹型〕，1型：腫瘤型，2型：潰瘍限局型，3型：潰瘍浸潤型，4型：びまん浸潤型，5型：分類不能（0〜4型のいずれにも分類しがたいもの）に分類される．

大腸がんは，直腸がんが約40％，S状結腸がんが約30％を占め，左側腹部に発生しやすい．大腸がんの組織型はほとんどが腺がんであり，発生経路として，①正常組織もしくは良性病変ががん化する経路と，②常染色体優性遺伝形式をとる遺伝性大腸がん，③炎症性腸疾患から発生する経路がある．良性病変ががん化する経路として，大腸腺腫ががん化するadenoma-carcinoma sequence（腺腫-がん連関）が知られており，この経路はフォーゲルシュタイン（Vogelstein）らにより提唱された多段階発がんにおける遺伝子変化モデル[3]によっても支持されている．本モデルでは，まず，がん抑制遺伝子APCの変異・欠失により低異型度腺腫が発生し，ついでがん遺伝子KRASの変異などにより異型度が増し，さらにがん抑制遺伝子TP53

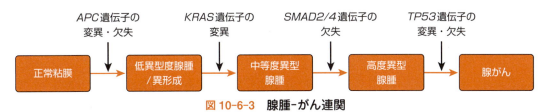

図 10-6-3　腺腫-がん連関
がん遺伝子やがん抑制遺伝子の異常が集積しながら，正常粘膜から多段階を経て発がんに至ると考えられている．

の変異・欠失が加わってがん化すると考えられている（**図 10-6-3**）．正常粘膜から大腸がんが発生する場合は *de novo* 経路と呼ばれている．遺伝性大腸がんとしては，家族性大腸腺腫症（familial adenomatous polyposis；FAP）とリンチ症候群が知られている．家族性大腸腺腫症は，生殖細胞系列における *APC* 遺伝子の変異を原因とし，大腸に 100 個以上の多発性腺腫を認め，放置するとほぼ全例に大腸がんが発生する．一方，リンチ症候群は，生殖細胞系列における DNA ミスマッチ修復遺伝子（*MSH2*・*MLH1*・*MSH6*・*PMS2*）の変異を原因とし，大腸がん（約 80％で発症）や，女性では，子宮体がんや卵巣がんの発症リスクが高い．若年発症，多発性（同時性，異時性）であることが多く，右側結腸に好発する．一般に右側結腸（盲腸〜横行結腸）に生じた大腸がんは左側結腸（下行結腸〜直腸）に生じた大腸がんよりも予後が不良である．がん組織では高頻度マイクロサテライト不安定性（MSI-High）＊を認めることが多い．その他，潰瘍性大腸炎やクローン病といった炎症性腸疾患も大腸がんへ進展することがある．『大腸癌取扱い規約』[4]では，がんの壁深達度が粘膜または粘膜下層にとどまるものを早期大腸がんと称する．大腸がんは肉眼型から，0 型：表在がん〔0〜Ⅰ型：隆起型（0〜Ⅰp 型：有茎性，0〜Ⅰsp 型：亜有茎性，0〜Ⅰs 型：無茎性），0〜Ⅱ型：表面型（0〜Ⅱa 型：表面隆起型，0〜Ⅱb 型：表面平坦型，0〜Ⅱc 型：表面陥凹型），0〜Ⅲ型：陥凹型〕，1 型：隆起腫瘤型，2 型：潰瘍限局型，3 型：潰瘍浸潤型，4 型：びまん浸潤型，5 型：分類不能（0〜4 型のいずれにも分類しがたいもの）に分類される．

3. 消化管がんの疫学・成因・リスク因子

消化管がんは男性に多く，食道がんでは女性の約 6 倍，胃がんでは約 2 倍である．食道がんは 60〜70 代に好発し，胃がんや大腸がんよりも発症年齢は約 10 歳高い．部位別罹患数（2019 年）は増加し続けているものの，年齢調整死亡率（2021 年）では，男性，女性ともに近年は減少傾向にある．食道扁平上皮がんでは飲酒と喫煙が，食道腺がんでは胃食道逆流症がリスク因子となる．

胃がんは，部位別罹患数（2019 年）では，男性では 3 番目に，女性では 4 番目に多く，50 歳頃から増加する．部位別死亡数（2021 年）では，男性では 3 番目に，女

＊ MSI-High：マイクロサテライト（数塩基のくり返し配列）のくり返し回数に変化が起こった状態

性では5番目に多い．年齢調整死亡率（2021年）では，男性，女性ともに減少傾向にある．リスク因子には，ヘリコバクター・ピロリ感染，喫煙，塩分の過剰摂取がある．

大腸がんは男性に多く，60～70代が好発年齢である．部位別死亡数（2022年）では，男性では2番目に多く，女性では最多で，男女ともに減少傾向にある．部位別罹患数（2019年）では，男性，女性ともに2番目に多く，男女ともに増加傾向にある．リスク因子には，年齢（50歳以上），大腸がんの家族歴，高カロリー摂取および肥満，過量のアルコール摂取，喫煙が，抑制因子としては，適度な運動，食物繊維，アスピリンなどがある[5]．

4. 消化管がんの症状

一般に早期がんでは無症状であることが多い．食道がんでは，進行すると飲食時の違和感や痛み，内腔の狭小化によるつかえ感や嚥下困難がみられるようになる．がんが迷走神経の分枝である反回神経に浸潤すると嗄声を，気管や大動脈に浸潤すると肺炎や出血をきたすことがある．胃がんの代表的な症状としては，心窩部痛や胃部の不快感・違和感，胸やけ，悪心・嘔吐，食欲不振，出血とそれに伴う貧血，体重減少などがあるが，かなり進行していても無症状のことも少なくない．大腸がんでは，進行すると，便秘，下血，腹痛，便秘と下痢のくり返し，腸閉塞などを認めるが，胃がんと同様に，進行がんでも無症状のこともある．

5. 消化管がんの検査・診断

1）画像診断

食道がんや胃がんなど，上部消化管のがんが疑われる場合は，上部消化管内視鏡が行われる．狭窄が強く内視鏡が通過しない場合には，上部消化管造影が行われ，狭窄の範囲や程度の診断に有用である．さらに診断能力を上げる方法として，ルゴールやトルイジンブルーなどの色素剤を用いた色素内視鏡，narrow band imaging（NBI）や blue LASER imaging（BLI）などの特殊光を用いた拡大内視鏡，超音波内視鏡などが併用される．胃がんでは集団検診として胃X線（胃透視）が行われている．一方，大腸がんが疑われる場合は，下部消化管内視鏡や注腸造影が行われる．がんの確定診断には，生検による病理組織検査が必要であることから，消化管内視鏡では，通常，観察と同時に生検が行われる．さらにCT，MRI，超音波，PETなどの画像診断が行われ，周囲臓器への浸潤やリンパ節転移，他臓器への転移の有無が診断される．腹膜播種の確実な診断が必要な場合には，腹腔鏡を用いた組織生検や腹水採取（審査腹腔鏡）を行われることがある．

2）血液検査など

貧血などの一般的な検査に加え，腫瘍マーカーとして，食道扁平上皮がんでは

SCC，その他，食道腺がん，胃がん，大腸がんではCEAやCA19-9が測定される．なお，胃がんリスク検診として，血液中のヘリコバクター・ピロリ抗体と血清ペプシノゲンを測定するABC検診や，大腸がん集団検診として，抗ヒトヘモグロビン抗体を用いた免疫学的便潜血検査がある．

6. 消化管がんの治療方針の概要

がんのStage（進行度）と患者の状態を慎重に評価して，手術療法（内視鏡治療や手術療法），化学療法，放射線療法などから治療法を選択する．近年，早期がんに対する治療として，治療成績の向上に伴い，患者への負担が少なく臓器機能の温存が図れる内視鏡治療（内視鏡的切除）がよく行われている．一方，StageⅣの進行がんでは化学療法が中心となる．これら以外の場合では，Stageと患者の状態などに応じて，手術療法，化学療法，放射線療法などから1つを選択するか，もしくはこれらの治療法のいくつかを組み合わせる集学的治療が行われる．

引用文献

1) 日本食道学会編：臨床・病理 食道癌取扱い規約．第12版，金原出版，2022.
2) 日本胃癌学会編：胃癌取扱い規約．第15版，金原出版，2017.
3) Vogelstein B, et al: Genetic alterations during colorectal-tumor development. N Engl J Med, 319: 525-532, 1988.
4) 大腸癌研究会編：大腸癌取扱い規約．第9版，金原出版，2018.
5) 日本消化器学会：大腸ポリープ診療ガイドライン2020（改訂第2版）．南江堂，2020.

7 食道がん

1. 食道がんの治療方針

　がんの壁深達度，リンパ節転移，他臓器への遠隔転移の程度に応じ，『臨床・病理食道癌取扱い規約』[1] に基づいて決定された臨床病期と全身状態から治療法を決定する．おもに，内視鏡治療（内視鏡的切除），手術療法，放射線療法，化学療法があり，Stage 0 では内視鏡治療が，Stage I では手術が，Stage II／III では術前化学療法＋手術が，Stage IVa では化学放射線療法が，Stage IVb では化学療法が標準治療として推奨されている[2]．

2. 食道がんの標準治療

1）内視鏡治療

　がんが粘膜内にとどまる早期食道がんでは，内視鏡で観察しながら切除する内視鏡的粘膜切除術（endoscopic mucosal resection；EMR）もしくは内視鏡的粘膜下層剥離術（endoscopic submucosal dissection；ESD）が標準治療として推奨されている[2]．

2）手術療法

　がんが粘膜下層の中層に浸潤すると約30％にリンパ節転移を認めるとされ，リンパ節郭清を含めた外科的切除術が基本となる．最も多い胸部食道がんの場合，開胸するか，もしくは胸腔鏡を用いて食道を切除摘出する．

3）放射線療法

　扁平上皮がんは腺がんよりも放射線感受性が高く，放射線療法も有用である．放射線療法には，治癒を目的とした根治的放射線療法／化学放射線療法と，痛みや出血，狭窄に対する姑息的な緩和的放射線療法，手術と組み合わせた術前化学放射線療法がある．放射線単独療法よりも，抗がん薬を用いた化学療法を併用した化学放射線療法の方が高い奏効割合（Stage II／III の症例に対する奏効割合は 60〜70％程度）が示されていることから，緩和的放射線療法以外では化学放射線療法が一般的である．手術後の QOL 低下を懸念して食道温存を希望する症例に対して施行されることもある．

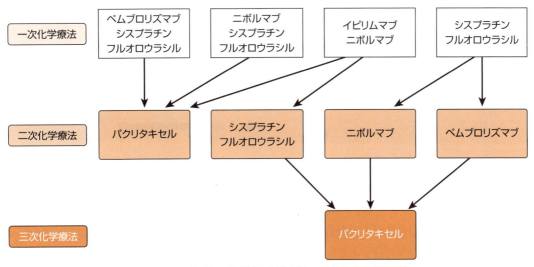

図10-7-1　切除不能進行食道がんに対する化学療法

上記薬剤を単剤あるいは組み合わせて用いる.

（文献2を参考に筆者作成）

4）化学療法

　食道がんの化学治療には，根治を目指した集学的治療として行われる化学療法と，切除不能進行・再発食道がんに対して行われる化学療法がある．根治を目指した集学的治療として行われる化学療法には，Stage Ⅱ/Ⅲの症例に行う手術と化学療法を組み合わせた術前補助化学療法と術後補助化学療法，およびStage 0～ⅢとStage Ⅳの一部の症例に行う化学療法と放射線療法を組み合わせた集学的治療である化学放射線療法がある．一方，Stage Ⅳの切除不能進行・再発食道がんに対して行われる化学療法に用いられる標準的な抗がん薬には，シスプラチン，フルオロウラシル，パクリタキセルがあり，免疫チェックポイント阻害薬には，ニボルマブ，ペムブロリズマブ，イピリムマブがある（**図10-7-1**）．

a ペムブロリズマブ＋シスプラチン＋フルオロウラシル療法

　免疫チェックポイント阻害薬と化学療法の併用療法であり，ペムブロリズマブ，シスプラチン，フルオロウラシルを併用投与する（**表10-7-1**）．ペムブロリズマブとシスプラチンを1日目に点滴静注し，フルオロウラシルを1日目から4ないし5日間持続点滴静注する．3ないし4週間を1コースとしてくり返す．切除不能進行・再発食道がん治療に対する一次治療として強く推奨されている[2]．その他の一次治療として，ニボルマブ＋シスプラチン＋フルオロウラシル療法，ニボルマブ＋イピリムマブ療法，シスプラチン＋フルオロウラシル療法（CF療法）がある．

b ドセタキセル＋シスプラチン＋フルオロウラシル療法（DCF療法）

　CF療法の1日目にドセタキセルの点滴静注を追加した治療法である．術前化学療法の標準レジメンとして位置付けられており，3週間ごとにくり返し3コース行うのが一般的である．

10章 臓器別がん薬物療法と腫瘍随伴症状

表10-7-1　ペムブロリズマブ＋シスプラチン＋フルオロウラシル療法

薬剤名	用法・用量	Day 1	～	5	～	21
ペムブロリズマブ（PEM）	200 mg/body 点滴静注 30 分	●				
シスプラチン（CDDP）	80 mg/m² 点滴静注 2 時間	●				
フルオロウラシル（5-FU）	800 mg/m² 持続点滴静注	●　→				

ペムブロリズマブ，シスプラチンを順に投与，その後にフルオロウラシルを投与する．6 サイクル行い，終了後にはペムブロリズマブ＋フルオロウラシル併用あるいはペムブロリズマブ単剤の維持療法を 3 週間ごとに行う．

5）免疫療法（免疫チェックポイント阻害薬）

　切除不能進行・再発食道がんに対し，ニボルマブやペムブロリズマブ，イピリムマブが投与可能である．近年では，単剤もしくは，化学療法やほかの免疫チェックポイント阻害薬と併用するなど，治療の幅が広がっている．ニボルマブは単剤投与の場合とほかの抗がん薬を併用する場合とがあり，一次治療として抗 PD-1 抗体薬の使用歴がない症例に対して二次治療としてニボルマブ単剤療法が強く推奨される[2]．ペムブロリズマブは CF 療法と併用されるほか，化学療法後に増悪した PD-L1 陽性の症例に対して単剤投与も可能である．

3. 食道がんの予後

　部位別臨床病期別 5 年相対生存率（全国がんセンター協議会，2024 年 2 月 29 日更新）は，Stage Ⅰで 88.2％，Ⅱで 57.9％，Ⅲで 32.6％，Ⅳで 12.4％，全症例で 50.1％であり，一方，10 年相対生存率では，Stage Ⅰで 74.9％，Ⅱで 39.6％，Ⅲで 20.7％，Ⅳで 8.1％，全症例で 34.4％と，Stage Ⅰ以外では予後は不良である．

引用文献
1）　日本食道学会編：臨床・病理 食道癌取扱い規約．第 12 版，金原出版，2022．
2）　日本食道学会編：食道癌診療ガイドライン 2022 年版．第 5 版，金原出版，2022．

8 胃がん

1. 胃がんの治療方針

がんの壁深達度，リンパ節転移や他臓器への遠隔転移の有無に応じ，『胃癌取扱い規約』[1] に基づいて決定された病期と全身状態から治療法を決定する．おもに，内視鏡的切除，手術療法と化学療法があり，早期胃がんでリンパ節転移の可能性がきわめて低く一括切除可能な場合は内視鏡治療が，Stage Ⅲ までの切除可能胃がんでは手術療法が，切除不能進行胃がんや再発胃がんでは化学療法が標準治療として推奨されている[2]．

2. 胃がんの標準治療

1）内視鏡治療

がんが粘膜内にとどまりリンパ節転移の可能性がきわめて低く，一括切除できる大きさと部位にある場合，内視鏡的粘膜切除術（endoscopic mucosal resection；EMR）もしくは内視鏡的粘膜下層剥離術（endoscopic submucosal resection；ESD）の適応がある．

2）手術療法

遠隔転移がなく内視鏡治療の適応のない胃がんには手術療法が推奨される．胃の2/3以上切除とD2リンパ節郭清を行う定型手術と，切除範囲やリンパ節郭清が定型手術に満たない縮小手術，拡大手術（他臓器合併切除を加える拡大合併切除手術，D2を超えるリンパ節郭清を行う拡大郭清手術）に大別される．

3）化学療法

化学療法には，切除不能進行・再発胃がんに対する化学療法と術後の再発予防を目的とする術後補助化学療法がある．切除不能進行・再発胃がんに対する化学療法では，生存期間の中央値は15ヵ月と報告されている[3,4]．完全治癒はいまだ困難で，がんの進行に伴う臨床症状の改善や発現時期の遅延および生存期間の延長が治療目標である．HER2 発現の有無によって一次治療として推奨されるレジメンが異なる[2]（**図 10-8-1**）．

a 一次化学療法

HER2 陰性胃がんの一次治療としてフッ化ピリミジン系薬剤とプラチナ系薬剤の併用療法が推奨されており，S-1（テガフール，ギメラシル，オテラシルカリウム

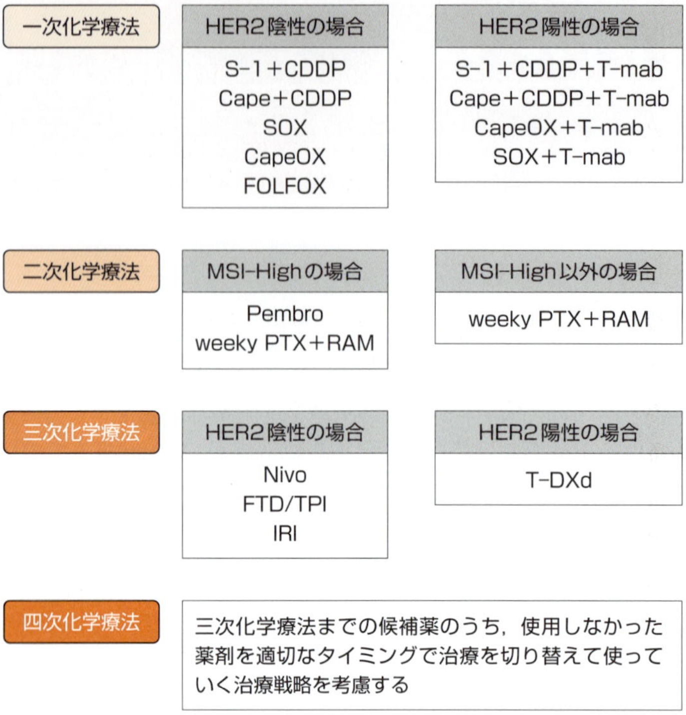

10章 臓器別がん薬物療法と腫瘍随伴症状

一次化学療法	HER2 陰性の場合	HER2 陽性の場合
	S-1＋CDDP Cape＋CDDP SOX CapeOX FOLFOX	S-1＋CDDP＋T-mab Cape＋CDDP＋T-mab CapeOX＋T-mab SOX＋T-mab

二次化学療法	MSI-High の場合	MSI-High 以外の場合
	Pembro weeky PTX＋RAM	weeky PTX＋RAM

三次化学療法	HER2 陰性の場合	HER2 陽性の場合
	Nivo FTD/TPI IRI	T-DXd

四次化学療法	三次化学療法までの候補薬のうち，使用しなかった薬剤を適切なタイミングで治療を切り替えて使っていく治療戦略を考慮する

図 10-8-1　切除不能進行・再発胃がんに対する代表的化学療法

CapeOX：カペシタビン＋オキサリプラチン，Cape：カペシタビン，CDDP：シスプラチン，FOLFOX：5-フルオロウラシル＋オキサリプラチン＋レボホリナート，Nivo：ニボルマブ FTD/TPI：トリフルリジン＋チピラシル，IRI：イリノテカン，Pembro：ペムブロリズマブ，PTX：パクリタキセル，RAM：ラムシルマブ，S-1：ティーエスワン，SOX：オキサリプラチン＋ティーエスワン，T-DXd：トラスツズマブデルクステカン，T-mab：トラスツズマブ

（文献 2 より転載，一部改変）

表 10-8-1　SP 療法

薬剤名	用法・用量	Day 1	～	8	～	21	～	35
シスプラチン （CDDP）	60 mg/m² 点滴静注 2 時間			●				
S-1	80 mg/m²/ 日 1 日 2 回内服	●	→					

の合剤）＋シスプラチン（SP）療法（**表 10-8-1**），カペシタビン＋シスプラチン（XP）療法，S-1＋オキサリプラチン（SOX）療法，カペシタビン＋オキサリプラチン（CapeOX）療法，フルオロウラシル＋ホリナートカルシウム＋オキサリプラチン（FOLFOX）療法がある．SP 療法では，S-1 を 3 週間内服した後 2 週間休薬する．その間 8 日目にシスプラチンを点滴静注する．一方，HER2 陽性胃がんの場合はトラスツズマブを併用し，XP ＋トラスツズマブ療法，SP ＋トラスツズマブ療法，SOX ＋トラスツズマブ療法，CapeOX ＋トラスツズマブ療法が推奨される[2]．

8 胃がん

b 二次化学療法

二次治療前にMSI検査*を行って陰性の場合は，weeklyパクリタキセル＋ラムシルマブ療法が推奨される[2]．1コース28日とし，パクリタキセルを1，8，15日目に，ラムシルマブを1，15日目に点滴静注する．一方，MSI-Highの場合はペムブロリズマブの点滴静注も可能である．

c 三次化学療法

HER2陰性胃がんの三次治療としては，ニボルマブ，イリノテカン，トリフルリジン・チピラシルが推奨される．HER2陽性胃がんの場合は，トラスツズマブ デルクステカンが推奨される．

d 術後補助化学療法

術後の再発予防を目的として行われる術後補助化学療法（adjuvant chemotherapy）として，S-1，CapeOX療法，SOX療法などがある．

4）免疫療法（免疫チェックポイント阻害薬）

治癒切除不能な進行・再発の胃がんに対し，ニボルマブとペムブロリズマブの投与が可能である．ニボルマブは単独投与とほかの化学療法と併用する場合があり，単独の場合は2週間ごともしくは4週間ごとに点滴静注し，併用の場合は2週間ごともしくは3週間ごとに点滴静注する．一方，ペムブロリズマブは，MSI陰性胃がんでは，ほかの化学療法と併用する場合に限って投与可能で，3週間ごともしくは6週間ごとに点滴静注する．

3. 胃がんの予後

部位別臨床病期別5年相対生存率（全国がんセンター協議会）は，Stage Iで98.7%，IIで66.5%，IIIで46.9%，IVで6.2%，全症例で75.4%であり，一方，10年相対生存率は，Stage Iで90.3%，IIで57.0%，IIIで37.2%，IVで5.8%，全症例で67.3%と，Stage IIIまでは比較的予後は良好だが，Stage IVではきわめて予後不良である．

引用文献

1) 日本胃癌学会編：胃癌取扱い規約．第15版，金原出版，2017．
2) 日本胃癌学会編：胃癌治療ガイドライン医師用．第6版，金原出版，2021．
3) Yamada Y, et al: Phase III study comparing oxaliplatin plus S-1 with cisplatin plus S-1 in chemotherapy-naïve patients with advanced gastric cancer. Ann Oncol. 26: 141-148, 2015.
4) Kang YK, et al: S-1 plus leucovorin and oxaliplatin versus S-1 plus cisplatin as first-line therapy in patients with advanced gastric cancer（(SOLAR)）: a randomised, open-label, phase 3 trial. Lancet Oncol, 21: 1045-10456, 2020.

＊MSI検査：がん細胞におけるマイクロサテライト（数塩基のくり返し配列）のくり返し回数の変化の有無を調べること

9 大腸がん

1. 大腸がんの治療方針

　がんの壁深達度，リンパ節転移や他臓器への遠隔転移の有無に基づいて決定された病期と全身状態から治療法を決定する．Stage 0 または Stage Ⅰの場合は内視鏡治療が，Stage 0〜Ⅲもしくは Stage Ⅳの場合で遠隔転移巣切除が可能な場合は手術が，不可能な場合は薬物療法が標準治療として推奨されている[1]．ほかの消化器がんと異なり，肝臓や肺などの遠隔転移巣の切除が可能な場合は Stage Ⅳであっても手術を行う．

2. 大腸がんの標準治療

1）内視鏡治療

　粘膜内がんあるいは粘膜下層への軽度浸潤がんで，リンパ節転移の可能性がきわめて低く，一括切除できる大きさと部位にある場合，内視鏡治療が行われる．病変の大きさや部位，肉眼型，予測されるがんの広がりの程度などによって，内視鏡的ポリープ切除術（ポリペクトミー），内視鏡的粘膜切除術（endoscopic mucosal resection；EMR），内視鏡的粘膜下層剥離術（endoscopic submucosal resection；ESD）などから選択される．

2）手術療法

　内視鏡治療の適応のない大腸がんには手術療法が推奨される．遠隔転移巣があっても切除可能な場合は原発巣と併せて切除する．がんを切除できない場合には，バイパス手術を行うことがある．

3）放射線療法

　直腸がんに対して放射線療法が行われることがある．切除可能な直腸がんに対して術前に行う補助放射線療法と，骨盤内腫瘍や骨転移による疼痛や，脳転移による悪心・嘔吐などの症状緩和を目的とした緩和的放射線療法がある．

4）薬物療法（抗がん薬，分子標的薬）

　大腸がんは薬物療法感受性が高く，作用機序の異なる薬剤による多剤併用療法が基本となる．薬物療法には，切除不能進行・再発大腸がんに対する薬物療法と術後の再発予防を目的とする術後補助薬物療法がある．切除不能進行・再発大腸がんに

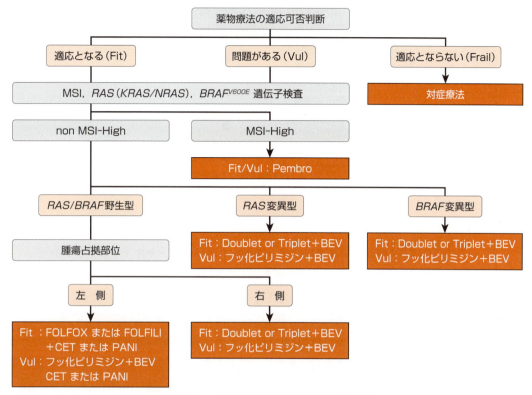

図 10-9-1　大腸がんの薬物療法選択の流れ

薬物療法の適応可否についての判断後，MSI，*RAS* 遺伝子と *BRAF*^{V600E} 遺伝子の変異体の結果などに応じて治療法が選択される．Pembro：ペムブロリズマブ，BEV：ベバシズマブ，CET：セツキシマブ，PANI：パニツムマブ，Doublet：FOLFOX，CapeOX，SOX，FOLFIRI，Triplet：FOLFOXIRI

(文献1より転載)

対する薬物療法では，生存期間の延長効果（中央値：8ヵ月→2～3年）を認めており，さらには，薬物療法が奏効し，原発巣や転移巣が切除治癒された場合には，治癒が得られる場合もある．大腸がんでは，術後15～20％に再発がみられるが，術後補助薬物療法は，StageⅡのハイリスク群とStageⅢを対象に3～6ヵ月施行され，再発抑制と生存期間に対する上乗せ効果を認めている．『大腸癌治療ガイドライン』[1]における薬物療法選択の流れを示す（**図 10-9-1**）．まず，薬物療法実施前にその適応可否について判断した後，薬物療法が適応可能と判断された場合は，一次治療開始前に *RAS*（*KRAS*/*NRAS*）遺伝子検査，*BRAF*^{V600E} 遺伝子検査，MSI 検査を実施することが推奨されている．*RAS* 遺伝子変異は切除不能大腸がん患者の約50％に認められ，変異があれば抗 EGFR 抗体薬は使用しない．*BRAF*^{V600E} 遺伝子変異は切除不能大腸がん患者の約5％に認められ，薬物療法の治療成績がきわめて不良である．MSI 検査における MSI-High は切除不能大腸がん患者の約4％に認められ，免疫チェックポイント阻害薬の適応となる．切除不能進行・再発大腸がんに対する代表的な一次治療として，FOLFOX 療法，FOLFIRI 療法，CapeOX 療法などがある．

10章 臓器別がん薬物療法と腫瘍随伴症状

表10-9-1　FOLFOX療法（mFOLFOX6療法）

薬剤名	用法・用量	Day 1	2	～	14
オキサリプラチン（L-OHP）	85 mg/m² 点滴静注2時間	●			
レボホリナート（ℓ-LV）	200 mg/m² 点滴静注2時間	●			
フルオロウラシル（5-FU）	400 mg/m² 急速静注5分	●			
フルオロウラシル（5-FU）	2,400 mg/m² 持続点滴静注46時間	●━━━━━▶			

オキサリプラチンとレボホリナートを同時に投与，その後にフルオロウラシルを投与（急速静注後，持続点滴静注）する．術後補助薬物療法の場合は6ヵ月（12サイクル）を原則とする．

a FOLFOX療法：フルオロウラシル＋レボホリナート＋オキサリプラチン

フルオロウラシルとオキサリプラチンを併用投与する．代表的なmFOLFOX6療法では（mはmodify，つまり改良型のこと），1日目にレボホリナートとオキサリプラチンを同時に点滴静注し，続いてフルオロウラシルを急速静注した後2日間かけて持続点滴静注する（**表10-9-1**）．これを2週間間隔でくり返す．ホリナートにより活性化葉酸が増えるとフルオロウラシルとチミジル酸合成酵素との結合が強まり，フルオロウラシルの抗がん効果が増強される．皮下埋め込み型ポート（CVポート）と呼ばれる中心静脈カテーテルを用いて外来治療が可能である．有害事象としてオキサリプラチンによる末梢神経障害はほぼ必発で，早期発見と寒冷刺激を避けるなどの予防が重要である．

b FOLFIRI療法：フルオロウラシル＋レボホリナート＋イリノテカン

フルオロウラシルとイリノテカンを併用投与する．1日目にまず，レボホリナートとイリノテカンを同時に点滴静注し，続いてフルオロウラシルを急速静注した後2日間かけて持続点滴静注する．これを2週間間隔でくり返す．CVポートを用いて外来治療が可能である．イリノテカンの代謝酵素であるUGT1A1の遺伝子多型により重篤な好中球減少を招くおそれがあるため，治療開始前に*UGT1A1*遺伝子多型解析を行う（**表10-9-2**）．有害事象として好中球減少のほか，イリノテカンの活性型のSH38による下痢が出現しやすい．

c CapeOX療法：カペシタビン＋オキサリプラチン

カペシタビンとオキサリプラチンを併用投与する．1日目にまず，オキサリプラチンを点滴静注し，以後はカペシタビンを2週間連続で内服する．これを3週間間隔でくり返す．FOLFOX療法やFOLFIRI療法と異なり持続点滴の必要がないため，CVポートの留置は不要である．カペシタビンによる有害事象として，手掌や足底に，しびれ，疼痛，発赤，腫脹，色素沈着，水疱などが出現する手足症候群がある．

d 分子標的薬

大腸がんの標準治療に用いる分子標的薬としては，① VEGF/VEGF受容体を阻

9 大腸がん

表 10-9-2　*UGT1A1* 遺伝子多型

遺伝子型		*UGT1A1* * 28		
		野生型（6/6）	ヘテロ（6/7）	ホモ（7/7）
UGT1A1 * 6	野生型（G/G）	－ / －	＋ / －	＋ / ＋（*28 ホモ）
	ヘテロ（G/A）	＋ / －	＋ / ＋（複合ヘテロ）	
	ホモ（A/A）	＋ / ＋（*6 ホモ）		

UGT1A1 遺伝子多型解析では，*UGT1A1* * 6 と *UGT1A1* * 28 の遺伝子多型について検査する．*UGT1A1* * 6 遺伝子多型とは，エクソン 1 領域でアミノ酸置換を伴う遺伝子多型（211G>A）であり，野生型（G/G），ヘテロ（G/A），ホモ（A/A）がある．一方，*UGT1A1* * 28 遺伝子多型とは，プロモーター領域にある通常 6 回の TA くり返し配列が 7 回となっている遺伝子多型であり，野生型（6/6），ヘテロ（6/7），ホモ（7/7）がある．いずれかをホモ接合体またはいずれもヘテロ接合体（複合ヘテロ）として保有していると，SN-38 への UDP グルクロン酸抱合能が低下して骨髄抑制などの有害事象の発現頻度や程度が高くなるため，イリノテカン投与量の減量（確立した減量基準はない）などの対応が必要となる．

害するベバシズマブ，ラムシルマブ，アフリベルセプト，②抗 EGFR 抗体薬のセツキシマブ，パニツムマブ，③経口マルチキナーゼ阻害薬のレゴラフェニブ，④BRAF 阻害薬のエンコラフェニブ，⑤MEK 阻害薬のビニメチニブ，⑥トロポミオシン受容体キナーゼ（TRK）阻害薬のエヌトレクチニブ，ラロトレクチニブ，⑦HER2 阻害薬のペルツズマブ，トラスツズマブがある．ただし，セツキシマブとパニツムマブは *RAS* 遺伝子野生型のみに，エンコラフェニブとビニメチニブは *BRAF*^V600E 遺伝子変異型のみに，エヌトレクチニブとラロトレクチニブは *NTRK* 融合遺伝子陽性例のみに，ペルツズマブとトラスツズマブは HER2 陽性例のみに適応がある．

4）免疫療法（免疫チェックポイント阻害薬）

　がん薬物療法後に増悪した治癒切除不能な進行・再発大腸がんにおいて MSI-High であれば免疫チェックポイント阻害薬の適応となる．

3. 大腸がんの予後

　部位別臨床病期別 5 年相対生存率（全国がんセンター協議会）は，Stage Ⅰで 98.8%，Ⅱで 90.9%，Ⅲで 85.8%，Ⅳで 23.3%，全症例で 76.8%であり，一方，10 年相対生存率は，Stage Ⅰで 94.8%，Ⅱで 83.0%，Ⅲで 76.2%，Ⅳで 13.8%，全症例で 69.7%と，Stage Ⅲまでは予後はかなり良好だが，Stage Ⅳでは予後不良である．

引用文献
1）　大腸癌研究会編：大腸癌治療ガイドライン医師用 2022 年版. 金原出版，2022.

10 肝細胞がん

1. 肝臓の解剖生理

　肝臓は人体で最大の臓器であり，横隔膜の下で右側に位置している（図10-10-1）．肝臓の重量は成人で体重の約1/50（1.0〜1.5 kg）である．肝鎌状間膜を境に，右葉と左葉に分かれる．肝臓は肝動脈と門脈の2つの血管により栄養を受け，血流は中心静脈，肝静脈を経て肝外へと流れる．肝動脈は，下行大動脈から分岐した腹腔動脈の枝である総肝動脈が固有肝動脈となり右肝動脈と左肝動脈へと分かれて肝内へ入る．

　肝臓は，非常に機能が多いことで知られ，代謝や解毒，胆汁の生成などの多くの重要な役割を担っている．おもな機能を以下に示す．

1）糖代謝

　小腸で吸収されたブドウ糖の一部は，肝臓でグリコーゲンとして貯蔵される．このグリコーゲンは，必要なときに再びブドウ糖に変換され血液中に放出されることでグルコース濃度を一定に保っている．

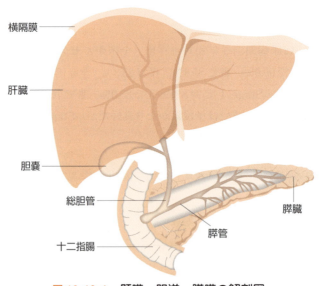

図10-10-1　肝臓，胆道，膵臓の解剖図

2) アミノ酸代謝

胃や腸で消化されたアミノ酸は，肝臓でアルブミンや凝固因子であるフィブリノゲンなどのタンパク質に合成される．

3) 脂質代謝

脂質を分解してエネルギーを産生する．また，コレステロール，リン脂質，中性脂肪などは肝臓で生合成され，血中に分泌される．コレステロールは，細胞膜や性ホルモン，ステロイドなどの材料となる．

4) 解毒作用

薬物やアルコールなどの体外から摂取された有害物質や体内で生じたアンモニアなどの有害物質を解毒し，排出する．

5) 胆汁の生成

食物の消化を助ける胆汁酸を生成し，胆管・胆嚢から十二指腸に胆汁として分泌する．

2. 肝細胞がんの病態生理

肝臓内に発生するがんは，原発性肝がんと転移性肝がんに分けられる．大腸がんなどの肝臓以外の臓器に発生したがんが肝臓に転移したものが転移性肝がんである．原発性肝がんはおもに肝細胞がんと肝内胆管がんで構成されている．

肝細胞がんは，肝細胞由来のがんであり，肝臓内の胆管から発生したがんである肝内胆管がんとは区別している．肝細胞がんと肝内胆管がんでは治療法が異なり，転移性肝がんの治療は原発巣のがんの治療に準じて行う．

肝細胞がんのおもな要因は，B型肝炎ウイルスあるいはC型肝炎ウイルスの持続感染である．肝炎ウイルスの持続感染により，肝細胞の炎症と再生が長期にわたってくり返され，遺伝子の発現異常や突然変異などが蓄積し，発がんすると考えられている．

ウイルス感染以外の肝細胞がんのリスク因子としては，多量飲酒，喫煙，食事性のアフラトキシン，肥満，糖尿病，男性であることなどが報告されている．最近では，非アルコール性脂肪性肝炎（non-alcoholic steatohepatitis；NASH）がわが国においても食生活の欧米化に伴い増加しており，発がんの原因として注目されている．

3. 肝がんの疫学

最新のがん統計（2022年）では，部位別がん死亡数で肝がんは男性で15,717人（第5位），女性で7,903人（第7位）であった[1]．

10章 臓器別がん薬物療法と腫瘍随伴症状

4. 肝細胞がんの症状

肝臓は「沈黙の臓器」と呼ばれており，初期の肝細胞がんではほとんど自覚症状がなく，医療機関での健康診断などで偶然肝細胞がんが発見されることもある．

一方で，多くの肝細胞がんは慢性肝炎や肝硬変を背景として発症しており，慢性肝炎や肝硬変の症状として，黄疸，浮腫，腹水，肝性脳症，出血傾向，耐糖能異常，女性化乳房，手掌紅斑，クモ状血管腫などの症状を呈することがある．

5. 肝細胞がんの検査・診断

肝細胞がんの検査は，腫瘍マーカー，超音波（エコー）や，CT，MRIなどの画像検査を組み合わせて行う．

1) 腫瘍マーカー

肝細胞がんで保険が適用される腫瘍マーカーは，AFPやPIVKA-Ⅱ，AFP-L3分画である．血液検査で判定できるため，非常に簡便であるが，肝細胞がんでもこれらのマーカーが陰性となることがある．また，肝細胞がんではないが肝炎や肝硬変がある場合，あるいは肝細胞がん以外のがんがある場合でも陽性になることもあるので，必ず画像診断で確認する必要がある．

2) 超音波

超音波は被曝の問題もなく，検査機器があれば外来でも簡便に行うことができるため，まず行う画像検査として非常に有用である．超音波により，がんの大きさや個数，肝臓の状態，腹水の有無などを診断することができる．ただし，がんの部位によっては描出が困難な場合や，皮下脂肪が厚い場合などは十分な描出ができないことがある．

また，肝細胞がんとその他のがん，悪性か良性かの区別をするために超音波ガイド下で針生検を行うことがある．

3) CT・MRI

CT・MRIでは，ダイナミックCT，ダイナミックMRIと呼ばれる方法が主流となっている．ダイナミック法とは，造影剤を注入後，時間をかけて造影剤の血管内への広がり方を追う方法である．これは，がんと正常な組織で，血流が異なることを利用した検査法である．

がんは，その増殖に多くの栄養を必要としているため，一般的にがんの周囲は正常組織よりも動脈血流が豊富である．ダイナミック法では，最初に動脈血流の多いがん組織が描出される．その後，造影剤は徐々に正常組織へと広がっていく．正常組織に造影剤が移行するにつれて，がん組織からは造影剤が少なくなり，描出されにくくなる．最初にがんだけが描出された画像と，時間が経って正常組織だけが描

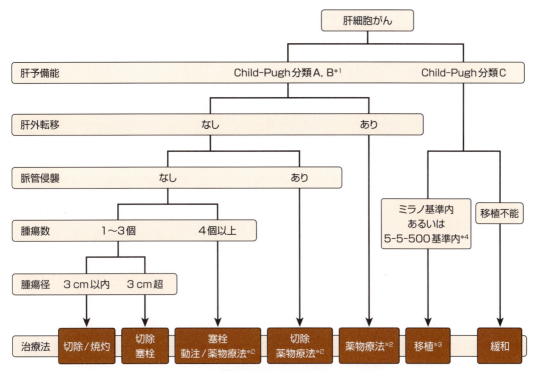

図 10-10-2　肝細胞がんの治療アルゴリズム

治療法について，2段になっているものは上段が優先される．スラッシュはどちらも等しく推奨される．
*1：肝切除の場合は肝障害度による評価を推奨
*2：Child-Pugh 分類 A のみ
*3：患者年齢は 65 歳以下
*4：遠隔転移や脈管侵襲なし．腫瘍径 5 cm 以内かつ腫瘍数 5 個以内かつ AFP 500 ng/mL 以下

（日本肝臓学会編：肝癌診療ガイドライン 2021 年版．p.76, 金原出版, 2021.）

出された画像を比較することで，より正確な診断が可能になってきた．

　MRI 用の造影剤には，磁性をもった酸化鉄である超常磁性酸化鉄（SPIO）製剤もある．SPIO 製剤は肝臓の正常な組織にだけ取り込まれる性質をもっており，がんとの鑑別が容易になった．SPIO 製剤を使用した MRI（SPIO-MRI）は，通常の MRI では確定診断が難しい場合などに行われる．ただし，肝機能が低下していると，SPIO 製剤が取り込まれにくいため，鑑別が難しいこともある．

　さらに最近，ダイナミック MRI で使用する造影剤に，SPIO 製剤と同じ肝臓の正常組織のみに取り込まれる性質をもたせた薬剤（プリモビスト®）が開発された．この造影剤を使うことで，1回の検査でより多くの情報が得られるようになった．

6. 肝細胞がんの治療方針

　肝細胞がんの治療に関するアルゴリズムを **図 10-10-2** に示す[2]．このアルゴリズムは，肝予備能，肝外転移，脈管侵襲，腫瘍数，腫瘍径の5因子をもとに設定されている．

　肝予備能の評価は Child-Pugh 分類に基づいて行う．Child-Pugh 分類とは，

10章 臓器別がん薬物療法と腫瘍随伴症状

表 10-10-1 **Child-Pugh 分類**

項　目 ＼ ポイント	1 点	2 点	3 点
脳　症	ない	軽度	ときどき昏睡
腹　水	ない	少量	中等量
血清ビリルビン値（mg/dL）	2.0 未満	2.0〜3.0	3.0 超
血清アルブミン値（g/dL）	3.5 超	2.8〜3.5	2.8 未満
プロトロンビン活性値（%）	70 超	40〜70	40 未満
Child-Pugh 分類	A		5〜6 点
	B		7〜9 点
	C		10〜15 点

各項目のポイントを加算し，その合計点により分類する．

（文献 3 を参考に筆者作成）

表 10-10-1 に示すとおり[3]，脳症や腹水の有無，血清ビリルビン値，血清アルブミン値およびプロトロンビン活性値を点数化して，各項目のポイントを加算し，その合計点により肝予備能を A，B，C の 3 つに分類したものである．肝切除を考慮する場合は ICG 検査を含む肝障害度を用いる．肝外転移，脈管侵襲，腫瘍数，腫瘍径は治療前の画像診断に基づいて判定する．

7. 肝細胞がんの標準治療

1）手術療法

手術を行うかどうかは，Child-Pugh 分類 A または B で，肝障害度に基づく肝機能の評価がよい場合，切除後に肝臓の量をどれだけ残せるかによって判断する．

a 肝切除

がんとその周囲の肝臓の組織を手術によって取り除く治療である．多くは，がんが肝臓にとどまっており，3 個以下の場合に行う．

b 肝移植

肝臓をすべて摘出して，ドナー（臓器提供者）からの肝臓を移植する治療法である．肝硬変の程度が Child-Pugh 分類 C では肝移植が勧められている．

c 穿刺局所療法

Child-Pugh 分類 A または B の症例で，腫瘍数 3 個以下，腫瘍径 3 cm 以内の場合に穿刺局所療法が推奨されている．穿刺局所療法としては，ラジオ波焼灼療法（radiofrequency ablation；RFA）が推奨されている．

d 肝動脈化学塞栓療法，肝動脈塞栓療法，肝動注化学療法

Child-Pugh 分類 A または B のうち，腫瘍径が 3 cm を超えた 2〜3 個のがん，もしくは，大きさにかかわらず 4 個以上のがんがある場合に行われることがある．がんの存在する範囲が広い場合は，治療を複数回に分けて行う．また，塞栓療法は，ほかの治療と併用して行われることがある．

肝動脈化学塞栓療法（transcatheter arterial chemo-embolization；TACE）は，がんに栄養を運んでいる血管を人工的にふさいで，がんを"兵糧攻め"にする治療法である．血管造影に用いたカテーテルの先端を肝動脈まで進め，細胞障害性抗がん薬と，肝細胞がんに取り込まれやすい造影剤を混ぜて注入し，その後に塞栓物質を注入する治療法である．肝動脈を詰まらせることでがんへの血流を減らし，抗がん薬によりがん細胞の増殖を抑える．

肝動脈塞栓療法（transcatheter arterial embolization；TAE）は，TACEと同様に，がんに栄養を運んでいる血管を人工的にふさいで，がんを"兵糧攻め"にする治療法である．TAEでは，血管造影に用いたカテーテルから塞栓物質のみを注入する．肝動脈を詰まらせることでがんへの血流を減らす．

肝動注化学療法（transhepatic arterial infusion；TAI）は，血管造影に用いたカテーテルから抗がん薬のみを注入する治療法である．

2) 薬物療法

薬物治療のアルゴリズムを**図10-10-3**に示す．

外科切除や肝移植，穿刺局所療法，TACEなどが適応とならない進行性の肝細胞がんで，パフォーマンスステータス（PS）が良好であり，肝機能もChild-Pugh分類Aと良好の場合には，薬物療法が行われる．

これまでの肝細胞がんに対する薬物療法では，ソラフェニブやレンバチニブをはじめとするマルチキナーゼ阻害薬による分子標的治療が標準治療となっていたが，近年のさまざまなランダム化比較試験により，肝細胞がんに対しても免疫チェックポイント阻害薬が有効であることが明らかになってきた．現行のガイドラインでは，切除不能進行肝細胞がんに対する一次薬物療法では，抗PD-L1抗体であるアテゾリズマブと抗VEGF抗体であるベバシズマブの併用療法（**表10-10-2**）が推奨されている．

自己免疫性疾患などの併存疾患のためにこの治療が適さない場合は，マルチキナーゼ阻害薬であるソラフェニブまたはレンバチニブによる治療が推奨されている．

一次薬物療法を行った後もがんが進行した場合は，二次薬物療法として，ソラフェニブ，レンバチニブ，レゴラフェニブ，ラムシルマブ，カボザンチニブを用いた治療が行われる．

これらの薬剤は，VEGF受容体をはじめとする複数の受容体チロシンキナーゼを阻害するマルチキナーゼ阻害薬であり，進行肝細胞がんに対して高い抗がん効果が報告されている分子標的薬である．

3) 放射線療法

肝細胞がんの治療としては，まだ研究結果の蓄積が十分ではなく，標準治療としては確立されていない．骨に転移したときの疼痛緩和や，脳への転移に対する治

10章 臓器別がん薬物療法と腫瘍随伴症状

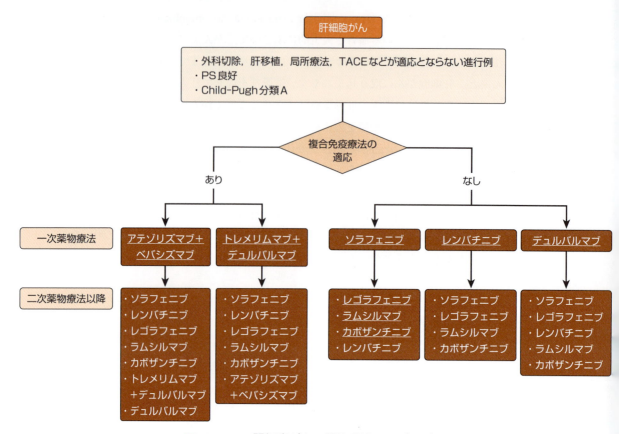

図 10-10-3　肝細胞がんの薬物療法アルゴリズム

下線はランダム化比較試験によるエビデンスあり

(日本肝臓学会編：肝癌診療ガイドライン2021年版．2023年5月．〈https://www.jsh.or.jp/medical/guidelines/jsh_guidelines/medical/〉(2024年12月11日閲覧))

TACE：肝動脈化学塞栓療法，PS：performance status

表 10-10-2　アテゾリズマブ＋ベバシズマブ療法

薬剤名	用法・用量	Day 1	〜	21
アテゾリズマブ（Atezo）	1,200 mg/body	●		
ベバシズマブ（Bev）	15 mg/kg	●		

療，血管（門脈，静脈）に広がったがんに対する治療を目的に行われることがある．

8. 肝細胞がんの予後

　肝細胞がんと診断されてから治療を受けた患者の5年生存率をみると，全病期では34.6%である．病期ごとにみていくと，Ⅰ期では57.2%，Ⅱ期では36.4%，Ⅲ期では13.7%，Ⅳ期では3.5%となっている[5]．

引用文献

1) 国立がん研究センターがん情報サービス：最新がん統計．〈https://ganjoho.jp/reg_stat/

statistics/stat/summary.html〉（2024 年 6 月 25 日閲覧）

2）日本肝臓学会編：肝癌診療ガイドライン 2021 年版．金原出版，2021.

3）Pugh RN, et al: Transection of the oesophagus for bleeding oesophageal varices. Br J Surg, 60: 646-649, 1973.

4）日本肝臓学会：肝癌診療ガイドライン．〈https://www.jsh.or.jp/medical/guidelines/jsh-guidelines/medical〉（2024 年 12 月 2 日閲覧）

5）全国がんセンター協議会：生存率共同調査．Available at:〈http://www.zengankyo.ncc.go.jp/etc/〉（2024 年 6 月 25 日閲覧）

11 胆道がん

1. 胆道の解剖生理

　胆管は肝臓で合成された胆汁が肝臓から十二指腸まで通る管腔のことである（図 10-10-1，p.358）．胆管の長さは約 10～15 cm で太さは約 0.5～1 cm である．肝臓の中の胆管を肝内胆管と呼び，肝臓の外に出てから乳頭部の手前までを肝外胆管と呼ぶ．肝内胆管が徐々に合流して太くなっていき，肝臓の外で左と右の胆管が合流して総胆管となる．胆嚢は胆嚢管で胆管につながり，胆汁を一時的に貯めて濃縮する袋状の臓器である．大きさは長さ 7～10 cm，幅 3～10 cm くらいである．食事をすると胆嚢は収縮して貯めていた胆汁を胆管から十二指腸に分泌し，消化吸収を促進する．十二指腸乳頭部は胆管が十二指腸に開口する部分で，膵管と合流している．乳頭部を取り囲むように括約筋が存在し，胆汁の流れを調節している．胆管，胆嚢，乳頭部を合わせて胆道と呼んでいる．

2. 胆道がんの病態生理

　胆管がんは胆管の上皮から発生する悪性腫瘍である．胆管がんが発生した部位が肝臓内であれば，肝内胆管がん，肝臓の外であれば，肝外胆管がんとなる．

　肝内胆管がんは胆管細胞がんと呼ばれることもある．また，肝内胆管がん（胆管細胞がん）は，肝細胞がんと一緒に原発性肝がんとして取り扱われている．胆管がん，胆嚢がん，十二指腸乳頭部がんを合わせて胆道がんと呼んでいる．

3. 胆道がんの疫学

　最新のがん統計（2022 年）では，部位別がん死亡数で胆道がんは男性で 9,470 人（第 7 位），女性で 8,286 人（第 6 位）であった[1]．

4. 胆道がんの症状

　胆道がんの代表的な症状として，閉塞性黄疸がある．胆道がんが発生することにより，胆管が閉塞すると，胆汁が流れなくなり，閉塞した胆管より上流（肝臓側）の胆管は圧力が上昇し，胆汁が胆管から逆流して血管の中に入るようになる．血液中のビリルビン濃度が高くなり，皮膚や眼球結膜が黄色くなり，皮膚の痒みを認める．血液中のビリルビン濃度が高くなると，尿中に排泄されることにより，尿の色が茶色っぽく，濃くなる．尿検査でビリルビンを確認することで黄疸の有無が判定できる．

また，胆管が閉塞することにより，胆汁が腸管に排出されなくなると，便の色が白くなる．この白色便により閉塞性黄疸の症状に気がつくことがある．

その他，胆道がんを疑う臨床症状として，右上腹部痛，体重減少などがあるが，初期の段階では自覚症状がなく，健康診断などで発見されることも多い．

5. 胆道がんの検査・診断

黄疸や右上腹部痛などの症状を認め胆管がんを疑う場合，まず血液検査と腹部超音波を行う．胆管の拡張などの胆道閉塞がみられた場合，CT や MRI などを行い，がんの存在や広がりを調べる．直接胆道造影や胆道鏡は，胆管に直接造影剤を注入してX線撮影する検査である．直接胆道造影では細胞診検査，胆道鏡では組織診検査ができる．内視鏡を使う超音波検査として，超音波内視鏡（endoroscopic ultrasonography；EUS）や管腔内超音波（intraductal ultrasonography；IDUS）がある．

1) 腫瘍マーカー

胆道閉塞が発生すると血液中のビリルビンが増加したり，胆道系酵素の ALP やγ-GTPの数値が上昇する．また胆管がんに特異的な腫瘍マーカーはないが，診断の補助的な役割をするマーカーとして CA19-9 や CEA がある．

2) 超音波

肝臓の内部，周辺の腫瘤，胆管の拡張などを診断するのに適しており，処置が必要な閉塞があるかどうかの判断に有用である．

3) CT

胆道がんの部位，大きさや浸潤の程度などを診断することができる．胆管の拡張程度や部位も診断することができる．また造影剤を用いることで，腫瘍部と非腫瘍部組織の血流の差を利用してがんの大きさや周囲の組織への浸潤の程度をより正確に診断することが可能である．最近では，1回のスキャンで多数の画像を撮ることができるマルチスライス CT（MDCT）が普及しており，多方向からの観察が可能になり進展度診断に有効である．三次元化した画像により血管浸潤の評価が詳細に可能となっている．

4) MRI・MRCP

CT と同様に胆管の拡張や胆道がんの存在部位，大きさや浸潤を診断できるが，CT 検査と得られる情報が異なり，治療前の精密検査として行われている．また，磁気共鳴胆管膵管撮影（MRCP）は，MRI を撮影して得られた情報をもとに，コンピューターを使って胆道，膵管の画像を構築する検査手法である．

10章 臓器別がん薬物療法と腫瘍随伴症状

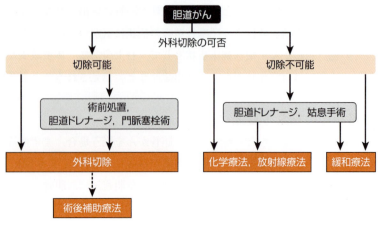

図 10-11-1　胆道がんの治療の流れ

(文献5を参考に筆者作成)

5) 内視鏡的逆行性胆管造影

内視鏡的逆行性胆管造影 (endoscopic retrograde cholangiography；ERC) は，内視鏡を口から十二指腸まで挿入し，胆管の出口である十二指腸乳頭から細いチューブを入れ，造影剤を注入してX線撮影することにより，胆管の狭窄や拡張などの形態変化を調べる方法である．

6) 超音波内視鏡

超音波内視鏡は，内視鏡の先端に超音波検査装置がついており，がんの近くから観察することができ，肝門部領域胆管がんの血管浸潤や遠位胆管がんの壁内進展度診断に有用である．

6. 胆道がんの治療の流れ

図 10-11-1 に，胆道がんの臨床病期と治療の流れを示す[5]．胆道がんの唯一の根治治療は外科切除であるため，その可能性をまず検討する．胆道がんの遠隔転移，すなわち肝転移，肺転移，骨転移，腹膜播種，遠隔リンパ節転移（明らかな傍大動脈周囲リンパ節，腹腔外リンパ節など）を認める症例については一般的に切除不能と考えられている．

7. 胆道がんの標準治療

1) 手術療法

臨床病期において切除可能病変であれば，手術が最も治癒が期待できる治療方法である．胆管がんでは決まった手術術式といったものがなく，がんの場所，広がりに応じた術式が選択される．一般的には肝門部領域胆管がんの場合は肝切除，胆管切除を伴う術式が選択され，遠位胆管がんの場合は膵頭十二指腸切除術が選択される．

11 胆道がん

表 10-11-1　GC 併用療法

薬剤名	用法・用量	Day 1	～	8	～	21
ゲムシタビン（GEM）	1,000 mg/m²	●		●		
シスプラチン（CDDP）	25 mg/m²	●		●		

手術前の処置として，胆管炎や胆道狭窄による肝機能障害を起こしている場合，術前に胆道ドレナージを行い，胆汁がうまく流れるように処置をすることがある．また広範囲に肝臓を切除する場合には肝不全を防ぐために，切除する側の肝臓の門脈をふさぎ，残す側の肝臓の血流を増やすことにより，残す側の肝臓を大きくする術前門脈塞栓術を行うこともある．手術後は，手術だけでは取り切れていない可能性を考えて，術後補助療法として化学療法が行われることもあるが，標準治療として確立しているものではない．

2）胆道ドレナージ・胆管ステント

胆道閉塞症に対しては，胆道ドレナージ・胆管ステントによる治療を可能な限り行う．閉塞性黄疸は瘙痒感，食欲不振，倦怠感などの症状が出現し，さらには肝不全，腎不全へと進展するため切除不能例においても胆道ドレナージは必要である．また不眠や気分不快など精神・感情面，社会面でも QOL の改善を認めるなど緩和治療としての効果が期待できる．切除不能胆道がんの中下部胆管閉塞に対しては，plastic stent（PS）よりも開存期間の長い self-expandable metallic stent（SEMS）が推奨される．肝門部胆管閉塞に対しても開存期間の長い uncovered SEMS が推奨されるが，推奨すべき留置形態は確立されていない．

3）化学療法

手術に耐える体力がない，すべてのがんを取り除くことができないなどの理由により，手術での治癒が難しい場合は，化学療法を行う．

切除不能胆道がんに対するファーストラインの化学療法として，GC（ゲムシタビン＋シスプラチン）併用療法（**表 10-11-1**），ゲムシタビン＋ S-1（テガフール・ギメラシル・オテラシルカリウム配合薬）併用療法，または，ゲムシタビン＋シスプラチン＋ S-1 併用療法が推奨されている[5]．

ゲムシタビン・シスプラチン併用療法にて効果が認められない場合，セカンドラインとして，5-FU などのフルオロピリミジン系抗がん薬による化学療法が推奨されている．また，標準的な治療が困難な場合に限るが，高頻度マイクロサテライト不安定性（MSI-high）であれば，ペムブロリズマブが推奨されている[5]．

4）放射線療法

手術が不可能で，遠隔転移のない場合にがんの進行抑制を目的として放射線療法

369

10章 臓器別がん薬物療法と腫瘍随伴症状

を行う場合があるが，有効性については十分な検討がされておらず，標準治療ではない．疼痛を緩和するために行うことがある．放射線療法に伴う副作用外部照射法での急性期の副作用としては，全身倦怠感，食欲不振などがある．また，限局した部位に高線量が照射された場合に，ある程度時間が経過してから，消化管では潰瘍形成・出血，胆管では閉塞，血管では閉塞や出血などが生じる．

5）緩和療法

全身状態低下例や減黄不良例などで化学療法の適応外の症例には，積極的な治療は行わずに，疼痛コントロールなど QOL の維持を目的とした緩和療法を行うべきである．

7. 胆道がんの予後

胆道がんと診断されてから治療を受けた患者の5年生存率をみると，全病期では25.5％である．病期ごとにみていくと，Ⅰ期では48.9％，Ⅱ期では31.2％，Ⅲ期では21.0％，Ⅳ期では2.9％となっている[4]．

引用文献

1) 国立がん研究センターがん情報サービス：最新がん統計，最終更新日2024年2月28日.〈https://ganjoho.jp/reg_stat/statistics/stat/summary.html〉（2024年6月25日閲覧）
2) 日本肝臓学会編：肝癌診療ガイドライン 2021年版. 金原出版，2021.
3) Pugh RN, et al: Transection of the oesophagus for bleeding oesophageal varices. Br J Surg, 60: 646-649, 1973.
4) 全国がんセンター協議会：生存率共同調査.〈http://www.zengankyo.ncc.go.jp/etc/〉（2024年6月25日閲覧）
5) 日本肝胆膵外科学会ほか編：エビデンスに基づいた胆道癌診療ガイドライン. 改訂第3版，医学図書出版，2019.

12 膵がん

1. 膵臓の解剖生理

　膵臓はみぞおちの高さで，胃の背中側に位置する長さ 20 cm ほどの横長な実質臓器で，便宜上，自身の右側から順に頭部，体部，尾部に分けられている（**図 10-10-1**，p.358）．膵頭部は十二指腸に接し，膵尾部は脾臓に接している．膵臓には門脈や上腸間膜動脈などの重要な大血管が接している．膵臓の中には膵管が走行しており，膵臓で作られた膵液を集めて，乳頭部から十二指腸に排出している．乳頭部のすぐ手前で胆汁が流れる胆管が合流している．

　膵臓は外分泌機能と内分泌機能を有している．前者はアミラーゼやリパーゼといった消化酵素を生成し，これを膵管経由で消化管へ分泌している．1 日に 800〜1,000 mL の膵液が分泌される．後者はインスリン，グルカゴンなどのホルモンを生成し，血中に分泌する．特にインスリンは，膵臓に存在するランゲルハンス島の β 細胞から分泌され，血糖を下げる重要なホルモンである．

2. 膵がんの病態生理

　上述のとおり，膵臓は，消化を助ける酵素である膵液を生成し，膵管から十二指腸に分泌する外分泌と，インスリンやグルカゴンなどのホルモンを産生し血管内に分泌する内分泌の 2 つの働きがあり，この 2 種類の細胞は全く性質が異なる．外分泌細胞から発生するがんには，浸潤性膵管がん，膵腺房細胞がん，膵管内乳頭粘液性腫瘍などがあり，一方，内分泌細胞からは神経内分泌腫瘍（低悪性度または高悪性度のがん）が発生する．この中で浸潤性膵管がんは膵がんの 80％以上を占め，膵がんとは，通常この膵管がんのことを指している．

　膵がんのリスク因子としては，慢性膵炎や糖尿病，膵がんの家族歴，肥満，喫煙などがある．

3. 膵がんの症状

　膵がんの症状として，腹痛，食欲不振，早期の腹満感，体重減少，背部痛などがあり，初期には，食欲不振，早期の腹満感，軽度の体重減少のような漠然とした症状であることが多い．初期の段階ではしばしば無症状である．

　特に膵頭部に膵がんが存在すると，膵管，胆管，場合によっては十二指腸が影響を受ける．つまり，膵管の閉塞によって膵液がうっ滞して膵炎を併発したり，胆管の閉塞によって胆汁がうっ滞して黄疸を発症したり，また，十二指腸狭窄によって

食物や胃液が通過せずに嘔吐をくり返すなどの症状が現れる．逆に膵臓の体部や尾部ではこれらの症状が出にくく，発見が遅れることが多い．また，膵がんや膵炎でインスリンを産生する細胞が傷害を受けた場合には，インスリン産生量が減少して，糖尿病を併発することがある．

4. 膵がんの疫学

最新のがん統計（2022年）では，部位別がん死亡数で膵がんは男性で19,608人（第4位），女性で19,860人（第3位）であった[1]．

5. 膵がんの検査・診断

膵がんが疑われる場合，腹部超音波（エコー），CT，MRIが行われる．臨床症状は膵がん早期発見の指標にはならないが，腹痛などの腹部症状や血糖値の著しい上昇がみられた場合には膵がんの可能性を考慮して検査を行うことが望ましい．

1）血液検査（腫瘍マーカー，血中膵酵素）

膵がんの腫瘍マーカーとして，CEA，CA19-9，Span-1，DUPAN-2，CA50などがある．また，膵がんがあると，血液中の膵酵素（血清アミラーゼ，エラスターゼ1など）が異常値を示すことがある．腫瘍マーカー，血中膵酵素ともに，膵がんがあっても高値を示さないことや，ほかの病気によって高値を示すことがある．特に早期の膵がんでは腫瘍マーカー高値とならないことが多い．

2）超音波

腹部超音波は簡便で侵襲のない安全な検査として，外来診療や健診において有用である．消化管ガスや肥満により超音波が反射・減衰し，膵臓の一部あるいは大部分が描出困難な場合があり，特に膵尾部や膵鈎部の検出率が低い．

3）CT・MRI

CTは膵がんの病変の大きさ，位置や広がりがとらえられるばかりでなく，造影剤の造影効果により病変の血流動態が把握できることから，質的診断において欠くことのできない検査である．

近年，MRIの描出能が向上し，MRIによる膵がん診断の有用性が報告されている．CTと異なりX線被曝がないため，短期間でくり返しMRIを行うことも可能である．最近の高分解能のdynamic MRIによる膵がん診断能は造影CTとほぼ同等の感度・特異度であると報告されており，MRIもCTとほぼ同等の位置付けとして，膵がんの精査のために行われている．

6. 膵がんの治療の流れ

膵がんの標準的な治療法は，手術療法，化学療法，放射線治療の3つである．がんの広がりや全身状態などを考慮して，これらのうちの1つ，あるいは複数を組み合わせた治療（集学的治療）を行う．切除可能と考えられる膵がんに対しては，外科的治療を行うことが推奨される．対して，がんが周囲の血管を巻き込んでいたり，別の臓器に転移したりして手術ができない場合は，放射線療法や化学療法を行う．

7. 膵がんの標準治療

1) 手術療法

膵頭部がんに対しては膵頭十二指腸切除，膵体尾部がんに対しては膵体尾部切除を行う．大きな膵がんに対しては膵全摘を行うこともある．

膵頭十二指腸切除術とは，膵頭部，十二指腸（＋胃の一部），胆嚢，および下部胆管をまとめて摘出する手術である．胃をすべて温存する手術（幽門輪温存膵頭十二指腸切除），胃の一部を切除する手術（亜全胃温存膵頭十二指腸切除），胃の2/3を切除する手術がある．膵体尾部切除術（膵尾側切除術）とは，膵臓の体尾部を摘出する手術である．多くの場合，脾臓・膵周囲のリンパ節・脂肪・神経なども一緒に摘出する．膵全摘術は，膵臓をすべて摘出する手術である．術後はインスリンが全く出なくなるので，インスリン注射が必要である．

膵がんを手術で切除した後に，一定期間，化学療法を受けると，再発率が減少したり，生存期間が延長することが示されている．そのため，手術後の化学療法が推奨されている．一般に，術後補助化学療法として，S-1単剤療法，ゲムシタビン単剤療法などが行われている．

2) 放射線療法

局所進行切除不能膵がんに対する放射線療法については，フッ化ピリミジン系抗がん薬またはゲムシタビンを用いた化学療法を併用（化学放射線療法）することで，放射線療法単独に比べ予後が改善することが報告されている．また，骨転移による疼痛などの症状を和らげる一つの方法として，痛みなどの症状緩和を目的とした放射線療法を行うことがある．

放射線療法の有害事象として，放射線の量などによって症状は異なるが，一般的には，皮膚の色素沈着，悪心・嘔吐，食欲不振，白血球の減少などが認められることがある．まれに胃や腸の粘膜が荒れて出血し，黒色便が出ることもある．

3) 化学療法

膵がん化学療法の流れを**図10-12-1**に示す[6]．局所進行切除不能膵がんおよび遠隔転移を有する膵がんに対する一次化学療法として，非高齢者の場合，FOLFIRINOX療法（**表10-12-1**），ゲムシタビン＋ナブパクリタキセル併用療法，

10章 臓器別がん薬物療法と腫瘍随伴症状

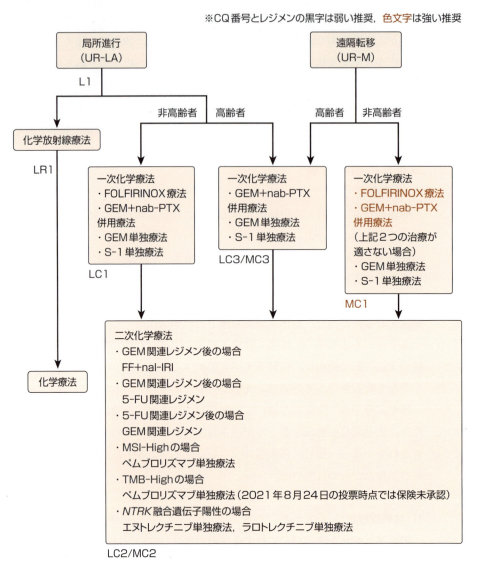

図 10-12-1 化学療法アルゴリズム

GEM：gemcitabine　ゲムシタビン塩酸塩，nab-PTX：nab-paclitaxel　ナブパクリタキセル，nal-IRI：irinotecan hydrochloride hydrate　イリノテカン塩酸塩水和物　リボソーム製剤，5-FU：fluorouracil　フルオロウラシル

（文献6より転載）

　ゲムシタビン単剤療法，S-1単剤療法が推奨されている．FOLFIRINOX療法とは，オキサリプラチン，イリノテカン，フルオロウラシル（5-FU），レボホリナートカルシウムの4剤による併用療法である．ナブパクリタキセルは，パクリタキセルにアルブミンを結合させた薬剤で，従来のパクリタキセルと比べ添加物による過敏症を抑え，点滴時間を短縮することが可能になった．高齢者の場合，FOLFIRINOX療法の安全性が確立されておらず，ゲムシタビン＋ナブパクリタキセル併用療法，ゲムシタビン単剤療法，S-1単剤療法が推奨されている．

　一次化学療法不応後の切除不能膵がんに対して二次化学療法が行われる．ゲムシ

表10-12-1 FOLFIRINOX 療法

薬剤名	用法・用量	Day 1	～	14
オキサリプラチン（L-OHP）	85 mg/m²	●		
イリノテカン（CPT-11）	180 mg/m²	●		
レボホリナート（*l*-LV）	200 mg/m²	●		
5-フルオロウラシル（5-FU）	400 mg/m²	●		
5-フルオロウラシル（5-FU）	2,400 mg/m² 46 時間	●		

タビン関連レジメン後では，フルオロウラシル＋レボホリナート＋ナノリポソーム型イリノテカン併用療法やフルオロウラシル関連レジメン（FOLFIRINOX 療法，S-1 単剤療法を含む）が推奨されている．フルオロウラシル（5-FU）関連レジメン後では，ゲムシタビン関連レジメンが推奨されている．

また，高頻度マイクロサテライト不安定性（MSI-high）や腫瘍遺伝子変異量高スコア（TMB-high）*であれば，免疫チェックポイント阻害薬であるペムブロリズマブの単剤療法が推奨されている．また，*NTRK* 融合遺伝子が陽性の場合，ROS1/TRK 阻害薬であるエヌトレクチニブ単剤療法あるいは TRK 阻害薬であるラロトレクチニブ単剤療法が推奨されている．

4) 化学放射線療法

放射線療法と化学療法を組み合わせた治療である．明らかな遠隔転移はないものの，がんが主要な血管を巻き込んでいる場合に行われる．化学療法と組み合わせることで治療の効果を高めることが期待でき，標準治療の一つとして推奨されている．

局所進行切除不能膵がんの治療成績は，新規抗がん薬を用いた治療により少しずつ向上してきているが，まだ満足のいくものではなく，臨床試験での治療開発が望まれる状況である．化学放射線療法の利点としては，化学療法単独に比べ，2 年生存率などの中長期的な生存率の向上を図れることや，局所制御による疼痛緩和が期待できることなどがある．一方，化学療法単独の利点は，化学放射線療法に比べ，有害事象が軽度であり，外来治療が可能なことが挙げられる．治療方針決定の際には，それぞれの有効性とともに治療方法・治療スケジュール，有害事象なども含めた説明をすることが必要である．また，今後の臨床試験によって両治療法の優劣や位置付けを明らかにすることが重要である．

8. 膵がんの予後

膵がんの生存率は，膵がんと診断されてから治療を受けた患者の 5 年生存率をみると，全病期では 11.3% である．病期ごとにみていくと，I 期では 46.1.%，II 期で

＊ TMB-high：がん細胞に生じた遺伝子変異のおおよその量が多く，修復機能が低下している状態．

10章 臓器別がん薬物療法と腫瘍随伴症状

は 20.1％，Ⅲ期では 6.4％，Ⅳ期では 1.8％となっている[4]．

引用文献

1) 国立がん研究センターがん情報サービス：最新がん統計，最終更新日 2024 年 2 月 28 日．〈https://ganjoho.jp/reg_stat/statistics/stat/summary.html〉（2024 年 6 月 25 日閲覧）
2) 日本肝臓学会編：肝癌診療ガイドライン 2021 年版．金原出版，2021．
3) Pugh RN, et al: Transection of the oesophagus for bleeding oesophageal varices. Br J Surg, 60: 646-649, 1973.
4) 全国がんセンター協議会：生存率共同調査．〈http://www.zengankyo.ncc.go.jp/etc/〉（2024 年 6 月 25 日閲覧）
5) 日本肝胆膵外科学会ほか編：エビデンスに基づいた胆道癌診療ガイドライン．改訂第 3 版，医学図書出版，2019．
6) 日本膵臓学会膵癌診療ガイドライン改訂委員会編：膵癌診療ガイドライン 2022 年版．金原出版，2022．

13 乳がん

1. 乳房の解剖生理（図10-13-1）

　乳房はおもに，靭帯，脂肪，それらに保護された乳腺葉，乳頭へつながる乳管の4つの組織から構成される．腺房組織が乳管でつながり乳腺小葉を形成し，乳腺小葉がさらに乳管でつながり乳腺葉を形成している．出産に合わせて乳腺小葉で産生された乳汁は，乳管を経て乳頭から分泌される．

2. 乳がんの病態生理

1）組織型

　乳がんは非浸潤がんと浸潤がんに大別される．非浸潤がんはがん細胞が乳管内あるいは小葉内に限局し間質への浸潤がみられないもので，さらに非浸潤性乳管がんと非浸潤性小葉がんに分類され，その発症頻度は両者合わせても10％未満である．一方，浸潤がんの発症頻度は約90％と高く，中でも浸潤性乳管がんがその大半を占める．浸潤がんはさらに浸潤性乳管がん（①乳頭腺がん，②充実腺管がん，③硬がん）と特殊型（①粘液がん，②髄様がん，③浸潤性小葉がん，④腺様嚢胞がん，⑤扁平上皮がん，⑥紡錘細胞がん，⑦アポクリンがん，⑧骨・軟骨化生を伴うがん，⑨管状がん，⑩分泌がん，⑪その他）に分類される．加えて，パジェット病と呼ばれる乳がん細胞が乳頭もしくは乳輪の表皮内に進展したものもある．

2）リスク要因

　乳がんはその発生や増殖にエストロゲンが強く関わっている．内因性のエストロゲンレベルが高いと乳がんのリスクとなる．また，経口避妊薬の投与により，外因性ホルモンの影響を受ける．そのほかに，初経年齢が低い，閉経年齢が高い，出産歴を有しない，初産年齢が高い，授乳歴を有さないことなどが乳がん発症のリスク因子となる．一方，肥満は閉経後乳がんの危険因子であることが確立されていたが，最近の欧米の研究で閉経前の場合では，肥満が逆に乳がんリスクを低下させるとの指摘もある．食事については乳がんとのさまざまな関連性が指摘されているが，アルコール摂取以外は根拠あるリスク因子はない．

3. 乳がんの疫学

　日本の2022年の乳がん死亡数は女性15,912人で，がん死亡全体の9.8％を占める．2019年の乳がん罹患数は，女性97,812人で，罹患全体の22.5％を占める．罹患

10章 臓器別がん薬物療法と腫瘍随伴症状

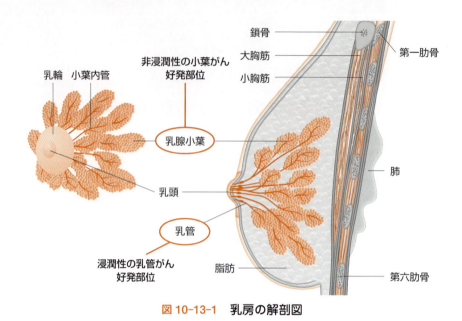

図 10-13-1　乳房の解剖図

率は30代から高くなり，50歳前後でピークとなる．その後は，高齢になるにつれて低くなる．

4. 乳がんの症状

　乳がんは痛みを伴わない乳房腫瘤として，患者が自ら受診する場合も多い．典型的な浸潤がんでは不整形，弾性硬で，皮膚のえくぼ状所見を伴うこともある．また，腫瘤は形成せず，乳腺の硬結，血性乳頭分泌，乳頭陥没，乳房の非対称などを認めることもある．症状が進行すると局所で腫瘤が増大し，皮膚潰瘍や結節を形成し胸壁への浸潤を認めるようになる．

5. 乳がんの検査・診断

1）画像診断

a マンモグラフィ

　乳房のX線撮影のことである．がんの早期発見を目的とした自治体の乳がん検診では従来，乳房の視触診が行われていたが早期発見が難しいため，日本では現在はマンモグラフィと視触診を組み合わせた検診が実施されている．対象年齢は40歳以上で，2年に1回の受診が推奨されている．マンモグラフィでは，腫瘍の有無，大きさや形，石灰化の有無が明らかとなる．乳房にはさまざまな石灰化がみられることがあり，石灰化の約70％は良性である．乳がんの約半数は石灰化が認められるため，マンモグラフィを受けることで，触診では発見できない5mm程度のがんも発見が可能である．

378

b 乳腺超音波

腫瘤性病変の良性・悪性の鑑別に有用である．また，マンモグラフィで偽陰性になりやすい若年者の乳がんスクリーニングを補完する検査法である．超音波を使用しているためマンモグラフィのような曝露がない．したがって，妊娠中でも検査を受けることができる．

c 乳腺 MRI・CT

乳がんはガドリニウム造影MRIにて造影されるため，乳房内における腫瘍の進展度の診断に用いられる．ただし，良性腫瘍も造影されるため特異度に問題がある．

4) 病理診断

a 穿刺吸引細胞診

針をつけた注射器を超音波ガイド下で腫瘤に刺し，吸引した細胞を直接検査する方法である．最も簡便で侵襲の少ない検査方法であるが，検体の状態により偽陰性となりやすい．

b 針生検

細胞診に用いる針より太めの針を超音波ガイド下に腫瘤に刺入し，組織片を切離・採取して顕微鏡下で病理診断する方法であり，全世界的に行われている．穿刺吸引細胞診と比較して情報量が多く，病理診断が容易となる．組織診以外に，エストロゲン受容体（ER），プロゲステロン受容体（PR）やヒト上皮成長因子受容体2（human epidermal growth factor receptor 2；HER2）の検査にも利用される．最近では，これらの方法に加えて，1回の採取で複数の大きな組織片を採取できるステレオマンモグラフィガイド下の陰圧吸引式針生検（マンモトーム）装置が開発され，診断が困難な微細石灰化巣や微小病変の生検をより確実に行えるようになった．

c 切除生検

上記検査でも病理学的な診断を確定することが困難な場合，外科的切除による生検を行う．

6. 乳がんの治療方針

1) 手術療法

手術療法はおもに乳房の切除とリンパ節に対する検査や切除の2つに分けられる．乳房の切除には乳房切除術と乳房温存術の2種類があり，腫瘍の大きさや浸潤の程度によって術式が変わる．乳房温存術の禁忌としては，①多発がんが異なる乳腺腺葉細胞領域に認められる，②広範囲にわたる乳がんの進展がみられる，③温存乳房への放射線療法が行えない，④腫瘍径と乳房の大きさのバランスから整容的に不良な温存乳房の形態が想定される，⑤患者が乳房温存療法を希望しない，などが想定される．

10章 臓器別がん薬物療法と腫瘍随伴症状

2) 非浸潤性乳がん

TNM分類では0期に分類される. リンパ節や遠隔転移を起こさないため, 外科療法や放射線療法などの局所療法が主体となる. 術後放射線療法を併用した乳房温存療法が推奨されるが, ER陽性の患者に対してタモキシフェンの5年間投与が考慮される.

3) 浸潤性乳がん

a Stage ⅠからStage Ⅲ A（T3N1M0のみ）

乳房温存療法を希望する場合, 術前化学療法を行う必要がある. 術前化学療法の目的は腫瘍を縮小させ乳房温存率を向上させることである. 術前の化学療法が奏効しない場合, 乳がんサブタイプによっては分子標的薬であるトラスツズマブ単独またはペルツズマブとの併用の投与も考慮する.

b Stage Ⅲ A（T3N1M0以外）からStage Ⅲ C

原則として手術療法を行うことができない. 術前化学療法が奏効した場合, 乳房温存術や乳房切除術を行う. 乳房温存術は腫瘍径が3cm以下のものを標準療法としている.

c Stage Ⅳ, 再発乳がん

手術療法や放射線療法などの局所療法ならびに必要に応じた全身的化学療法を行う. 転移や遠隔再発の場合, 症状緩和, 症状発現予防, 延命を目的とした全身治療を行う.

7. 乳がんの標準治療

1) 早期乳がん

a 術前化学療法の利点

術前化学療法は, ①腫瘍の縮小により乳房温存術が行える, ②乳房温存率の上昇により患者の精神的苦痛が軽減できる, ③抗がん薬の感受性をチェックできる, などの利点がある. 術前化学療法のみで病理学的完全奏効がみられた場合, 5年生存率が有意に上昇する. 一方, 術後化学療法はすでに全身に及んでいる潜在的な微少転移を制御することを目的としており, 再発や転移の予防のために行うものである（予後を決めるのは原発巣ではなく転移巣）. 日本では術前化学療法が好まれる傾向にあり, 手術先行でも術後に化学療法を行うことが確実な場合には, 術前化学療法を考慮する.

b バイオマーカーによるサブタイプごとの治療方針選択

分子マーカーを組み入れたサブタイプ分類が予後予測因子として広く用いられている. さらに, そのサブタイプごとに使用すべき術後補助化学療法が選択されている. 現在, ER, PR, HER2受容体の発現状況と細胞増殖因子であるKi67を組み合わせ, 推奨される術後補助化学療法が提示されている. Ki67は細胞が分裂するとき

に出現するタンパク質であり，核内に局在している．細胞の増殖能の指標である Ki67 は，その抗体で免疫染色を行い，標識率 14％を境にタイプが評価される． Luminal（管腔）タイプは正常乳腺の上皮細胞に高発現している遺伝子と類似遺伝子が高発現している．ER と PR のいずれか，もしくは両方が発現している場合が Luminal タイプとなる．このうち Luminal A は，HER2 と Ki67 の発現が低いタイプで最も予後が良い．また Luminal B は，HER2 の発現により 2 つのタイプに分かれ Ki67 も低値から高値を示す．予後は A より劣っている．一方，臨床で HER2 が過剰発現している乳がんの約半数が Erb-B2 過剰発現タイプであり，かつては予後不良であったが分子標的薬の登場により予後が改善した．さらに ER，PR，HER2 受容体がいずれも陰性の乳がん（トリプルネガティブ）に対しては，レセプターを標的とした特異的な治療法が存在しないため予後不良であるとされている．

c 術前・術後の化学療法

　術前化学療法において，病理的完全寛解（pCR）が得られなかった患者（non-pCR）では，pCR が得られた患者と比較して予後不良である．そこで，術前化学療法による治療効果を指標とした術後の補助化学療法に対する治療指針（レスポンスガイド治療）の考え方が最近実臨床で導入されるようになっている．術前化学療法を考慮するのは，①手術先行でも術後に化学療法を行うことが確実な症例，②センチネルリンパ節転移が陽性，③トリプルネガティブなどがある．術前化学療法において病理的完全奏効がなければ，術後にカペシタビンを追加することが強く推奨されている．一方，HER2 陽性症例では術前化学療法にトラスツズマブとペルツズマブを加えることが強く推奨されており，さらに術前化学療法にて病理的完全奏効が得られなければ，術後にトラスツズマブ　エムタンシンの追加が強く推奨されている．なお，術前化学療法は術後化学療法のエビデンスを外挿し，アントラサイクリンまたはタキサンをベースとしたレジメンが用いられている．ただし，術前と術後の化学療法において，無病生存率や全生存率には全く有意差が認められていない．

d 乳がん術後の内分泌療法

① 閉経前ホルモン受容体陽性患者

　タモキシフェンの 5 年間服用にさらに 5 年間の追加投与が推奨されている（5 年追加投与により子宮体がんの発症，静脈血栓症・肺血栓塞栓症のリスク上昇を認めた）．なお，タモキシフェン 5 年投与終了時に閉経している場合，アロマターゼ阻害薬 2〜5 年追加投与を行うことが弱く推奨されている．また，タモキシフェンと黄体化ホルモン放出ホルモン（luteinizing hormone-releasing hormone；LH-RH）アゴニストの併用については，高リスク群（若年，リンパ節転移陽性，Ki67 高値など）に対してのみ併用することが強く推奨されている．なお医学的理由でタモキシフェンが使用できない場合，アロマターゼ阻害薬と LH-RH アゴニストの併用が強く推奨されている．

②閉経後ホルモン受容体陽性患者

アロマターゼ阻害薬の5年間の服用が強く推奨されている．また，タモキシフェンを2～3年服用後，アロマターゼ阻害薬に変更し計5年間服用することも選択肢となり得る．さらに，アロマターゼ阻害薬を2年服用後，タモキシフェンに変更し，計5年間服用することも選択肢となりうるとされている．さらに上記いずれかの治療を5年間終了後に，アロマターゼ阻害薬を2～5年追加投与することが弱く推奨されている．

③閉経前，閉経後 ER 陽性 HER2 陰性乳がんに対する術後療法

再発リスクが高い場合，内分泌療法にテガフール・ギメラシル・オテラシルカリウム配合剤（S-1）の1年間内服を併用するか，内分泌療法にアベマシクリブを2年間併用することが強く推奨されている．また ER 陽性 HER2 陰性乳がんに対しては，多遺伝子アッセイ（Oncotype DX）の結果に基づき術後化学療法を省略することも推奨されている．

④トリプルネガティブ乳がんに対する術後療法

プラチナ製剤の投与が強く推奨されている．トリプルネガティブ乳がんには一定の割合でDNA修復機構に障害を有するものが含まれることから，DNA傷害性抗がん薬である白金製剤の効果が期待されている．また具体的な治療対象や推奨レジメンの提示は困難であるが，ペムブロリズマブの投与が弱く推奨されている．

2) 転移・再発乳がん

転移・再発乳がんでは全身治療として薬物療法が原則的に必要となる．ただし，ホルモン感受性があり軟部組織や骨転移・内臓転移があっても生命の危険がない場合，まずは内分泌療法から開始する．一方，ホルモン感受性がない場合や生命の危険がある場合は，化学療法を一次療法から行う．一次化学療法ではアントラサイクリン系またはタキサン系の薬剤を含むレジメンが強く推奨され，S-1とカペシタビンが弱く推奨されている．さらに二次化学療法では，一次化学療法で使用されなかった薬剤を使用する必要があり，アントラサイクリン，タキサン，S-1，カペシタビン，エリブリンのいずれかの投与が強く推奨され，ゲムシタビン，ビノレルビンの投与が弱く推奨されている．

ⓐ転移・再発乳がんのホルモン療法

①閉経前ホルモン受容体陽性患者

一次治療としてタモキシフェン＋LH-RHアゴニストが，二次治療としてフルベストラント＋LH-RHアゴニスト＋サイクリン依存性キナーゼ4/6阻害薬（パルボシクリブまたはアベマシクリブ）が，三次治療としてこれまで使用していない内分泌療法単剤がそれぞれ推奨されている．また患者のQOLの視点から，プロゲステロン製剤であるエストラジオールやメドロキシプロゲステロン酢酸エステル（MPA）を選択することもある．

②閉経後ホルモン受容体陽性患者

　一次治療としてアロマターゼ阻害薬＋サイクリン依存性キナーゼ4/6阻害薬（パルボシクリブまたはアベマシクリブ），フルベストラント（500 mg），アロマターゼ阻害薬のいずれかが推奨されている．一次内分泌療法として，アロマターゼ阻害薬とサイクリン依存性キナーゼ4/6阻害薬の併用療法を行った場合，二次内分泌療法として最適な治療法は確立していない．未使用の内分泌療法（分子標的治療薬の併用を含む）を行うことを考慮してもよい．ただし，サイクリン依存性キナーゼ4/6阻害薬の再投与を支持するデータは存在しない．また，一次内分泌療法としてフルベストラント単剤療法を実施した場合，二次内分泌療法として最適な治療法は確立していない．未使用の内分泌療法（サイクリン依存性キナーゼ4/6阻害薬などの分子標的薬の併用を含む）を行うことを考慮してもよい．一次内分泌療法として，アロマターゼ阻害薬単剤療法を実施した場合は，サイクリン依存性キナーゼ4/6阻害薬＋フルベストラントを併用することが強く推奨されている．続く三次治療では，エキセメスタン＋エベロリムス（ただし，CDK4/6阻害薬治療後の有効性は確立していない），使用していない内分泌療法単独投与，未使用のアロマターゼ阻害薬，タモキシフェン，トレミフェン，フルベストラント，メドロキシプロゲステロン（MPA）などが選択可能である．

b 転移・再発乳がんの一次化学療法

　アントラサイクリンまたはタキサン，アントラサイクリン単剤，ドキソルビシン＋シクロホスファミド（AC）／エピルビシン＋シクロホスファミド（EC），AC/ECに5-FUを組み合わせたFEC/FAC，タキサン，パクリタキセル毎週（±ベバシズマブ：ベバシズマブの延命効果は示されていなが，日本ではパクリタキセルとの併用に限って承認されている．一方，米国では乳がん治療に対する承認は取り消されている），ドセタキセル3週ごと，アルブミン結合型パクリタキセル3週ごとの投与が選択可能である．さらにPD-L1陽性のトリプルネガティブ症例の一次化学療法としては，アテゾリズマブとアルブミン懸濁型パクリタキセルの併用やペムブロリズマブと化学療法（パクリタキセルまたはアルブミン懸濁型パクリタキセルまたはゲムシタビン／カルボプラチン）の併用が強く推奨されている．AC療法のレジメンは**表10-13-1**のとおりである．

表10-13-1　AC療法

薬剤名	用法・用量	Day 1	～	21
ドキソルビシン（ADM）	60 mg/m² 点滴静注15分	●		
シクロホスファミド（CPA）	600 mg/m² 点滴静注30分	●		

ドキソルビシンを投与後にシクロホスファミドを投与する．3週間ごとにに4サイクル行う

10章 臓器別がん薬物療法と腫瘍随伴症状

① HER2 陽性転移・再発乳がんの治療方針

一次治療ではペルツズマブ＋トラスツズマブ＋ドセタキセルが強く推奨され，ペルツズマブ＋トラスツズマブ＋パクリタキセルが弱く推奨されている．二次治療ではトラスツズマブ デルクステカン（T-DXd）が，三次治療ではトラスツズマブ＋化学療法，ラパチニブ＋カペシタビン，トラスツズマブ エムタンシン（T-DM1）がそれぞれ推奨されている．

② *BRCA1*，*BRCA2* 陽性転移・再発乳がんの治療方針

*BRCA*1/2（breast cancer susceptibility gene 1/2）は乳がん感受性遺伝子の略語で，腫瘍サプレッサーとして知られている遺伝子の一つである．遺伝性のがんの一般的な診断方法の家族歴のみで遺伝性の乳がん，卵巣がん（HBOC）を確定することは難しいが，HBOC の 80 ％を検出するとされているリスクファクターの *BRCA*1/2 遺伝子検査を行うことで早期発見につながるとされている．がん種ごとの陽性率は，乳がん・卵巣がん家系で BRCA1（58％），乳がん患者が 3 人以上存在する家系で BRCA1 または BRCA2（38％），40 歳未満の若年発症例を含む家系で BRCA1 または BRCA2（38％），両側性乳がん症例を含む家系では BRCA1 または BRCA2（40％）とされている．

8. 乳がんの予後

1）予 後

2014〜2015 年までの診断例をもとにした女性 5 年ネット・サバイバル（純粋に「がんのみが死因となる状況」を仮定して計算する方法）は I 期で 98.9％，II 期で 94.6％，III 期で 80.6％，IV 期で 39.8％，全体で 91.6％となっている．

2）予後因子

非浸潤がんは乳房切除により良好な予後が得られる．非浸潤性小葉がんは，ほかの病変の生検時に偶発的に発見されることが多く，将来浸潤がんが発生するリスク因子であると考えられている．非浸潤性乳管がんは，マンモグラフィの異常所見で発見される．一方，浸潤がんの予後因子は，術後補助化学療法の適応を決定する上で重要となる．影響を与える因子として，年齢，腋窩リンパ節転移，腫瘍浸潤径，組織型，異型度，脈管侵襲などがある．また，ER，PR，HER2 受容体がいずれも陰性の乳がん（トリプルネガティブ）に対しては，レセプターを標的とした特異的な治療法が存在しないため予後不良であるとされている．

14 子宮がん総論

1. 子宮の解剖生理

　子宮は厚い筋層で囲まれた中空器官であり，骨盤腔のほぼ中央で膀胱の後ろ，直腸の前に位置する．成人女性では卵形大の大きさで，上部2/3の子宮体部と下部1/3の子宮頸部に分かれる（**図 10-14-1**）．

　子宮頸部は内部表面を上皮細胞がおおっており，子宮口付近から上昇する扁平上皮細胞と，子宮腔側から下向する円柱上皮細胞（腺細胞）が会合する境界が存在する．子宮頸がんの好発部位は，この境界付近である．

　子宮体部の内側は子宮内膜によっておおわれており，月経周期に応じて変化する．子宮体がんの好発部位は，この子宮内膜である．

2. 子宮がんの種類と病態生理

　子宮のがんで大多数を占める子宮がんは，子宮頸がんと子宮体がんに大別される．自覚症状や検診方法は似ているが，好発年齢，病因，組織型，治療方法などは大きく異なる．

　子宮頸がんは，子宮頸部に発生するがんである．おもに子宮頸部にヒトパピローマウイルス（HPV）が感染することによって発生する．組織学的には，扁平上皮がんが約73％，腺がんが約21％を占めている[1]．また，子宮頸がんは，がん化の前に異形成（子宮頸部上皮内病変）という前がん状態を経ることが知られている．

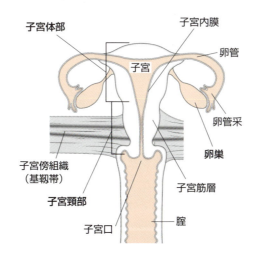

図 10-14-1　女性生殖器

子宮体がんは，子宮体部に発生するがんであり，その多くが子宮内膜由来の子宮内膜がんである．発生原因によりⅠ型，Ⅱ型に分けることが可能であり，組織型も異なる．Ⅰ型はエストロゲン依存性であり，エストロゲン過剰による刺激の長期間持続が原因と考えられている．組織型として類内膜がんを発生する傾向が高く，子宮内膜異型増殖症を前がん病変として生じる．子宮体がんのうち，80%以上は類内膜がんであり，ほかに漿液性がん，明細胞がんなどがある．一方，Ⅱ型はエストロゲン非依存性であり，閉経後の発症が多い．加齢もしくはその他の要因に伴う子宮の萎縮内膜を背景に発生すると考えられている．組織型としては，予後の悪い漿液性がん，明細胞がんが多い[1].

3. 子宮がんの疫学

わが国における子宮頸がんの罹患数は 10,879 人（2019 年）であり，1 万人前後でほぼ横ばいで推移している．また，死亡数は 2,887 人（2020 年）であり，徐々に増加している．罹患率は 20 代後半から増加し，40 代をピークとする[2]．子宮頸がんの原因となるヒトパピローマウイルス（HPV）はおもに性交渉によって感染するため，低年齢での性交渉開始，性交渉の相手が多い場合はリスクが高くなる．特にHPV 感染に関しては，HPV のさまざまな型を標的とした HPV ワクチンが世界的に認可されている．わが国でも 9 種類の HPV に対応した 9 価ワクチンが 2023 年より公費接種できるようになった．HPV ワクチンの未感染者への接種による，前がん病変保有率の減少効果が多数報告されているため，今後の子宮頸がん罹患率の減少が期待される．その他のリスク因子としては，多産が挙げられる．

わが国における子宮体がんの罹患数は 17,880 人（2019 年）であり，20 年間で 3倍程度に増加している．また，死亡数は 2,644 人（2020 年）であり，罹患率の増加に伴い徐々に増加している．罹患率は 30 代後半から増加し，50 代後半をピークとする[2]．子宮体がんのリスク因子には，無排卵周期，未産，肥満，糖尿病，エストロゲン単独補充療法などが挙げられる．また，子宮体がんの 5%程度は，Lynch 症候群などの遺伝性がんとの関連性が深いとされる．この場合には，若い年齢でがんを発症しやすい，家系内に子宮体がんや大腸がん，卵巣がん，胃がんなどが多発するという特徴を示す[3].

4. 子宮がんの症状

子宮頸がんは，前がん状態および初期では自覚症状がないことが大半であり，性交渉に伴う接触出血がみられる程度である．がんの浸潤に伴い不正出血，血性帯下がみられるようになり，進行がんでは疼痛，悪臭帯下，膀胱・直腸への浸潤による血尿・血便が生じる．

子宮体がんでは 90%以上に不正出血がみられる．出血は褐色帯下だけの場合もあるが，進行がんでは膿性帯下がみられるようになる．また，出血および帯下の子宮

体部からの流出に伴い，下腹部痛を呈することもある．

5. 子宮がんの検査・診断

　子宮頸がんのスクリーニング（検診）として，子宮頸部擦過細胞診が行われる．異形成を含む細胞の異常を発見することができる．異常がみられた場合，精密検査としてコルポスコピー(腟拡大鏡)，組織生検が行われる．状況に応じて，子宮頸部円錐切除術が行われる．生検または子宮頸部円錐切除術によって得られた組織の病理診断により，子宮頸がんの診断がなされる．浸潤がんの病巣の広がりの評価には，内診，超音波，CT，MRI などが用いられる．病期は，臨床進行期分類を用いて決定される．腫瘍マーカーは扁平上皮がんでは SCC 抗原が，腺がんでは CEA がおもに用いられる．

　子宮体がんのスクリーニングとして，症状のない女性に対する方法は確立していない．一方，不正出血がみられる場合，リスク因子を有する症例，子宮内膜肥厚がみられる症例においては，子宮鏡，経腟超音波，子宮内膜細胞診，そして子宮内膜組織診が行われる．確定診断は，子宮内膜組織診の結果によりなされる．浸潤がんの病巣の広がりの評価には，内診，超音波，CT，MRI，PET-CT が用いられる．子宮頸がんと異なり，手術所見，術後病理組織検査所見が病期の決定に重要である．腫瘍マーカーは，CA125 および CA19-9 が有用であることが多い．

引用文献

1) 日本産科婦人科学会 婦人科腫瘍委員会：2021 年患者年報, 2023.〈https://fa.kyorin.co.jp/jsog/readPDF.php?file=75/12/075121643.pdf〉(2024 年 5 月 17 日閲覧)
2) 国立研究開発法人国立がん研究センター：がん種別統計情報.〈https://ganjoho.jp/reg_stat/statistics/stat/cancer/index.html〉(2024 年 5 月 17 日閲覧)
3) Power RF, et al: Modifiable Risk Factors and Risk of Colorectal and Endometrial Cancers in Lynch Syndrome: A Systematic Review and Meta-Analysis. JCO Precis Oncol, 8: e2300196, 2024.

15 子宮頸がん

1. 子宮頸がんの治療方針

　子宮頸がんの治療には，手術療法，放射線療法および化学療法があり，臨床進行期分類（**表10-15-1**）に準拠して判断される．年齢，合併症の有無などを考慮する必要があるが，基本的にⅠ・ⅡA期では手術療法もしくは放射線治療が，ⅡB・Ⅲ・ⅣA期では根治的同時化学放射線療法（concurrent chemoradiotherapy；CCRT）が，ⅣB期では化学療法が選択される．放射線と薬物療法を同時に行うCCRTを多用することが，子宮頸がん治療の特徴であり，根治を目的とする場合には放射線療法単独療法は用いられない．また，QOLの低下を防ぐ目的で，ⅡA期以前の早期の段階においてもCCRTが選択されることがある．2022年に承認された重粒子線治療は，線量集中性と生物効果の両面において，がん治療に適した性質を有しているため，通常の放射線治療が適応困難な症例にも良好な効果が得られている．この重粒子線治療においても，化学療法の併用が有効性を高めることが示されている．

　また，手術療法を行った症例においても，手術後の再発リスク分類に応じて，放射線療法，化学療法が術後補助療法として追加されることがある（**図10-15-1**）．こ

表10-15-1　子宮頸がんの臨床進行期分類

Ⅰ期	子宮頸部に限局
ⅠA期	病理学的にのみ診断できる浸潤がんのうち，間質浸潤が5mm以下のもの
ⅠB期	子宮頸部に限局する浸潤がんのうち，浸潤の深さが5mmを超えるもの
Ⅱ期	子宮頸部を越えて広がっているが，腟壁下1/3または骨盤壁には達していないもの
ⅡA期	腟壁浸潤が腟壁上2/3に限局していて，子宮傍組織浸潤は認められないもの
ⅡB期	子宮傍組織浸潤が認められるが，骨盤壁までは達しないもの
Ⅲ期	がん浸潤が腟壁下1/3まで達するもの，または骨盤壁にまで達するもの，または水腎症や無機能腎の原因となっているもの，または骨盤リンパ節ならびに／あるいは傍大動脈リンパ節に転移が認められるもの
ⅢA期	がんは腟壁下1/3に達するが，骨盤壁までは達していないもの
ⅢB期	子宮傍組織浸潤が骨盤壁にまで達しているもの，または明らかな水腎症や無機能腎が認められるもの
ⅢC期	骨盤リンパ節，または傍大動脈リンパ節に転移が認められるもの
Ⅳ期	がんが膀胱粘膜または直腸粘膜に浸潤するか，小骨盤腔を越えて広がるもの
ⅣA期	膀胱粘膜または直腸粘膜への浸潤があるもの
ⅣB期	小骨盤腔を越えて広がるもの

（文献1を参考に筆者作成）

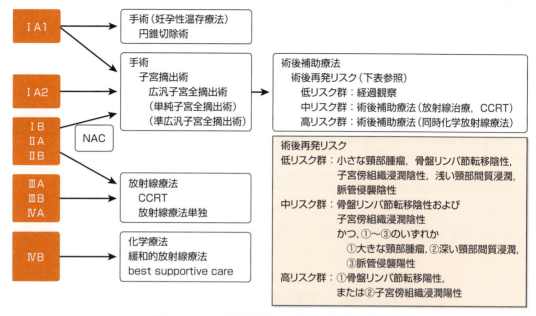

図 10-15-1　子宮頸がんに対する治療の流れ

ⅠA期のうち浸潤が3mm以内をⅠA1期，3mm以上をⅠA2期とする

（文献1を参考に筆者作成）

表 10-15-2　根治的同時化学放射線療法のレジメン

	内容	1週目	2週目	3週目	4週目	5週目	6週目
化学療法	シスプラチン（CDDP）40 mg/m²	週1回	週1回	週1回	週1回	週1回	週1回
放射線療法	外照射（2.0 Gy）	週5回	週5回	週5回	週5回	週5回	―
	腔内照射（6.0 Gy）	週1回	週1回	週1回	週1回	―	―

の場合もCCRTが標準治療であり，特にシスプラチンを用いたレジメンが推奨されている．

2. 子宮頸がんの標準治療

　ⅠB期やⅡ期では手術療法のほかに，放射線治療と化学療法を同時に行うCCRTが，さらにⅢ期やⅣA期ではCCRTが治療の中心となる．CCRTの代表的なレジメンを**表10-15-2**に示す．CCRTに用いられる細胞障害性抗がん薬としては，シスプラチンの単剤が推奨されているが，腎障害などによりシスプラチンが使用できない場合には，ネダプラチンもしくはカルボプラチンの使用が考慮される．

　ⅣB期はがんが小骨盤を越えて広がるものであり，5年生存率が30％以下と予後不良である．その治療においては，全身状態が良好かつ臓器機能が保たれている場合には，白金製剤＋パクリタキセル＋ベバシズマブ療法などの化学療法で延命が見込めるため，第一選択となる．また，全身状態によっては化学療法の適応が困難で

10章 臓器別がん薬物療法と腫瘍随伴症状

表10-15-3　TP＋ベバシズマブ療法

薬剤名	用法・用量	Day 1	〜	8	〜	15	〜	21
パクリタキセル（PTX）	70 mg/m² 点滴静注 1〜2 時間	●		●		●		
シスプラチン（CDDP）	75 mg/m² 点滴静注 1〜2 時間	●						
ベバシズマブ（BEV）	15 mg/kg 点滴静注 1 時間 30 分*	●						

ベバシズマブ投与 2 回目以降，問題がない場合は，60 分，30 分と短縮可．3 サイクル実施し，手術が可能か判断する．その後は，病状増悪がみられるまでくり返す．

ある場合もあり，症状緩和と QOL 向上を治療の目的とする症例もある．化学療法を行う場合には，パクリタキセル＋シスプラチン（TP）＋ベバシズマブ療法が標準レジメンと考えられる．パクリタキセル＋カルボプラチン（TC）＋ベバシズマブ療法も選択肢としてある[1]（**表 10-15-3**）．海外では，これらレジメンへのペムブロリズマブの追加効果が検証され，優位な無増悪生存期間の延長が確認されている．そのため，今後，わが国においても免疫チェックポイント阻害薬が，子宮頸がんにおける化学療法の標準治療に組み込まれることが期待される．

進行・再発例に関しては，上記レジメンによる化学療法や放射線治療が，症状緩和や QOL の低下を防ぐ目的に行われる．肺・脳・骨転移などでは，転移部位・個数・患者の全身状態や予後に応じて，治療方法について個別に治療を計画する必要がある．また，進行・再発例に関しても，免疫チェックポイント阻害薬の有用性が期待されている．

3. 子宮頸がんの予後

わが国において 2016 年に治療を開始した子宮頸がん症例の 5 年生存率は，Ⅰ期が 92.3％，Ⅱ期が 77.0％，Ⅲ期が 56.1％，Ⅳ期が 30.3％である[2]．

引用文献
1) 日本婦人科腫瘍学会編：子宮頸癌治療ガイドライン 2022 年版．金原出版，2022．
2) 日本産科婦人科学会婦人科腫瘍委員会：第 64 回治療年報，2023．〈https://fa.kyorin.co.jp/jsog/readPDF.php?file=75/12/075121528.pdf〉（2024 年 5 月 1 日閲覧）

390

16 子宮体がん

1. 子宮体がんの治療方針

　子宮体がん治療の第一選択は手術療法であり，子宮および両側の卵巣・卵管，骨盤・傍大動脈リンパ節の摘出が基本となる．正確な病期診断のために，摘出した子宮，卵巣，リンパ節の病理検査が行われる（**表10-16-1**）．病期の決定とともに再発リスク評価も行われ，再発低リスク群，中リスク群，高リスク群の3群に分類される．そのリスク分類に応じて，術後補助化学療法の内容が決定される．低リスク群では，再発率が低く，補助療法の有用性が認められないため，経過観察となる．一方，再発のリスクが高い中リスク群，高リスク群では，化学療法，放射線療法，ホルモン療法が術後補助化学療法として追加で行われる（**図10-16-1**）．欧米と異なり手術時のリンパ節郭清が十分に行われるわが国においては，化学療法が術後療法の主体となっている．また，全身状態不良，高齢者や合併症などにより手術実施が困難である症例では，化学療法もしくは放射線療法が検討される．

　子宮体がんの再発治療について，孤発再発例に対しては手術療法または放射線療法が考慮され，多発性再発では化学療法が考慮される．

2. 子宮体がんの標準治療

　子宮体がんの術後には，化学療法や放射線療法が再発リスクに応じて用いられる．わが国では，骨盤リンパ節郭清などが十分に行われるため，局所再発のリスク

表10-16-1　子宮体がんの臨床進行期分類

Ⅰ期	子宮体部に限局
ⅠA期	子宮内膜に限局する，または子宮筋層の1/2未満に浸潤する腫瘍
ⅠB期	子宮筋層の1/2以上に浸潤する腫瘍
Ⅱ期	子宮頸部間質に浸潤するが，子宮を越えて進展しない腫瘍
Ⅲ期	下記に特定する局所，および/または領域リンパ節への広がり
ⅢA期	子宮体部の漿膜または付属器に浸潤する腫瘍（直接浸潤または転移）
ⅢB期	腟または子宮傍組織に浸潤（直接浸潤または転移）
ⅢC期	骨盤リンパ節または傍大動脈リンパ節への転移
Ⅳ期	がんが膀胱粘膜または直腸粘膜に浸潤するか，小骨盤腔を越えて広がるもの
ⅣA期	膀胱粘膜，および/または直腸粘膜に浸潤する腫瘍
ⅣB期	遠隔転移

（文献1を参考に筆者作成）

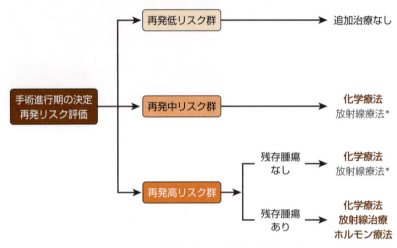

図 10-16-1　子宮体がんに対する治療の流れ

＊はオプションである．

（文献1を参考に筆者作成）

が低いと考えられている．そのため，おもに遠隔転移の予防を目的として，化学療法が積極的に実施されている．再発高リスク群に対して有用性が確認されているレジメンは，AP療法（ドキソルビシン＋シスプラチン，**表10-16-2**）およびTC療法（パクリタキセル＋カルボプラチン）であり，これらが標準治療として推奨されている．

　切除不能の進行子宮体がんに対しては，術前化学療法として化学療法が選択されることがある．この際の標準治療としては，TC療法またはAP療法が推奨されている．そして薬物療法の効果判定後に，外科的切除可否の再評価が行われる．

　再発については，AP療法，TC療法を術後に使用していない場合はTC療法が選択され，白金製剤を含むレジメンを使用していた場合には，LP療法（レンバチニブ＋ペムブロリズマブ）が選択される．検査により，ミスマッチ修復機能が低下していることが判明した症例（高頻度マイクロサテライト不安定性；MSI-High，DNAミスマッチリペア；dMMR，または腫瘍遺伝子変異量高スコア；TMB-High）では，LP療法ではなく，ペムブロリズマブの単剤投与が選択肢となる．ただし，LP療法およびペムブロリズマブ単独投与では，免疫関連有害事象（irAE）を含めさまざまな有害事象が発現する可能性があり，臨床試験でも投与中止例が多くみられている．そのため，投与対象を適切に選択するだけでなく，実施中の全身フォローアップも重要である．一方，白金製剤を含むレジメンを使用していた場合においても，免疫チェックポイント阻害薬の除外基準に当てはまる場合には，AP療法，TC療法の再投与が行われることがある．その際には，ドキソルビシンの総投与量に注意が必要である．

　切除不能および再発の子宮体がんにおいて，現在は，TC療法にペムブロリズマブもしくはほかの免疫チェックポイント阻害薬を加えたレジメンの効果が確認され

16 子宮体がん

表 10-16-2　AP 療法

薬剤名	用法・用量	Day 1	〜	21
ドキソルビシン（ADM）	60 mg/m² 点滴静注 30 分	●		
シスプラチン（CDDP）	50 mg/m² 点滴静注 1〜3 時間	●		

6 サイクル実施し，効果判定を行う．

つつあり，今後の標準療法となることが期待されている．

　また，進行・再発子宮体がんで，エストロゲン受容体・プロゲステロン受容体陽性の症例では，黄体ホルモン療法（内分泌療法）が推奨されている．高用量のプロゲステロン製剤の内服が基本となるが，黄体ホルモン療法に反応しない症例の 20% 程度がタモキシフェンに反応することが示されているため，無効例に対しては，タモキシフェンが用いられる．さらに，黄体ホルモン製剤とタモキシフェン内服の併用，アロマターゼ阻害薬や選択的 ER 調整薬も有用性が検討されているところである．

3. 子宮体がんの予後

　わが国において 2016 年に治療を開始した子宮体がん症例の 5 年生存率は，Ⅰ期が 94.1%，Ⅱ期が 88.8%，Ⅲ期が 71.2%，Ⅳ期が 24.5% である[3]．

引用文献
1) 日本婦人科腫瘍学会編：子宮体がん治療ガイドライン 2023 年版，金原出版，2023.
2) 日本産科婦人科学会婦人科腫瘍委員会：第 64 回治療年報，2023.〈https://fa.kyorin.co.jp/jsog/readPDF.php?file=75/12/075121528.pdf〉（2024 年 5 月 1 日閲覧）

17 卵巣がん

1. 卵巣の解剖生理

卵巣は子宮の両側に対をなして存在する器官であり，成人女性では拇指頭大のアーモンド状を呈している．卵胞発育，排卵といった生殖に必要な機能を備えており，卵巣から排卵された卵子は，卵管の先端にある卵管采から取り込まれる（図10-14-1，p.385）．また，内分泌の機能も備えており，エストロゲン，プロゲステロンを周期的に分泌する．

卵巣の断面図を図10-17-1に示す．卵巣表面をおおっている表層上皮が卵巣がんの好発部位である．卵巣内で，卵胞は原始卵胞から胞状卵胞を経て，成熟卵胞となり，排卵の準備を整える．

2. 卵巣がんの病態生理

卵巣がんは，卵巣に発生する腫瘍であり，病理組織学的に発生起源により，上皮性腫瘍，性索間質性腫瘍，胚細胞性腫瘍に大別される．それぞれの腫瘍は，治療と予後の観点から，良性，境界悪性，悪性に分けられる．卵巣の悪性腫瘍が卵巣がんであり，卵巣がんの約90％が上皮性である[1]．上皮性卵巣がんは，さらに組織学的に漿液性がん，類内膜がん，明細胞がん，粘液性がんなどに分類される．一方，卵巣がんの約5％が胚細胞性であり，20歳前後の若年者に好発する．

3. 卵巣がんの疫学

わが国における卵巣がんの罹患数は13,388人（2019年）であり，25年間で倍増している．また，死亡数は4,876人（2020年）であり，近年は一定数で移行している．罹患率は10代後半から増加し，50代前半をピークとする[2]．子宮内膜症，多

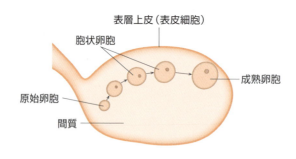

図10-17-1　卵巣断面図

囊胞性卵巣症候群，骨盤内炎症性疾患は，卵巣がんの発症に関わっていることが知られている．また，*BRCA1* もしくは *BRCA2* の2種類の遺伝子のいずれかに変異を有する症例では，乳がんおよび卵巣がんの発症リスクが高まることが知られている．これらの遺伝子変異を有する場合を遺伝性乳がん・卵巣がん症候群（hereditary breast and/or ovarian cancer syndrome；HBOC）と呼び，家系内に乳がんおよび卵巣がんの集積がみられる．

4. 卵巣がんの症状

　卵巣がんは，腫瘍が小さい場合は一般的に無症状であり，月経も変化がない場合が多い．がんの増大に伴い，体形の変化，下腹部のしこり，食欲減退などがみられるようになる．さらに卵巣がんが進行すると，腹部膨満感，下腹部痛，膀胱・直腸への影響による排尿・排便障害，腹水の貯留が生じることがある．

5. 卵巣がんの検査・診断

　卵巣がんのスクリーニングとして，症状のない女性に対する方法は確立していない．一方，自覚症状がある場合，卵巣がんが疑われる場合，リスク因子がある場合は，内診，経腟超音波，経腹超音波が行われ，卵巣の状態が観察される．病巣の広がりの評価には，CT，MRI などが併用される．ただし，卵巣がんと良性腫瘍との識別が困難であるため，確定診断（悪性度，組織型，進行期）は，手術所見および手術などによって得られた検体の組織診によって行われる．腫瘍マーカーは，上皮性卵巣がんでは CA125 が用いられることが多いが，月経や腹膜の非がん性疾患でも上昇する可能性があるため，偽陽性に注意が必要である．

6. 卵巣がんの治療方針

　卵巣がん治療の主体は手術療法であり，全身状態により手術施行が困難な場合以外は，手術療法が行われる（**図10-17-2**）[3]．上述したように，その後進行期の確定診断が行われ，手術後の治療方針が決定される．卵巣がんの手術進行期分類は次のとおりである．

　Ⅰ期は，がんが卵巣あるいは卵管にとどまっているもので，がんの状態により，ⅠA，ⅠB，ⅠC（さらにⅠC は1，2，3期にわかれる）期に分類される．Ⅱ期は，がんが片側または両側の卵巣あるいは卵管にあり，さらに骨盤内の臓器に広がっているもので，がんの進展／転移状況により，ⅡA，ⅡB 期に分類される．Ⅲ期は，骨盤外の腹膜播種または後腹膜リンパ節転移が，細胞学的あるいは組織学的に確認されたものである．腹膜播種，転移巣の最大径により，ⅢA〔さらにⅢA は1（i），1（ii），2期にわかれる〕，ⅡB，ⅢC 期に分類される．Ⅳ期は，腹膜播種を除く遠隔転移を認めるもので，胸水中にのみ悪性細胞を認める場合をⅣA 期，それ以外の遠隔転移を認めた場合をⅣB 期とする[3]．

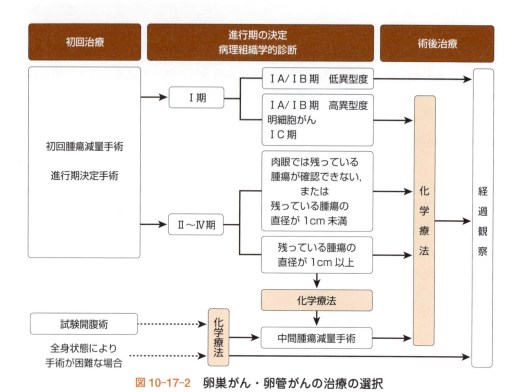

図 10-17-2　卵巣がん・卵管がんの治療の選択

（文献3を参考に筆者作成）

　一般に卵巣がんは化学療法が奏効することから，早期の卵巣がんを除き，手術後の化学療法（術後化学療法）が行われる．手術療法および化学療法の選択は，組織型，進行期などの予後規定因子に加え，挙児希望などの患者背景も考慮する必要がある．また，再発卵巣がんでは，化学療法が標準治療となる．

7. 卵巣がんの標準治療

　図10-17-2に示すように卵巣がんに対する治療の基本は手術療法であり，状況に応じてさまざまな術式が適用される．手術療法は，治療だけでなく確定診断および進行期の決定も目的とするため，進行期決定開腹手術と称されることもある．手術後に確定診断がなされた際に，低リスクと判断された場合には，その後経過観察となるが，大部分の症例では術後化学療法（初回化学療法）が施行される．手術後の初回化学療法によって完全寛解が得られた症例では，その後の長期生存を目的として，追加で化学療法が行われる（維持化学療法）ことがある．また，再発時や初回化学療法に抵抗性を示した症例に対して，二次化学療法が行われる．

　一方，広汎な腹膜内播種や遠隔転移病巣を伴うためにがん組織の完全摘出が不可能と判断される症例，全身状態や合併症により手術療法が困難と判断される症例では，術前化学療法を施行した後に，画像検査を実施し手術療法の適用を検討することがある．

17 卵巣がん

表 10-17-1　TC ＋ベバシズマブ療法

薬剤名	用法・用量	Day 1	～	Day 21
パクリタキセル（PTX）	175 mg/m^2 点滴静注 3 時間	●		
カルボプラチン（CBDCA）	AUC 5～6 点滴静注 1 時間	●		
ベバシズマブ（BEV）	15 mg/kg 点滴静注 1 時間 30 分*	●		

＊：ベバシズマブ投与 2 回目以降，問題がない場合は，60 分，30 分と短縮可．Ⅲ，Ⅳ期では，本レジメンが推奨される．
　　6 サイクル実施し，その後はベバシズマブ単独療法を 3 週間ごとに行う．

a 初回化学療法

　パクリタキセルとカルボプラチンの併用（TC 療法）を基本としたレジメンが推奨されている（表 10-17-1）．また，末梢神経障害の合併症が危惧される症例，アルコール不耐症例ではパクリタキセルが使用できないため，ドセタキセル＋カルボプラチン（DC 療法）が代用される．アレルギーなどによりタキサン系薬剤が使用できない場合には，リポソーム化ドキソルビシン＋カルボプラチン（PLD-C 療法）が推奨されている．

b 維持化学療法

　TC 療法などにより完全寛解が得られた後に行われるものであるが，TC 療法など細胞障害性抗がん薬を用いたレジメンの有用性は示されていない．そのため，Ⅲ・Ⅳ期症例において，TC ＋ベバシズマブ療法により完全寛解が得られた場合，ベバシズマブによる維持療法が推奨されている．また，*BRCA1/2* 変異を有するⅢ・Ⅳ期症例においては，PARP 阻害薬であるオラパリブ，ニラパリブなどによる維持療法が選択される．近年，PARP 阻害薬の有効性が多数報告されており，*BRCA1/2* 変異を有さない症例に対する有効性も認められつつあるため，選択肢が広がる可能性が高い．

c 二次化学療法

　状況に応じてレジメンの選択が行われる．TC 療法施行中および終了から1ヵ月以内にがんが増悪する場合は白金製剤不応性に分類され，根治が困難である．白金製剤不応性に対しては，これまでの化学療法と交差耐性のない単剤での化学療法が勧められており，リポソーム化ドキソルビシン，トポテカンなどが選択肢として挙げられ，これらの薬剤とベバシズマブの併用も考慮される[4]．一方，前回の化学療法終了時から再発までの期間が6ヵ月以上である場合は，白金製剤感受性と判断し，上記 TC 療法，DC 療法，PLD-C 療法などプラチナ製剤を含むレジメンが選択される．また，増悪例において，標準治療が困難である場合には，ペムブロリズマブ投与の適応を調べるために MSI 検査を行うこともある．

d 術前化学療法

　初回化学療法に準じたレジメンの選択が行われる．

397

8. 卵巣がんの予後

　わが国における 2016 年に治療を開始した卵巣がんの 5 年生存率は，Ⅰ期が 91.4％，Ⅱ期が 77.5％，Ⅲ期が 54.1％，Ⅳ期が 36.3％である[5]．本データには卵管悪性腫瘍，腹膜悪性腫瘍の治療成績も含まれるが，卵巣がん症例が大多数であるため，影響はほとんどないと考える．

引用文献

1) 日本産科婦人科学会 婦人科腫瘍委員会：2021 年患者年報, 2023.〈https://fa.kyorin.co.jp/jsog/readPDF.php?file=75/12/075121643.pdf〉（2024 年 5 月 17 日閲覧）
2) 国立研究開発法人国立がん研究センター：がん種別統計情報.〈https://ganjoho.jp/reg_stat/statistics/stat/cancer/index.html〉（2024 年 5 月 17 日閲覧）
3) 日本婦人科腫瘍学会編：卵巣がん・卵管癌・腹膜癌治療ガイドライン 2020 年版. 金原出版, 2020.
4) NCCN ガイドライン 2019 年版.
5) 日本産科婦人科学会婦人科腫瘍委員会：第 64 回治療年報, 2023.〈https://fa.kyorin.co.jp/jsog/readPDF.php?file=75/12/075121528.pdf〉（2024 年 5 月 1 日閲覧）

18 泌尿器がん総論

1. 腎・泌尿器系の解剖生理

　泌尿器系は，1対の腎臓，尿管および膀胱と尿道から構成されている（**図 10-18-1**）．腎臓は後腹膜臓器で，外側に腎皮質，内側に腎髄質がある．腎皮質と腎髄質を併せて腎実質と呼び，腎実質内の腎小体および尿細管がネフロンを形成し，尿を生成している．この尿細管の上皮細胞が，腎細胞がんの好発部位である．さらに，腎臓には内分泌機能もあり，エリスロポエチン，レニンの分泌，また活性型ビタミンの生成にも関与している．

　ネフロンで生成された尿は，腎杯に集まり腎盂を経由して，尿管，膀胱へと流れていく．膀胱は骨盤内臓器であり，蓄尿機能と排尿機能を有している．膀胱で蓄尿された尿は，尿道を介して排尿される．腎盂，尿管および膀胱の内側は，尿路上皮という粘膜でおおわれている．腎盂・尿管がんおよび膀胱がんの好発部位は，この尿路上皮である．

　前立腺は，男性のみにある臓器であり，膀胱の下部，尿道の周囲を囲むように存在する．精液の一部に含まれる前立腺液を生成しているため，前立腺は生殖器に分

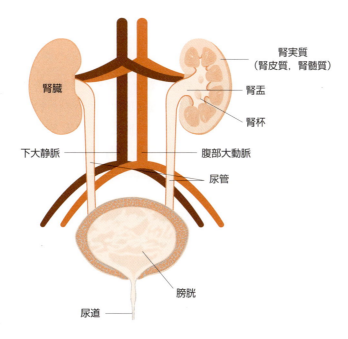

図 10-18-1　腎・尿路系

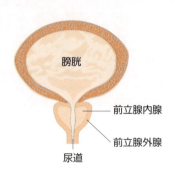

図 10-18-2　膀胱と前立腺

類されることが多い．一方，前立腺がんは泌尿器科領域の疾患であるため，本項では前立腺がんを泌尿器がんとして取り扱うこととする．正常の前立腺は，移行領域と中心領域からなる内腺部（前立腺内腺）と辺縁領域からなる外腺部（前立腺外腺）からなる（図 10-18-2）．前立腺がんの好発部位は，前立腺外腺である．

2. 泌尿器がんの種類と病態生理

泌尿器がんは，腎細胞がん，腎盂がん，尿管がん，膀胱がん，前立腺がんが多数を占める．また，腎臓に発生するがんの90％程度が腎細胞がんであるため，一般的に腎がんという場合は腎細胞がんのことを示す．腎盂がんと尿管がんは性質および治療法が近いため，これらのがんを含めて尿路がんと扱う．さらに，腎臓に発生するがんに尿管がんを含めて（腎細胞がんと尿路がんと同義），腎・尿路がんと扱うことが多い．発生源の細胞の特徴，特性に応じて，治療法，診断方法が異なる．

3. 泌尿器がんの疫学

わが国における腎・尿路がんの罹患数は 30,458 人（2019 年）であり，男女比が 2:1 である．罹患数は 20 年間で 3 倍程度に増加している．また，死亡数は 9,712 人（2020 年）であり，徐々に増加している．罹患率は男女ともに 50 代後半から増加し，その後年齢に比例して増加する[1]．腎・尿路がんのリスク因子として，肥満，喫煙，化学物質への職業性曝露，Von Hippel-Lindau 病や Birt-Hogg-Dube 症候群などの遺伝子異常が挙げられる．

わが国における膀胱がんの罹患数は 23,383 人（2019 年）であり，男女比が 3:1 である．罹患数は 20 年間で 2 倍程度に増加している．また，死亡数は 9,168 人（2020 年）であり，徐々に増加している．罹患率は男女ともに 50 代前半から増加し，その後年齢に比例して増加する[1]．膀胱がんのリスク因子として，最も重要なのは喫煙であり，男女ともに影響が大きいことが知られている．その他，化学物質への職業性曝露，膀胱内の反復性炎症，シクロホスファミドの投与，ヒ素の曝露，放射線治療が挙げられる．

18 泌尿器がん総論

わが国における前立腺がんの罹患数は 94,748 人（2019 年）であり，ほかの泌尿器がんに比べて罹患数が多い．罹患数は 20 年間で 3 倍程度に増加している．また，死亡数は 12,759 人（2020 年）であり，徐々に増加している．罹患率は 50 代前半から増加し，70 代後半をピークとする[1]．前立腺がんのリスク因子として，前立腺がんの家族歴，肥満，喫煙が挙げられる．

4. 泌尿器がんの症状

腎細胞がんは，早期は無症状であり，初発症状として，腎部の疼痛，血尿（無症候性肉眼的血尿）などの局所症状が現れる．進行すると，内分泌機能が低下するため，貧血，体重減少，発熱などの全身症状がみられる．一方，まれにがん細胞がエリスロポエチンを産生することがあり（エリスロポエチン産生腫瘍），その場合は多血症（赤血球増多症）を示す．

膀胱がんは，早期は無症状である．初発症状として，血尿（無症候性肉眼的血尿）が発現するが，膀胱炎との鑑別が困難である．排尿時痛を示す症例もあるが，抗菌薬が奏効しない点が膀胱炎と異なる．進行すると，膀胱がんにより尿管などの閉塞が起こるため，排尿障害，背部痛を生じるようになる．

前立腺がんも早期は無症状のことが多い．進行すると排尿障害が出現するが，前立腺肥大症と症状が類似しているため，その鑑別は困難である．骨転移を起こした症例では，背部痛などの疼痛がみられるようになる．

5. 泌尿器がんの検査・診断

腎がん，尿路がん，膀胱がんのスクリーニングとして，健康診断などで行われる検尿が有用である．そこで尿潜血（顕微鏡的血尿）もしくは血尿（肉眼的血尿）を指摘され，かつ尿路感染症徴候がない場合は，腎がん，尿路がん，膀胱がんの精査が必要となる．再度の検尿，腹部超音波を行い，腎臓の異常が確認された場合は腎がんを疑い，続いて造影剤を使用した腹部 CT が施行される．必要に応じて胸部CT，MRI，PET，骨シンチグラフィ，生検も行われる．生検による病理診断の結果により，確定診断に至る．なお，現時点では，腎がんの診断，効果判定に用いられる腫瘍マーカーはない．

一方，腹部超音波などの結果で，腎臓に異常所見がなく，尿路系の異常が疑われる場合は，尿細胞診，膀胱鏡が施行される．がん組織が見つかれば，がんの病巣の広がりを確認するために，CT，MRI などが用いられる．膀胱がんの確定診断は，がん組織の摘出（治療）を兼ねた経尿道的膀胱腫瘍切除術を施行し，その際に得られた組織の病理診断により行われる．膀胱がんの腫瘍マーカーとしては，尿中NMP22，尿中サイトケラチン 8・サイトケラチン 18（CK8-18），尿中 BTA が，有用性が高いとされている．

前立腺がんのスクリーニングとして，健康診断などで行われる血液検査での PSA

401

測定が有用である．4 ng/mL が目安として用いられるが，年齢によってはこれより低い値でも前立腺がんを疑うことがある．前立腺がんのほか，前立腺肥大症，前立腺の炎症でも PSA が上昇するため，鑑別目的で直腸診を行う．続いて，経直腸的超音波検査が行われ，その後は必要に応じて CT や MRI が行われる．これらの結果で，前立腺がんの疑いが高ければ，前立腺生検を実施し，得られた組織の病理診断を行う．確定診断には，病理組織学的所見が必須である．

引用文献

1) 国立研究開発法人国立がん研究センター：がん種別統計情報.〈https://ganjoho.jp/reg_stat/statistics/stat/cancer/index.html〉（2024 年 5 月 17 日閲覧）

19 腎がん

1. 腎がんの治療方針

　腎がん（腎細胞がん）の病期は，**表 10-19-1** のように原発腫瘍の大きさや転移の有無を用いて分類される．病期が I 期から III 期の場合，基本的には手術療法が選択される．がんのサイズが小さく，手術を希望しない症例，合併症を有する症例などには，アブレーション療法（凍結療法，ラジオ波焼灼術）が検討される．また，III期の場合には，術前および術後の化学療法として，分子標的薬が用いられることもある．

　一方，IV期および再発例では，分子標的薬，免疫チェックポイント阻害薬による治療が主体となる．また，状態によっては，原発巣摘除（cytoreductive nephrectomy）が施行されることがある．薬物の選択には，組織型とリスク分類が重要となる．腎がんは，最も多い淡明細胞型腎細胞がん（70〜80％）のほか，10種類以上の組織型に分類されるが，薬物の選択では，淡明細胞型と非淡明細胞型の2種類で扱われる．この組織型分類は，病理学的に判定される．また，リスク分類は，初診時から治療開始まで1年未満，貧血，補正カルシウム値上昇などの予後予測因子を用いて判定される．

2. 腎がんの標準治療

　腎がんのIV期および再発例では，根治切除不能例が多いため，化学療法，免疫療法として，薬物による治療が基本となる．症状，原発巣，転移の進展度によっては，手術療法が選択されることもある．化学療法としては，白金製剤など細胞傷害性が強い抗がん薬は使用されず，分子標的薬，免疫チェックポイント阻害薬およびそれ

表 10-19-1　**腎細胞がんの TNM 分類（病期分類）**

転移	腫瘍	T1	T2	T3	T4
M0	N0	I 期	II 期	III 期	IV期
	N1	III 期			
M1		IV期			

T カテゴリー：原発腫瘍の大きさ，浸潤．T1：最大径が 7.0 cm 以下で，腎に限局する腫瘍．T2：最大径が 7.0 cm をこえ，腎に限局する腫瘍．T3：腫瘍は主動脈内に進展，または副腎に浸潤．または腎周囲脂肪組織に浸潤するが，ゲロタ筋膜をこえない．T4：腫瘍はゲロタ筋膜をこえて浸潤する．
N カテゴリー：領域リンパ節への転移の有無．N0：領域リンパ節転移なし．N1：領域リンパ節転移あり．
M カテゴリー：遠隔転移の有無．M0：遠隔転移なし．M1：遠隔転移あり．
ゲロタ筋膜：腎臓を覆っている一番外側の膜　　　　　　　　　　　　　　（文献 1 を参考に筆者作成）

10章 臓器別がん薬物療法と腫瘍随伴症状

表10-19-2　ペムブロリズマブ+アキシチニブ

薬剤名	用法・用量	Day 1	～	21
ペムブロリズマブ（PEM）	200 mg/body 点滴静注30分	●		
アキシチニブ（Axi）	10 mg/日 1日2回内服	●	→	

最長35サイクル行う.

らの組み合わせが一次化学療法となる. 淡明細胞型腎がんに対する一次化学療法の代表レジメンを**表10-19-2**に示す[2]. 薬物の選択には, 腎がんの組織型およびリスク分類が考慮される. また, 遠隔転移があり, 全身状態が非常に良好で, 臓器機能が正常な患者では, 免疫力の向上を目的として（免疫療法）, サイトカイン製剤の使用が検討される. 現在は, 高用量IL-2が推奨されており, 遺伝子組換え型IL-2製剤のテセロイキンが使用されている. 二次化学療法としては, 一次化学療法と異なるレジメンから選択するが, その際には, 全身状態, 一次化学療法での有害事象の有無を考慮する. 二次化学療法では, 分子標的薬としてマルチキナーゼ阻害薬であるパゾパニブ, スニチニブ, カボサンチニブ, レンバチニブが選択肢として挙げられる.

　一方, 非淡明細胞型腎がんに対しては, 効果が期待できる化学療法が少なく, 臨床研究でのエビデンスの蓄積が期待される. 現在用いられている代表的なレジメンは, スニチニブ, カボザンチニブ, レンバチニブ+エベロリムスであり, 分子標的薬が主である. また, 状況に応じてテムシロリムスが用いられることがある.

　なお, 腎細胞がん以外の腎盂がん（尿路上皮がん）では, 細胞障害性抗がん薬を含むレジメンでの部分奏効が認められている.

3. 腎がんの予後

　わが国において2015年に治療を開始した腎がん症例の5年生存率は, Ⅰ期が87.5％, Ⅱ期が82.3％, Ⅲ期が70.5％, Ⅳ期が17.0％である[2]. 手術療法などにより, 原発巣が摘出できた場合は, 高い生存率が得られている. 早期発見により根治が可能であるため, 健康診断などでのスクリーニングが重要である.

引用文献

1) 日本泌尿器科学会ほか編：引く嘔気か・病理・放射線科　腎癌取扱い規約第5版. メディカルレビュー社, 2020.

2) National Comprehensive Cancer Network®: NCCN Guidelines Version 1.2021腎癌.〈https://www2.tri-kobe.org/nccn/guideline/urological/japanese/kidney.pdf〉（2024年12月5日閲覧）

3) 国立がん研究センター：がん情報サービス「院内がん登録生存率集計」.〈https://hbcr-survival.ganjoho.jp〉（2024年12月5日閲覧）

20 前立腺がん

1. 前立腺がんの治療方針

　前立腺がんの治療方針は，がん組織の病理学的病期・予後分類（リスク分類），がんの進展状況，患者の期待余命，患者の全身状態，挙児希望などを考慮して選択される．前立腺がんの治療の流れを図10-20-1に示す．

　前立腺がんの場合は，根治的治療のほかに，監視療法，focal therapyという2つの概念が加わることが特徴的である．根治的治療としては，手術療法，放射線療法，ホルモン療法，化学療法があり，ほかのがん種と同様にがんの根治を目指す．ただし，低リスク，中間リスクの場合，前立腺がんは進行しない場合もあるため，根治治療が不必要である可能性もある．そこで選択されるのが監視療法，focal therapyである．監視療法は，根治的治療の適応となりうる早期前立腺がん患者に対し，定期的な検査を行うことにより，がんの進行が懸念される場合にのみ根治的治療を選択するという治療戦略のことである．基本的には，臨床的な必要がない限り，6ヵ月以上の間隔でPSA検査，12ヵ月以上の間隔で直腸診，前立腺再生検を行うことでモニタリングを行う．そして進行を示唆する所見が得られた場合に，根治的治療を開始するという流れである．監視療法を選択することにより，不必要である根治治療を回避できるというメリットがある．

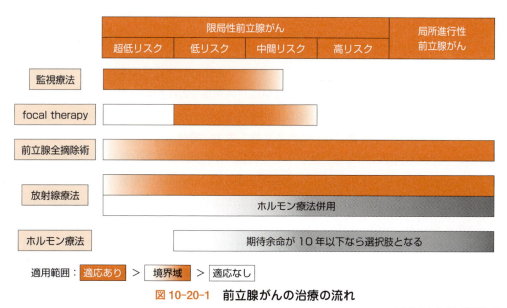

図10-20-1　前立腺がんの治療の流れ

（文献1を参考に筆者作成）

10章 臓器別がん薬物療法と腫瘍随伴症状

　また，focal therapy は，根治的治療と監視療法の中間に位置する治療概念であり，患者の予後に影響すると考えられるがん病巣を治療する一方，正常組織を可能な限り温存し，がん治療と患者の生理機能温存（QOL の維持）を両立することを目的とする．がん細胞が前立腺内にとどまっている限局性前立腺がん症例に対して選択される．

　根治療法の中心は手術療法および放射線療法であり，限局性がんおよび局所進行性がんのいずれでも選択可能である．それぞれにさまざまな手法があり，病状によってそれぞれを，また次に示す内分泌療法と組み合わせることもある．

　がんが前立腺被膜を越えている場合，周辺臓器に浸潤している場合，リンパ節転移・遠隔転移がある場合にはホルモン療法が考慮される．前立腺がんは，男性ホルモン（アンドロゲン）が刺激となり，がんの分化・増殖が起こる．そこで男性ホルモンの分泌および刺激を抑制すると，がん細胞の増殖を防ぐことができる．遠隔転移病巣であっても前立腺由来の細胞であれば，同様の増殖抑制効果が期待できる．この目的で行われるのが内分泌療法であり，黄体化ホルモン放出ホルモン（LH-RH）関連薬物，抗アンドロゲン薬による化学療法と両側精巣摘除術の2つに分別される．初回治療だけでなく，手術療法，放射線療法後に再発した場合もホルモン療法が考慮される．多くの前立腺がんがこのホルモン療法に反応するが，徐々に抵抗性を示すようになる．血清テストステロン値が去勢レベルの低値（50 ng/dL 未満）であっても，進行がみられる前立腺がんのことを去勢抵抗性前立腺がんと呼ぶ．

　リンパ節転移もしくは遠隔転移を有する症例への全身療法として，また去勢抵抗性前立腺がんに対して，細胞障害性抗がん薬による化学療法が施行される．この場合は別のレジメンによる二次ホルモン療法を継続しつつ，遠隔転移がみられる場合には化学療法を行う．

2. 前立腺がんの標準治療

　前立腺がんの治療において，ホルモン療法の有用性は非常に高い．前立腺外への浸潤が疑われる場合，もしくは中間リスク以上の症例には根治療法に追加されることが多い．また，遠隔転移および浸潤が確認できた場合には初期治療として行われる．ホルモン療法に用いられる薬物を**表 10-20-1** に示す．

　わが国ではホルモン療法として，LH-RH アゴニストと抗アンドロゲン薬のいずれかを併用する CAB（combined androgen blockade）療法が用いられているが，世界的には転移性前立腺がんの標準治療はドセタキセルまたはアンドロゲン受容体阻害薬となっているため，今後の動向に注意が必要である．なお，LH-RH アゴニストは皮下注射製剤であるが，患者負担を軽減するために 24 週間効果が持続する（24 週に 1 回投与）製剤が使用されている．

　化学療法では，ドセタキセルを含むレジメンが基本となる．前立腺がんに対する化学療法レジメンを**表 10-20-2** に示す．カバジタキセルはドセタキセルよりも末梢

表 10-20-1　前立腺がんのホルモン療法に用いられる薬物

分　類	薬　物
LH-RH アゴニスト	リュープロレリン，ゴセレリン
LH-RH アンタゴニスト	デガレリクス
エストロゲン薬	エチニルエストラジオール
抗アンドロゲン薬（ステロイド系）	クロルマジノン酢酸エステル
抗アンドロゲン薬（非ステロイド系）	フルタミド，ビカルタミド
抗アンドロゲン薬（受容体阻害薬）	エンザルタミド，アパルタミド，ダロルタミド
抗アンドロゲン薬（CYP17 阻害薬）	アビラテロン酢酸エステル

表 10-20-2　ドセタキセル＋プレドニゾロン併用療法

薬剤名	用法・用量	Day 1	〜	21
ドセタキセル（DTX）	60〜75 mg/m² 点滴静注 1 時間	●		
プレドニゾロン（PSL）	10 mg/ 日 1 日 2 回内服（朝昼）	●	→	

2〜4 サイクル実施し，効果判定を行う．

神経障害の発生率が低いことが示されているため，末梢神経障害の既往のある患者，ドセタキセルに対して忍容性がない患者では，カバジタキセルの使用が考慮される．また，ドセタキセルにエストラムスチンを追加する療法が一時期使用されたが，有効性について明確なエビデンスが得られず，また有害事象が増加することが示されており，現在は使用が推奨されていない．

　初期治療としてホルモン療法（一次ホルモン療法）を実施した後に，効果判定を行い，その後の治療方針を決定する．効果がみられた場合を去勢感受性と，効果が得られず進行した場合を去勢抵抗性と判定し，その後の治療方針が異なる．去勢感受性では，基本的にホルモン療法が継続され，転移の有無に応じてほかの薬剤が追加される．

　転移性去勢抵抗性前立腺がんでは，ゲノム診断に基づく個別化治療が行われることがある．*BRCA1/2* バリアントを認める場合には，オラパリブの有効性が期待される．また，高頻度マイクロサテライト不安定性（MSI-High）が確認された場合は，ペムブロリズマブによる治療が推奨される．さらに，有症状の骨転移をきたしているが内臓転移は認められない去勢抵抗性前立腺がん症例では，ラジウム 223 による放射性薬剤療法が有効である．ただし，ラジウム 223 とアビラテロンもしくはエンザルタミドとの併用は，骨折リスクを上昇させるデメリットがあるため，推奨されていない．

3. 前立腺がんの予後

　わが国において 2015 年に治療を開始した前立腺がん症例の 5 年生存率は，Ⅰ期が 89.5％，Ⅱ期が 91.2％，Ⅲ期が 87.1％，Ⅳ期が 51.2％である[2]．すべてのがんの中で生存率が最も高く，Ⅳ期でも 50％を超える．

引用文献

1) 日本泌尿器科学会編：前立腺癌診療ガイドライン 2023 年版．メディカルレビュー社，2023.
2) 国立がん研究センター：がん情報サービス「院内がん登録生存率集計」．〈https://hbcr-survival.ganjoho.jp〉（2024 年 12 月 5 日閲覧）

21 膀胱がん

1. 膀胱がんの治療方針

　　膀胱がんの治療方針は，病期分類およびリスク分類によって検討される．原発腫瘍の大きさおよび浸潤の有無の判定は，経尿道的膀胱腫瘍切除術（transurethral resection of bladder tumor；TURBT）後の病理診断が必要である．そのため，膀胱がんが疑われた場合は，基本的に膀胱の温存が期待できる TURBT が施行される．画像所見などにより，がんの進行および転移がみられる場合には，膀胱全摘術が検討される．

　　膀胱がんの病期は，**表 10-21-1** のように原発腫瘍の大きさや転移の有無を用いて分類される．0 期および I 期の筋層非浸潤性がん（Tis, Ta, T1）と II 期以降の筋層浸潤性がん（T2〜 T4b）で，治療方針が大きく異なる．

　　筋層非浸潤性がんでは，TURBT による初期治療を受け，さらに得られた病理組織診断をもとに術後治療が考慮される．その流れを**図 10-21-1** に示す．術後治療として，細胞障害性抗がん薬もしくは bacillus Calmette-Guérin（BCG；弱毒ウシ型結核菌：日本株）の膀胱内注入療法が選択される．超高リスクの場合は，即時の膀胱全摘術が考慮される．筋層非浸潤性膀胱がんの臨床的特徴は，TURBT による治療後も高率かつ頻回に膀胱内再発がみられることであり，このことが予後不良につながっている．

表 10-21-1　膀胱がんの TNM 分類（病期分類）

転移	腫瘍	Ta/Tis	T1	T2	T3	T4a	T4b
M0	N0	0 期	I 期	II 期	III A 期		IV A 期
	N1	III A 期					
	N2	III B 期					
	N3						
M1a		IV A 期					
M1b		IV B 期					

T カテゴリー：原発腫瘍の大きさ，浸潤．Ta：乳頭状非浸潤がん．Tis：上皮内がん．T1：上皮下結合組織に浸潤．T2：浅筋層もしくは深筋層に浸潤．T3：膀胱周囲脂肪組織もしくは腎実質に浸潤．T4a：前立腺間質，精嚢，子宮または膣に浸潤．T4b：骨盤壁または腹壁に浸潤．
N カテゴリー：領域リンパ節への転移の有無．N0：領域リンパ節転移なし．N1：小骨盤内の単発性リンパ節転移あり．N2：小骨盤内の多発性リンパ節転移あり．N3：総腸骨リンパ節転移あり．
M カテゴリー：遠隔転移の有無．M0：遠隔転移なし．M1a：総腸骨リンパ節をこえるリンパ節転移あり．M1b：リンパ節転移以外の遠隔転移あり．

（文献 1 を参考に筆者作成）

10章 臓器別がん薬物療法と腫瘍随伴症状

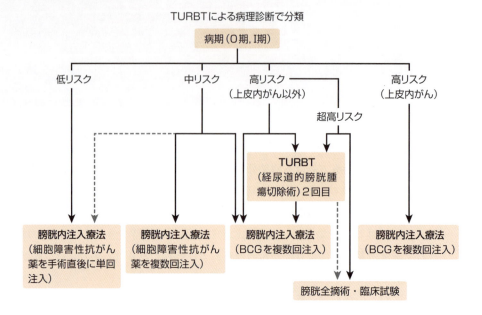

図10-21-1 膀胱がんの治療の流れ（0，Ⅰ期）

（文献2を参考に筆者作成）

　Ⅱ期，Ⅲ期の筋層浸潤性膀胱がんでは，膀胱全摘術が治療の基本となる．その際には，周術期化学療法（術前もしくは術後）として，シスプラチンをベースとしたレジメンの施行が生存期間延長効果を有することが報告されている．また，膀胱全摘術では，術後のQOL低下が問題となるため，膀胱温存療法を検討する症例も多い．その場合は，TURBT，化学療法，放射線療法を組み合わせて実施することが一般的である．

　Ⅳ期，つまり転移例，切除不能例では，一次療法として化学療法が実施される．シスプラチンを含むレジメンが選択され，一次療法が有効であった症例には膀胱全摘除術，転移巣切除を考慮することが推奨される．一次療法が無効もしくは治療後に再発した場合には，免疫チェックポイント阻害薬を用いた二次療法が行われる[2]．

2. 膀胱がんの標準治療

　筋層非浸潤性がんでは，TURBT後にBCGもしくはマイトマイシンC，ドキソルビシンなどの膀胱内注入療法が施行される．これらの膀胱内注入療法は，膀胱がんに特化した治療法であり，薬物は尿道からカテーテルを用いて注入される．BCG膀胱内注入は，大量のBCG生菌を膀胱内に注入することで，膀胱内の免疫が活性化されることが報告されている．BCG日本株80 mgを週1回，6〜8週間投与する．また，抗がん薬を膀胱内に注入するメリットは，血中に移行しにくいため全身性の有害事象が起こりにくい点，がん発生リスクの高い膀胱粘膜に高濃度で曝露できる

表 10-21-2　dose-dence M-VAC 療法

薬剤名	用法・用量	Day 1	2	～	14
メソトレキサート（MTX）	30 mg/m^2 点滴静注 15～30 分	●			
ビンブラスチン（VBL）	3 mg/m^2 点滴静注 30 分		●		
ドキソルビシン（ADM）	30 mg/m^2 点滴静注 30 分		●		
シスプラチン（CDDP）	70 mg/m^2 点滴静注 2 時間		●		

術前もしくは術後に 3～4 サイクル行う.

点である. 有効性は BCG が高いが, 安全性は抗がん薬の方が高いことが報告されているため, 状況およびリスクを考慮していずれかの療法が選択される.

　膀胱がんの II 期および III 期では, 周術期化学療法として, 化学療法が施行される. また, IV 期では一次治療として化学療法が施行される. シスプラチンを含むレジメンが主流であり, 代表的なレジメンは, dose-dence M-VAC 療法 (**表 10-21-2**) および GC 療法である. dose-dence M-VAC 療法の方が良好な治療成績が得られているが, GC 療法の方が有害事象が比較的軽微であることから, 患者状況に応じて選択される.

　また, 腎機能低下がみられる場合にはシスプラチンが使用できないため, パクリタキセルおよびドセタキセルが使用されることがある.

　二次治療としては, ペムブロリズマブが推奨されている. 免疫チェックポイント阻害薬が使用できない場合には, 一次治療で使用していないレジメンが用いられる. この際, 一次治療においてシスプラチン耐性が考えられる症例では, パクリタキセルおよびドセタキセルが選択肢の一つとなる.

3. 膀胱がんの予後

　わが国において 2015 年に治療を開始した膀胱がん症例の 5 年生存率は, I 期が 70.8%, II 期が 47.1%, III 期が 34.2%, IV 期が 16.7% であり[3], ほかの泌尿器がんと比べて, 予後が不良である.

引用文献
1) 日本泌尿器科学会ほか編：腎盂・尿管・膀胱癌取扱い規約第 2 版. 医学図書出版, 2021.
2) National Comprehensive Cancer Network®: NCCN Guidelines Version 4.2019 膀胱癌. 〈https://www2.tri-kobe.org/nccn/guideline/urological/japanese/bladder.pdf〉(2024 年 12 月 5 日閲覧)
3) 国立がん研究センター: がん情報サービス「院内がん登録生存率集計」. 〈https://hbcr-survival.ganjoho.jp〉(2024 年 12 月 5 日閲覧)

22 造血器がん総論

1. 血液・造血器系の解剖と生理

1）造血器

　血液細胞はおもに骨髄で産生され，成人では胸骨や腸骨で盛んにつくられるが，脊椎でも産生される．血液細胞を血球と呼ぶが，それは赤血球，白血球，血小板に分けられる．図10-22-1に示すように骨髄には造血幹細胞が存在し，すべての血球のもととなる．造血幹細胞は，多能性前駆細胞に分化し，そこから大きくリンパ系前駆細胞と骨髄系前駆細胞に分かれる．リンパ系前駆細胞からは，NK細胞，T細胞，B細胞などのリンパ球が分化していき，B細胞はさらに形質細胞に分化する．一方，骨髄系前駆細胞からはリンパ系以外の血球のすべて，すなわち血小板や赤血球が作られ，単球，好中球，好酸球，好塩基球などに分化していく．

　正常の状態では骨髄にはバリアがあり，最終の成熟段階に分化した細胞のみが末梢血に出ていく．中間分化段階の細胞の末梢血への出現は病的状態と考えられる．

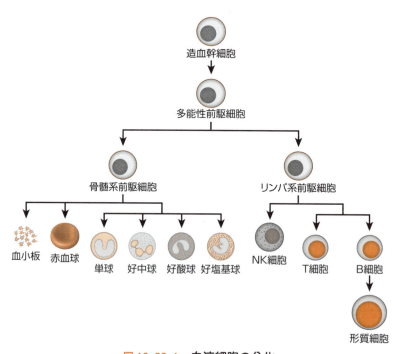

図10-22-1　血液細胞の分化

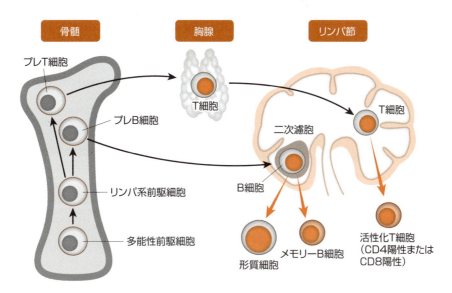

図 10-22-2　リンパ球の分化過程

2) 分化成熟の調節

　造血幹細胞の分化・成熟を制御しているのはそれぞれの系統に特異的なサイトカインである．すなわち，赤血球系ではエリスロポエチン，血小板系ではトロンボポエチン，好中球ではG-CSF（顆粒球コロニー刺激因子）が働く．リンパ球の分化は多能性前駆細胞にIL-7が作用することでリンパ系前駆細胞が誘導され，さらにIL-2の作用でT細胞に，IL-15の作用でNK細胞に，IL-4の作用でB細胞に，B細胞にIL-6が作用することで形質細胞に分化していく．

3) リンパ球の成熟・分化

　図10-22-2に示すようにリンパ系前駆細胞は，骨髄中でプレB細胞，プレT細胞のそれぞれのリンパ球にコミットされた段階に分化する．プレB細胞はリンパ節の二次濾胞の中で抗原刺激を受け，メモリーB細胞や形質細胞になり，一部は末梢血や骨髄内に移動しエフェクター細胞としての機能を果たす．プレT細胞は骨髄から胸腺に移動し，末梢型のT細胞（CD4陽性またはCD8陽性）となり，リンパ節を経て抗原特異性を獲得し，末梢で活性化されて制御性T細胞，細胞傷害性T細胞，抑制性T細胞などの機能を果たす．

2. 造血器がんの種類

　造血器がん（造血器腫瘍と呼ぶのが一般的である）とは，骨髄やリンパ組織において血液細胞ががん化して発症するものである．増殖の中心が骨髄である場合，がん細胞は骨髄のバリアを越えて末梢血や臓器に出ていく．末梢血中にがん細胞が一定の割合以上で存在する場合を白血病という．増殖の場がリンパ節などのリンパ組

10章 臓器別がん薬物療法と腫瘍随伴症状

表 10-22-1　血液細胞と好発する造血器腫瘍

細胞由来	おもな造血器がん
造血幹細胞	慢性骨髄性白血病，骨髄異形成症候群
多能性前駆細胞	急性白血病，骨髄増殖性疾患，骨髄異形成症候群
骨髄系前駆細胞	急性骨髄性白血病
リンパ系前駆細胞	急性リンパ性白血病，リンパ芽球性リンパ腫
成熟リンパ球	悪性リンパ腫，慢性リンパ性白血病（B 細胞）
形質細胞	多発性骨髄腫

織である場合を，一般に悪性リンパ腫というが，悪性リンパ腫においてもがん細胞が骨髄に浸潤したり，末梢血中で白血病と同じように増加したりすることがある．後者をリンパ腫の白血化という．末梢血の異常が先に発見された場合は，白血病にほかならず，白血病とリンパ腫の境界は必ずしも明確ではない．しかしながら，がん細胞の分化段階は，リンパ腫では成熟した血球であることが特徴であり，この点は慢性リンパ性白血病を除けば白血病とは異なる点である．慢性リンパ性白血病は，小細胞性リンパ腫と同じ分化段階の成熟 B 細胞が，骨髄や末梢血で増える疾患である．一方，リンパ芽球性リンパ腫は，後述する急性リンパ性白血病と同じ分化段階の幼若ながん細胞がリンパ臓器で増殖する病態を示し，両者には本質的な差はない．

　一方，造血幹細胞か造血前駆細胞に遺伝子異常を生じ，造血が制御なく亢進して発症するがんを骨髄増殖性疾患と呼ぶ．代表的なものは，慢性骨髄性白血病であるが，その他赤血球系造血が優位に増殖するものを真性赤血球増加症，血小板造血が優位に増殖するものを本態性血小板血症，骨髄に線維化が生じ，脾臓や肝臓で造血が行われ（髄外造血）汎血球増加と肝脾腫をきたす原発性骨髄線維症が含まれる．

　また，骨髄で幹細胞や前駆細胞の遺伝子異常により造血がうまく行われず，形態異常や分化異常を伴った汎血球減少症を示すのが骨髄異形成症候群で，前白血病状態ととらえられている．

　急性白血病と骨髄異形成症候群，骨髄異形成症候群と骨髄増殖性疾患の一部は，相互に移行関連し，明確に鑑別できないことも少なくない．

　造血器がんの分類は，臨床所見や細胞学的所見の基づくものから，遺伝子異常に基づいた分類に今後進んでいくものと思われる．

　表 10-22-1 に血球の分化段階と好発するがんを示す．

23 急性白血病

1. 急性白血病の病態生理

　急性白血病は，骨髄内にある幼若な段階の血液細胞（造血前駆細胞）に遺伝子異常などが生じた結果，がんのような性質をもった細胞（白血病細胞）となって，異常増殖する疾患である．急性白血病のうち，骨髄系の前駆細胞がクローン性に増殖するものが急性骨髄性白血病（acute myeloblastic leukemia；AML），リンパ系の造血前駆細胞が増殖するものが急性リンパ性白血病（acute lymphoblastic leukemia；ALL）である．分化能をもたない白血病細胞が無制限に増殖し，骨髄が占拠され，正常な造血が障害されて，正常な血液細胞が造れなくなる（汎血球減少）．また，白血病細胞は骨髄から末梢血中へ流出し，さらに全身の組織や臓器に浸潤して，臓器機能障害をきたすことがある．末梢血中には，白血病細胞と残存する成熟白血球が存在し，中間段階の細胞がみられない．これを白血病裂孔（hiatus leukemics）といい，急性白血病の所見の一つである．なお，急性白血病の白血病細胞は，幼若な段階の細胞であることから芽球（blast）とも呼ばれる．

2. 急性白血病の疫学

　急性白血病はどの年齢にも発症するが，AML は成人で多く，40歳以上で増加し，発症年齢中央値は 60 歳代である．男性に多く，わが国における年間発症率は人口 10 万人当たり 2〜3 人程度と推定される．また，AML の中でも，急性前骨髄球性白血病（acute promyelocytic leukemia；APL）は中年に多く，70 歳以上の高齢者では少ない傾向にある．一方，ALL も全年齢層で発症するが，小児に多く，幼児と高齢者に二峰性のピークを示す．男女差はほとんどなく，成人での年間発症率は人口 10 万人当たり 1 人程度とされている．なお，急性白血病の原因は，大量の放射線や一部の薬剤，ウイルスなどの特殊な場合を除き不明である．

3. 急性白血病の症状

　急性白血病の症状は，正常な血液細胞の造血障害によるものと，白血病細胞の臓器浸潤によるものがある．正常な造血細胞の減少がみられ，白血球低下による易感染性と発熱，全身倦怠感，赤血球低下による貧血症状として顔面蒼白，息切れ，倦怠感，血小板低下による出血傾向として鼻出血や歯肉出血，紫斑などを呈する．臓器障害では，特に ALL で肝脾腫や中枢神経浸潤を認めることがある．また，AML の中で，APL は播種性血管内凝固（DIC）を合併することが多い．

10章 臓器別がん薬物療法と腫瘍随伴症状

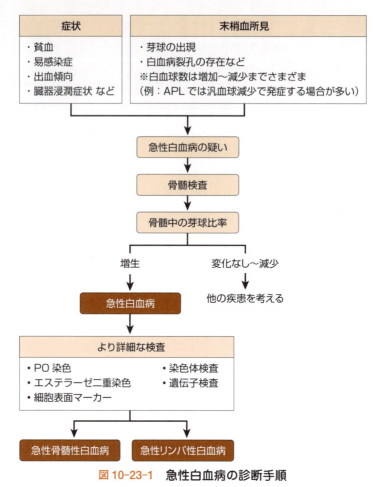

図 10-23-1　急性白血病の診断手順

（文献1より引用，一部改変）

4. 急性白血病の検査・診断

　一般に発病から診断までの期間が長いほど白血球数は増加するが，初期では減少していることもある．正常造血は抑制され，貧血や血小板減少を呈する．また，白血病細胞の自己崩壊によりLDHや尿酸が増加し，単球系白血病では血液・尿中のリゾチームが増加する．

　症状や末梢血所見から急性白血病が疑われた場合には骨髄検査を行う．骨髄所見で芽球の増生がみられた場合には急性白血病と診断され，より詳細な検査の結果をもとに，AMLかALLかの鑑別を行う（**図10-23-1**）．FAB（French-American-British）分類[2]では，芽球比率30%以上を急性白血病と定義しているが，世界保健機関（WHO）の分類[3]ではAMLは芽球比率20%以上のものとされている．またALLについては必ずしも明瞭ではなく，一般には骨髄中のリンパ芽球が25%以上のときにALLと診断されることが多い．

　AMLとALLの分類は，塗抹標本（**図10-23-2，10-23-3**）の形態診断と特殊染

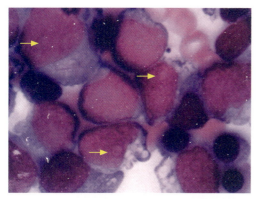

図 10-23-2　急性骨髄性白血病（骨髄塗抹標本）
核小体（→）を有する未分化な芽球の増殖を認める（1,000倍）

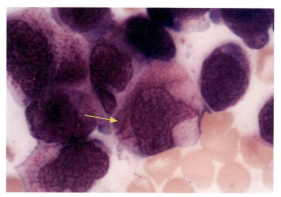

図 10-23-3　急性前骨髄性白血病（骨髄塗抹標本）
細胞質内に豊富な顆粒を有する病的な前骨髄球にはアウエル小体（→）がみられる（1,000倍）

色に加え，細胞表面抗原や染色体検査，遺伝子検査などで行われる．形態診断では，May-Giemsa 染色ないしは Wright-Giemsa 染色に加え，ミエロペルオキシダーゼ（myeloperoxidase；MPO）染色などの特殊染色による骨髄塗抹標本の光顕所見から，FAB 分類に基づいた診断を行う．MPO 染色陽性（陽性芽球≧3％）またはアウエル小体を認める場合，AML の診断は比較的容易である．一方，MPO 染色陰性（陽性芽球＜3％）の場合は，ALL のほかに一部の AML も含まれるため，鑑別が難しいこともある．この場合はエステラーゼ染色や細胞表面抗原の結果を参考に診断する．また，APL はアズール顆粒や，束になったアウエル小体を有するファゴット細胞などの形態的特徴に加え，細胞表面抗原の発現パターン，15 番染色体と 17 番染色体の相互転座[*1]［t（15;17）］，*PML-RARA* 融合遺伝子[*2]などを活用し診断する．一方 ALL では，成人の 20-30％，小児の 3％程度で，9 番染色体と 22 番染色体の相互転座［t（9;22）］によるフィラデルフィア染色体（Philadelphia chromosome；Ph）を認め，Ph 陰性 ALL と治療方針や予後が異なる．

　染色体核型，遺伝子異常の結果を基に，WHO 分類による病型分類を行う．

5. 急性白血病の治療方針

　急性白血病の治療理念は，全ての白血病細胞を根絶することである（これを total cell kill という）．初発急性白血病に対する治療は，治癒を目指した強力な化学療法であり，多剤併用療法が基本となる．しかし，その適応は化学療法による臓器毒性や合併症に耐えられるかを年齢，臓器機能，全身状態などによって慎重かつ厳密に判断する必要がある．化学療法は完全寛解（complete remission；CR）を目指した

[*1]相互転座：異なる2本の染色体に切断がおこり，その切断された断片が交換され結合すること．[*2]融合遺伝子：2つの異なる遺伝子が一体となることで新たに形成された遺伝子

寛解導入療法と，寛解が得られた後に微小残存病変（minimal residual disease；MRD）の根絶を目的に行う寛解後療法（地固め療法・維持療法）からなる．CRとは，骨髄の造血能が回復し，白血病による症状や異常検査所見が消失した状態で，骨髄中の芽球は5%未満，体内に残存する白血病細胞数は，形態学的CRでおおむね10^9個以下（分子生物学的CRでは10^6個以下）となる．またMRDは，寛解導入療法によってCRに至った後にも体内に残存している白血病細胞を意味し，再発の原因となるため，MRDを検出・評価して治療を進めることが重要となる．

　化学療法のみで良好な長期予後が得られない症例は，同種造血幹細胞移植の適応となる．また，寛解導入療法に対する不応例や，CR後に再発をきたした症例には救援療法が必要となる．高齢者では，臓器機能など患者側の要因により，若年者と同等の化学療法を実施することは困難である．全身状態や臓器機能が保たれている場合には化学療法の適応となるが，治療関連有害事象の程度・頻度が高いため，慎重に判断する必要がある．また，顆粒球コロニー刺激因子（granulocyte-colony stimulating factor；G-CSF）など，化学療法の有害事象に対する支持療法も，治療の実施・継続において重要な役割を担う．

6. 急性白血病の標準治療 [4]

1）急性骨髄性白血病の治療

　若年者（65歳未満）初発（*de novo*）AMLの寛解導入療法として，アントラサイクリン系薬剤〔ダウノルビシン（DNR），イダルビシン（IDA）〕と標準量シタラビン（Ara-C）の併用療法が行われる（**表10-23-1，10-23-2**）．IDA + Ara-Cはそれぞれ3日，7日，DNR + Ara-CはDNRを3日ないし5日，Ara-Cを7日の投与が行われる．寛解導入療法1コースでCRに達しなかった場合は，もう1コース同じ治療をくり返すことが多い．寛解導入療法でCRに達した場合は寛解後療法に移行する．地固め療法として，Ara-C大量療法あるいは標準量Ara-Cと非交差耐性（寛解導入療法でも使用されていない）のアントラサイクリン系薬剤などを組み合わせた多剤併用療法が行われる．寛解導入療法に対する不応例や，CR後に再発をきたした症例は，再発・難治例として救援療法が必要となるが，多くは化学療法による治癒が期待しがたいため，可能な症例では同種造血幹細胞移植を検討する．

　高齢者（生理的年齢65歳以上）AMLは，白血病の予後因子，患者の身体機能，患者・家人の希望，社会的サポートの有無により治療強度を決定する．若年者に準じた強力化学療法が可能と判断された症例に対しては，Ara-C +アントラサイクリン系薬剤が施行される．高齢者AMLに対する標準的な寛解後療法は確立されていないが，わが国では非交差耐性のアントラサイクリン系薬剤を含む多剤併用療法を実施することが多い．予後不良の症例には寛解後療法として骨髄非破壊の前処置による同種造血幹細胞移植が行われることもある．強力化学療法非適応高齢者AMLにおいては，BCL-2阻害剤であるベネトクラクス（VEN）と代謝拮抗剤（DNAメ

表 10-23-1　急性骨髄性白血病の寛解導入療法①

薬剤名	用法・用量	Day 1	2	3	4	5	6	7	～	14
ダウノルビシン（DNR）	50 mg/m² 点滴静注 30 分	●	●	●	●	●				
シタラビン（Ara-C）	100 mg/m² 持続静注	●	●	●	●	●	●	●		

表 10-23-2　急性骨髄性白血病の寛解導入療法②

薬剤名	用法・用量	Day 1	2	3	4	5	6	7	～	14
イダルビシン（IDR）	12 mg/m² 点滴静注 30 分	●	●	●						
シタラビン（Ara-C）	100 mg/m² 持続静注	●	●	●	●	●	●	●		

チル化阻害剤）であるアザシチジン（AZA），または VEN と低用量 Ara-C の併用療法が勧められる[5,6]．一方，強力化学療法の実施が難しいと判断された場合は，治療強度の減弱やベストサポーティブケア（BSC）などを検討する．

AML のうち APL は，白血病細胞が前骨髄球への分化傾向を示し，アネキシン II などの発現により DIC を合併する．また APL では，特異的な染色体異常として t（15;17）を認め，*PML-RARA* 融合遺伝子が形成される．その翻訳で作られるタンパク質は，APL 細胞の前骨髄球以降への分化を抑制するが，この作用にレチノイン酸が関係する．外からレチノイン酸を投与しても分化抑制は解除できないが，その誘導体であるオールトランスレチノイン酸（ATRA，トレチノイン）は，APL 細胞を分化させ，アポトーシスを誘導する（分化誘導療法）．一方，ATRA 開始後，分化した好中球からサイトカインが放出され，APL 分化症候群（differentiation syndrome；DS）を起こすことがあり，重症例では死亡の危険もある．DS の徴候・症状は，①呼吸困難，②原因不明の発熱，③5kg 以上の体重増加，④原因不明の低血圧，⑤急性腎不全，⑥肺浸潤影，⑦胸水・心嚢水であり，これらのうち 2 つまたは 3 つを認める場合を中等症 DS，4 つ以上の場合を重症 DS と診断する．DS の発症率は 15～25％で，好発時期は最初の 1 週間および day15～28 の二峰性とされている．DS は白血球数が多いときにみられやすいため，初発時白血球数が 3,000/μL を超える場合には，アントラサイクリン系を主体とした薬剤の併用療法が行われる．DS の治療として，早い段階からステロイドを投与し，重症 DS では ATRA の中止も検討する．再発 APL の再寛解療法は亜ヒ酸（ATO）を含む治療のほか，ゲムツズマブ オゾガマイシン（GO）またはタミバロテン（Am80）を含む治療を考慮する．

また，*FLT3* 遺伝子変異は多くの AML で認められる（わが国では初発 AML の約 25％）遺伝子変異で，遺伝子の内部縦列重複配列（internal tandem duplication；ITD）変異とチロシンキナーゼドメイン（TKD）変異がある．再発または難治性の

10章 臓器別がん薬物療法と腫瘍随伴症状

FLT3 遺伝子変異陽性 AML に対して，2 種類の FLT3 阻害薬（ギルテリチニブ，キザルチニブ）が使用可能である[7,8]．GO は，遺伝子組換えヒト化抗 CD33 モノクローナル抗体に，細胞障害性抗がん性抗生物質であるカリケアマイシン誘導体を共有結合させた抗体薬物複合体（ADC）で，再発または難治性の CD33 陽性 AML に用いられる[9]．

2) 急性リンパ性白血病の治療

　B 細胞性 ALL（B-ALL）は Ph の有無により治療方針が異なる．若年者（65 歳未満）Ph 陽性 ALL の場合，寛解導入療法はチロシンキナーゼ阻害薬（TKI）を含む化学療法が推奨される．TKI では，第一世代のイマチニブ（IMA）や，第二世代のダサチニブ（DAS）が使われる．その他の薬剤は，AML のように標準的な治療法は確立されておらず，DNR やドキソルビシン（DXR），ビンクリスチン（VCR），シクロホスファミド（CPA），L-アスパラギナーゼ（L-ASP），プレドニゾロン（PSL）などが組み合わされて投与される．また，第一寛解期の Ph 陽性 ALL では同種造血幹細胞移植が考慮される．一方，第一寛解期に同種造血幹細胞移植を行わない場合は，TKI の維持療法を 5 年以上継続することが推奨される．高齢者（65 歳以上）の Ph 陽性 ALL に対しては，TKI＋ステロイドによる寛解導入療法が推奨される．可能であれば TKI に加えて減弱化学療法[*1]で地固め療法，維持療法を行うことが望ましい．Ph 陰性 ALL は，思春期〜若年成人（おおむね 40 歳まで）であれば小児型化学療法[*2]が施行される．40〜64 歳に成人型化学療法を行う場合は，大量メトトレキサート（MTX）が組み込まれている化学療法が推奨され，小児型化学療法を用いる場合は，年齢層ごとに薬剤量を調節するなどの工夫が必要となる（**表 10-23-3**）．T 細胞性 ALL（T-ALL）は，現在のところ B-ALL と同様の治療が行われる．

　治癒すれば，中枢神経系（CNS）再発予防に，細胞障害性抗がん薬の髄腔内投与かつ大量 MTX あるいは大量 Ara-C が行われる．頭蓋内照射は高リスク症例に対して許容される．第一寛解期の Ph 陰性 ALL で，小児型化学療法が行われた症例では化学療法の継続が推奨されるが，予後不良因子をもつ症例では同種造血幹細胞移植を考慮する．第一寛解期で同種造血幹細胞移植を行わない場合は，維持療法が推奨される．CR 時，あるいはその後の経過における MRD 評価は再発予測に重要である．高齢者（65 歳以上）Ph 陰性 ALL に対する標準的な治療法は開発段階で，多剤併用化学療法か緩和的ステロイド治療かは患者の状態によって選択する．

　ALL 再発例では前治療歴を考慮した再寛解導入療法を行う．再発または難治性 B-ALL において，CD19 が陽性であればブリナツモマブ（BLINA）の使用が可能で

＊1 減弱化学療法：強度を弱めた化学療法に特定の薬剤を加えた治療法，＊2 小児型化学療法：小児 ALL のレジメンを成人で行う治療法

表 10-23-3　急性リンパ性白血病の寛解導入療法

薬剤名	用法・用量	Day 1	2	3	4	5	6	7
シクロホスファミド（CPA）	1,200 mg/m² 点滴静注 3 時間	●						
ダウノルビシン（DNR）	60 mg/m² 点滴静注 1 時間	●	●	●				
ビンクリスチン（VCR）	1.3 mg/m²（最大 2 mg）静注	●						
L-アスパラギナーゼ（L-ASP）	3,000 J/m² 点滴静注 2 時間							
プレドニゾロン（PSL）	60 mg/m² 経口	●	●	●	●	●	●	●

8	9	10	11	12	13	14	15	16	17	18	19	20	21	22	~	28
●							●							●		
	●		●		●			●		●		●				
●	●	●	●	●	●	●	●	●	●	●	●	●	●			

プレドニゾロンは，その後一週間で漸減

ある[10]．BLINA は抗 CD3 抗体の可変部と抗 CD19 抗体の可変部をつなぎ，患者の細胞傷害性 T 細胞と CD19 陽性 ALL 細胞を一過性に架橋し，ALL 細胞を傷害する二重特異性 T 細胞誘導（Bispecific CD19-Directed CD3 T-Cell Engager；BiTE）抗体である．また，CD22 陽性 ALL はイノツズマブ オゾガマイシン（InO）の使用が可能である．InO は，ヒト化抗 CD22 モノクローナル抗体にオゾガマイシン（細胞障害性抗がん性抗生物質カリケアマイシン誘導体＋リンカー）のリンカーを介して共有結合させた ADC である[10]．一方，Ph 陽性 ALL の再発例では，第一世代の IMA 使用後であれば DAS あるいはポナチニブ（PON），DAS 使用後であれば PON への変更を考慮する．T-ALL の再発では，ネララビン（NEL）が治療の選択肢に加わる．そして，25 歳以下の CD19 陽性 B-ALL の再発後寛解導入不能症例，あるいは同種造血幹細胞移植後再発では，キメラ抗原受容体遺伝子改変 T 細胞（CAR-T）療法も実施可能となっている[12]．

7. 予　後

　　AML は予後分類により層別化され（**表 10-23-4**），予後良好群・中間群・不良群でそれぞれ，初回寛解導入療法による CR 率が約 80%・70%・50%，5 年再発率が約 30%・50%・75% である．また 5 年生存率は，予後中間群で 40〜50%，予後不良群で約 15% とされている．一方 ALL は，小児では 90% 以上で治癒が期待され，5

10章 臓器別がん薬物療法と腫瘍随伴症状

表 10-23-4 予後分類

分 類	染色体核型	遺伝子異常
予後良好群	CBF：inv（16），t（16;16），t（8;21），t（15;17） （付加的染色体異常の有無を問わない）	正常核型における FLT3-ITD を伴わない，あるいは低アリル比の FLT3-ITD における NPM1 の変異 正常核形における CEBPA（両アリル）だけの変異
中間群	正常核型，t（9;11） その他の予後良好にも不良にも属さない染色体異常	CBF 異常における c-kit 変異 高アリル比の FLT3-ITD における NPM1 変異
予後不良群	複雑核型（3 以上の異常），Monosomal karyotype，-5，-7，5q-，7q-，11q23 異常（t（9;11）を除く），inv（3），t（3;3），t（6;9），t（9;22）	正常核型における FLT3-ITD の変異 TP53 変異 RUNX1 変異 ASXL1 変異 高アリル比の FLT3-ITD における正常 NPM1

（文献 13 を参考に筆者作成）

年生存率が約 80％であるのに対して，成人は予後不良であり，5 年生存率は 30〜50％程度である．

引用文献

1) MEDIC MEDIA: 病気がみえる vol.5 血液．第 3 版，MEDIC MEDIA, p.108, 2023.

2) Bennett JM, et al: Proposals for the classification of the acute leukaemias. French-American-British（FAB）co-operative group. Br J haematol, 33:451-458, 1976.

3) Swerdlow SH, et al: WHO Classification of Tumors and Lymphoid Tissues. IARC, pp129-171, 2017.

4) 日本血液学会編：造血器腫瘍診療ガイドライン第 3.1 版．金原出版，2024.

5) DiNardo CD, et al: Azacitidine and Venetoclax in Previously Untreated Acute Myeloid Leukemia. N Eng J Med, 387:617-629, 2020.

6) Wei AH, et al: Venetoclax plus LDAC for newly diagnosed AML ineligible for intensive chemotherapy: a phase 3 randomized placebo-controlled trial. Blood, 135:2137-2145, 2020.

7) Erba HP, et al: Quizartinib plus chemotherapy in newly diagnosed patients with FLT3-internal-tandem-duplication-positive acute myeloid leukaemia（QuANTUM-First）: a randomised, double-blind, placebo-controlled, phase 3 trial. Lancer, 401:1571-1583, 2023.

8) Perl AE, et al: Gilteritinib or Chemotherapy for Relapsed or Refractory FLT3-Mutated AML. N Eng J Med, 381:1728-1740, 2019.

9) Taksin AL, et al: High efficacy and safety profile of fractionated doses of Mylotarg as induction therapy in patients with relapsed acute myeloblastic leukemia: a prospective study of the alfa group. Leukemia, 21:66-71, 2007.

10) Kantarjian H, et al: Blinatumomab versus Chemotherapy for Advanced Acute Lymphoblastic Leukemia. N Eng J Med, 376:836-847, 2017.

11) Kantarjian HM, et al: Inotuzumab Ozogamicin versus Standard Therapy for Acute Lymphoblastic Leukemia. N Eng J Med, 375:740-753, 2016.

12) Maude SL, et al: Tisagenlecleucel in Children and Young Adults with B-Cell Lymphoblastic Leukemia. N Eng J Med, 378:439-448, 2018.

13) Pollyea DA, et al: Acute Myeloid Leukemia, Version 3.2023, NCCN Clinical Practice Guidelines in Oncology. J Natl Compr Canc Netw, 21:503-513, 2023.

24 慢性骨髄性白血病

1. 慢性骨髄性白血病の病態生理

慢性骨髄性白血病（chronic myelogenous leukemia；CML）を含む骨髄増殖性腫瘍（myeloproliferative neoplasm；MPN）は，造血幹細胞のがん化によって発症する疾患である．CML 以外の MPN には，真性赤血球増加症または真性多血症（polycythemia vera；PV），本態性血小板血症（essential thrombocythemia；ET），原発性骨髄線維症（primary myelofibrosis；PMF）などがある．

CML は，多能性造血幹細胞のがん化により発症する白血病で，22 番染色体と 9 番染色体の相互転座により形成されるフィラデルフィア染色体（Philadelphia chromosome；Ph）を特徴とする．Ph 上の *BCR::ABL1* 融合遺伝子にコードされて産生される BCR-ABL チロシンキナーゼが恒常的に活性化し，白血病細胞の増殖に関与して，3 つの病期，慢性期（chronic phase；CP）・移行期（accelerated phase；AP）・急性転化期（blast phase；BP）を経て進行する．ほとんどの症例は血液検査上，白血球や血小板の増加を認めるものの，自覚症状が乏しい CP に診断される．

2. 慢性骨髄性白血病の疫学

CML は 50〜60 歳代に好発し，やや男性に多い．わが国における年間発症率は人口 100 万人当たり 2〜10 人程度と推定される．成人の白血病の 20% 程度を占めているが，小児ではまれである．また，CML の発症は，特定の遺伝子異常に起因することが知られているが，その原因は明らかになっていない．

3. 慢性骨髄性白血病の症状

CML の症状は進行性で，CP → AP → BP と段階的に病状が増悪する．

CP：初期は無症状のことが多く，進行に伴い微熱や全身倦怠感，体重減少などが出現する．その他に白血病細胞の浸潤に伴う肝脾腫，腹部膨満感などを呈することもある．無治療の場合，3〜5 年程度で AP に進行する．

AP：AP になると肝脾腫の増悪や発熱，体重減少，骨痛など，全身症状がみられるようになる．

BP：AP から 3〜9ヵ月の経過で急性転化すると芽球が増加し，貧血，出血傾向，易感染性など，急性白血病と同様の症状を呈し，治療はきわめて困難である．

10章 臓器別がん薬物療法と腫瘍随伴症状

表10-24-1 **慢性骨髄性白血病に対する治療効果の判定規準**

血液学的奏効	血液・骨髄検査所見および臨床所見
完全（complete）HR：CHR	1. WBC < 10,000/μL 2. PLT < 450,000/μL 3. 末梢血液中の幼若な細胞（芽球，前骨髄球，骨髄球）を認めない 4. 脾臓の腫大なし
細胞遺伝学的奏効	**骨髄有核細胞中の Ph 染色体（*BCR::ABL1*）陽性率**
細胞遺伝学的完全（complete）奏効：CCyR	0%
細胞遺伝学的大（major）奏効：MCyR	0〜35%
細胞遺伝学的部分（partial）奏効：PCyR	1〜35%
細胞遺伝学的小（minor）奏効：Minor CyR	36〜65%
分子遺伝学的奏効	***BCR::ABL1*^{IS} *遺伝子レベル（RT-PCR 法）**
分子遺伝学的早期（early）奏効：EMR	*BCR::ABL1*^{IS} ≦ 10%（治療 3ヵ月時点） *BCR::ABL1*^{IS} ≦ 1%（治療 6ヵ月時点）
分子遺伝学的大（major）奏効：MMR	*BCR::ABL1*^{IS} ≦ 0.1%
分子遺伝学的に深い（deep）奏効：DMR MR$^{4.0}$ MR$^{4.5}$ MR$^{5.0}$	*BCR::ABL1*^{IS} ≦ 0.01% *BCR::ABL1*^{IS} ≦ 0.0032% *BCR::ABL1*^{IS} ≦ 0.001%

＊ *BCR::ABL1*^{IS}：国際指標で補正された値

4. 慢性骨髄性白血病の検査・診断

　CML-CP では，末梢血中で種々の分化段階の顆粒球系細胞が増加し，白血病裂孔は認められない．好塩基球数はほぼ全例で増加し，しばしば好酸球増加も伴う．赤血球は増加せず，軽度の貧血がみられ，血小板数は 30〜50％の症例で増加する．また，血清 LDH や尿酸の増加，ビタミン B12 の増加などを認める．好中球アルカリホスファターゼ（NAP）スコアは低下するが，CML-BC では芽球の増加と貧血，血小板減少をきたし，NAP スコアは上昇する．骨髄では分化傾向を示す顆粒球系細胞が著増している．CML の 90〜95％の症例が t（9;22）を有しており，G 分染法でPh の形成を証明するか，FISH 法あるいは定性 RT-PCR 法で *BCR::ABL1* 融合遺伝子を検出することで診断が確定する．また，画像検査で脾腫や肝腫大，髄外腫瘤などを確認する．

5. 慢性骨髄性白血病の治療方針[1]

　これまで CML の治療目標は，急性転化への移行を阻止することであった．一方，チロシンキナーゼ阻害薬（TKI）の登場により，多くの症例で長期間持続するDMR を得られるようになった結果（**表10-24-1**），現在の治療方針は，長期間の無治療寛解維持（treatment free remission；TFR）を得ることに変わりつつある．

表 10-24-2　慢性骨髄性白血病の治療に使用される薬剤

薬剤名	用法・用量
イマチニブ（IMA）	400〜800mg/ 日，1 日 1 回経口（800mg は分 2 へ）
ニロチニブ（NIL）	600〜800mg/ 日，1 日 2 回経口（空腹時）
ダサチニブ（DAS）	100〜180mg/ 日，1 日 1〜2 回経口（食後）
ボスチニブ（BOS）	400〜600mg/ 日，1 日 1 回経口（食後）
ポナチニブ（PON）	45mg/ 日，1 日 1 回経口

6. 慢性骨髄性白血病の標準治療

　初発 CML-CP に対しては，第一世代 TKI イマチニブ（IMA），または第二世代 TKI ニロチニブ（NIL），ダサチニブ（DAS），ボスチニブ（BOS）のいずれかの投与が推奨される．4 剤の有害事象プロファイルが異なることから，合併症などの患者背景を考慮して治療薬を選択する（**表 10-24-2**）．TKI 治療開始後の効果判定は，検査所見や *BCR::ABL1* 陽性率，国際指標（IS）で補正した *BCR::ABL1*[IS] 定量 RT-PCR のモニタリングが推奨される（**表 10-24-1**）．CML-CP の二次治療には，*ABL1* 点突然変異解析を参考としつつ，未投与の第二世代 TKI（NIL，DAS，BOS）を選択する．三次治療以降には，未投与の第二世代 TKI，第三世代 TKI ポナチニブ（PON），ABL ミリストイルポケット（specifically targeting the ABL myristoyl pocket；STAMP）阻害薬アシミニブ（ASC）のいずれかを検討する．PON は，*ABL1* 点突然変異解析で，薬剤耐性の原因となる T315I などの点突然変異を認めても活性部位に結合できるように，コンピューター構造解析から設計・開発された第三世代の TKI である．ASC は，ATP ポケットを阻害するこれまでの TKI と異なり，ABL ミリストイルポケットを選択的に阻害するもので[2]，2 剤以上の TKI による治療を行った TKI 抵抗性を示す CML 患者への治療選択肢となる．

　初発 CML-BP や TKI 治療中の AP/BP に対しては，TKI や追加薬剤を用いて慢性期の再構築を目指した後に，同種造血幹細胞移植を検討する．初発 CML-AP に対しては，最初から第二世代 TKI を投与し，効果が不十分な場合はほかの TKI を検討するが，それでも効果不十分な場合は同種造血幹細胞移植を考慮する．複数の TKI および ASC を投与しても耐性や不耐容を示す CML-CP に対しても同種造血幹細胞移植を検討する．

　TKI の登場により，多くの症例で長期間持続する DMR を得ることができるようになった結果，長期間の TFR を得ることが新しい目標となり[3]，一定の条件を満たした患者は，定期的なモニタリングを条件に TKI の中止を検討できるようになった．

7. 慢性骨髄性白血病の予後

　かつての CML は，化学療法のみでは CP から AP/BP に移行し，4 年程度で死亡していた．その後，インターフェロン α や造血幹細胞移植により 50〜70% の長期生

存が得られるようになった．しかし，TKIの登場により予後は劇的に好転し，CML-CPの5年生存率は90%を超えている．

引用文献

1) 日本血液学会編：造血器腫瘍診療ガイドライン第3.1版．金原出版，2024.
2) Réa D, et al: A phase 3, open-label, randomized study of asciminib, a STAMP inhibitor, vs bosutinib in CML after 2 or more prior TKIs. Blood, 138:2031-2041, 2021.
3) Hochhaus A, et al, European LeukemiaNet 2020 recommendations for treating chronic myeloid leukemia. 34: 966-984, 2020.

25 ホジキンリンパ腫

1. ホジキンリンパ腫の病態生理

　　病変リンパ節にリンパ腫細胞としてホジキン（H）細胞，Read-Sternberg（RS）細胞（合わせて HRS 細胞という）を認めるリンパ腫をホジキンリンパ腫（hodgkin lymphoma；HL）と診断する．RS 細胞の周辺のリンパ球は，RS 細胞の産生するサイトカインによって集められた反応性の T 細胞が主体であり，がん細胞ではない．HL の原因は不明であるが，一部の症例では HRS 細胞に EB ウイルスが陽性になることがある．

2. ホジキンリンパ腫の疫学

　　ホジキンリンパ腫は，欧米では全悪性リンパ腫の 20〜30％を占めるが，日本での頻度は少なく 5％前後である．年齢は，20 代と 50〜60 代に発症のピークがある．

3. ホジキンリンパ腫の症状

　　頸部リンパ節腫大で発見されることが多く，その他の表在リンパ節腫大をみることがある．りンパ節は領域に従って連続的に腫大する．全身症状（B 症状）として発熱，体重減少，盗汗（寝汗）を示す．リンパ節腫大は無痛性で，可動性は良好で固さは弾性硬，結節硬化型ではかなり固い腫脹のことがある．

4. ホジキンリンパ腫の検査と診断

　　血液検査所見は，白血球増加，リンパ球減少，好酸球増加，LDH 増加，CRP 上昇を認めることが多い．

　　リンパ節生検が確定診断となる．病理組織分類では以下の 5 型に分類される．

古典的ホジキンリンパ腫
- リンパ球豊富型（LR）
- 結節硬化型（NS）
- 混合細胞型（MC）
- リンパ球減少型（LD）

結節性リンパ球優位型（NLP）

　　古典的ホジキンリンパ腫では，HRS 細胞は CD30 陽性，CD15 陽性である．B 細胞マーカーを欠くが，遺伝子検査で由来は B 細胞であることが明らかにされてい

10章 臓器別がん薬物療法と腫瘍随伴症状

表 10-25-1 　Ann Arbor 分類

Stage	病変部位
Ⅰ	1ヵ所のリンパ節領域または節外性部位
Ⅱ	横隔膜の同側の2ヵ所以上のリンパ節領域または1つの節外性部位
Ⅲ	横隔膜の両側のリンパ節領域
Ⅳ	1つ以上のリンパ節外臓器へのびまん性の浸潤
	付加事項
A	全身症状なし
B	全身症状あり （発熱，盗汗，6ヵ月以内の10%以上の体重減少）
E	限局したリンパ節外病変
S	脾浸潤
H	肝浸潤
M	骨髄浸潤
P	肺浸潤
O	骨皮質への浸潤

ホジキンリンパ腫の病期分類．病期に付加事項があれば添え字として付ける．
例：StageI_A，StageIII_{EB}．この分類は非ホジキンリンパ腫でも用いられる．

（文献1を参考に筆者作成）

る．NLPではよりB細胞リンパ腫の性質をもち，HRS細胞はCD20陽性，一部CD30陽性でCD15は陰性である．

　病変の広がりをみるために，CTやPET/CTなどの画像診断，骨髄生検，必要に応じて消化管内視鏡などを行う．

5. ホジキンリンパ腫の治療方針

　ホジキンリンパ腫では病期によって治療法が異なっている．病期分類にはAnn Arbor分類が用いられる（**表10-25-1**）[1]．限局期（Stage Ⅰ，Ⅱ$_A$）では，化学療法と病変領域の放射線療法の併用が行われるが，それ以外の進行期では化学療法が標準的治療である．

6. ホジキンリンパ腫の標準治療

　アドリアマイシン（ドキソルビシン），ブレオマイシン，ビンブラスチン，ダカルバジンを併用するABVD療法が化学療法としての標準的治療である．限局期では2〜4コースのABVD療法に病変領域の放射線照射を併用する（combined modality therapy；CMT）．化学療法単独の場合はABVDを6コース行う．進行期では，ブレオマイシンの代わりに抗体薬物複合体（antibody drug conjugate；ADC）のブレンツキシマブベドチン（BV）を用いるBV-AVD療法を6コース行う（**表10-25-2**）．再発難治例では抗PD1抗体のニボルマブ，ペムブロリズマブを用いる．65歳以下で化学療法感受性がある場合は，自家造血幹細胞移植併用大量化学療

428

25 ホジキンリンパ腫

表 10-25-2　**BV-AVD 療法**

薬剤名	用法・用量	Day 1	〜	15	〜	28
ブレンツキシマブベドチン（BV）	1.2 mg/kg 点滴静注	●		●		
ドキソルビシン（DXR）	25 mg/m^2 点滴静注	●		●		
ビンブラスチン（VBL）	6 mg/m^2 静注	●		●		
ダカルバジン（DTIC）	375 mg/m^2 点滴静注	●		●		

法を考慮する．

7.　ホジキンリンパ腫の予後

　　予後は良好で，特にStage I，IIでは10年生存率が80％を超える．進行期Stage
III，IVでは国際予後因子プロジェクト（IPSS）によるリスク分類で6群に分類され
ているが，リスク因子がゼロである場合は5年無増悪生存率が84％であるのに対
し，5つ以上もつ場合では42％，また8年生存率は50％である．

引用文献

1）　Carbone PP, et al: Report of the committee on Hodgkin's Disease Staging Classification.
Cancer Res, 31：1860-1861, 1971.

26 非ホジキンリンパ腫

1. 非ホジキンリンパ腫の病態生理

ホジキンリンパ腫（hodgkin lymphoma；HL）以外の悪性リンパ腫は，非ホジキンリンパ腫（non-hodgkin lymphoma；NHL）と総称され，全リンパ腫の90％以上がNHLである．**表10-26-1**にHLとNHLの病態の比較を示す．NHLは細胞由来によりB細胞性，T細胞性，NK細胞性に分類されるが，さらに細胞の分化段階や病因・病態により，2022年のWHO分類では60以上に細かく分けられている．

表10-26-2におもな悪性リンパ腫の組織型を示す．NHLは，その病変の悪性度により，低悪性度群，中等度悪性群，高度悪性群に分類される．低悪性度は**表10-26-2**の濾胞性リンパ腫（follicular lymphoma；FL），マントル細胞リンパ腫（mucosa associated lymphoid tissue lymphoma；MALT）などが該当し，進行は年単位でただちに生命に危険を及ぼすことは少ないが，治癒を得ることは困難である．中等度

表10-26-1　ホジキンリンパ腫と非ホジキンリンパ腫の病態の比較

	ホジキンリンパ腫	非ホジキンリンパ腫
頻度	5％	95％
発生部位	大部分はリンパ節（節性）	半数がリンパ節以外（節外性）
臨床症状	発熱*（Pel-Ebstein），体重減少，盗汗	熱は不定，体重減少，盗汗，皮疹，脾腫
腫瘍細胞	ホジキン細胞，リード・スタンバーグ細胞（由来はB細胞）	B細胞，T細胞，NK細胞
病変の進展	連続的	多中心的

表10-26-2　おもな悪性リンパ腫の病型

病型	細胞由来（マーカー）	組織型（略号）
非ホジキンリンパ腫	B細胞（CD20陽性）	濾胞性リンパ腫（FL）
		びまん性大細胞型B細胞性リンパ腫（DLBCL）
		MALTリンパ腫（MALT）
		マントル細胞リンパ腫（MCL）
		バーキットリンパ腫（BL）
	T細胞性（CD3陽性）	末梢性T細胞性リンパ腫（PTCL）
		血管免疫芽球性T細胞性リンパ腫（AITL）
		成人T細胞白血病・リンパ腫（ATL）
	NK細胞性（CD56陽性）	節外性NK細胞リンパ腫（NKL）
ホジキンリンパ腫	B細胞（CD30陽性）	古典的ホジキンリンパ腫（CHL）

悪性群は，進行が比較的早く月単位で適切に治療が行われないと生命に危険を及ぼすが，化学療法で一定の確率で治癒が得られる．中等度悪性群の代表がびまん性大細胞型B細胞性リンパ腫（diffuse large B-cell lymphoma；DLBCL）である．NHLは，リンパ節などのリンパ組織に初発することがあるが（節性），およそ40〜50%の症例ではリンパ組織以外（節外性）に初発することが特徴である．NHL発症の原因は不明であるが，それぞれの病型に特徴的な遺伝子異常を有する．

　ここでは，B細胞分化に関わる代表的なタンパクであるBCL2とBCL1（cyclinD1）について述べる．正常分化段階ではBCL2は濾胞中心細胞では発現していない．BCL2タンパクの異常発現は，骨髄中のプレB細胞に染色体転座t（14;18）が生じ，BCL2が常に発現する異常を獲得することによる．正常でBCL2を発現している段階ではこの異常発現は何の役割ももたないが，本来陰性である濾胞中心細胞にBCL2が発現すると，アポトーシスが抑制され細胞が不死化してFLが発症する．同様に骨髄でt（11;14）の転座を獲得するとBCL1が常に発現され，本来BCL1陰性のマントル層のB細胞で細胞増殖が加速されMCLが発症する．DLBCLではBCL6の異常が関与していることが多い．なお14番染色体には免疫グロブリンH鎖の遺伝子があり，ここが転座に巻き込まれるとB細胞性腫瘍が発症する．

　NK細胞リンパ腫はEBウイルス感染が原因となる．T細胞リンパ腫のうち成人T細胞白血病リンパ腫（adult T-cell leukemia/lymphoma；ATLL）はヒトTリンパ球向性ウイルスI型（HTLV-I）が発症に関わっている．

2. 非ホジキンリンパ腫の疫学

　悪性リンパ腫は，わが国では年間20,000人以上が新規に発症する．NHLはそのうちの90〜95%を占める．そのうち最も多いのはDLBCLで40〜50%，ついでFLが15〜20%である．T/NK細胞リンパ腫はすべての病型を合わせて20%未満である．

3. 非ホジキンリンパ腫の症状

　全身症状（体重減少，発熱，盗汗：B症状），リンパ節腫大，節外性リンパ腫の場合はそれぞれの臓器，組織傷害による症状を呈する．皮膚，消化管，中枢神経，鼻腔・副鼻腔，副腎，精巣，骨，乳房，肺などに発症することが多い．肝脾浸潤をしばしば認める．骨髄浸潤があれば正常造血抑制による貧血，出血，感染症を合併する．

4. 非ホジキンリンパ腫の検査・診断

　診断は，リンパ腫組織の生検である．NHLでは組織型ごとに適切な治療が異なるため，生検組織の形態学的観察，免疫組織化学，フローサイトメトリーによるマーカー解析，染色体検査，遺伝子検査などを行い，WHO分類に即した診断を行う．そのためには，十分量のリンパ腫組織の採取が必要で，腹腔内などの深部臓器にし

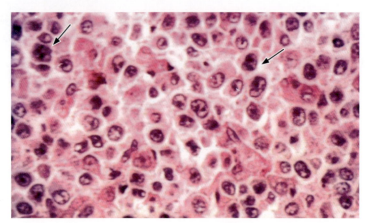

図 10-26-1　びまん性大細胞型 B 細胞リンパ腫の病理所見
リンパ節生検組織像．大型のリンパ球がびまん性に増殖しており核分裂像（→）が目立つ（自験例）．

か病変がない場合は，患者に十分な説明を行い，開腹生検を行うことをためらってはいけない．病変の広がりをみる検査は HL 同様である．**図 10-26-1** に最も頻度の高い DLBCL の病理所見を示す．

　検査所見は，病変が存在する組織，臓器によって異なってくる．血液検査では LDH の上昇，B 細胞リンパ腫や ATLL では可溶性 IL-2 受容体が病勢を表し腫瘍マーカーになる．骨髄に浸潤があれば，血球減少をきたし，さらに末梢血にリンパ腫細胞が出現すること（白血化）がある．

　病期分類は HL 同様 Ann Arbor 分類（**表 10-25-1**，p.428）が用いられる．病期決定のための検査としては，画像診断（CT，MRI，PET，PET/CT）と骨髄検査（穿刺・生検），必要に応じて消化管の検査が行われる．PET/CT は最も感度が高く，ほかの方法で病変の有無が確認できないときや治療効果の最終判定に有用である．

5. 非ホジキンリンパ腫の治療方針

　低悪性度リンパ腫では，診断がついてもただちに治療が必要でないことが少なくない．全身症状や臓器障害，物理的な腫瘍の圧迫などを参考に治療の開始を決定する．一般に病型ごとに治療開始基準が示されている．中悪性度リンパ腫や高悪性度リンパ腫では進行が速いので，診断がついたら，病型や病期に合わせて治療法を選択し，早期に治療を開始する．治療は多剤併用化学療法やそれに抗体薬を組み合わせた免疫化学療法（CIT），最近では分子標的薬（低分子薬）が用いられる．限局期の場合は放射線療法（病変部照射）が行われることがあるが，放射線単独治療は例外的で，放射線併用化学療法が一般的である．また薬剤による治療で十分な効果が得られることからごく早期を除いて CMT が行われることも例外的になってきた．

表 10-26-3　びまん性大細胞型 B 細胞リンパ腫の予後因子（国際予後指数）

予後因子	予後不良因子	リスク分類	予後不良因子数
年齢	60 歳を超える	低リスク	0,1
節外病変数	2ヵ所以上	低中等度リスク	2
LDH	異常値	中高度リスク	3
Stage	Ⅲ以上	高リスク	4,5
全身状態	2～4		

（文献 1 を参考に筆者作成）

表 10-26-4　Pola-R-CHP 療法

薬剤名	用法・用量	Day 1	～	5	～	21
リツキシマブ（R）	375 mg/m² 点滴静注	●				
ポラツズマブ ベドチン（Pola）	1.8 mg/kg 点滴静注	●				
ドキソルビシン（DXR）	50 mg/m² 点滴静注	●				
シクロホスファミド（CPA）	750 mg/m² 点滴静注	●				
プレドニゾロン（PSL）	100 mg/body 経口	●	⟶			

6. 非ホジキンリンパ腫の標準治療

　　B 細胞リンパ腫のうち DLBCL においては，抗 CD20 抗体のリツキシマブを CHOP 療法（シクロホスファミド，ドキソルビシン，ビンクリスチン，プレドニゾロン）に組み合わせた R-CHOP 療法が標準的治療である．DLBCL においては，国際予後指数（international prognostic index；IPI）が予後予測に用いられるが（**表 10-26-3**）[1]，18～80 歳で IPI が 2 以上の場合は，ADC のポラツズマブ　ベドチン（Pola）をビンクリスチンの代わりに用いた Pola-R-CHP 療法が R-CHOP 療法より有意に無増悪生存を延長したという臨床試験の結果から，標準治療となっている（**表 10-26-4**）．これらの治療は 6～8 コース行われる．

　　FL においては，進行期では抗 CD20 抗体のリツキシマブまたはオビヌツズマブ（ガザイバ®）に化学療法を併用した CIT が行われる．臨床試験の結果からはオビヌツズマブにベンダムスチンを併用した GB 療法が，R-CHOP や BR 療法より無増悪生存で優れていたが，有害事象が多いことや全生存率に差がなかったことから，優劣については結論が出ていない．

　　MCL においては，進行期若年者では，リツキシマブにシタラビン大量療法を含む化学療法の後，自家造血幹細胞移植を行うのが一般的である．移植の適応にならない高齢者では，BTK 阻害薬のイブルチニブにベンダムスチン＋リツキシマブを併用する IBR 療法が行われることが多い．

10章 臓器別がん薬物療法と腫瘍随伴症状

T細胞リンパ腫では，リツキシマブが使えないので，CHOP療法が行われることが多い．CD30陽性のPTCL，AITLではHLにも用いるADCであるブレンツキシマブ ベドチンと組み合わせたBV-CHP療法が行われる．

NK細胞リンパ腫とATLLは予後が悪く，同種幹細胞移植が可能であれば，早期に実施することが望ましい．NKでは，Smile療法（メトトレキサート，イホスファミド，デキサメタゾン，エトポシド，L-アスパラギナーゼ併用）が，ATLでは抗CCR4抗体のモガムリズマブとmLSG15（VCAP-AMP-VECP）療法が寛解導入療法として用いられる．

難治性DLBCLでは，サルベージ化学療法で完全奏効か部分奏効が期待できる場合には自家造血幹細胞移植併用大量化学療法の適応と考えられるが，年齢や合併症の有無，全身状態を考慮して適応を判断する．最近注目されているキメラ抗原受容体T細胞（CAR-T）療法は再発難治性DLBCLのサルベージ療法として行われるようになってきた．造血幹細胞移植よりも予後の改善が期待され，移植後の実施も可能である．したがって，CAR-T療法は一次治療で完全奏効が得られない場合や，12ヵ月以内の再発・難治性リンパ腫において，二次治療以降に行うことがある．わが国においては，DLBCLではCD19を標的とした3つの製剤，tisa-cel（キムリア®），liso-cel（ブレヤンジ®），axi-cel（イエスカルタ®）が承認されている．難治再発性FLにおいてはtisa-celが承認され，liso-celも承認申請中である．

CAR-Tの有効性は広く認められているが，重篤な有害事象（サイトカイン放出症候群，神経障害）があることや作成に時間がかかり高価であること，どこの施設でも行えるものでないこと，製剤ごとに構造が異なることから，製剤ごとに対象や適応にも差があることに注意する．

CAR-Tと同じような機序で用いられる抗CD20/CD3二重特異性抗体のエプコリタマブがDLBCLに承認され，モスネッズマブが近い将来FLに使用可能となる見込みで選択肢がさらに広がっていく．

引用文献

1) International Non-Hodgkin's Lymphoma Prognostic Factors Project: A predictive model for aggressive non-Hodgkin's lymphoma. N Engl J Med, 329: 987-994, 1993.

27 多発性骨髄腫

1. 多発性骨髄腫の病態生理

多発性骨髄腫（multiple myeloma；MM）は骨髄中の形質細胞の悪性腫瘍である。形質細胞は抗体を産生する細胞であるので、腫瘍化することによって、単クローンの抗体を制限を受けることなく産生する（Mタンパク）。骨髄腫細胞が産生する破骨細胞活性化因子（OAF）により、骨融解が起こる。血中のタンパク量が増加し、血液の粘稠度が増加し循環障害（過粘稠度症候群）が引き起こされる。Mタンパクの増加により正常の抗体（免疫グロブリン）の産生が抑制され易感染性を示す。骨破壊や血清タンパクの増加は腎機能障害をきたし、骨破壊により高カルシウム血症が生じる。骨髄では造血も抑制され、貧血、血小板減少や白血球減少が起きる。Mタンパクのうち軽鎖の代謝産物であるベンスジョーンズタンパク（BJP）が血中および尿中で増加し、腎機能障害の原因となる。

2. 骨髄腫の疫学

発症率は年間10万人当たり5人とまれな腫瘍で、全造血器腫瘍の10％を占める。発症年齢の中央値は69歳である。原因は多くの場合不明であるが、環境要因が関係している例があるという。

3. 多発性骨髄腫の症状

貧血症状、腰痛、腎機能障害（特にタンパク尿）などの頻度が高い。腰痛は腰椎圧迫骨折（病的骨折）が原因となる。腎機能障害は、MタンパクやBJPによる障害、高カルシウム血症によるものなどがあり、病的骨折は脊椎以外の肋骨や四肢の骨でも起こる。これらの症状はCRAB症状（高カルシウム血症、腎機能障害、貧血、骨病変）と呼ばれる。進行すると易感染性や出血傾向を認めることもある。

4. 多発性骨髄腫の検査・診断

検査所見としては、末梢血でクレアチニンの上昇、貧血、カルシウム増加などを認めることがある。血中Mタンパク陽性、正常免疫グロブリンの低下、総タンパクの増加、血清アルブミンの低下、β_2ミクログロブリンの上昇、塗抹標本で赤血球連銭形成、血清遊離軽鎖（FLC）の偏り、尿中・血中BJP陽性、過粘稠度症候群などがある。Mタンパクの検出は、免疫電気泳動、免疫固定法によって行う。Mタンパクの種類としては、IgG、IgAの順に多く、重鎖のないBJPのみが検出されること

10章 臓器別がん薬物療法と腫瘍随伴症状

表10-27-1　国際骨髄腫ワーキンググループによる形質細胞腫瘍の分類（2014年）

	MGUS	SMM	MM
Mタンパク	3 g/dL未満	血清3 g/dL以上または尿中Mタンパク500 mg/日以上	規定なし
骨髄形質細胞	10%未満	60%未満10%以上	60%以上
MDE	なし	なし	1つ以上あり

MDF：骨髄腫診断事象，MGUS：単クローン性高ガンマグロブリン血症，MM：多発性骨髄腫，SMM：くすぶり型多発性骨髄腫.

もある．IgMは多発性骨髄腫のMタンパクであることはきわめてまれである．骨のX線写真では，頭蓋骨の打ち抜き像や骨透亮像の拡大，病的骨折を認める．これらはMRIを用いると診断しやすい．

形質細胞腫瘍は，MMのほかに，その前段階のくすぶり型多発性骨髄腫（smoldering multiple myeloma；SMM），意義不明の単クローン性高ガンマグロブリン血症（monoclonal gammopathy of undetermined significance；MGUS）に分類され，国際骨髄腫ワーキンググループ（IMWG）の基準で診断される．この基準では骨髄腫診断事象（myeloma defining events；MDE）という概念が用いられ，MDEには臓器障害として高カルシウム血症，腎機能障害，貧血，骨病変，進行するリスクの高いバイオマーカーとして骨髄の形質細胞比率60%以上，血清遊離軽鎖（FLC）比100以上，MRIで2ヵ所以上，径5 mm以上の限局性の骨または骨髄病変がある．これらの診断基準を**表10-27-1**に示す．

病期分類としては，国際病期スコア（ISS）が用いられるが，現在は2015年に改訂されたR-ISSを用いる（**表10-27-2，10-27-3**）．

5. 多発性骨髄腫の治療方針

MGUSやSMMの段階は治療適応ではない．SMMのうち1%が1年でMMに移行するとされており，ハイリスクの所見をもつSMMでは早期治療介入もあり得るとされる．

MMの治療方針は，自家末梢血幹細胞移植を併用した大量化学療法の実施の可否（適応）で分けて考える．移植の適応は，年齢では65〜70歳までとされるが，それ以下でも重篤な合併症がある場合は適応外となる．

自家移植適応例では，寛解導入療法で腫瘍量を減らした後に患者自身の幹細胞を採取し，大量化学療法の後に，幹細胞を患者に戻す．移植によっても治癒を目指すことは難しいので，移植後に一定期間維持療法を行う．移植不適応例では，多剤併用療法を長期に行っていく．

6. 多発性骨髄腫の標準治療

移植適応の未治療多発性骨髄腫に対する寛解導入療法として勧められるのは，プロテアソーム阻害薬のボルテゾミブを含むレジメン，免疫調整薬のレナリドミドを

表 10-27-2　多発性骨髄腫の病期判定のための情報

予後因子	区　分	基　準
ISS 病期	病期 I	血清β_2ミクログロブリン＜ 3.5 mg/L 血清アルブミン≧ 3.5 g/dL
	病期 II	I，III以外
	病期 III	血清β_2ミクログロブリン≧ 3.5 mg/L
染色体異常 （FISH/G バンド）	ハイリスク	del（17p）and/or t（4;14）and/or t（14;16）
	標準リスク	ハイリスク異常を認めない
血清 LDH	ハイリスク	正常値以上でハイリスク

表 10-27-3　多発性骨髄腫の病期分類

R-ISS 病期	分　類
I	ISS 病期 I かつ標準リスク染色体異常かつ血清 LDH 正常値
II	R-ISS I 期，III期以外
III	ISS 病期 III かつハイリスク染色体異常かつ血清 LDH 高値

含めレジメンである．おもな治療法としては，BLd 療法（ボルテゾミブ，レナリドミド，低用量デキサメタゾン）が用いられる．寛解導入後自家移植に進む．移植の時期は寛解導入後早期の実施が再発時よりも望ましく，無増悪生存の延長が示されており，一部の症例では全生存率の延長も認められている．移植後の維持療法としては，レナリドミド単剤で行われることが多く，治療期間の規定はないが，少なくとも 2 年以上の期間が必要とされている．イキサゾミブによる維持療法は病期 III の例や高リスクの染色体異常を含む例で用いられることがある．

　移植適応のない例では，抗体薬のダラツムマブ，レナリドミド，デキサメタゾンの併用（DLd）療法（**表 10-27-4**）またはダラツムマブ，メルファラン，ボルテゾミブ，プレドニゾロンの併用（D-MPB 療法）が推奨されている．実際には治療しやすい DLd 療法が多く用いられていると思われ，また，メタ解析でも DLd 療法の有効性が示されている．治療期間は DLd 療法では原則として疾患進行または有害事象で継続できなくなるまでで，D-MPB 療法では 9 コース後にダラツムマブ単独による維持療法に移行し，同様に疾患進行または有害事象で継続できなくなるまで使用する．

　治療効果判定にマルチカラーフローサイトメトリーを用いた測定可能な微少病変（MRD）測定が臨床に応用されているが，MRD の結果は効果判定の参考，治療奏効の深さの確認には有用であるもので，実臨床で治療方針を決定する絶体的根拠にできるかはなお検討が必要である．

7.　多発性骨髄腫の予後

　移植適応の症例で BLd による寛解導入後に自家移植を実施した場合の 50％無増

10章 臓器別がん薬物療法と腫瘍随伴症状

表 10-27-4　DLd 療法

●1〜2 コース

薬剤名	用法・用量	Day 1	2	〜	8	9	〜	15
ダラツムマブ（DARA）	1,800 mg（15 mL ＝ 1 V） 皮下注	●			●			●
レナリドミド（LEN）	25 mg 経口	●	■■■■■■■■■■■■■■■■■■■■■					
デキサメタゾン（DEXA）	20 mg 経口	●	●		●	●		●

		16	〜	21	22	23	〜	28
					●			
		→→→→→→						
		●			●	●		

3〜6 コース：ダラツムマブ皮下注は 2 週に 1 回へ減量（Day 1, 15 に皮下注）. 28 日サイクル.
7 コース以降：ダラツムマブ皮下注は 4 週に 1 回へ減量（Day 1 に皮下注）. 28 日サイクル.

悪生存は 50 ヵ月，4 年全生存率は 81 ％である．一方，移植非適応例で DLd 療法を実施した場合の無増悪生存の中央値は未到達，5 年全生存率は 66.3 ％であった．D-MPB 療法ではそれぞれ 36.4 ヵ月，3 年全生存率は 78 ％であった．

28 骨軟部腫瘍

1. 骨軟部腫瘍の解剖生理

　骨軟部腫瘍とは骨組織に発生する骨腫瘍と，筋肉，神経，血管，脂肪などの軟部組織に発生する軟部腫瘍の総称である．悪性骨腫瘍は骨肉腫，軟骨肉腫，Ewing 肉腫の順に多く，悪性軟部腫瘍は脂肪肉腫が最も多く，ついで未分化多形肉腫，粘液線維肉腫の順で多い．本項では悪性骨腫瘍である骨肉腫についておもに述べる．

2. 骨軟部腫瘍の病態生理

　骨肉腫は骨芽細胞に由来し，腫瘍細胞が類骨や未熟な骨を形成することを特徴とする．発生部位は大腿骨遠位部，脛骨近位部，上腕骨近位部の順に多い．骨肉腫は遺伝性の網膜芽細胞腫や，*TP53* がん抑制遺伝子変異によるリ・フラウメニ症候群に続発することが知られている．

3. 骨軟部腫瘍の疫学

　発症は 10 代にピークがあり，女性より男性に多い．頻度は人口 10 万人当たり年間 0.8 人とされ，日本においては年間 200〜300 例の発生が報告されている．

4. 骨軟部腫瘍の症状

　外傷の既往がないにもかかわらず運動時痛として現れ，安静時痛や局所の腫脹へ続くことが多い．また，腫瘍の増大や骨破壊によって病的骨折を生じることもある．症状が出現した際には，肺転移を伴っていることも多く，早期の発見と治療開始が重要である．

5. 骨軟部腫瘍の検査・診断

1）検 査

　症状を伴う部位の X 線写真を撮影し，骨の破壊・形成，骨膜反応（コッドマンの三角など），骨皮質の変化などを確認する（**図 10-28-1**）．その後，病理診断とともに，CT，MRI，PET/CT を用いて腫瘍病巣の範囲を確認する．

2）診 断

　確定診断は生検による病理診断が必須となる．病期分類は臨床検査所見と画像診断に基づき診断される（**表 10-28-1**）．

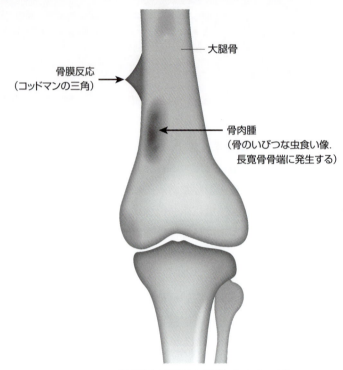

図 10-28-1 骨肉腫の所見の特徴(イメージ)

表 10-28-1 骨肉腫のステージ分類

Stage	所見
Stage ⅠA：グレード1または2(低悪性度)	最大径8cm未満，リンパ節または体の他の部位への転移なし．
Stage ⅠB：グレード1または2(低悪性度)	最大径8cm以上または同一の骨に複数の病変がある，リンパ節または体の他の部位への転移なし．
Stage ⅡA：グレード3または4(高悪性度)	8cm未満の直径，リンパ節または体の他の部位への転移なし．
Stage ⅡB：グレード3または4(高悪性度)	最大径8cm以上，リンパ節または体の他の部位への転移なし．
Stage Ⅲ：グレード3または4(高悪性度)	同一の骨に複数の病変がある，リンパ節または体の他の部位への転移なし．
Stage ⅣA	肺に転移．
Stage ⅣB	近くのリンパ節または肺以外の遠隔部位に転移がある．

(文献1を参考に筆者作成)

6. 骨軟部腫瘍の治療方針

悪性度の低いStage Ⅰの場合，手術単独療法が行われるが，Stage Ⅱ以上では手術と手術前後の化学療法が行われる．

表 10-28-2　MAP 療法

術前・術後によってスケジュールが異なる.

略　称	薬　剤	用　量 (mg/m²/day)	投与方法	投与時間	投与日程
AP	ドキソルビシン（ADM）	30	静注	24 時間	day 1,2
	シスプラチン（CDDP）	120（29 歳以下） 100（30 歳以上）	静注	24 時間	day 1,2
A	ドキソルビシン（ADM）	30（39 歳以下） 25（40 歳以上）	静注	24 時間	day 1,2,3
M	メトトレキサート（MTX）	12,000（19 歳以下） 10,000（20 歳以上）	静注	4〜6 時間	day 1

表 10-28-3　MAP 療法（術前）

週	1	2	3	4	5	6	7	8	9	10	11	(12)	(13)
コース		1		2	3	4			5	6		(7)	(8)
治療	AP			M	M	AP			M	M		(M)	(M)

（　）は，骨再建に伸長型人工関節の使用を予定する場合，MTX を 2 回まで追加可．AP, M は表 10-28-2 を参照．

表 10-28-4　MAP 療法（術後）

週	1	2	3	4	5	6	7	8	9	10
コース		1			2	3		4		5
治療	AP				M	M	A			M

週	11	12	13	14	15	16	17	18	19	20
コース	6		7			8	9		10	
治療	M	AP				M	M	A		

A, AP, M は表 10-28-2 を参照．

7.　骨軟部腫瘍の標準治療

1）手術療法

　　骨肉腫は化学療法，放射線療法だけでは根治が困難なため，手術による原発巣の根治的な切除はきわめて重要な予後因子となる．腫瘍周囲の正常組織とともに切除を行う広範囲切除術を行い，骨欠損を再建する患肢温存術が標準的であるが，困難な場合は患肢の切断術が適応となる．

2）放射線療法

　　骨肉腫は放射線抵抗性の腫瘍であり，根治療法としての外部照射は通常行われない．

3）化学療法

　　化学療法単独での根治は難しく，手術前後に化学療法を行い，局所病変の縮小による患肢温存の可能性向上や，微小な転移巣に対しての効果が期待される．化学療

10章 臓器別がん薬物療法と腫瘍随伴症状

法の効果判定は主として切除標本での腫瘍壊死割合が 90% 以上の患者（good responder）の場合予後がよく，90%未満の患者（poor responder）では予後不良とされている．標準レジメンとしては大量メトトレキサート（MTX），ドキソルビシン（ADR），シスプラチン（CDDP）を組み合わせた MAP 療法がある（**表 10-28-2**）．MAP 療法は，術前（**表 10-28-3**）と術後（**表 10-28-4**）で内容が異なる．また，MAP 療法にイホスファミドを併用する治療も報告されているが，2022 年の『原発性悪性骨腫瘍ガイドライン』ではエビデンスが不十分として，治療の位置付けについては言及されていないが，poor responder に対し術後にイホスファミドを加えた化学療法を行うことで予後が改善する可能性が示されており，実施している施設も多い．

MAP 療法＋イホスファミド併用療法では非常に強度が強く，大量 MTX や大量イホスファミドを投与するため，ロイコボリン救援療法や MTX の血中濃度モニタリング，イホスファミドによる出血性膀胱炎予防のメスナ投与など，有害事象の対策も非常に重要となる．

切除不能な再発・進行性高悪性度骨肉腫に対しては分子標的薬や免疫チェックポイント阻害薬なども臨床試験が行われてきたが，エビデンスは弱く，確立された治療法がないのが現状である．

7. 骨軟部腫瘍の予後

40 歳以下の転移のない四肢発生例の 5 年無病生存割合は約 60〜70%，全生存割合は約 70〜80% である．初診時肺転移を有する症例の全生存割合は約 30% である．

引用文献

1) ESMO: anticancer find guides for patients. 〈https://www.esmo.org/for-patients/patient-guides〉（2024 年 4 月 1 日閲覧）

29 悪性黒色腫(メラノーマ)

1. 皮膚の解剖生理

　悪性黒色腫は皮膚がんの一種であり，有棘細胞がん（扁平上皮がん），基底細胞がんと悪性黒色腫の3つが皮膚がんの主要病型である．皮膚がんにはほかに乳房外パジェット病，皮膚血管肉腫，メルケル細胞がん，皮膚のリンパ腫などがある．発生頻度としては基底細胞がん，有棘細胞がん，悪性黒色腫の順である．

　表皮は表面側から角層，顆粒細胞層，有棘細胞層，基底細胞層に分けられ（図10-29-1），基底細胞，有棘細胞が悪性化したのがそれぞれ基底細胞がん，有棘細胞がんである．基底細胞層に分布しているメラノサイトという細胞が悪性化したものが悪性黒色腫（メラノーマ）である．病理組織学的特徴により，悪性黒子型，表在拡大型，末端黒子型，結節型の4型に分類される．日本国内では末端黒子型が最も多く，悪性黒色腫の中で42％を占める．日本人では手や足などの末端部に多く発生し，足底が最も多い．皮膚以外にも鼻腔，口腔，消化管，外陰部などに発生することもある．

2. 悪性黒色腫の病態生理

　発生は人種差が大きく，アジア人・黒人と比べ白人で多く，ほかに紫外線曝露，外傷，免疫抑制状態などがリスク因子とされている．日本人で多い末端黒子型は紫外線曝露の影響は低く，荷重などの機械的ストレスの関与が想定されている．

　メラノーマではMAPキナーゼ経路とPI3キナーゼ経路の活性化が重要な役割を果たしており，これらの経路を構成するBRAF, NRASといった分子の遺伝子異常

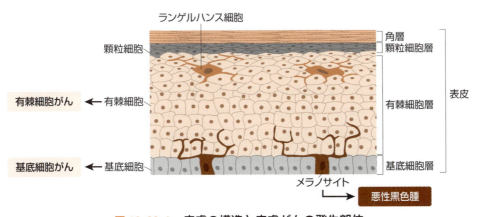

図10-29-1　皮膚の構造と皮膚がんの発生部位

10章 臓器別がん薬物療法と腫瘍随伴症状

表10-29-1　メラノーマ ABCDE ルール

・Asymmetry（左右非対称）
・Border irregularity（腫瘍辺縁の不整，滲みだし）
・Color variegation（色の濃淡）
・Diameter grater than 6 mm（6 mm 以上の腫瘍径）
・Elevation（盛り上がり）

がその発がんに深く関与することが明らかになっている．その他の分子機序として *CDKN2A* 欠失，色素細胞特異的転写因子 MITF と CDK2 の活性化，KIT の活性型変異などが報告されている．

3. 悪性黒色腫の疫学

皮膚がん全体の1年間の罹患数は約18,000人で，がん全体の罹患数の2〜3%を占める．また，この中で悪性黒色腫の罹患数は約1,800人である．50代から増加し，60〜70歳で最も多く発症する．

4. 悪性黒色腫の症状

多くは褐色から黒色のシミ（色素斑）や腫瘤として皮膚表面に現れ，徐々に不規則な形をとって拡大していく．特徴として全体の形が非対称的，縁取りが凹凸不整，黒色・茶褐色など色にむらがある，大きさが6 mm 以上ある，大きく色・形・硬さなどが変化するなどがある．

5. 悪性黒色腫の検査・診断

1）検　査

悪性黒色腫の臨床（肉眼）診断は ABCDE ルール（**表10-29-1**）に従い行われ，肉眼的所見で悪性黒色腫を疑う場合には，ダーモスコピー検査や皮膚生検を行う．

ダーモスコピー検査とは，ダーモスコープと呼ばれる医療用スコープを用いて肉眼では見えない微細な角質，表皮，真皮の皮膚構造を10倍程度に拡大して色素性皮膚病変を観察する生体検査である．

2）診　断

悪性黒色腫の確定診断には皮膚生検を行う．その後，画像診断（超音波，CT，PET/CT，MRI）を用いて病期分類を行う．悪性黒色腫の病期分類は AJCC Cancer Staging Manual および UICC TNM Classification of Malignant Tumors の分類が用いられる[5]．

6. 悪性黒色腫の治療方針

基本として病期が0期〜Ⅲ期は手術で原発巣の切除を行い，Ⅲ期ではその後に術

後補助化学療法を行うことが推奨されている．Ⅳ期は化学療法，放射線療法，免疫療法などの集学的治療を行う．

7. 悪性黒色腫の標準治療

1）手術療法

　早期病期では主軸を担う治療手段である．転移巣が完全切除可能なⅣ期（Oligometastasis）も適応症例は少ないものの存在する．原発巣切除では腫瘍の厚さ（T因子）により，病変から0.5〜2cm離して切除し，必要に応じてセンチネルリンパ節生検を行う．また，画像検査でリンパ節転移がみられた場合はリンパ節郭清も行う．

2）放射線療法

　悪性黒色腫は，放射線療法の効果があまり期待できないため，根治的な照射には用いられない．近年は免疫チェックポイント阻害薬と放射線療法との併用により，悪性黒色腫に対する照射線感受性が高まると認識され，アブスコパル効果（放射線療法によって照射野外の病変も同時に縮小する現象）の報告も増えている．

3）化学療法

　悪性黒色腫治療において，既存の抗がん薬治療（ダカルバジンなど）と比べ免疫チェックポイント阻害薬の有効性が高いことが示され，2014年にニボルマブがわが国で初めて承認された．その後，ほかの免疫チェックポイント阻害薬や分子標的薬の登場で，化学療法が劇的に変革したがん種の一つである．

　悪性黒色腫に用いられる代表的なレジメンを**表10-29-2**にまとめた．また，ニボルマブ＋イピリムマブのレジメンを**表10-29-3**に示す．

a 術後補助化学療法

　抗PD-1抗体薬であるニボルマブ（病期ⅢB〜Ⅳ），ペムブロリズマブ（病期ⅢA〜ⅢC）およびBRAF/MEK阻害薬であるダブラフェニブ・トラメチニブ併用療法（病期ⅢA〜ⅢC）のいずれかを1年間投与することが推奨される．

b 根治切除不能例に対する化学療法（図10-29-2）

① 免疫チェックポイント阻害薬

　未治療例の第一選択療法として，抗PD-1抗体のニボルマブ，ペムブロリズマブの単剤療法，抗PD-1抗体＋抗CTLA-4抗体のイピリムマブ＋ニボルマブ併用療法がある．CheckMate 067試験においてイピリムマブ＋ニボルマブ併用療法は抗PD-1抗体単剤，抗CTLA-4抗体単剤と比べ，無増悪生存期間（PFS），全生存期間（OS）ともに有効性が認められているが，免疫関連有害事象（irAE）を主とする有害事象が顕著に増強することが示されており，患者背景を考慮して治療選択がなされている．一次療法でイピリムマブを用いなかった場合では，イピリムマブ単剤療

10章 臓器別がん薬物療法と腫瘍随伴症状

表10-29-2　悪性黒色腫に対するレジメン

レジメン	薬剤	術後補助療法
抗PD-1抗体	ニボルマブ	○ （12ヵ月間）
	ニボルマブ	○ （12ヵ月間）
	ペムブロリズマブ	○ （12ヵ月間）
抗PD-1抗体＋抗CTLA-4抗体	ニボルマブ イピリムマブ	×
抗CTLA-4抗体	イピリムマブ	×
BRAF阻害薬＋MEK阻害薬	ダブラフェニブ トラメチニブ	○ （12ヵ月間）
	エンコラフェニブ ビニメチニブ	×
BRAF阻害薬	ベムラフェニブ	×
ダカルバジン単剤療法	ダカルバジン	×

表10-29-3　ニボルマブ＋イピリムマブのレジメン

薬剤名	用法・用量	Day 1	～	21
ニボルマブ（Nivo）	80 mg/body 点滴静注30分	●		
イピリムマブ（Ipi）	3 mg/kg 点滴静注30分	●		

4サイクル行い，終了後にはニボルマブ単剤での維持療法を行う．

法を二次療法以降に用いることができる．

②分子標的薬

　未治療の*BRAF*遺伝子変異陽性例では既存治療と比べBRAF阻害薬であるベムラフェニブの有効性が示され，2011年に承認された．しかし，BRAF阻害薬単剤では奏効期間に限界があり，薬剤の耐性獲得への対応が問題となっていた．そこで，MEK阻害薬との併用により，耐性獲得抑制による抗がん効果の持続が期待され，BRAF阻害薬単剤とBRAF阻害薬＋MEK阻害薬併用療法で比較試験が行われ，併用療法がPFS，OSともに有意な差を認めた．そのため，現在はBRAF阻害薬＋MEK阻害薬併用療法が推奨されており，合併症などによって併用療法が困難な場合に限り，BRAF阻害薬単剤による治療を考慮する．

　二次療法以降で悪性黒色腫としての適応ではないものの，*NTRK*融合遺伝子陽性の進行・再発の固形がんに対しエヌトレクチニブとラロトレクチニブが適応を有しており，悪性黒色腫において*NTRK*融合遺伝子陽性率は0.21～0.31％と非常にまれではあるが，がん遺伝子パネル検査で*NTRK*融合遺伝子陽性と診断された場合には

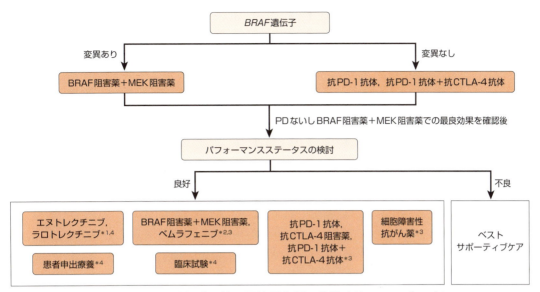

図 10-29-2　根治切除不能な悪性黒色腫の化学療法のアルゴリズム
＊1：NTRK融合遺伝子陽性の場合に選択可能．＊2：BRAF変異のある場合に選択可能．＊3：パフォーマンスステータス不良の場合も患者の状態により選択することがある．＊4：PDがん遺伝子パネル検査を検討・実施後に選択可能．

(文献2を参考に筆者作成)

用いることができる．

③細胞障害性抗がん薬

　分子標的薬や免疫チェックポイント阻害薬の登場前は第一選択として用いられてきたが，現在は分子標的薬，免疫チェックポイント阻害薬が適用できない症例や，二次療法以降の選択肢として用いられる．ダカルバジン単剤療法以外にも多くの多剤併用療法が試験されてきたが，ダカルバジン単剤療法の効果を著しく上回る成績は得られておらず，現在もダカルバジン単剤療法が主とした治療となっている．

7. 悪性黒色腫の予後

　腫瘍の厚さが1mm以下のものおよび1〜2mmで潰瘍を伴わない場合の10年無病生存割合は90％，1〜2mmでも潰瘍を伴うものや2mmを超える場合の10年無病生存割合は72％である．

引用文献
1) 日本皮膚科学会ほか編：科学的根拠に基づく皮膚悪性腫瘍診療ガイドライン．第3版，金原出版，2022．
2) 日本皮膚悪性腫瘍学会：悪性黒色腫（メラノーマ）薬物療法の手引version1 2022．2022．〈http://www.skincancer.jp/tebiki_malignant_melanoma_2022.pdf〉(2024年6月3日閲覧)
3) 国立がん研究センターがん対策情報センター：がん情報サービス．〈https://ganjoho.jp/public/index.html〉(2024年6月3日閲覧)
4) Wolchok JD, et al: Overall Survival with Combined Nivolumab and Ipilimumab in Advanced

Melanoma. N Engl J Med, 377: 1345-1356, 2017.
5) Elder DE, et al: WHO classification of skin tumors. 4th edition, WHO press, 2018.

30 腫瘍随伴症状

　腫瘍随伴症状とは，がん細胞から産生された腫瘍壊死因子（TNF-α），インターロイキン（IL-6, IL-1β），インターフェロン（INF-γ）などのサイトカインやホルモン，がん細胞の崩壊や損傷に伴って放出される細胞内物質，自己免疫抗体（腫瘍に対する宿主の免疫反応が自己組織に交差反応する），血管作動物質，血液凝固活性化因子により全身臓器や組織に起きるさまざまな病態や症状を示す．

　腫瘍随伴症状は，がん患者の20％が経験する．症状を契機にがんが診断されることも多い．がん種としては，小細胞肺がん，腎がん，胃がん，肝細胞がん，膵がんなどの固形がん，白血病や悪性リンパ腫などに多い．腫瘍随伴症状の症候としては，発熱，盗汗（大量の寝汗），食欲不振，体重減少などである．終末期がん患者が経験する悪液質も腫瘍随伴症状といえる．

　腫瘍随伴症状は，多彩な症状であるが，「内分泌系」「神経系」「皮膚粘膜系」「血液系」に分類される．腫瘍随伴症状の系統別の例を**表10-30-1**に示す．

　腫瘍随伴症状の治療は，がん自体の治療である．一部の症状は特定の薬剤で対処できる．

腫瘍随伴症状と対処薬

カルチノイド症候群：ソマトスタチンアナログ（オクトレオチド）

高カルシウム血症：ビスホスホネート（海外では，デノスマブも使用される）およびコルチコステロイド，補液，カルシトニン

クッシング症候群：副腎皮質ホルモン合成阻害薬（オシロドロスタット）

抗利尿ホルモン不適合分泌症候群（SIADH）：バソプレシン V$_2$ 受容体拮抗薬（モザバプタン）

悪液質による体重減少：グレリン様作用薬（アナモレリン）

　免疫チェックポイント阻害薬（immune check point inhibitor；ICI）による免疫関連有害事象（immune-related adverse event；irAE）のうち，筋炎，重症筋無力症，関節炎などは，腫瘍随伴症状と類似している．これらとの鑑別は，きわめて難しく注意が必要である．

10章 臓器別がん薬物療法と腫瘍随伴症状

表 10-30-1 　腫瘍随伴症候群の症状と原因

系　統	症　状	疾患と原因
皮膚	瘙痒／紅潮／角化症／帯状疱疹	神経内分泌腫瘍での瘙痒や紅潮は，腫瘍により産生されるプロスタグランジン，ヒスタミン，セロトニンによる．帯状疱疹は，免疫系の機能低下により神経節に潜伏するヘルペスウイルスが再活性化する
内分泌系	クッシング症候群	神経内分泌腫瘍や小細胞がんでのコルチゾール過剰による高血糖，低カリウム血症，高血圧，中心性肥満，満月様顔貌がある．副腎皮質刺激ホルモン（ACTH）または ACTH 様分子の異所性産生による
	水・電解質の平衡異常（低ナトリウム血症）／SIADH	肺がんでのバソプレシンおよび副甲状腺ホルモン様ホルモンの産生による
	低血糖／高血糖	膵島細胞腫瘍では，インスリン産生によるグルカゴン産生膵腫瘍より高血糖が生じる場合もある
	高血圧	アドレナリンおよびノルアドレナリンの異常分泌（褐色細胞腫）またはコルチゾールの過剰（ACTH 分泌腫瘍）によって発生する
	高カルシウム血症（多尿，脱水，便秘，筋力低下，意識喪失，悪心）	腫瘍の産生する副甲状腺ホルモン関連ペプチドや甲状腺刺激ホルモンにより，高カルシウム血症とその関連症状を生じる
	悪液質（食欲不振，るい痩）	腫瘍の産生する IL-1β，IL-6，TNF-α および IFN-γ などの産生による食欲低下とエネルギー消費亢進，筋萎縮
消化管	下痢／脱水	膵島細胞腫瘍（ガストリノーマ）では，プロスタグランジンや血管作動性腸管ペプチド分泌による
	紅潮／下痢／呼吸困難	カルチノイド腫瘍によるセロトニン分解産物による
血液	貧血／多血／血小板／白血球増多DIC	エリスロポエチンやトロンボポエチン，顆粒球コロニー形成刺激因子（G-CSF）の異所性産生による
神経	意識障害，麻痺，しびれ，不随意運動	自己抗体による自律神経，感覚神経の破壊ギラン-バレー症候群

DIC：播種性血管内凝固症候群，SIADH：抗利尿ホルモン不適合分泌症候群

11章

がん薬物療法の有害事象と
支持療法

1 概　要

　抗がん薬は，一般的な医療用医薬品とは異なり，治療域と毒性域がきわめて隣接している．がん患者の対象は，若年から高齢者まで幅広いために抗がん薬の感受性が異なり，そのために有害事象の発現もさまざまであることが知られている[1,2]．

　従来からの抗がん薬は，アルキル化薬，代謝拮抗薬，抗がん性抗生物質，微小管阻害薬，トポイソメラーゼ阻害薬，ホルモン剤，白金（プラチナ）製剤に大別される．抗がん薬による化学療法が導入された初期の治療法は，単剤療法が主であった．しかし抗がん薬の投与量の増加に伴って正常細胞への毒性および耐性化の出現が増し，投与量に限界が生ずることから，2種以上の抗がん薬による併用療法が一般的となった．これは，抗がん薬を併用することで作用機序の異なる一方の抗がん薬にがん細胞が抵抗性を示したとしても，他方の抗がん薬には充分な感受性をもつのではないかという考えに基づいたものである[3]．併用化学療法は，1950年代後半に白血病に試みられ，その後固形がんにも広く応用されるようになった．1980年から1990年代では，細胞傷害効果の高い抗がん薬が次々と開発されてきた経緯があるが，有害事象が出現しても適応可能な薬剤がほとんどないために，投与量の減量や投与中止は医師の判断に委ねられていたのが現状である．抗がん薬投与は，がん細胞だけでなく，正常細胞にもダメージを与えるために有害事象が発現する可能性は高い．ブスルファンによる血液障害，シクロホスファミドによる骨髄抑制や出血性膀胱炎，ビンクリスチンによる神経障害，イリノテカンによる下痢というように各抗がん薬に特徴的な有害事象があり，用量規定因子が定められている．こうした背景から多剤併用化学療法では，作用機序の異なる抗がん薬同士が，隣接している有効性と毒性のバランスを検討し，複数の抗がん薬の組み合わせが検討されてきた．当初の併用療法は，抗がん効果を優先して行われてきたものがほとんどであり，有害事象で苦しむ患者には我慢を強いてきた経緯がある．しかし現在では，有害事象に対して適切に対処できる支持療法が重要視されてきたために，がん種別のレジメンが広く普及している．

　白血病や悪性リンパ腫の治療中に発現する感染症死は，おもに骨髄抑制によるものであり，抗がん薬の治療が始まった当初から多くみられていた．しかし，その後顆粒球コロニー形成刺激因子製剤（G-CSF製剤）の登場によってがん治療の幅が大きく広がった．つまり，支持療法としてのG-CSF製剤の投与は，発熱性好中球減少症（FN）の発症抑制，造血幹細胞移植における末梢血細胞の動員，急性骨髄性白血病の寛解導入療法など，がん薬物療法における感染症による死亡の減少に大きな

表 11-1-1　大腸がん化学療法に対する支持療法の例

薬剤名	用法用量	Day 1	2	〜	7
レボホリナート（L-OHP）	200 mg/m^2 ボーラス静注	●			
フルオロウラシル（5-FU）	400 mg/m^2 ボーラス静注	●			
フルオロウラシル（5-FU）	2,400 mg/m^2 持続点滴静注	●	●		
支持療法（5-HT3受容体拮抗約±デキサメタゾン FN（+）G-CSF または抗菌薬）	―	●	●		

貢献をしてきた．

　骨髄抑制の発現には個人差があるものの，ほとんどの抗がん薬でみられる薬物有害事象であり，また，患者の免疫能も生命予後に大きな影響を及ぼす．好中球の減少で，細菌やウイルスが増殖するが，好中球が最も減少するのは，抗がん薬投与後約7〜14日である．G-CSF 製剤は，FN のリスクが高いレジメンに組み込まれるようになり，2023 年には『発熱性好中球減少症診療ガイドライン改訂第3版』[4] が策定されている．

　2000 年代以降は，従来の抗がん薬の併用療法に加えて手術療法や放射線療法の進展も著しく，これらを融合した集学的治療が増えてきた．それに伴い，急性に限らず遅延性，蓄積性など有害事象の症状も多様化してきたために，支持療法を積極的に取り入れながら，化学療法の完遂につなげていく必要がある．

　その後も新規抗がん薬の開発と共にレジメンは，改定が重ねられ，支持療法の進展とともにがん治療をチームで行うという概念が定着してきた．たとえば現今において大腸がんのレジメンは，FOLFOX4 から mFOLFOX6 が標準的となっている．この場合の支持療法は，$5HT_3$ 受容体拮抗薬のオンダンセトロンやパロノセトロンにデキサメタゾンの併用が行われ，好中球減少症が出現するとレノグラスチムもしくは抗菌薬の投与が考慮されるという流れである（**表 11-1-1**）．さて，がんの診断（ステージ）が確定後，そのがんに適応した治療計画が作成される．有害事象は，抗がん薬特異的に出現するため，抗アレルギー薬や制吐薬，輸液など数多くの支持療法が必要であり，抗がん薬の投与終了まで患者に万全を期すことが可能になっている．代表的な支持療法の一覧は**表 11-1-2**に示す．

　近年，従来の抗がん薬に加えて分子標的薬の開発が著しく，新たな支持療法による有害事象対策も必要となってきている．また医療現場では，化学療法の施行が，入院から外来へと大きくシフトしている．そのため薬剤師は，外来において点滴後，自宅で出現する有害事象を想定した服薬指導もきわめて重要であり，そのためには，さらに薬・薬連携を強化し，患者ケアに重点を置いたシームレスながん薬物療法の施行という考え方が必要となってきている．

11章 がん薬物療法の有害事象と支持療法

表11-1-2　支持療法に使用するおもな薬剤

薬　剤	有害事象
5HT$_3$受容体拮抗薬（グラニセトロン，パロノセトロンなど），NK$_1$受容体拮抗薬（アプレピタント，ホスアプレピタントメグルミン，ホスネツピタント），ステロイド薬（デキサメタゾン）	悪心・嘔吐
ロペラミド，耐性乳酸菌製剤，輸液	下　痢
アナモレリン，輸液・ステロイド薬，栄養療法	がん悪液質
グリチルリチン製剤，ウルソデオキシコール酸	肝機能障害
ステロイド療法	肺機能障害
G-CSF製剤，抗菌薬，輸血	骨髄抑制
抗ヒスタミン薬，解熱鎮痛薬	インフュージョンリアクション
生理食塩水などの大量輸液，フロセミド，炭酸水素ナトリウム	腎機能障害
プレガバリン，ミロガバリン，メコバラミン	末梢神経障害
ヘパリン類似物質製剤，ステロイド外用剤，ミノサイクリン	皮膚障害
ポビドンヨード含嗽液，アズレンスルホン酸ナトリウム含嗽液リドカイン含嗽液，アロブリノール含嗽液	口内炎

　本章では，抗がん薬の治療において有害事象発現の可能性とその対応について言及し，支持療法の重要性について理解を深めていきたい．

引用文献

1) Coates A, et al: On the receiving end--patient perception of the side-effects of cancer chemotherapy. Eur J Cancer Clin Oncol, 19: 203-208, 1983.

2) Carelle N, et al: Changing patient perceptions of the side effects of cancer chemotherapy. Cancer, 95: 155-163, 2002.

3) Ooi K, et al: Enhanced incorporation of 1-beta-D-arabinofuranosylcytosine by pretreatment with etoposide. Cancer Invest, 11: 388-392, 1993.

4) 日本臨床腫瘍学会編：発熱性好中球減少症（FN）診療ガイドライン．改訂第3版，南江堂，2024.

2　骨髄抑制

1. 骨髄抑制とは

　化学療法において，骨髄抑制は抗がん薬が骨髄に影響を与え，骨髄が血液を正常に造ることができなくなる現象である．骨髄抑制により，白血球，赤血球，血小板の数が減少し，感染症，貧血，出血などの有害事象が生じる．白血球は，好中球，好酸球，好塩基球を含む顆粒球，単球，リンパ球で構成され，生体防御に重要な役割を果たしている．骨髄抑制は，化学療法を施行する際に，最も問題となる用量制限毒性である．さらに，がん患者はがんの病期の進行に伴い，がん悪液質などにより免疫機能が低下している状態にあり，化学療法や放射線療法にて，さらに易感染状態に陥る．

　骨髄抑制の程度は，使用された抗がん薬による要因や患者の全身状態，年齢，過去の化学療法による骨髄の造血機能低下などの患者ごとの要因が影響を及ぼす．

2. 症状と発現時期

1）感染症（白血球減少）

　化学療法による白血球減少では，好中球減少による感染症が問題になる．好中球減少時の発熱は，血液培養などの検査を積極的に実施するが，複合的に感染している可能性が高く原因微生物や感染巣の同定は容易でない．

　好中球減少により発症する発熱性好中球減少症（febrile neutropenia；FN）は致死的な合併症である．FN は，好中球数が $500/mm^3$ 未満，あるいは $1,000/mm^3$ 未満で 48 時間以内に $500/mm^3$ 未満に減少すると予測される状態で，腋窩温 37.5℃以上（口腔内温 38℃以上）の発熱を生じたものと定義されている[1]．FN は特定の臓器の感染症ではなく，好中球減少患者に何らかの感染症が合併した状態である．FN のおもな原因微生物は腸内細菌叢（大腸菌，肺炎桿菌など）や緑膿菌，黄色ブドウ球菌である．

　白血球減少，好中球減少は細胞障害性抗がん薬の代表的な用量規定因子（late limiting factor）である．一般的に抗がん薬投与後の7～14日頃に発現することが多い．血球数が最低値となる時期を nadir という．好中球の減少の程度，持続時間は治療内容および患者の状態により，大きく変動するため，患者ごとに分類する必要がある．重症化する可能性が低い FN 患者を同定するための分類方法として，multinational association for supportive care in cancer scoring system（MASCC）スコアがある（**表 11-2-1**）[1]．

455

11章 がん薬物療法の有害事象と支持療法

表 11-2-1 MASCC スコア

項　目	スコア
臨床症状（下記の 1 項目を選択） 　・無症状 　・軽度の症状 　・中等度の症状	5 5 3
血圧低下（< 90 mmHg または昇圧薬を要する）がない	5
慢性閉塞性肺疾患なし	4
固形腫瘍である，または造血器腫瘍で真菌感染症がない	4
脱水症状なし	3
発熱時に外来管理である	3
60 歳未満（16 歳未満に適応しない）	2

該当する項目のスコアを加算する（最大 26 点）．21 点以上を低リスク群，20 点以下を高リスク群とする．

（文献 1 を参考に筆者作成）

表 11-2-2 白血球減少，好中球減少　CTCAE ver. 5.0

	Grade1	Grade2	Grade3	Grade4	Grade5
白血球減少	< LLN- 3,000/mm^3	< 3,000- 2,000/mm^3	< 2,000- 1,000/mm^3	< 1,000/mm^3	—
好中球数減少	< LLN- 1,500/mm^3	< 1,500- 1,000/mm^3	< 1,000- 500/mm^3	< 500/mm^3	—

　化学療法において，FN を発症すると感染症が死因となりやすく，化学療法の治療強度が問題となる．感染症や骨髄異形成症候群などは，化学療法の前から好中球が減少しているため，FN を発症しやすい．FN 発症の患者側の要因，レジメン側の要因を把握し，予防，治療することが重要である．

　また，同種造血幹細胞移植では好中球減少以外にも液性免疫や細胞性免疫も低下し易感染状態となるため，抗真菌薬，抗ウイルス薬やニューモシスチス肺炎に対する予防投与も推奨されている[1]．

　白血球減少，好中球減少の分類として，NCI-CTCAE（National-cancer Institute-Common Terminology Crieria for Adverse Events）ver. 5.0 の Grade 分類を**表 11-2-2** に示した．

2）出血（血小板減少）

　出血の臨床症状には，四肢の紫斑，点状出血，口腔内粘膜出血，鼻出血，歯肉出血，眼球結膜下出血，血尿などがある．出血傾向は血小板数 5 万 /μL 以下で認めるが，多くの場合は無症状である場合が多い．抗がん薬による血小板減少は各薬剤で設定されている減量や中止基準に準じて対応する．血小板減少の CTCAE ver. 5.0 の Grade 分類を**表 11-2-3** に示した．

　また，がん患者は静脈血栓塞栓症の発症リスクが高く，発症予防や治療には直接

2 骨髄抑制

表 11-2-3　血小板減少　CTCAE ver. 5.0

	Grade1	Grade2	Grade3	Grade4	Grade5
血小板減少	< LLN-75,000/mm³	< 75,000-50,000/mm³	< 50,000-25,000/mm³	< 25,000/mm³	—

表 11-2-4　貧血　CTCAE ver. 5.0

	Grade1	Grade2	Grade3	Grade4	Grade5
貧血	Hb < LLN-10.0 g/dL	Hb < 10.0-8.0 g/dL	Hb < 8.0 g/dL；輸血を要する	生命を脅かす；緊急処置を要する	死亡

経口抗凝固薬（DOAC）が使用される．がん関連血栓症に対する抗凝固薬療法は，血小板数 5 万 /μL 未満では抗凝固薬を減量し，2.5 万 /μL 未満では中止し，冠動脈形成術施行後の抗血小板薬 2 剤併用療法では，血小板数 3 万 /μL 未満ではアスピリン単剤で，1 万 /μL 未満ではアスピリンを中止することが推奨されている[2]．

3）貧血（赤血球減少）

貧血は血液中のヘモグロビン濃度が減少し，成人男性で 13.0 g/dL 未満，成人女性は 12.0 g/dL 未満と WHO 基準で定められている．赤血球には酸素を運ぶヘモグロビンが多く含まれているため，赤血球減少により組織への酸素供給の低下が引き起こされる．

症状としては，労作時の息切れ，動悸，めまい，顔面蒼白，倦怠感などが一般的である．赤血球の寿命は 120 日と長いため，数週から数ヵ月かけて緩やかに進行することが多い．貧血の CTCAE ver.5.0 の Grade 分類を**表 11-2-4** に示した．

3. 発現機序

1）細胞障害性抗がん薬による骨髄抑制

骨髄抑制は，抗がん薬が分裂の活発な細胞に強く影響するため，がん細胞以外に骨髄も細胞分裂が非常に活発なため，抗がん薬の影響を受けやすい．その結果，造血幹細胞が傷害を受けることによって，骨髄で血液を正常に造ることができなくなる．好中球，好酸球，好塩基球を含む顆粒球，単球，リンパ球の前駆細胞は，骨髄中で活発に分裂しているため，抗がん薬により強く障害を受ける．一般的に好中球減少症の原因としては，感染性，薬剤性，免疫性，脾臓機能亢進症，造血障害などがある．細胞障害性抗がん薬は骨髄系細胞への直接毒性が一般的である．骨髄における赤血球前駆細胞の産生を妨げ，造血機能が低下し，赤血球減少が起こる．核酸代謝拮抗薬は DNA 合成阻害によって，巨赤芽球性貧血を引き起こす．多くの抗がん薬で血小板減少が発現し，骨髄における造血細胞から成熟血球に至る分化や増殖過程が障害されて，血小板減少が生じる．

457

2) 分子標的薬による骨髄抑制

分子標的薬は，がん細胞の増殖・転移・浸潤に関わる特定のシグナル伝達分子や抗原を標的として，抗がん効果を有する．そのため，分子標的薬のみを用いるがん化学療法は，従来の細胞障害性抗がん薬よりも比較的骨髄抑制が軽度である．しかしながら，チロシンキナーゼ阻害薬などは，標的とするキナーゼ以外にもほかのキナーゼを阻害してしまうため，本来の標的とは異なる別の分子を阻害あるいは活性を引き起こして，骨髄抑制の原因となる場合もある．細胞障害性抗がん薬との併用では重篤な骨髄抑制を引き起こす可能性があるために注意が必要である．

3) 免疫チェックポイント阻害薬による骨髄抑制

細胞障害性抗がん薬と異なり，免疫チェックポイント阻害薬による骨髄抑制や液性免疫および細胞性免疫の低下は起こらないと考えられている．しかし，免疫関連有害事象として，溶血性貧血や血小板減少が引き起こされる場合がある．

4. 治療・予防

1) 白血球減少時の治療（発熱性好中球減少症）

重症化リスクの高い FN 患者に対する初期の治療には，抗緑膿菌活性を有するセフェム系のセフェピムやカルバペネム系のメロペネム，ペニシリン系のタゾバクタム・ピペラシリンの単剤の経静脈投与が推奨されている[1]．臨床所見，画像所見，培養結果に応じて，アミノグリコシド系，フルオロキノロン系およびグリコペプチド系抗菌薬との併用療法が考慮される．MASCC スコアで低リスク群に該当する重症化リスクが低い患者には，シプロフロキサシンとアモキシシリン・クラブラン酸による経口抗菌薬の併用療法にて外来治療が可能である（**図 11-2-1**）．しかしながら，MASCC スコアの低リスク患者でも約 10% に重大な合併症の発症があるため，注意が必要である．

発熱性好中球減少症の初期治療フローを**図 11-2-1**に示した．FN に対する経験的な抗菌薬治療開始後，解熱するまでの期間の中央値は 5 日と報告されている[3]．FN に対する治療開始 3～4 日後に評価し，初期治療にて解熱が認められた場合は，好中球数が 500/mm^3 以上となるまでは初期治療に用いた抗菌薬を継続する．初期治療で解熱が認められなかった場合は，真菌，ウイルス，抗酸菌の感染症を鑑別する必要があり，高リスク患者において，広域抗菌薬投与 4～7 日後に解熱が認められない場合には抗真菌薬の投与が推奨されている．一般的に，FN では血液培養にて起因菌を検出することが困難であり，発熱をきたした感染症の起因菌が明らかとなった場合には，感染症の起因菌に対する抗菌薬へ変更する．抗菌薬の無用な長期投与は耐性菌が問題となるため，個々の症例に対して，経口薬への変更や中止を検討することは重要である．

FN に対する顆粒球コロニー刺激因子（G-CSF）製剤の治療的投与は，生存期間

2 骨髄抑制

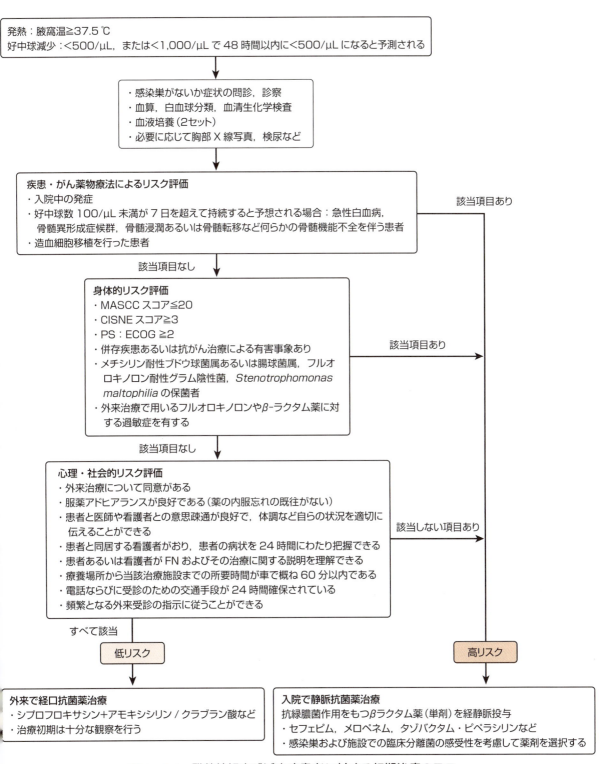

図 11-2-1　発熱性好中球減少症患者に対する初期治療のフロー

(「日本臨床腫瘍学会編：発熱性好中球減少症 (FN) 診療ガイドライン，改訂 3 版，p. xix, 2024, 南江堂」より許諾を得て転載)

の延長が証明されていないため，すべての症例に対する使用は推奨されていない[4]．10日を超える重度の好中球減少症が予想される場合，臨床的に確認された感染症の合併例，敗血症による多臓器不全，深在性真菌症，FN の既往などがある症例では，重篤な合併症（肺炎など）のリスクが高くなるため，FN の治療に G-CSF 製剤の併用を検討することが推奨されている[1]．

　G-CSF 製剤は，骨髄中の顆粒球の特に好中球の分化・増殖を促進する作用や好中球の機能が亢進されることや，好中球に対する抗アポトーシス作用などを有する好中球減少症に使用される薬剤である．G-CSF 製剤として，フィルグラスチム，レノグラスチムやポリエチレングリコール（PEG）化されたペグフィルグラスチムがある．

2) 血小板減少時の治療

　血小板の生体内半減期は3〜5日であり，造血が停止した状態で一定の血小板数を維持するためには，週2〜3回の血小板輸血が必要である．

　血小板減少の要因が併存疾患である場合には，併存疾患に対する治療を行う．また，抗がん薬以外の薬剤が疑わしい場合には，その薬剤の中止を検討する．がん薬物療法による血小板減少にて，血小板輸血が必要になることは少なく，がん・造血器腫瘍に対する化学療法，自家・同種造血幹細胞移植においては1万/μL 以下の血小板減少で血小板輸血を考慮する[5]．ただし，血小板数が1万/μL 以上の患者には血小板輸血が適応ではなく，患者の状態，臨床病態や医療環境に即して臨機応変に血小板数2〜5万/μL でも，血小板輸血が考慮される[5]．

　血小板輸血5単位に血小板が 1×10^{11}（100億）個以上含まれている．

血小板輸血の投与によって改善される予測血小板数

　予想血小板数増加数（/μL）＝総輸血血小板数／循環血液量（mL）× 10^3 × 2/3（2/3 は輸血された血小板の 1/3 が脾臓で補足されてしまうため）

　循環血液量（mL）＝ 70 mL/kg ×体重（kg）

例：血小板輸血5単位（1.0×10^{11} 個以上の血小板）を循環血液量 5,000 mL（体重65 kg）の患者に輸血すると，血小板数が 13,500/μL 以上増加することが見込まれる．

　実務的には通常，10単位が使用される．

　血小板輸血は発熱や蕁麻疹などの有害事象が発現することが多く，アナフィラキシーなどの重篤な合併症を生じることもあるため，患者に説明が必要である．血小板輸血によるアレルギー症状の出現が予想される際には抗ヒスタミン薬やステロイドを血小板輸血の前に投与する．血小板輸血の回数や総量が増えることで抗体が産生され，血小板輸血不応になることもある．また，血小板輸血を実施しても血小板数が低下してしまう場合はヒト白血球抗原（human leukocyte antigen；HLA）抗

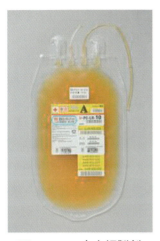

図 11-2-2　血小板製剤
（日本赤十字社医薬品情報 HP より）

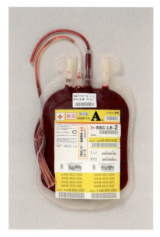

図 11-2-3　赤血球製剤
（日本赤十字社医薬品情報 HP より）

体陽性や血小板特異抗原による免疫性血小板輸血不応の可能性があり，HLA 抗体を調べて陽性であれば，HLA 適合血小板製剤（**図 11-2-2**）を用いる．

3）赤血球減少時の治療

貧血に対して急速な赤血球の補正が必要な場合の治療法は赤血球輸血のみである．原則として，化学療法による貧血の治療や予防に対して，赤血球輸血は行わず，抗がん薬の減量やスケジュール変更にて対応する．しかしながら，化学療法による貧血で Hb 値が 7～8 g/dL 未満であり，患者ごとの貧血の進行具合，QOL，ADL（日常生活動作），循環器系などの合併症の有無などを評価して，赤血球輸血が必要と判断された場合にのみ，赤血球輸血が行われる．赤血球輸血 1 単位中には約 26.5 g の Hb が含有されており，赤血球輸血 2 単位の投与で Hb 値は，約 1～2 g/dL 程度上昇する．

赤血球輸血の投与によって改善される予測 Hb 値

予想上昇 Hb 値（g/dL）＝投与 Hb 値（g）/ 循環血液量（dL）

循環血液量（dL）＝ 70 mL/kg ×体重（kg）/100

例：体重 50 kg の成人（循環血液量 35 dL）に，赤血球輸血 2 単位（Hb 量 53 g）を投与することにより，Hb 値は約 1.5 g/dL 上昇する．

骨髄異形成症候群に伴う貧血に対してのみ，赤血球造血刺激因子（erythropoiesis-stimulating agent；ESA）製剤のダルベポエチン アルファと赤血球成熟促進薬であるルスパテルセプトが，赤血球輸血の回避や貧血に関連する症状の緩徐な改善を目的に使用可能である．これらの有害事象として，血栓塞栓症があり注意が必要である．

赤血球製剤（**図 11-2-3**）は 1 単位に約 100 mg の鉄が含有されており，成人男性

の1日の排泄量が1〜2mgである．そのため，赤血球輸血をくり返す患者の場合には，臓器障害を引き起こす鉄過剰症を発症する可能性があり，血清フェリチン値を定期的にモニタリングする必要がある．血清フェリチン値500 ng/mL以上かつ，総赤血球輸血量が20単位以上で輸血後鉄過剰症と診断される．輸血後鉄過剰症に対しては，血清フェリチン値が1,000 ng/mL以上で鉄キレート剤による治療を開始し，治療開始後は血清フェリチン値を月1回測定しながら，500 ng/mLを目標に鉄キレート剤の投与量を調節する．

フェリチンが30 ng/mL未満であり，トランスフェリン飽和度が20％未満であれば鉄欠乏症であり，クエン酸第一鉄ナトリウムや硫酸鉄徐放錠などの鉄剤の経口薬を投与する．経口の使用が困難な場合などには注射剤への変更を行う．

4）感染症の予防

a 発熱性好中球減少症

急性白血病などに対する化学療法は強度が強く，好中球数が$100/mm^3$未満の状態が7日を超える高度な好中球減少が長期間続くと予想される症例では，発熱がない場合でも抗菌薬の予防投与が推奨されている[1]．予防投与には，フルオロキノロン系抗菌薬であるレボフロキサシンやシプロフロキサシンが用いられる．しかし，発熱を認めていない好中球減少症患者に対する抗菌薬の予防投与は，薬剤耐性の観点から推奨されていない．また，フルオロキノロンは，マグネシウム，カルシウム，アルミニウムなどの金属カチオンを含む製剤と同時に内服すると吸収が低下するため，薬物間相互作用に注意する．

FN発症頻度が20％以上の化学療法レジメンが使用される患者においては，FNの一次予防として，G-CSF製剤の予防投与が推奨されている[1]．また，FN発症頻度が10〜20％の化学療法レジメンを使用する際には，65歳以上，化学療法歴，放射線治療歴，持続する好中球減少症，骨髄浸潤，直近の手術，肝（ビリルビン）2.0 mg/dL・腎機能障害（クレアチニンクリアランス〈50 mL/min〉などを有するFNリスク[6]が高い場合にはG-CSF製剤の予防投与が推奨されている．10％未満のレジメンでは一次予防的投与は推奨されていない．レジメンによるFN発症率は，臨床試験と実臨床では人種差や年齢，既往歴などの要因で，異なることがあるため注意が必要である．

G-CSF製剤の投与患者には定期的な血液検査にて，好中球数（白血球数）が必要以上に増加していないことを確認しながら，適切に減量や休薬などの提案を行う．G-CSF製剤の投与による特徴的な副作用として，背部痛，腰痛，関節痛，骨痛が発現することがあり，NSAIDsなどの投与を提案する．

PEG-G-CSF製剤は非PEG-G-CSF製剤よりもFN予防効果が優れていると報告されている[1]．一方で，PEG-G-CSF製剤の投与後10日間は抗がん薬の投与ができないため，化学療法レジメンを考慮し，G-CSF製剤を選択する必要がある．2022年

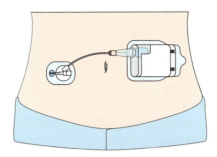

図11-2-4　ペグフィルグラスチムの自動投与デバイス

（ジーラスタ®皮下注3.6mgボディーポッド　取扱説明書より）

7月には，ペグフィルグラスチムの自動投与デバイスが承認され，患者の通院負担が軽減されている（**図11-2-4**）．

　前コースの化学療法で好中球減少を呈し，次のコースの好中球減少を予防するためにG-CSF製剤を投与する方法が二次予防的投与である．原則として，前コースでFNを発症した場合には，抗がん薬の減量やスケジュール変更を行う．しかし，乳がんの術前・術後化学療法や悪性リンパ腫などの治癒目的で化学療法の治療強度を維持したい場合には，G-CSF製剤の二次予防的投与を考慮する．

b 真菌感染症

　好中球数100/μL未満が7日以上継続する高度な好中球減少が予測される患者に限り抗真菌薬の予防投与が推奨される[1]．特に強度の高い化学療法を実施する急性白血病および骨髄異形成症候群や粘膜障害を伴う造血幹細胞移植では抗真菌薬の予防投与を考慮する．造血幹細胞移植時において，フルコナゾール，イトラコナゾール，ボリコナゾール，ポサコナゾール，ミカファンギンは予防投与の適応が認められている．フルコナゾールはアスペルギルスに対する活性がないこと，イトラコナゾールの内用液は空腹時に服用し消化器毒性があること，ボリコナゾールはTDM対象薬であり肝機能障害に注意する．また，アゾール系抗真菌薬はCYP3Aを介する薬物間相互作用に注意が必要となる．

5）日常生活上の留意点

　感染症を予防するために，手洗い，アルコールによる手指消毒，うがいや歯磨きによる口腔内ケア，マスクの着用，人混みの回避などの予防策を行う．また，インフルエンザワクチンや帯状疱疹ワクチンの接種なども推奨されている[1]．液性免疫が低下するリツキシマブなどの治療を開始するとワクチンの効果が減弱するため[7]，ワクチン接種のタイミングが重要となる．外来において化学療法を施行している患者には，発熱時の対応について，病院への連絡や抗菌薬の服用などの具体的な指示を説明する．

　食事の内容について，高度な好中球減少症を引き起こす急性骨髄性白血病の寛解導入療法時に，加熱をしていない食事と加熱した食事を摂取した患者群の生存率に

11章 がん薬物療法の有害事象と支持療法

差は認められなかった[8]．そのため，抗がん薬投与中の患者に，寿司や刺身などの生食の摂取は禁止ではないことを薬剤師が理解して，主治医とコミュニケーションを取りながら，患者の日常生活の楽しみを継続しながら生活の質を上げることも薬剤師の大切な役割である．

引用文献

1) 日本臨床腫瘍学会編: 発熱性好中球減少症（FN）診療ガイドライン 改訂第3版. 南江堂, 2024.

2) Samuelson Bannow BT, et al: Management of cancer-associated thrombosis in patients with thrombocytopenia: guidance from the SSC of the ISTH. J Thromb Haemost, 16: 1246-1249, 2018.

3) Bow EJ, et al: A randomized, open-label, multicenter comparative study of the efficacy and safety of piperacillin-tazobactam and cefepime for the empirical treatment of febrile neutropenic episodes in patients with hematologic malignancies. Clin Infect Dis, 43: 447-459, 2006.

4) Smith TJ, et al: Recommendations for the Use of WBC Growth Factors: American Society of Clinical Oncology Clinical Practice Guideline Update. J Clin Oncol, 33: 3199-3212, 2015.

5) 日本輸血・細胞治療学会: 科学的根拠に基づいた血小板製剤の使用ガイドライン: 2019年改訂版. 2019. 〈http://yuketsu.jstmct.or.jp/wp-content/uploads/2019/07/065030544.pdf〉（2024年5月16日閲覧）

6) Lyman GH, et al: Risk factors for febrile neutropenia among patients with cancer receiving chemotherapy: A systematic review. Crit Rev Oncol Hematol, 90: 190-199, 2014.

7) Yri OE, et al: Rituximab blocks protective serologic response to influenza A（H1N1）2009 vaccination in lymphoma patients during or within 6 months after treatment. Blood, 118: 6769-6771, 2011.

8) Gardner A, et al: Randomized comparison of cooked and noncooked diets in patients undergoing remission induction therapy for acute myeloid leukemia. J Clin Oncol, 26: 5684-5688, 2008.

3 消化器障害

1. 消化器障害とは

1）悪心・嘔吐

　化学療法において，悪心・嘔吐は最も多く発現する有害事象の一つである．悪心は嘔吐しそうな不快感であり，嘔吐は胃内容物を強制的に排泄させる運動である．そのため，これらの有害事象は患者の QOL を著しく低下させる．化学療法により誘発される悪心・嘔吐の発現頻度は抗がん薬やレジメンの種類によって異なる．抗がん薬の催吐性リスクは，制吐薬の予防的投与がない状態で抗がん薬投与後24時間以内に発現する嘔吐の割合に従って，以下の4つのカテゴリーに分類される[1]．

高度催吐性リスク（high-emetic risk）：90％を超える患者に嘔吐発現
中等度催吐性リスク（moderate-emetic risk）：30〜90％の患者に嘔吐発現
軽度催吐性リスク（low-emetic risk）：10〜30％の患者に嘔吐発現
最小度催吐性リスク（minimal-emetic risk）：10％未満の患者に嘔吐発現

　表 11-3-1 に抗がん薬の催吐性リスク分類を示す．

2）口内炎

　抗がん薬による口内炎の発現頻度は高く，重篤になると治療の継続に悪影響を及ぼすこともある．**表 11-3-2** に「口内炎」が重大な副作用または重要な基本的注意に記載されている抗がん薬とその発現頻度を示す．

　口内炎の自覚症状は，口腔内の接触痛・出血・冷温水痛，口腔乾燥，口腔粘膜の腫脹，開口障害，咀嚼障害，嚥下障害，味覚障害などが挙げられる．また，他覚的症状として，口腔粘膜の発赤，紅斑，びらん，アフタ，潰瘍，偽膜，出血がみられ，悪化すると発熱，口腔分泌物過多，口臭がみられる[2]．

　口内炎の重症度の評価として汎用されているものに，NCI-CTCAE（National Cancer Institute-Common Terminology Criteria for Adverse Events）v5.0 がある．CTCAE v5.0 の日本語訳 JOCG 版での口腔粘膜炎のグレード分類は以下の通りである．

11章 がん薬物療法の有害事象と支持療法

表 11-3-1　抗がん薬の催吐性リスク分類

	注射抗がん薬		経口抗がん薬
高度催吐性リスク （催吐割合 90%<）	AC 療法：ドキソルビシン＋シクロホスファミド，EC 療法：エピルビシン＋シクロホスファミド，イホスファミド（2,000 mg/m²/ 回 ≦），エピルビシン（90 mg/m² ≦），シクロホスファミド（1,500 mg/m² ≦），シスプラチン，ストレプトゾシン，ダカルバジン，ドキソルビシン（60 mg/m² ≦），メルファラン（140 mg/m² ≦）		プロカルバジン
中等度催吐性リスク （催吐割合 30 <～90%）	アクチノマイシン D，アザシチジン，アムルビシン，イダルビシン，イノツズマブ オゾガマイシン，イホスファミド（< 2,000 mg²/回），イリノテカン，イリノテカン リポゾーム，エノシタビン，エピルビシン（< 90 mg/m²），オキサリプラチン，カルボプラチン（AUC ≧ 4 で高度催吐性リスクに準じる），クロファラビン，シクロホスファミド（< 1,500 mg/m²），シタラビン（1,000 mg/m² <），ジヌツキシマブ，ダウノルビシン，チオテパ，テモゾロミド，ドキソルビシン（< 60 mg/m²），トラスツズマブ デルクステカン，トラベクテジン，ネダプラチン，ピラルビシン，ブスルファン，ベンダムスチン，ミリプラチン，メトトレキサート（250 mg/m² ≦），メルファラン（< 140 mg/m²），ロミデプシン，三酸化ヒ素		イマチニブ，エストラムスチン，オラパリブ，クリゾチニブ，シクロホスファミド，セリチニブ，セルメチニブ，テモゾロミド，トリフルリジン・チピラシル（TAS-102），ニラパリブ，パノビノスタット，ブスルファン（4 mg/日≦），ボスチニブ，ミトタン，レンバチニブ
軽度催吐性リスク （催吐割合 10～30%）	ドセタキセル，フルオロウラシル，メトトレキサート（50 <～< 250 mg/m²）　など		カペシタビン，テガフール・ギメラシル・オテラシル（S-1）　など
最小度催吐性リスク （催吐割合 < 10%）	セツキシマブ，トラスツズマブ，ビンクリスチン　など		ゲフィチニブ，メトトレキサート　など

（文献 1 を参考に筆者作成）

表 11-3-2　「口内炎」が重大な副作用または重要な基本的注意に記載されている抗がん薬とその発現頻度

	抗がん薬	発現頻度
細胞障害性抗がん薬	プララトレキサート（注射）	65.8%
	メトトレキサート（注射）	28.4%
	フルオロウラシル（注射）	頻度不明：重篤な口内炎
	テガフール・ギメラシル・オテラシルカリウム（内服）	頻度不明：重篤な口内炎
	カペシタビン（内服）	頻度不明：口内炎
	テガフール・ウラシル（内服）	頻度不明：重篤な口内炎
	ドキソルビシン塩酸塩（注射）	77.0%
	イダルビシン塩酸塩（注射）	22.4%
	ブスルファン（注射）	84.0%
	メルファラン（注射）	19.3%：口内炎・粘膜炎等の粘膜障害
	チオテパ（注射）	94.7%：口内炎等の粘膜障害
	カバジタキセル（注射）	22.7%
	ドセタキセル（注射）	頻度不明：重篤な口内炎等の粘膜炎
分子標的薬	シロリムス（注射）	78.2%
	テムシロリムス（注射）	37.6%
	エベロリムス（内服）	62.1%
	ゲムツズマブ オゾガマイシン（注射）	16.4%

表 11-3-3 「下痢」が重大な副作用に記載されている分子標的薬および免疫チェックポイント阻害薬

注 射		内 服	
標的分子	薬剤名	標的分子	薬剤名
EGFR	セツキシマブ	ALK	セリチニブ
	ネシツムマブ	Bcr-Abl	ボスチニブ
	パニツムマブ	EGFR	アファチニブ
VEGF	アフリベルセプト		エルロチニブ
PD-1	ニボルマブ		ゲフィチニブ
	ペムブロリズマブ		ダコミチニブ
	セミプリマブ	HDAC	パノビノスタット
PD-L1	アテゾリズマブ	HER2	ラパチニブ
	アベルマブ	HSP90	ピミテスピブ
	デュルバルマブ	MEK	セルメチニブ
CTLA-4	イピリムマブ	mTOR	シロリムス
	トレメリムマブ	CDK4/6	アベマシクリブ
		プロテアソーム	イキサゾミブ
		マルチキナーゼ	カボザンチニブ
			ソラフェニブ
			バンデタニブ

Grade 1：症状がない，または軽度の症状．治療を要さない
Grade 2：経口摂取に支障がない中等度の疼痛または潰瘍，食事の変更を要する
Grade 3：高度の疼痛．経口摂取に支障がある
Grade 4：生命を脅かす．緊急処置を要する

3）下 痢

　下痢とは，便中の水分が増加した状態で，WHO では「通常よりも柔らかいもしくは液状の便が1日3回以上，またはいつもより回数が多い状態」と定義している．下痢は患者の QOL を著しく低下させ，重症化すると高度の脱水から腎不全，電解質異常，循環不全など，致死的な状況に至る危険性がある．

　下痢を起こしやすい抗がん薬として，イリノテカン，フッ化ピリミジン系抗がん薬（フルオロウラシル，テガフール・ギメラシル・オテラシルカリウム，カペシタビンなど），タキサン系抗がん薬などが挙げられる．また，分子標的薬や免疫チェックポイント阻害薬も下痢を起こすことがある．**表 11-3-3** に「下痢」が重大な副作用に記載されている分子標的薬および免疫チェックポイント阻害薬を示す．

4）便 秘

　便秘とは，日本内科学会では「3日以上排便がない状態，または毎日排便があっ

ても残便感がある状態」と定義している.

便秘を起こしやすい抗がん薬として，ビンカアルカロイド系抗がん薬（ビンクリスチン，ビンデシンなど），カルボプラチン，パクリタキセルなどが挙げられる．これらの薬剤は，便秘から腸管麻痺をきたし，麻痺性イレウスに移行することがあるので注意が必要である．また，悪心・嘔吐の予防策として投薬される5-HT$_3$拮抗薬が原因で便秘を起こすことがある[3].

2. 発現時期

1) 悪心・嘔吐

化学療法における悪心・嘔吐は，発現時期によって4つに分類される．①発現時期が抗がん薬投与後24時間以内に発現する急性悪心・嘔吐（acute nausea and vomiting），②発現時期が抗がん薬投与開始後24～120時間（2～5日目）程度持続する遅発性悪心・嘔吐（delayed nausea and vomiting），③過去に抗がん薬投与を行い悪心・嘔吐が引き起こされ，過去のことを考えただけで誘発される予測性悪心・嘔吐（anticipatory nausea and vomiting），また，④制吐薬の予防投与にもかかわらず発現する突出性悪心・嘔吐（breakthrough nausea and vomiting）である.

2) 口内炎

口内炎は，①抗がん薬による直接作用，②白血球減少に伴う口腔内の局所感染によって起こる．そのため，抗がん薬投与後，数日～10日目頃に発生しやすい．テガフール・ギメラシル・オテラシルカリウムでは，投与開始後2～3週目が多く，4週間以内に全体の70.0％の発現がみられたと報告されている.

3) 下 痢

下痢は，早発性（24時間以内）と遅発性（24時間以降）に分類される．早発性の下痢は，投与中あるいは投与直後に発現し，多くは一過性である．遅発性の下痢は，投与24時間以降から2週間後にかけて出現し，持続することがある.

4) 便 秘

便秘の発現は，数日後～数ヵ月後以内と幅がある.

3. 発現機序

1) 悪心・嘔吐

悪心・嘔吐は何らかの原因により延髄の背外側網様体にある嘔吐中枢の刺激によって引き起こされる.

悪心・嘔吐が起こるメカニズムを**図11-3-1**に示す．化学療法施行時における悪心・嘔吐は，抗がん薬による化学的刺激が第4脳室底の最後野に存在する化学受容

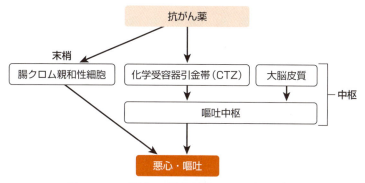

図 11-3-1　悪心・嘔吐が起こるメカニズム

器引金帯（chemoreceptor trigger zone；CTZ）を直接刺激して嘔吐中枢へ刺激伝達される経路，消化管に存在する腸クロム親和性細胞からのセロトニン分泌などによってCTZを刺激する経路，そして感情や感覚的な因子により誘発される情動刺激によって大脳皮質から嘔吐中枢へ刺激が伝達される経路などが知られている[4]．おもな神経伝達物質はセロトニンとサブスタンスPであり，その受容体がそれぞれ$5-HT_3$受容体とニューロキニン1（NK_1）受容体である．さらに，CTZで作用する神経伝達物質として，ヒスタミン，ドパミン，アセチルコリンなどが知られている．

2）口内炎

細胞障害性抗がん薬は，直接DNA合成を阻害すること，また細胞の生化学的代謝経路を阻害することに伴い発生するフリーラジカルによる口腔粘膜組織の損傷に加え，口腔細菌感染，低栄養，骨髄抑制などの免疫低下による二次的感染により発生する．また，抗がん薬のアレルギー反応によっても生じる場合がある．

分子標的薬による有害事象（口内炎など）の発生機序の詳細は，現時点で完全には解明されていない[3]．

3）下　痢

早発性の下痢は，コリン作動性の下痢であり，抗がん薬により消化管の副交感神経が刺激され，蠕動運動が亢進することにより生じる．イリノテカンにより発現する．遅発性の下痢は，腸管粘膜障害性の下痢であり，抗がん薬あるいはその代謝産物により腸粘膜が障害されることにより生じる[5]．免疫チェックポイント阻害薬では，免疫調整が正常に機能しないため，炎症性腸疾患や自己免疫疾患様の有害事象を呈することがある．

イリノテカンによる遅発性の下痢は，活性代謝物（SN-38）が原因となる．イリノテカンは，肝臓にてSN-38に代謝され，UDP-グルクロン酸転移酵素（UGT）の一分子種である*UGT1A1*によりグルクロン酸抱合され，SN-38Gとなり，主に胆汁中に排泄される．腸管内に移行したSN-38Gは腸内細菌中のβ-グルクロニダーゼ

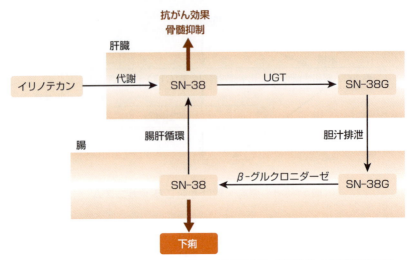

図 11-3-2　イリノテカンによる下痢の発現機序（遅発性の腸粘膜障害）

によって脱抱合され，再び SN-38 となり腸管循環する．腸管上皮細胞内に取り込まれた SN-38 によって遅発性の下痢が起こると考えられている（図 11-3-2）．*UGT1A1* には遺伝子多型があり，*UGT1A1*[*28] と *UGT1A1*[*6]（それぞれ UGT1A1 の遺伝子多型）のどちらかがホモ接合体，あるいは両方ともヘテロ接合体の場合には UGT 活性が低く，有害事象が強く現れる[6]．

4）便　秘

抗がん薬による便秘は，自律神経系の機能が障害されることによって生じる．ビンカアルカロイド系抗がん薬は，腸管の蠕動運動を支配する自律神経の神経細胞，軸索，樹状突起などの機能障害が影響する．

4. 治療・予防

1）悪心・嘔吐

化学療法で使用する基本的な制吐療法は，抗がん薬の催吐性リスクおよび悪心・嘔吐の発現時期によって異なる．

表 11-3-4 に各催吐性リスク別抗がん薬による急性および遅発性悪心・嘔吐の制吐療法を示す．急性および遅発性悪心・嘔吐の予防では，高度催吐性リスク抗がん薬に対しては，5-HT$_3$ 受容体拮抗薬，NK$_1$ 受容体拮抗薬，デキサメタゾン，オランザピンの 4 剤併用療法を行う．オランザピンの併用が困難な場合は，5-HT$_3$ 受容体拮抗薬，NK$_1$ 受容体拮抗薬，デキサメタゾンを用いた 3 剤併用療法を行う．中等度催吐性リスク抗がん薬に対しては，5-HT$_3$ 受容体拮抗薬，デキサメタゾンを併用し，催吐性が高いカルボプラチン（AUC ≧ 4）においては NK$_1$ 受容体拮抗薬を加える．軽度催吐性リスク抗がん薬に対しては，デキサメタゾンまたは 5-HT$_3$ 受容体

3 消化器障害

表 11-3-4　各催吐性リスク別薬剤による制吐療法

	急性悪心・嘔吐 化学療法投与初日（投与前）	遅発性悪心・嘔吐 化学療法投与 2 日目以降
高度催吐性リスク	経口 NK$_1$ 受容体拮抗薬 125 mg 経口 （もしく静注 NK$_1$ 受容体拮抗薬） ＋ 5-HT$_3$ 受容体拮抗薬 ＋ デキサメタゾン 9.9 mg 静注 （12 mg 経口） ＋ オランザピン 5 mg 経口	経口 NK$_1$ 受容体拮抗薬 80 mg 経口 （2〜3 日目） （静注 NK$_1$ 受容体拮抗薬を初日に使用した場合は使用しない） ＋ デキサメタゾン 8 mg 経口（2〜4 日目） ＋ オランザピン 5 mg 経口（2〜4 日目）
中等度催吐性リスク	5-HT$_3$ 受容体拮抗薬 ＋ デキサメタゾン 6.6〜9.9 mg 静注 （8〜12 mg 経口）	デキサメタゾン 8 mg 経口（2〜3 日目） 注）5-HT$_3$ 受容体拮抗薬としてパロノセトロンを使用した場合には，2〜3 日目のデキサメタゾンは省略可能 2〜3 日目のデキサメタゾンを積極的に使用できない場合には，代わりに 5-HT$_3$ 受容体拮抗薬を投与してもよい
カルボプラチン（AUC ≧ 4）投与時または，カルボプラチン以外の抗がん薬において，2 剤併用療法では悪心が十分制御できない場合	経口 NK$_1$ 受容体拮抗薬 125 mg 経口 （もしくは静注 NK1 受容体拮抗薬） ＋ 5-HT$_3$ 受容体拮抗薬 ＋ デキサメタゾン 3.3〜4.95 mg 静注 （4〜6 mg 経口）	経口 NK$_1$ 受容体拮抗薬 80 mg 経口 （2〜3 日目） （静注 NK$_1$ 受容体拮抗薬を 1 日目に使用した場合は使用しない） ＋ 〔状況に応じて，デキサメタゾン 4 mg 経口（2〜3 日目）〕
軽度催吐性リスク	デキサメタゾン 3.3〜6.6 mg 静注 （4〜8 mg 経口） もしくは 5-HT$_3$ 受容体拮抗薬 （状況に応じて，プロクロルペラジンもしくはメトクロプラミドの使用も可）	基本的に不要
最小度催吐性リスク	基本的に不要	基本的に不要

制吐療法の一般的な全体像を示したものであるが，日常臨床では個々の症例に応じた柔軟な対応が望まれる

（文献 1 を参考に筆者作成）

拮抗薬が広く投与されている．最小度催吐性リスク抗がん薬に対しては，予防的催吐療法は行わない．

予測性悪心・嘔吐の予防には，各治療サイクルにおいて可能な限り悪心・嘔吐を経験させないことが重要である．発現した場合には，ベンゾジアゼピン系抗不安薬（ロラゼパム，アルプラゾラム）を化学療法の実施前夜および当日治療の 1〜2 時間前に投与する．

突出性悪心・嘔吐の場合は，作用機序の異なる制吐薬を追加投与する．日常診療では，ドパミン D$_2$ 受容体拮抗薬であるメトクロプラミドが頻用されている[1]．

表 11-3-5 に代表的な制吐薬一覧を示す．

11章 がん薬物療法の有害事象と支持療法

表 11-3-5　代表的な制吐薬一覧

分　類		薬剤名	剤　形	用法・用量（成人）
副腎皮質ステロイド		デキサメタゾン	注射剤	1 日 3.3～16.5 mg を 1～2 回に分割して静注，点滴静注
			錠剤	1 日 4～20 mg を 1～2 回に分割して経口
5-HT₃受容体拮抗薬	第一世代	オンダンセトロン	注射剤	4 mg を 1 日 1 回静注
			フィルム剤	4 mg を 1 日 1 回経口
		グラニセトロン	注射剤	0.04 mg/kg を 1 日 1 回静注，点滴静注
			錠剤	2 mg を 1 日 1 回経口
		ラモセトロン	注射剤	0.3 mg を 1 日 1 回静注
			錠剤	0.1 mg を 1 日 1 回経口
	第二世代	パロノセトロン	注射剤	0.75 mg を 1 日 1 回静注，点滴静注
NK₁受容体拮抗薬		アプレピタント	カプセル剤	1 日目 125 mg，2 日目以降 80 mg を 1 日 1 回経口
		ホスアプレピタント	注射剤	150 mg を 1 日目に 1 回点滴静注
		ホスネツピタント	注射剤	235 mg を 1 日目に 1 回点滴静注
多元受容体作用抗精神病薬		オランザピン	錠剤・細粒剤	5 mg を 1 日 1 回経口
ドパミン D₂受容体拮抗薬		ドンペリドン	錠剤	10 mg を 1 日 3 回食前経口
			坐剤	60 mg を 1 日 2 回直腸内
		メトクロプラミド	注射剤	10 mg を 1 日 1～2 回筋注，静注
			錠剤・液剤	1 日 10～30 mg を 2～3 回に分割して食前経口
ベンゾジアゼピン系抗不安薬		アルプラゾラム	錠剤	0.4～0.8 mg を治療前夜と当日朝（治療の 1～2 時間まで）に経口
		ロラゼパム	錠剤	0.5～1.0 mg を治療前夜と当日朝（治療の 1～2 時間まで）に経口

a 5-HT₃受容体拮抗薬

抗がん薬や放射線照射により放出されたセロトニンが 5-HT₃受容体に結合するのを遮断して，制吐作用を発揮する．第一世代の薬剤は半減期が短く，遅発性悪心・嘔吐への有効性は低いが，第二世代の薬剤（パロノセトロン）は半減期が長く，急性だけでなく遅発性悪心・嘔吐に効果がある．

b NK₁受容体拮抗薬

抗がん薬投与により分泌が亢進されるサブスタンス P が NK₁受容体を遮断し制吐作用を示す．NK₁受容体拮抗薬には，経口剤であるアプレピタントと静注用であるリン酸化プロドラッグ製剤であるホスアプレピタント，またネツピタントのリン酸化プロドラッグ製剤であるホスネツピタントがある．静注用 NK₁受容体拮抗薬は 1 回の投与で経口剤 3 日間投与と同等の効果がある．ホスネツピタントは妊婦または妊娠している可能性のある女性には禁忌である．

c オランザピン

　オランザピンは中枢の多数の神経物質受容体に対して拮抗作用を示し，既存の5-HT$_3$やNK$_1$受容体拮抗薬に無効な場合にも有効な場合がある．また，オランザピンは糖尿病患者に禁忌である．糖尿病性ケアシドーシス，糖尿病性昏睡を生じることがあるが，致死的な有害事象になることが多いことに留意する．

d ドパミンD$_2$受容体拮抗薬

　CTZのドパミンD$_2$受容体を遮断することにより制吐作用を示す．メトクロプラミドやドンペリドンは，上部消化管のドパミンD$_2$受容体に作用して胃・十二指腸の運動を亢進し，消化管運動改善薬として用いられる．錐体外路症状（アカシジア，パーキンソニズムなど）や高プロラクチン血症を生じることがある．

2）口内炎

　口内炎の予防において，口腔内を清潔に保つことは重要であり，起床時，毎食前後，就寝時などでのブラッシング後の含嗽が勧められる．ただし，含嗽のみでは限界があり，口腔ケアが重要となる[2]．『MASCC/ISOO ガイドライン 2020-2021』においても，がん治療を受ける患者に対し，口腔粘膜障害の予防のため，口腔ケアを行うことを提言している．

　また，5-フルオロウラシルの急速静注化学療法を受ける患者に対し，口腔粘膜障害の予防のため，30分の口腔クライオセラピーを推奨している．さらに，造血幹細胞移植の前処置として，大量メルファラン投与を受ける患者に対し，口腔粘膜障害の予防のため，口腔クライオセラピーを推奨している[7]．クライオセラピーとは，氷片などを口に含み，口腔内の粘膜を冷却し，毛細血管を収縮させ，抗がん薬が口腔粘膜に到達するのを抑制する方法である．

　ポラプレジンク・アルギン酸ナトリウム懸濁液の内服が，放射線化学療法による口内炎の発現率を低下させることが報告されている[8]．

　軽度から中等度の痛みには，リドカインなどの局所麻酔薬による含嗽に加え，アセトアミノフェンや NSAIDs（ロキソプロフェンなど）を使用する．中等度以上の痛みで除痛が困難な場合は麻薬系鎮痛薬を使用することもある[2]．

3）下　痢

　下痢は，Grade1〜2の非複雑性下痢症と Grade3〜4 あるいは Grade1〜2で重篤な合併症を伴う複雑性下痢症に分類され，治療を検討する．CTCAE v5.0 の日本語訳JOCG 版での下痢のグレード分類は以下の通りである．

Grade 1：ベースラインと比べて＜４回/日の排便回数増加．ベースラインと比べて人工肛門からの排泄量が軽度に増加

Grade 2：ベースラインと比べて４〜６回/日の排便回数増加．ベースラインと比べて人工肛門からの排泄量が中等度増加．身の回り以外の日常生活動作の制限

Grade 3：ベースラインと比べて７回/日以上の排便回数増加．入院を要する；ベースラインと比べて人工肛門からの排泄量が高度に増加．身の回りの日常生活動作の制限

Grade 4：生命を脅かす．緊急処置を要する

　非複雑性下痢症の場合には，経口での補水や食事内容の変更（乳糖含有製品の除去など），ロペラミドの投与などが推奨される．複雑性下痢症の場合には，水分・電解質バランスの是正，ロペラミド投与を行い，高用量でのロペラミド投与による改善が乏しい場合には，オクトレオチドや抗菌薬（ニューキノロン系または広域スペクトラムを有する抗菌薬など）を考慮する[9]．

　イリノテカンによる下痢では，早発性の下痢に対して抗コリン薬（アトロピン，ブチルスコポラミンなど）が有効である．遅発性の下痢に対しては，経口によるアルカリ化（処方例：炭酸水素ナトリウム＋酸化マグネシウム＋ウルソデオキシコール酸）や半夏瀉心湯の投与が有効である．SN-38 は腸管内がアルカリ性に傾くと腸管で再吸収されにくくなり，細胞傷害性も低くなる．そのため，腸管内をアルカリ化することにより，イリノテカンの遅発性の下痢を予防する．また，半夏瀉心湯の成分であるバイカリンのグルクロン酸抱合体がβ-グルクロニダーゼを阻害することで，SN-38 の再活性化を防ぎ，下痢を予防する[6]．

4）便　秘

　便秘を予防するために，水分や繊維質の積極的な摂取や軽い運動などを心がける．便秘に使用される薬剤は，塩類下剤（酸化マグネシウムなど），大腸刺激性下剤（センノシド，ピコスルファートなど），腸管運動亢進薬（パンテチン，パンテノールなど），グリセリン浣腸などがある．

引用文献

1)　日本がん治療学会編：制吐薬適正使用ガイドライン 2023 年10月改訂．第3版，金原出版，2023．

2)　厚生労働省：重篤副作用疾患別対応マニュアル　抗がん剤による口内炎．2023 年 4 月改訂．〈https://www.mhlw.go.jp/topics/2006/11/dl/tp1122-1109-r05.pdf〉（2024 年 4 月 1 日閲覧）

3)　木村美智男ほか：がん化学療法における副作用の解析—5-HT$_3$拮抗剤併用による便秘の発生について—．医療薬学，33: 863-868, 2007．

4)　山口葉子ほか：特集 抗がん剤の副作用と支持療法—悪心・嘔吐—．腫瘍内科，5: 225-234, 2010．

5)　細見　誠ほか：がん化学療法・分子標的治療における栄養障害—消化管毒性を中心に—．静脈

経腸栄養, 26: 1233-1239, 2011.

6) 池末裕明ほか：がん化学療法ワークシート．第5版，じほう，2020.

7) Elad S, et al: MASCC/ISOO clinical practice guidelines for the management of mucositis secondary to cancer therapy. Cancer, 126: 4423-4431, 2020.

8) Watanabe T et al: Polaprezinc prevents oral mucositis associated with radiochemotherapy in patients with head and neck cancer. Int J Cancer, 127: 1984-1990, 2010.

9) 大橋養賢：副作用管理：下痢（Chemotherapy-induced Diarrheoa: CTID）．日本臨床腫瘍薬学会雑誌，16: 16-28, 2020.

4 皮膚障害

1. 抗がん薬の皮膚障害

　皮膚は，日本人の成人の平均で約1.6 m²の面積（およそ畳1枚分），体重の約16%を占める最大の臓器である．表皮（角質）は，通常28日サイクルで垢となる新陳代謝の速い臓器であるため，皮膚も抗がん薬による有害事象が生じる．角質の役割は，①保湿，②感染防止，③温度調節，④感覚受容などがある．抗がん薬により，これらの機能が侵されると①乾燥，②感染，③／④感覚麻痺などの有害事象となる．皮膚障害は，生命を脅かすことはまれである．しかし，生活動作や歩行をつかさどる手足の障害は，日常生活に大きな支障となる．

　分子標的薬の登場により，抗がん薬による皮膚障害は，広く見受けられるようになっている．これには，皮膚基底膜の増殖障害，エクリン腺からの抗がん薬分泌による直接的な障害と皮膚の恒常性維持に関わる上皮成長因子受容体（EGFR）を標的とした抗がん薬が多く登場したことによる．このような皮膚障害は，予後予測因子ともいわれ，皮膚障害が強い患者ほど奏効するといわれている．つまり，皮膚障害が強い患者では，薬剤が有効であるからこそ皮膚障害による中止／休薬のデメリットが大きい．皮膚障害は，外用剤を中心とした対策と皮膚の保湿／保清／保護により予防，重篤化を抑制することが可能である．抗がん薬の皮膚障害の原因薬剤や症状から，手足症候群とざ瘡様皮疹・手足皮膚反応に分けて，対策を解説する．**表11-4-1**にそれぞれの皮膚障害の概要を示した．

2. 症状と発現時期

1）手足症候群

　手足症候群（hand-foot syndrome）は，手や足を好発部位としたグローブソックス型皮膚障害である．疼痛，知覚過敏などの症状が多い．軽度な場合は，紅斑や色素沈着程度であるが，進行し手指，関節部や荷重部位の踵に亀裂が生じると，疼痛を伴い日常生活動作や歩行への支障をきたす．発症は，薬剤の投与量累積的に発生し，通常月単位で増悪する．

2）ざ瘡様皮疹・手足皮膚反応

　ざ瘡様皮疹は，胸など体幹，顔などの全身に発生する．これらの症状は，手足症候群より早く，一般的に週単位で発生する（**図11-4-1**）．

表 11-4-1 手足症候群とざ瘡様皮疹・手足皮膚反応

	手足皮膚反応／ざ瘡様皮疹	手足症候群
対象薬剤	EGFR 阻害薬，セツキシマブ，パニツムマブ，ゲフィチニブ，エルロチニブ，ソラフェニブ，スニチニブ，レゴラフェニブ　など	カペシタビンなどの経口フッ化ピリミジン系，タキサン　など リポソーム化ドキソルビシン（ドキシル），ドセタキセル，ソラフェニブ　など
症　状	顔と胸などニキビ様，手足の亀裂	通常手足のみに集中．紅斑，乾燥，色素沈着，亀裂
進行スピード	日・週単位で発現する	月単位で発現する
症　例		

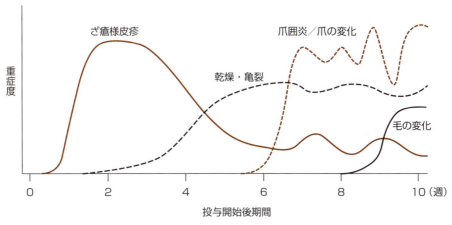

図 11-4-1　EGFR を標的とした薬剤による皮膚障害の発生

（文献 1 より転載）

3. 発現機序

1）手足症候群

手足症候群の原因は，経口フッ化ピリミジン系薬剤などの誘発薬剤が手足のように角質の厚い部分へ蓄積することによる皮膚の酸化ストレスなどが考えられる．

2）ざ瘡様皮疹・手足皮膚反応

誘発薬剤としては，上皮成長因子受容体（EGFR）を標的とした抗がん薬に起因

11章 がん薬物療法の有害事象と支持療法

表11-4-2　手足症候群の症状と対策，治療

	症　状	対策および治療例
Grade 1	疼痛のない皮膚変化（紅斑など）	同用量にて継続投与可能
		保湿剤の塗布
Grade 2	疼痛を伴う皮膚変化（機能障害なし）	休薬し，回復すれば同用量にて再開
		副腎皮質ステロイド軟膏剤
		保湿剤の塗布
Grade 3	疼痛を伴う皮膚変化（機能障害あり）	休薬し，回復すれば減量して再開
		治療は Grade 2 に同じ

する．これには，抗EGFR抗体として，セツキシマブやパニツムマブ，EGFRチロシンキナーゼ阻害薬として，ゲフィチニブやエルロチニブなどが知られる．ざ瘡様皮疹以外にも，乾燥皮膚，爪囲炎，毛の異常，爪の変形などを伴うことがある．ソラフェニブ，スニチニブ，レゴラフェニブなどのマルチキナーゼ阻害薬では，手足の皮膚の潰瘍，水疱，乾燥，亀裂を中心とした手足皮膚反応を生じることがある．

4. 治療・予防

1) 手足症候群

手足症候群の重症度と治療を**表11-4-2**に示す．手足症候群の予防として，保湿剤を日常的に使用することが重要である．保湿剤には，おもに尿素含有製剤やヘパリン類似物質含有製剤が使用される．尿素含有製剤は，角質の軟化に有効であるが，皮膚の亀裂がある場合，尿素が刺激になる場合がある．その際には，ヘパリン類似物質含有製剤を使用する．いずれの薬剤でも刺激があるようであれば，白色ワセリンを使用することもある．症状が進むに従い，副腎皮質ステロイドを使用する．そのステロイドは，Strong以上のランクが推奨される．大切なのは，薬剤による予防・治療とともに，「疼痛を伴う皮膚変化」を生じたら，回復するまで休薬することである．Grade 3〔疼痛を伴う皮膚変化（機能障害あり）〕まで進行すると，回復まで時間がかかるためである．

2) ざ瘡様皮疹・手足皮膚反応

ざ瘡様皮疹に対する治療は，抗がん薬投与時から予防的に保湿剤（尿素含有軟膏やヘパリン類似物質含有クリーム）を使用する．副腎皮質ステロイド外用剤（Medium ～ Strongランク）は，ざ瘡出現時より積極的に使用するが，予防的に症状発現前から使用した方がよいという見解もある．そう痒を伴う場合には，クロルフェニラミンを含む外用剤や経口抗アレルギー薬を使用する．これらの薬剤でも皮膚障害の改善が乏しい場合，テトラサイクリン系抗菌薬（ミノサイクリン，ドキシサイクリン）の経口投与を行う．これらは，白血球遊走抑制作用，活性酸素抑制作用によりざ瘡を改善させる．また，尋常性ざ瘡治療薬であるアダパレンは，表皮角

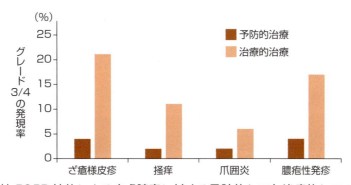

図11-4-2 抗EGFR抗体による皮膚障害に対する予防的ケアと治療的ケアの有効性比較
(文献2を参考に筆者作成)

化細胞の分化を抑制し，抗がん薬による皮疹も改善する（いずれも保険適用外）．

EGFRを標的とした抗がん薬による皮膚障害は，「早期対処」と「保湿・保清・保護」が重要である．図11-4-2は，抗EGFR抗体による皮膚障害発生前の予防的ケアと発現後の治療的ケアを受けた患者の症状発現率を比較したものである．予防的ケアとは，抗EGFR抗体の初回投与前日より，①毎朝の保湿剤の塗布，②外出時の日焼け止めクリーム，③就寝時のステロイド外用剤の塗布，④ドキシサイクリン内服を行った．皮膚症状の発現後に同様のケアを行った群に比べて，Grade 3/4の皮膚症状の発現頻度が低下した．このように，皮膚障害は，複合的なケアを組み合わせ，発症前から積極的に行うことが重要である．

皮膚障害対策に使用する外用剤は，適用面積に対して適切な量を塗る必要がある．その概念として，finger tip unit（FTU）がある（図11-4-3 ⓐ～ⓒ）．1FTUは，軟膏チューブから軟膏やクリームを人差し指の長さまで取り出した量（約0.5 g）であり，これは両手掌の面積をカバーする至適量となる（ローションでは，硬貨大）．炎症を起こした皮膚は，凹凸を有する．FTUは，炎症を起こした凸部をカバーする外用剤の量なのである．

5. その他の皮膚障害とその対策

1）色素沈着

抗がん薬による色素沈着は，テガフール・ギメラシル・オテラシルカリウムやカペシタビンなどで好発する．顔や手など誘発薬剤の服用より2～3週目から発生する．直射日光がこれを助長するため，外出時の帽子や日焼け止めクリーム塗布など対策を行う．

2）脱 毛

タキサン系（パクリタキセルやドセタキセル），アントラサイクリン系（ドキソルビシン）抗がん薬などは，完全脱毛になる可能性が高い．次に，アルキル化薬（シ

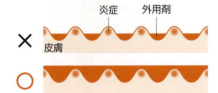
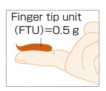

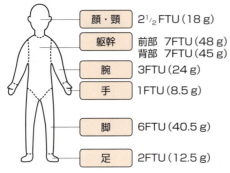

図 11-4-3　外用剤の至適塗布量

（文献 3 を参考に筆者作成）

クロホスファミド，イホスファミド）やイリノテカン，エトポシドで脱毛が生じる．このような抗がん薬投与中の頭髪は，清潔を保ち，刺激の強いシャンプーや長時間のドライヤーの熱風，パーマやヘアマニキュアは，避けることが望ましい．社会心理面で，脱毛により気持ちが落ち込んだり，外出を控えがちになることがあるが，すべての治療を終えて数ヵ月～半年で生え始め，回復する．あらかじめウィッグ（かつら）や帽子，バンダナの用意が気持ちにゆとりをもたらことであると患者に説明するとよい．

3）爪障害と爪囲炎（図 11-4-4 a～d）

爪は，角化した表皮が累積したものであるため，抗がん薬の皮膚障害同様に爪の変形や劣化（割れやすい）を生じる．爪の変形は，タキサン系抗がん薬でよく発現する．また，爪囲炎*は，EGFR 標的薬（抗体製剤や経口阻害薬）でも生じる．爪が伸びるスピードは，手において月 3～4 mm，足はその半分である．髪や皮膚ほど伸長が早くない爪の障害は，比較的遅く発現し，回復も遅い．爪の変形（巻き爪）に伴い，爪周囲の肉芽が過形成され，炎症を起こす．無理に巻いた陥入爪を切除せず，スパイラルテープなどで爪周囲の除圧を行う．これと同時に，感染・炎症を伴う爪囲炎を生じやすいので足浴などで清潔を保つことが重要なケアとなる．

＊爪囲炎：爪周囲の皮膚が傷つき，化膿を起こす菌が入り，爪の周囲に赤く腫れる．

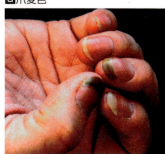
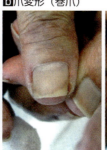
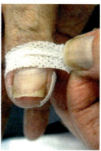
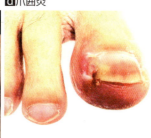

a 爪変色　b 爪変形（巻爪）　c 爪変形に対するスパイラルテープ　d 爪囲炎

図11-4-4　爪障害と爪囲炎の症例

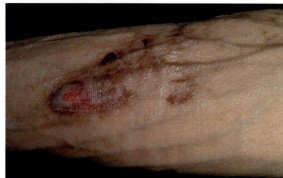
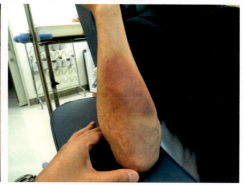

a ビシカント薬剤の血管外漏出　b イリタント薬剤の血管外漏出

図11-4-5　抗がん薬が漏出した症例

（すべて自験例）

6．静脈炎と血管外漏出

1）静脈炎

　静脈炎は，末梢点滴部位の血管に沿った血管の炎症である．静脈炎を生じる薬剤の性質として，薬液の性質がpH 8以上，pH 4以下，浸透圧比2以上の場合に生じやすい．これらは，投与中の血管痛となる．これは血管内皮の損傷，つまり静脈炎の危険なサインなのである．これを放置すると，静脈炎やより起こりやすくなり，血管外漏出などにつながる．抗がん薬では，ゲムシタビン（pH 3.0）やエピルビシン液剤（pH 2.5-3.5），ビノレルビン（pH 3.3-3.8）などが該当する．ビノレルビンやアントラサイクリンの投与では，希釈して投与時間を長くかけるより，濃度が濃くても短時間で投与を終えるほうが静脈炎は少ない．

2）血管外漏出

　血管外漏出（extravasation；EV）とは，血管内に投与された薬剤が血管を破り，血管外に漏出することである（図11-4-5 a，b）．薬液の性質によっては，周辺組

11章 がん薬物療法の有害事象と支持療法

表11-4-3　抗がん薬漏出時の影響度による分類

	壊死起因性抗がん薬 （ビシカント薬剤）	炎症性抗がん薬 （イリタント薬剤）	非壊死性薬薬
漏出時の特徴	血管外に漏出した場合に，水疱や潰瘍，糜爛（びらん）をもたらす可能性がある薬剤である．また，組織傷害や組織壊死のようなEVの重度な有害事象が生じる可能性がある	注射部位やその周囲，血管に沿って痛みや炎症が生じる可能性がある薬剤である．多量の薬剤が血管外に漏出した場合には潰瘍をもたらす可能性もある	薬剤が血管外に漏出したときに，組織が傷害を受けたり破壊されたりすることはない（可能性は非常に低い）といわれる薬剤である
薬剤名	アントラサイクリン系抗がん薬（ドキソルビシン，エピルビシン） ビンカアルカロイド（ビンクリスチン，ビノレルビン） タキサン系抗がん剤（パクリタキセル，ドセタキセル） オキサリプラチン，マイトマイシン，アクチノマイシンD	アルキル化薬（シクロホスファミド，イホスファミド） 5-フルオロウラシル，イリノテカン，カルボプラチン	モノクローナル抗体製剤 筋注，皮下注できる薬剤（メトトレキサート，ボルテゾミブ，シタラビン，アスパラギナーゼ） ペメトレキセド，エリブリン，カルフィルゾミブ

織の発赤や腫脹，疼痛，灼熱感を生じる．特に，抗がん薬の薬理作用のうちDNA結合性をもつものは，血管外の組織を破壊し続け，水疱，潰瘍，壊死に至るなど重症度が高い．

血管外漏出への対策は，次のとおりである．

①なるべく太い静脈を確保する（前肘窩・手首・手背は避ける）
②薬剤注入前に，生食などの輸液を用いて漏れがないことを確認する
③投与開始後に刺入部周囲をよく観察し，痛みや腫脹・皮膚の色調変化などに注意する

漏出した抗がん薬の危険性は，3つに分類され，その対処も異なる（**表11-4-3**）．

a抗がん薬血管外漏出の一般的対処

血管外漏出の予防および発生後の一般的対処としては，次の事項が推奨される．

①採血部位より中枢側の部位から静脈カテーテルを留置する
②早期発見のための逆血確認を行い頻繁に漏出がないことを確認する
③漏出による皮膚障害・炎症の悪化・進行を防ぐために局所療法として冷罨法^{れいあんぽう}（冷却）を行う（温罨法^{おんあんぽう}は行わない）
④漏出部位へのステロイド外用剤塗布を行う（局所注射は行わない）

bアントラサイクリン系抗がん薬漏出時の対処

アントラサイクリン系抗がん薬漏出時には，その解毒剤であるデクスラゾキサン（サビーン®点滴静注用）を使用する．アントラサイクリンは，漏出組織のDNAに挿入（インターカレート）され，トポイソメラーゼⅡと複合安定体となる．これに

482

より，トポイソメラーゼⅡによる DNA の再結合が阻害されて細胞毒性を生じる．
デクスラゾキサンは，トポイソメラーゼⅡと結合し，安定体の形成を阻害すること
により組織障害の抑制作用を示す．

　デクスラゾキサンは，漏出発生から 6 時間以内に開始する必要があり，計 3 日間
投与する．デクスラゾキサンが適正に使用された場合の壊死はほとんど発現せず，
発現した場合の重症度も軽度に抑えられる．

引用文献

1）　中原剛士：上皮成長因子受容体（Epidermal Growth Factor Receptor: EGFR）阻害薬による皮
膚障害．西日本皮膚科，77: 203-209, 2015.
2）　Lacouture ME, et al: Skin toxicity evaluation protocol with panitumumab（STEPP），a phase
II, open-label, randomized trial evaluating the impact of a pre-Emptive Skin treatment
regimen on skin toxicities and quality of life in patients with metastatic colorectal cancer. J
Clin Oncol, 28: 1351-1357, 2010.
3）　大谷道輝：スキルアップのための皮膚外用薬 Q&A．改訂 2 版，南山堂，2011.

5 心毒性(心血管障害)

1. 心毒性(心血管障害)とは

　がん化学療法に伴う心毒性（心血管障害）では，アントラサイクリン（AC）系による心筋毒性が古くから知られる．さらに，分子標的薬の発展に伴い，HER2阻害薬による心機能抑制，チロシンキナーゼ阻害薬（TKI）や血管内皮細胞増殖因子（VEGF）阻害薬では動脈硬化性疾患や大動脈解離，血栓症リスクの増加などの重篤な血管障害が報告されている．その他，AC系薬，サリドマイドなどの免疫調節薬，三酸化ヒ素によるがん化学療法誘発不整脈（CTIA），免疫チェックポイント阻害薬（ICI）では免疫関連有害事象（irAE）の中でも特に重篤化が懸念される心筋炎などにより，がん治療の継続に大きな支障をきたす．がん患者に多くみられる血栓塞栓症も，患者の高齢化や予後の延長に伴って発症率が増加しており，薬物療法の種類によっては，その発症リスクをさらに高める可能性がある[1]．

　がん治療薬の目覚ましい進歩は，治療成績の向上とがん患者の生存期間延長をもたらした．一方で，患者の高齢化により，循環器系疾患や心血管系合併症のコントロールが生命予後の規定因子になりつつある．ここでは，がん薬物療法に伴う心血管系のおもな有害事象（**表11-5-1**）について述べる．

2. 細胞障害性抗がん薬による心筋毒性

1) 概　要

　AC系抗がん薬とは，ドキソルビシンと類似構造をもつ抗生物質の総称であり，さまざまながん種の治療レジメンに組み込まれている．特に慢性心毒性の発症率はAC系薬の累積投与量と相関しており，おもな病態は左室収縮能低下を伴う心不全（HFrEF）と考えられている．心不全を発症すると経時的に左室機能は低下し，重症例ではカテコラミン静注などの強心薬依存となる例も認められる．

　ほかの抗がん薬では，シクロホスファミドのほか，イホスファミド，ドセタキセル，プロテアソーム阻害薬のカルフィルゾミブなどでも左室機能低下が報告されている．特にCHOP療法や類似のレジメンではAC系薬とシクロホスファミドが併用されるため，心毒性が出現しやすい薬剤の併用レジメンでは特に心機能モニタリングを念頭に置く必要がある．

2) 症状と発現時期

　急性心毒性は，AC投与後1週間以内に認められる心電図変化（ST・T波の異

5 心毒性（心血管障害）

表 11-5-1　心血管系有害事象の原因となるおもな抗がん薬

心血管系合併症	原因となる抗がん薬	フォローアップ・自覚症状
心機能低下・心不全	アントラサイクリン系，シクロホスファミド，カルフィルゾミブ	BNP（または NT-proBNP），心エコー検査（LVEF，可能であれば GLS），呼吸苦，浮腫
不整脈（徐脈，期外収縮，心房細動，QT 延長など）	アントラサイクリン系，亜ヒ酸，サリドマイド	心電図検査，QT 時間，動悸，失神，胸部違和感
動脈硬化性疾患・虚血性心疾患	TKI（特に第二世代以降，ニロチニブ，ポナチニブなど） VEGF 阻害薬（ソラフェニブ，スニチニブなど）	下肢動脈血圧（ABI）測定，心電図，四肢冷感，胸部痛
高血圧・大動脈解離	VEGF 阻害薬（ベバシズマブ，ソラフェニブ，スニチニブなど）	血圧管理（降圧薬の適正使用），突然の胸背部痛（移動性）
血栓塞栓症	すべてのがん患者で起こりうるが，中でも VEGF 阻害薬（ベバシズマブ，ソラフェニブ，スニチニブなど）	Khorana スコア・Wells スコアなど，四肢の浮腫・腫脹，変色，呼吸困難（胸苦感）など
肺高血圧症	TKI（特にダサチニブ）	心エコー検査（右心系評価），息切れ，呼吸苦など
心血管系 irAE（心筋炎，血管炎など）	免疫チェックポイント阻害薬	血液検査（CRP，CK，TnT，LDH など），発熱，胸痛，倦怠感など

常，QRS の電位低下，QT 延長）が知られているが，通常無症候性で慢性心毒性とは無関係とされる．慢性心毒性は，AC 系薬の累積投与量が最も重要なリスク因子である．添付文書に記載された累積投与量の上限は絶対的なものでなく，ドキソルビシン換算で $400\,mg/m^2$ を超えると明らかなリスクの増加を認めるとの報告もある．その他のリスク因子には，年齢（65 歳以上または 18 歳未満），女性，高血圧および心疾患の既往，縦隔照射併用または治療歴，慢性腎臓病などがあり，AC 投与後 1 年以内の早期発症型と数年以上かけて発症する晩期発症型に分かれるとする意見もある[2,3]．

3）発現機序

　AC 系薬は，特に鉄イオンの存在下で活性酸素種（ROS）が多量に産生され，酸化ストレスに伴う心筋細胞障害や DNA 合成異常をきたす．また，トポイソメラーゼ 2β（Top2β）との反応中間体によるアポトーシスの誘導，排出タンパク質の変質による AC 系薬の蓄積などの複合的な要因が考えられている．病理組織学的特徴としては，心筋細胞内の筋原線維や横紋構造の喪失，心筋細胞質の空胞化やミトコンドリアの膨張などを認める．

4）治療・予防

　AC 系薬剤の投与前に心臓超音波検査（心エコー）によるベースラインの心機能評価が必須である．左室駆出率（LVEF）低下が認められてからでは遅いため，モニタリングには左室の収縮状態をより鋭敏にとらえる GLS（global longitudinal strain）が推奨されている．AC 系薬の投与量が 350 mg/m^2 を超えるレジメンや心血管リスク因子を複数もつ患者では心毒性の高リスク状態と判断し，定期的な心機能評価と心電図検査を実施する．心不全を発症した場合は，AC 系薬の投与を中止し，一般的な心保護薬で治療を開始するとともに，心不全症状の再燃予防のためのセルフケアや生活指導，病態のモニタリング，服薬指導を含めた包括的な心臓リハビリテーション（CORE）を実施するのが理想的である[4]．なお，保険適用はないが，欧米ではデクスラゾキサンが，AC 誘発心筋症に対する心保護薬として使用されている．

3. 分子標的薬による心血管障害

1）概　要

　トラスツズマブをはじめとする HER2 受容体阻害薬による心機能抑制が重要で，特に AC 系薬を含むレジメンと併用する場合は不可逆的な心機能障害のリスクが上昇する．

　BCR-ABL TKI では，特に第二世代以降の TKI が動脈閉塞性有害事象（末梢動脈閉塞疾患，虚血性心疾患，脳血管障害など）の合併症リスクを高めることが知られている．肺高血圧症のリスクはダサチニブが最も高い．

　VEGF 阻害薬はターゲットが血管内皮細胞であり，結果として血圧上昇と血管組織の脆弱化，血栓形成の促進が生じうる．もともと，がん患者は凝固系の亢進や血管内皮障害，長期臥床や腫瘍の圧迫による血流低下などが起こりやすく，トルソー（Trousseau）症候群をはじめとする静脈血栓塞栓症（VTE）や動脈血栓症の高リスク状態であり，VEGF 阻害薬はこれらの発生リスクを高めることが知られている．

2）症状と発現時期

　HER2 阻害薬による心機能障害は無症状～軽症（NYHA-Ⅰ～Ⅱ）で推移することが多く，大半は投与終了とともに 3 ヵ月前後で回復する．用量依存性は認められないが，AC 系併用レジメンでは NYHA-Ⅲ～Ⅳの重症例かつ不可逆的な心機能低下も認められる．

　TKI による動脈硬化症では，月単位で急激に末梢冷感や間欠性跛行などの自覚症状が進行し，血行再建がくり返し必要となるケースも存在する．ダサチニブによる肺高血圧症の頻度は 1% 未満とされ，早期発見は難しいが，大半は投与中止により改善する．

　VEGF 阻害薬の血圧上昇は投与 1～2 ヵ月以内に発症することが多いものの，投与期間を通じて常に発生する可能性がある．血栓塞栓症は，常にすべてのがん患者において意識すべき合併症であるが，臨床指標を用いて発症リスクを適切に評価し，ハイリスク患者では化学療法施行に伴う血栓症リスクの増加に留意する．

5 心毒性（心血管障害）

3）発現機序

心筋細胞表面に存在するニューレグリン受容体（ErbB4）と2量体を形成するErbB2からのシグナルは心筋細胞の生存や機能の維持に重要とされている．ErbB2はHER2と同一分子であり，心筋細胞上のHER2阻害に伴い心筋細胞の機能が抑制される．従来は可逆性の心機能低下と考えられていたが，アポトーシスの誘導など不可逆的な機序の関与も示唆されている．

TKIは作用するキナーゼファミリーの阻害プロファイルが薬剤ごとに異なっており，特に第二世代以降のTKIであるニロチニブやポナチニブによる動脈硬化病変の促進，ダサチニブによる肺高血圧の発症には，標的分子以外の意図しない分子に対する作用（off-target効果），相互作用やクロストークが関与していると考えられる．

VEGF阻害薬は血管内皮細胞の機能や生存を障害し，NOやPGL$_2$産生の減少，毛細血管密度の減少，エンドセリン産生の増加などにより，心血管系有害事象を誘発すると考えられる．

4）治療・予防

HER2阻害薬の投与前後で心エコーなどにより心機能を評価する．臨床試験の除外基準に相当する左室機能低下（LVEF＜50%）を認めた場合は投与の可否を慎重に判断する．HER2投与による心機能低下は，回復すれば再投与も可能とされているが，より慎重な心機能モニタリングが必要になる．

TKIによる心血管イベントは，特に糖尿病，高血圧，脂質異常症の既往がある患者で有意に多いことから，治療中はこれらの適切なコントロールを継続し，喫煙者であれば禁煙を指導する．加えて，ステロイドを併用するレジメンでは，これら心血管リスク因子のコントロールが不良となることを念頭に置かなければならない．

がん患者におけるVTEの発症リスクについては，比較的簡便で血栓症との相関性も良好なKhoranaスコアを示す（**表11-5-2**）．VEGF阻害薬投与時は，VTEハイリスク患者であれば血栓線溶系マーカー（Dダイマー，FDPなど）をモニタリングし，血圧上昇については高血圧治療ガイドラインに沿って治療介入の必要性を検討する．急性大動脈解離は高血圧が最重要のリスク因子であるため，特に高血圧患者ではVEGF阻害薬投与後の適切な血圧管理が必須である．

分子標的薬には経口薬も多いため，外来通院中の有害事象の早期発見には，薬薬連携など薬剤師間の情報共有も重要である．

4. その他の薬剤による催不整脈作用および心筋障害

ここでは，免疫調節薬および免疫チェックポイント阻害薬などについて述べる．

11章 がん薬物療法の有害事象と支持療法

表 11-5-2　Khorana スコア（VTE risk assessment）

項　目		スコア
がんの部位	最高リスク：胃・膵臓	2
がんの部位	高リスク：肺・リンパ腫・婦人科・膀胱・精巣	1
血小板数	≧ 350,000/μL	1
ヘモグロビン値	＜ 10g/dL または赤血球生成刺激薬の使用	1
白血球数	＞ 11,000/μL	1
BMI	≧ 35 kg/m^2	1

VTE 発症率：高リスク（≧ 3 点）7％，中リスク（1～2 点）2％，低リスク（0 点）0.3 ％

（文献 5 を参考に筆者作成）

1）概　要

　多発性骨髄腫の治療に用いる免疫調節薬のサリドマイドは徐脈性不整脈に注意が必要で，多くは無症候性の洞性徐脈であるが，機械的ペーシングを必要とする重症例もある．

　QT 延長は AC 系薬でも注意すべき有害事象であるが，三酸化ヒ素では著明な QT 延長を起こす場合があり，重度の QT 延長では意識消失を伴う危険な多形性心室頻拍（Torsades de Pointes；TdP）を生じうる．

　ICI では，irAE が問題となるが，心血管イベントとしては心筋炎や血管炎がある．特に irAE に伴う心筋炎は重症化しやすい傾向があり早期発見が重要である．

2）症状と発現時期

　サリドマイドによる徐脈の発現頻度は添付文書よりも高い可能性がある．意識障害などの自覚症状を伴う高度徐脈を呈するケースもまれではない．

　QT 延長のみでは自覚症状はないが，QTc が 0.5 秒を超える明らかな QT 延長では TdP が発生するリスクがある．TdP は心電図上，T 波の上に次の R 波が重なり（R on T）発生する多形性心室頻拍の一種で，発生中は脳血流が著しく低下し，失神などの意識障害を伴う．

　ICI による心筋炎は投与 3 ヵ月以内に発症する例が多いが，晩発例もある．発症率は 1％程度で無症状の場合もあるが，ほかの原因（ウイルス性など）による心筋炎と比較して重症化リスクが高く，死亡率は 40％前後との報告もある[6]．自覚症状として多いのは胸部痛および息切れ，動悸などで，血液検査の心筋マーカーとしては，心筋トロポニン I（cTnI）が優れた指標である．

3）発現機序

　いずれの有害事象も発症機序の詳細は明らかになっていないが，三酸化ヒ素は活動電位持続時間（APD）の延長に伴い QT 延長を生じる．ICI による心筋炎は，心筋特異的なタンパク質に対する自己免疫反応と推定されている．

5 心毒性（心血管障害）

4）治療・予防

催不整脈作用が高リスクの AC 系薬，三酸化ヒ素，サリドマイドなどの治療の前後あるいは投与中の心電図検査，心電図モニターが必要である．

サリドマイドの服薬指導では心拍数低下や随伴症状に対する注意喚起が必要であり，意識障害を伴う高度な徐脈性不整脈が生じた場合，代替治療薬がなければペースメーカ植込み術を実施して投与を継続するケースもある．

三酸化ヒ素投与中は QT 延長を生じうる薬剤の併用を極力回避し，TdP の発生リスクとなる低カリウム血症や低マグネシウム血症に注意する（血清カリウム値とマグネシウム値をやや高めにコントロール）．

ICI による心筋炎が疑われる場合は，マーカーと併せて心電図，心エコー検査を実施し，早期に循環器内科への紹介を行う．心原性ショックなどを呈する劇症型では，循環動態の管理を行いつつ，ステロイドパルス療法などの免疫抑制治療を行うのが一般的である．

引用文献

1) Lyon AR, et al: 2022 ESC Guidelines on cardio-oncology developed in collaboration with the European Hematol-ogy Association（EHA），the European Society for Therapeutic Radiology and Oncology（ESTRO）and the Inter-national Cardio-Oncology Society（IC-OS）．Eur Heart J, 43: 4229-4361, 2022.

2) 日本循環器学会ほか編：心筋症診療ガイドライン（2018 年改訂版）．2018.〈https://www.j-circ.or.jp/cms/wp-content/uploads/2018/08/JCS2018_tsutsui_kitaoka.pdf〉（2024 年 12 月 23 日閲覧）

3) Higgins AY, et al: Chemotherapy-induced cardiomyopathy. Heart Fail Rev, 20 : 721-730, 2015.

4) 日本循環器学会ほか編：2021 年改訂版 心血管疾患におけるリハビリテーションに関するガイドライン．〈https://www.j-circ.or.jp/cms/wp-content/uploads/2021/03/JCS2021_Makita.pdf〉（2024 年 12 月 23 日閲覧）

5) Khorana AA, et al: Development and validation of a predictive model for chemotherapy-associated thrombosis. Blood, 111: 4902-4907, 2008

6) Dorte Lisbet Nielsen, et al: Immune Checkpoint Inhibitor-Induced Cardiotoxicity: A Systematic Review and Meta-Analysis. JAMA Oncol: 1390-1399, 2024.

6 神経障害

1. 神経障害とは

　薬剤性末梢神経障害は，手や足のしびれ感など日常生活でみられる症状が多く，原因となる薬剤は多岐にわたる．また，症状の出現後も原因薬剤を投与し続けると神経症状が進行し，投与を中止しても症状の回復がみられないこともある．抗がん薬による末梢神経障害は，化学療法誘発性末梢神経障害（chemotherapy-induced peripheral neuropathy；CIPN）とも呼ばれ，古くから知られているにもかかわらず，発生機序の詳細は不明な点が多く，満足のいく治療法が明確な抗がん薬は少数である．がん薬物療法を継続していく上で，CIPN の予防と治療の確立はきわめて重要である．

2. 症状と発現時期

1）白金（プラチナ）製剤

a シスプラチン

　神経細胞体を強く障害するため，休薬しても軸索の再生は起こりにくく，投与中止後も長期間症状が持続することが多い．四肢末梢の手袋靴下型の軽度のしびれ感で発現し，アキレス腱反射の低下を伴う下肢優位の振動覚の低下が生じるが，運動障害は少ない．累積投与量の増加に伴い，しびれ感，疼痛，感覚異常，反射消失が広がり，不可逆性となる．

b オキサリプラチン

　投与直後から起こる急性の症状と慢性の症状がある．急性期は寒冷刺激により増悪する四肢末梢や口唇周囲の知覚異常を特徴とし，一過性の嚥下困難や呼吸困難（胸苦感）が出現することもある．急性期の症状は数日以内でほとんど消失する．慢性期症状は投与量にもよるが，数ヵ月から数年継続することもある．

c カルボプラチン

　シスプラチンに比較して CIPN は弱く，通常の使用では神経障害が発現することは少なく，臨床であまり問題とならない．

2）タキサン系抗がん薬

d パクリタキセル

　神経の軸索を障害することで CIPN を引き起こす．感覚障害が優位だが，運動障害もきたす．症状は投与3〜5日後より発現し，反復投与により程度が強くなる．手

足の指のしびれ感や痛みが発現し，進行すると四肢遠位部優位の灼熱感，全感覚におよぶ感覚障害，感覚性運動障害，徐脈性不整脈などの自律神経症状を起こす．

ⓑ ドセタキセル

蓄積性の感覚障害・運動障害が出現するが，パクリタキセルより頻度は少ない．

3) ビンカアルカロイド系抗がん薬

ⓐ ビンクリスチン

神経の軸索を障害し，ビンカアルカロイド系抗がん薬の中で最も強くCIPNを発現する．混合性の感覚・運動・自律神経障害をきたし，両側性がある．具体的には手指感覚異常，腱反射の減弱で発症し，便秘，排尿困難，嗄声，複視，顔面神経麻痺なども起こす．下肢よりも上肢に早く症状が出現し，程度も強い．治療開始から数週間以内に起こり，投与中止後も長期間継続することが多い．

ⓑ ビンブラスチン，ビノレルビン

ビンクリスチンと同様の症状が出現する．

4) ボルテゾミブ

ユビキチン化したタンパクが神経細胞体に蓄積し，軸索輸送が障害されることにより発現すると考えられている．症状は四肢末梢の手袋靴下型のしびれ感，疼痛で発現し，腱反射が消失し，深部感覚も障害される．運動機能も下肢優位に障害されるが，軽度であることが多い．症状は可逆的であり，休薬や減量にて回復するが，重症になると不可逆的となることから，早期対応が必要である．

3. 発現機序

薬剤性末梢神経障害は障害を受けた部位によって軸索障害，神経細胞体障害，髄鞘障害に分類されるが，CIPNの関与が主となるものは軸索障害，神経細胞体障害である．

1) 軸索障害

病変の主座が軸索にあり，神経細胞体は比較的保たれ，二次的に髄鞘が障害される．一般的に太く，長い軸索から障害が発生し，臨床的に四肢末梢からの手袋靴下型の感覚障害を呈する．薬剤性末梢神経障害で最もよくみられる障害であり，神経細胞体は比較的保たれているため，症状の改善が見込まれる．代表的な薬剤として，ビンカアルカロイド，タキサンなどがある．末梢神経の軸索において微小管の重合を阻害することにより，軸索内での微小管の濃度が低下し，軸索輸送が阻害されるため，機能障害を起こすと考えられる．

11章 がん薬物療法の有害事象と支持療法

2) 神経細胞体障害

病変の主座が細胞体にあり，おもに脊髄後根神経節細胞死により発生し，二次的に軸索や髄鞘が障害される．神経細胞体自体が障害され，軸索や髄鞘の再生はみられないため，薬剤の中止後も症状の回復が困難となることが多い．短い軸索をもつ神経細胞体も障害を受け，感覚障害は四肢末梢だけでなく体幹や顔面に現れる．代表的な薬剤として，シスプラチンやオキサリプラチンなどの白金製剤がある．

4. 治療・予防

1) 薬物療法

a デュロキセチン

いずれのガイドラインや手引きにおいても投与が推奨されている薬剤である．セロトニンおよびノルアドレナリンの再取り込みを阻害し，下行性疼痛抑制系神経を賦活することで疼痛を抑制する．副作用としては，傾眠や悪心が20％程度で認められる．また，CIPN に対する使用は保険適用外であることに注意が必要である．

b プレガバリン

使用される根拠となる報告が，単施設での研究やケースレポートのみであるため，どのガイドラインでもエビデンスレベルや推奨が低い．神経障害性疼痛に対して保険適用があり，副作用としては，めまいや傾眠が20％以上で，体重増加が15％程度で認められる．また，腎排泄型の薬剤のため，腎機能に応じて用量の調節が必要である．

c ミロガバリン

作用機序はプレガバリンと同様で，興奮性神経伝達物質の放出を抑制することで鎮痛作用を示す．神経障害性疼痛に対する保険適用があり，副作用としては，四肢浮腫が19％，傾眠が15％，めまいが10％，体重増加が5％程度で認められる．

d ビタミン B_{12}

末梢神経障害に対する保険適用があるため，CIPN に対してしばしば使用されている．デュロキセチンや牛車腎気丸よりも効果が上回ることは示されなかったものの，後方視的研究・症例報告では有効性を示すものもある．

e 非ステロイド性抗炎症薬（NSAIDs）

CIPN の症状の治療として NSAIDs を投与することに関するシステマティックレビューが存在しない．非常に低いエビデンスとなっている．

f オピオイド

CIPN の治療としてオピオイド投与の効果をみたランダム比較試験は存在せず，投与することへの有効性は明らかではない．

g 牛車腎気丸

牛車腎気丸の有効性を評価したランダム化比較試験は複数存在するが，有効性を示せず試験中止となっているものもあり，その効果は否定的である．

2）非薬物療法

a 冷　却

　抗がん薬投与に合わせて四肢末梢を冷却し，血流循環量を低下させることでCIPN などの有害事象を抑える検討がされているが，これはタキサン系に限る．白金製剤に関しては，冷却により痛みが惹起されることに加え原因薬剤が代謝されず適していない．

b 圧　迫

　抗がん薬投与に合わせて四肢末梢を圧迫することで血流循環量を低下させる検討がされているが，これはタキサン系に限る．

7 間質性肺障害

1. 間質性肺障害とは

　間質とは，肺胞壁やその周辺組織のことを指し，間質性肺炎は，その間質に炎症性病変を示す疾患群である．間質の炎症により，酸素の取り込み障害が生じ，低酸素血症に陥る．薬剤性肺障害は，どんな薬剤でも起こる可能性があり，近年では，がんに対する分子標的薬，免疫チェックポイント阻害薬の進展に伴い，薬剤性肺障害の発現率が高まっている．薬剤性肺障害を引き起こす代表的な抗がん薬は，EGFRチロシンキナーゼ阻害薬やPD-1/PD-L1抗体薬であり，時に死に至るケースもある．そのため，患者への服薬指導や医療従事者による症状発現の観察が重要である．軽症であれば，再投与が可能な薬剤もあるが，再発する可能性もあり，初発よりも増悪するケースも認められる．また，薬剤性肺障害は，発現時期が難しく，薬剤投与終了時から数ヵ月経過後に発症するケースもあり，薬物投与終了後も継続した注意が必要である．

2. 症　状

　間質性肺障害は，発熱，息苦しさ，乾性咳嗽などが初期に出現する．フィジカルチェックでは，捻髪音*や，酸素飽和度（SpO$_2$）の低下などの異常が生じる．採血では，LDHやCRP，KL-6，SP-Dの上昇を認める．胸部X線やCT画像所見では，すりガラス影などの所見を認めることが多い．

3. 発現機序

　分子標的薬による間質性肺障害は2つの機序によるとされている．肺胞上皮細胞に対し薬剤が直接作用する細胞傷害性と，薬物過敏性がある．細胞傷害性は，用量依存的で投与期間に依存して傷害を受ける．一方，薬物過敏性は，アレルギーやショックが該当し，反応は特異性かつ用量非依存性とされ，回避は容易ではない．間質性肺障害を起こしやすい薬剤を**表11-7-1**にまとめた．

4. アセスメント

　間質性肺疾患は，どの薬剤でも発現する可能性があり，発現パターンはさまざまであるが，時には致死的になることを理解しておくことが重要である．近年でも，

＊捻髪音：肺を聴診したときに聞こえる細かな断続音

表 11-7-1　間質性肺障害を起こしやすい薬剤の一覧表

分　類		一般名
分子標的薬	チロシンキナーゼ阻害薬	イマチニブ
		アファチニブ
		オシメルチニブ
		クリゾチニブ
	EGFR チロシンキナーゼ阻害薬	ゲフィチニブ
		エルロチニブ
	mTOR 阻害薬	テムシロリムス
		エベロリムス
免疫チェックポイント阻害薬	PD-1 抗体薬	ニボルマブ ペムブロリズマブ
	PD-L1 抗体薬	デュルバルマブ アテゾリズマブ
	CTLA-4 抗体薬	イピリムマブ
その他		メトトレキサート アミオダロン

　ニボルマブやオシメルチニブ投与により，間質性肺障害の発現例が報告されている．既存の間質性病変を有することや，高齢者であることなど，薬剤ごとのリスク因子が解明されつつあるため，目の前の患者のリスク因子を把握しておくことが重要である．薬物投与前の呼吸状態や臨床検査値を確認し，投与後の状態をアセスメントし，呼吸苦や SpO$_2$ の低下を認めた場合は速やかに受診するように指導する．

5. 治　療

　現在，薬剤性肺障害の予防は困難であり，被疑薬の迅速な投与中止とステロイド薬を用いた治療を行う．また，酸素投与や呼吸リハビリテーションを行う場合もある．ステロイド薬による治療では，プレドニゾロン 0.5 〜1.0 mg/kg/ 日の投与を基本とするが，重要例ではメチルプレドニゾロン大量投与を行う場合もある．ステロイド治療においては，不眠，血糖上昇，骨粗鬆症，感染症，胃潰瘍などの有害事象に注意が必要である．

8 腎障害

1. 腎障害とは

　急性腎障害（acute kidney injury；AKI）は，がん患者によくみられる腎合併症であり，予後の悪化，抗がん薬治療の中断または中止，入院期間の長期化につながる．AKI は抗がん薬の薬物動態と薬力学の両方を変化させ，薬による有害事象の発現リスクを高め，治療の最適化を妨げることもある．このため，がん患者におけるAKI のリスク要因と原因を認識して，適切なタイミングで特定の AKI 治療を開始することが重要となる[1]．また，慢性腎臓病（chronic kidney disease；CKD）患者におけるがんの発症率は一般人口と比較して高く，CKD 患者には特有の発がんリスク因子の存在が示唆されている[2]．このように AKI や CKD とがんの関係は深く，近年では腎臓病学（nephrology）と腫瘍学（oncology）を合わせたオンコネフロロジー（onconephrology）の研究分野が急速に発展し，がん患者における腎疾患の予防や治療に焦点が当てられている[3,4]．わが国では『がん薬物療法時の腎障害診療ガイドライン』が刊行され，抗がん薬治療と腎機能障害に関する現在の標準的な考え方や具体的な診療内容が示されている[5]．

2. 症状と発現時期

　尿量減少，体重増加に引き続いて，浮腫や胸腹水を生ずる．多くは AKI であり，早期に起きる[6]．その後，腎機能低下により，タンパク尿，高血圧，電解質異常（高カリウム血症や高カルシウム血症）などを呈する．これらは，がん治療に関連して症状が発現するほか，がん疾患に関連しても生じることに注意する．特に，がん疾患に随伴した腫瘍随伴症候群や治療に関連した代謝障害，脱水症，重症感染症，敗血症などを併発することがある[5]．代表的な腎障害を起こしやすい抗がん薬とその特徴を**表 11-8-1** にまとめた．

3. 発現機序

　おもな抗がん薬による薬剤性腎機能障害として，①シスプラチンによる遠位および近位尿細管の壊死，②シクロホスファミドやイホスファミドによる近位尿細管の壊死と代謝物のアクロレインによる膀胱からの出血，③メトトレキサートとその代謝物である7-ヒドロキシメトトレキサートが尿細管に沈着して閉塞，④分子標的薬である抗 VEGF 抗体や VEGFR 阻害薬が腎血管内皮障害を起こしてタンパク尿やネフローゼを発現するなどがある[5,6]．

8 腎障害

表11-8-1 腎障害を起こしやすい薬剤と注意点

分　類	一般名	症　例	予防法や注意点など
白金製剤	シスプラチン	急性腎障害（AKI），急性尿細管壊死，近位尿細管性アシドーシス，低 Mg 血症など（カルボプラチンはシスプラチンに比較して少ない）	投与量の減量，他の白金製剤への切り替え，輸液療法，Mg の投与など
アルキル化剤	シクロフォスファミドイホスファミド	尿細管障害，出血性膀胱炎	累積投与の制限，メスナの投与など
葉酸代謝拮抗薬	メトトレキサート	AKI（尿細管内の結晶沈着・特に高用量の場合），抗利尿ホルモン不適切分泌症候群	輸液療法，尿のアルカリ化，ホリナート救援療法，血中濃度のモニタリング，メトトレキサート解毒薬としてグルカルピダーゼがある
	ペメトレキセド	尿細管障害，腎性尿崩症	治療前の eGFR などによる腎機能の評価が必要
ピリミジン代謝拮抗薬	ゲムシタビン	血栓性微小血管症（TMA），タンパク尿	血清 Cr 上昇，クームス陰性溶血性貧血，血小板減少
mTOR 阻害薬	エベロリムステムシロリムス	AKI，タンパク尿	シクロスポリンなどとの併用により腎機能障害のリスク上昇
サリドマイド関連薬	レナリドミド	AKI，近位尿細管障害	腎機能障害患者では血中濃度が上昇するため，投与量と投与間隔を検討
VEGF 阻害薬	ベバシズマブラムシルマブ	高血圧，タンパク尿，TMA	腎血管内皮障害
マルチキナーゼ阻害薬	ソラフェニブスニチニブ	高血圧，タンパク尿，急性（尿細管）間質性腎炎	TMA 以外の機序で AKI をきたす
BCR-ABL1 チロシンキナーゼ阻害薬	ボスチニブ	可逆的な GFR の低下，低 P 血症	腎機能障害患者では，慎重なモニタリングと投与量の減量を検討
ALK 阻害薬	クリゾチニブ	AKI，腎嚢胞	腎機能障害患者に投与する場合，投与量の減量や適切なモニタリングが望まれる
BRAF 阻害薬	ベムラフェニブ	AKI（尿細管間質性障害）	AKI は男性に多く発症
免疫チェックポイント阻害薬	ニボルマブイピリムマブ	タンパク尿，糸球体疾患など	投与患者中およそ 1.5〜5% 程度の割合で発症，治療にはステロイド薬を使用

（文献5を参考に筆者作成）

4. 治療・予防

　　腎機能障害は予防が最も重要である[5,6]．腎機能障害を早期発見できるマーカーは存在しないため，腎機能障害が予想される抗がん薬治療を施行する際は，連日の体重測定と尿量測定，水分の摂取／排泄バランスの確認を行い，定期的に採血をして腎機能を観察する．中でも，シスプラチンの投与前には，尿量として 100 mL/h を確保するため，投与前日と投与後3日間は1L，投与日は3Lの補液を行い，利尿薬

投与や低マグネシウム血症は腎機能を低下させるためマグネシウム補充を行う．メトトレキサートの使用時は，腎機能障害予防のために尿のアルカリ化と十分な輸液による尿量の確保が推奨されている．特に，メトトレキサートによるAKIでは，メトトレキサート・ロイコボリン救援療法によるメトトレキサート排泄遅延時の解毒薬として，グルカルピダーゼが適用される．本薬はメトトレキサートのカルボキシ末端のグルタミン酸残基を加水分解することにより，血中のメトトレキサート濃度を低下させると考えられている[7]．全体的な治療として，抗がん薬治療中に腎機能障害が進行する場合，大量補液・利尿で全身状態を見つつ，原因薬剤の同定，中止を検討する．腎前性（脱水など）では補液，腎後性（腫瘍尿路閉塞など）では物理的閉塞の解除などの対策をとる必要がある．

引用文献

1) Braet P, et al: Treatment of acute kidney injury in cancer patients. Clin Kidney J, 15: 873-884, 2021.
2) Xu H, et al: Estimated Glomerular Filtration Rate and the Risk of Cancer. Clin J Am Soc Nephrol, 14: 530-539, 2019.
3) Rosner MH, et al: Onconephrology: The intersections between the kidney and cancer. CA Cancer J Clin, 71: 47-77, 2021.
4) Bonilla M, et al: Onconephrology 2022: An Update. Kidney360, 4: 258-271, 2023.
5) 日本腎臓学会編：がん薬物療法時の腎障害診療ガイドライン2022. ライフサイエンス出版, 2022.
6) 岡元るみ子ほか編：がん化学療法副作用対策ハンドブック　第3版. 羊土社, 2019.
7) 大原薬品工業株式会社：メグルダーゼ®静注用1000医薬品インタビューフォーム, 2024年1月改訂（第4版）.

9 インフュージョンリアクション

1. インフュージョンリアクションとは

　インフュージョンリアクション（infusion reaction；IR）は，薬物またはモノクローナル抗体の輸注に対する有害事象であり，抗がん薬投与による代表的な過敏反応（hypersensitivity reaction；HSR）である[1,2]．IRは肥満細胞からのヒスタミンやヒスタミン様物質の放出による免疫学的機序を伴うアレルギー性と，伴わない非アレルギー性に分けられる．後者の代表的なものにサイトカイン放出症候群（cytokine release syndrome；CRS）がある（**図11-9-1**）．IRやCRSなどの抗がん薬で生じるHSRには明確な定義がなく，国内外の添付文書やインタビューフォームおよび臨床試験によって用語の定義が異なるため，留意が必要となる．IRは重症化することもあり，早期発見・早急処置が必要な有害事象である[3]．

2. 症状と発現時期

　症状は，注入部の皮膚反応や発疹，発熱，掻痒感から発生し，血圧低下，呼吸困難（胸苦感），悪寒，悪心，頭痛などを生ずるが，重症度の高い反応の頻度はそれほど高くないもの，どの症状が発現するかは不明である[4,5]．薬剤投与開始から点滴中に発症し，反応が急速に進行するほど重症化につながる可能性があり，点滴中止や終了より24時間以内に回復する．IRは初回投与時の発現が最も多く，2回目以降は投与回数の増加に伴い，発現頻度と重症度が低くなる．

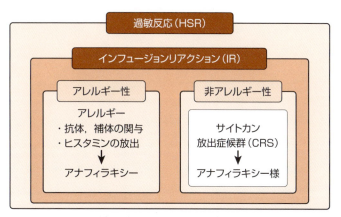

図11-9-1 過敏反応とインフュージョンリアクション

HSR：hypersensitivity reaction, IR：infusion reaction

（文献1を参考に筆者作成）

11章 がん薬物療法の有害事象と支持療法

3. 発現機序

　アレルギー反応は，多くの場合で抗がん薬が抗原として認識されることによる I 型アレルギー，もしくは即時型過敏症として IgE を介したヒスタミンやロイコトリエン，プロスタグランジンなど，炎症性メディエーターの遊離により生じる[5,6]．抗体製剤であるリツキシマブは，ヒト型とマウスのキメラ型抗体（両者のタンパク質構造をもつ抗体）であり，投与患者の約 90％に IR を発現することが報告されている[7]．リツキシマブによる IR の発現機序は明らかにされていないが，マウスの異種タンパク質が含まれていることや細胞傷害作用により，がんの急速な崩壊で生体内にさまざまな物質が大量に増える結果，炎症やアレルギー反応を引き起こすことが考えられている[5]．免疫チェックポイント阻害薬による IR の発現頻度は低いが（1～4％），その発現機序には血中 IL-6 や TNF-α など，サイトカイン濃度上昇との関与が示唆されている[8]．

4. 治療・予防

　一般的な HSR の治療として，薬剤の投与を中止後，軽症の場合は①抗ヒスタミン薬や副腎皮質ステロイド薬を投与し，②酸素吸入，③輸液投与を行い，重症化した際は①～③のほかに気道確保と血圧・循環機能の維持などの全身管理をする[1,3,5]．IR の治療として，抗がん薬の投与速度を減速することや前投薬再投与により治療が継続できる可能性がある．予防として，患者のアレルギーに関する既往歴を確認し，前投薬や投与速度を遵守するように注意する．HSR や IR を起こしやすい代表的な抗がん薬とその注意点を**表 11-9-1** に示す．

9 インフュージョンリアクション

表11-9-1　過敏反応やインフュージョンリアクションを起こしやすい薬剤と注意点

分　類	一般名	前投薬	基本的注意
白金製剤	カルボプラチン オキサリプラチン	特になし	禁忌：本剤または他の白金製剤を含む薬剤に対し，重篤な過敏症の既往歴のある患者
タキサン系	パクリタキセル	投与30分前までに投与を終了する．①デキサメタゾン（静脈内），②ジフェンヒドラミン（経口），③ラニチジンまたはファモチジン（静脈）	本剤投与開始後1時間は頻回にバイタルサイン（血圧，脈拍数）のモニタリングを行う 禁忌：本剤またはポリオキシエチレンヒマシ油含有製剤（たとえばシクロスポリン注射液など）に対し過敏症の既往歴のある患者（パクリタキセル） 禁忌：本剤またはポリソルベート80含有製剤に対し重篤な過敏症の既往歴のある患者（ドセタキセル）
	ドセタキセル	特になし	
アントラサイクリン系	ドキソルビシン塩酸塩リポソーム製剤	特になし	IR発現の危険性を最小限にするため投与速度は1mg/分を超えないこと 禁忌：従来のドキソルビシンまたは本剤の成分に対して過敏症の既往歴のある患者
抗CD20抗体（キメラ抗体）	リツキシマブ	投与の30分前に抗ヒスタミン薬，解熱鎮痛剤などの前投与	注入速度を守り，注入速度を上げる際は特に注意する．患者の状態により注入開始速度は適宜減速する 禁忌：本剤の成分またはマウスタンパク質由来製品に対する重篤な過敏症またはアナフィラキシーの既往歴のある患者 警告：本剤投与中はバイタルサイン（血圧，脈拍，呼吸数など）のモニタリングや自他覚症状の観察を行うとともに，投与後も患者の状態を十分観察すること
抗EGFR抗体（キメラ抗体）	セツキシマブ	投与前に抗ヒスタミン薬の前投薬 本剤投与前に副腎皮質ホルモン薬を投与すると，IRが軽減されることがある	警告：重度のIRが本剤の初回投与中または投与終了後1時間以内に観察されているが，投与数時間後または2回目以降の本剤投与でも発現することがあるので，患者の状態を十分に確認しながら慎重に投与することまた，重度のIRが発現した場合は，本剤の投与を直ちに中止し，再投与しないこと
抗HER2抗体（ヒト化抗体）	トラスツズマブ	IRの発現回避等を目的とした前投薬（抗ヒスタミン薬，副腎皮質ホルモン薬など）に関する有用性は確認されていない	禁忌：本剤の成分に対し過敏症の既往歴のある患者 警告：本剤投与中または本剤投与開始後24時間以内に多くあらわれるIRのうち，アナフィラキシー，肺障害などの重篤な副作用の発現例があるため，患者の状態を十分に観察しながら慎重に投与すること
抗VEGF抗体（ヒト化抗体）	ベバシズマブ	特になし	初回投与時は90分かけて点滴静注し，初回投与の忍容性が良好であれば，2回目の投与は60分間で行ってもよく，2回目の投与においても忍容性が良好であれば，それ以降の投与は30分間投与とすることができる 禁忌：本剤の成分に対し過敏症の既往歴のある患者

（各薬剤の添付文書を参考に筆者作成）

引用文献

1) 吉村知哲ほか：がん薬物療法　副作用管理マニュアル．第2版，医学書院，2021.
2) Barroso A, et al: Management of infusion-related reactions in cancer therapy: strategies and challenges. ESMO Open, 9: 102922, 2024.
3) 岡元るみ子ほか：がん化学療法副作用対策ハンドブック．第3版，羊土社，2019.
4) 佐藤淳也ほか：マナビジュアルノート　がん薬物療法　副作用対策＆暴露対策．南山堂，2021.
5) 遠藤一司ほか：がん薬物療法の支持療法マニュアル　改訂第2版　症状の見分け方から治療まで．南江堂，2021.
6) ALMuhizi F, et al: Premedication Protocols to Prevent Hypersensitivity Reactions to Chemotherapy: a Literature Review. Clin Rev Allergy Immunol, 62: 534-547, 2022.
7) 中外製薬：リツキサン®点滴静注100mg・500mg添付文書，2023年12月改訂（第10版）.
8) 日本臨床腫瘍学会編：がん免疫療法ガイドライン．第3版，金原出版，2023.

12章

緩和療法と治療薬

1 緩和医療とは

「緩和ケア（palliative care）とは，生命を脅かす疾患による問題に直面している患者とその家族に対し，痛みやその他の身体的問題，心理社会的問題，スピリチュアルな問題を早期に発見し，的確なアセスメントと対処（治療・処置）を行うことにより，苦しみを予防し，和らげることで QOL を改善するアプローチである．」この WHO の緩和ケアの定義は，1990 年に発行された当時は，治癒を目指すことが難しくなった患者を対象とする全人的ケアと定義されていた．しかし，2017 年改訂版では，「早期から適応することが可能で，化学療法や放射線療法など延命を目指す他の治療と並行して行われる」とされ，治癒を目指す治療が可能かどうかにかかわらず対応することが求められている．わが国では，2016 年改正がん対策基本法第 17 条において，「がん患者の状況に応じて緩和ケアが診断の時から適切に提供されるようにすること」とされ，今や緩和ケアを早期から適切に実施しないことは法律違反に相当することになる．患者やその家族の中には，緩和ケアを死期が近い人のケアであると考えている場合もあるが，苦痛があれば病気の進行度や治療法の種類にかかわらず緩和ケアを行う必要があることを伝え理解を得る必要がある．その上で，次の倫理的基本原則[1]：①患者の自発的意思の尊重，②利益をもたらすこと，③無害なこと（患者にとっての不利益を最低限に抑える），④公正であることを念頭に置いて対処する．

緩和ケアにおいて全人的苦痛（トータルペイン）の理解は必須である．1964 年，英国のシシリーサンダース（Cicely Saunders）は，死にゆく人がどうすれば安らぎを感じるかを考える中で，トータルペインの概念を提唱した[2]．すなわち，患者が抱える苦痛は身体的苦痛のみならず，精神的苦痛，社会的苦痛，スピリチュアルペイン（霊的苦痛）を含み，これらが複雑に関連して存在する（**図 12-1-1**）．身体的苦痛には，痛みのみならず，不眠やしびれ，呼吸困難感（胸苦感），悪心・嘔吐，全身倦怠感などの症状による苦痛も含まれる．精神的苦痛は，痛みに対する不安や死に対する恐怖，治療が有効でなくなることへの不安や怒りを含む．社会的苦痛としては，職場での信望や社会的地位の喪失，収入の減少・喪失に伴う経済的不安，家庭での役割の変化から疎外感，孤独感を抱く．また，スピリチュアな苦痛として，なぜ自分なのか，これまでの罰なのか，人生にどんな意味があるのかなど，人生や生命への問い，社会や家庭での役割の変化に伴い自分のことを自分で対処することができなくなることへの自己喪失感を抱く．薬剤師は医療者としてこれらの苦痛に耳を傾け，理解するよう努め，患者や家族と話し合い，ほかの医療従事者との情報

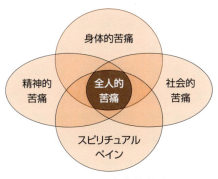

図 12-1-1　全人的苦痛

共有や薬物療法の評価や見直しを通じて，患者およびその家族のトータルペインへ対処することが求められる．

　全人的苦痛に対処するためには，まず包括的アセスメントを行う．包括的アセスメントを行うために STAS-J（Support Team Assessment Schedule 日本語版[3]）や ESAS-r-J（Edmonton Symptom Assessment System revised Japanese version[4]）などさまざまな評価ツールが開発されている．ESAS-r-J は患者自記式の評価ツールであり痛みやだるさ，食欲不振，気分の落ち込みなどの項目を含むが，特に終末期がん患者においては自記やインタビューによる評価が困難な場合も多く，医療者による代理評価ツールとして STAS-J が用いられることが多い．STAS-J には患者とその家族による予後についての認識を評価する項目が含まれており，患者・家族と医療者間との認識を擦り合わせる契機となる場合もある．また，終末期を迎えコミュニケーションが難しくなった場合にも患者の意向に沿った医療を提供できるよう，事前に延命治療や輸液投与の希望について話し合うアドバンス・ケア・プランニング（ACP）の実施が求められている．ACP において薬剤師は，薬物療法の益と害について患者にわかりやすく伝え理解を得る役割があるが，全人的苦痛を含めた患者個人の希望に寄りそうためには，薬物療法のみに限定しない個人を尊重するコミュニケーションが求められる．

引用文献

1) Twycross R, et al: トワイクロス先生のがん患者の症状マネジメント．第 2 版，In：武田文和監訳，医学書院，2010．
2) Saunders Cecily: The symptomatic treatment of incurable malignant disease. Prescribers J, 4: 68-73, 1964.
3) UMIN PLAZA サービス：STAS-J（STAS 日本語版）．〈https://plaza.umin.ac.jp/stas/stas-j.pdf〉（2024 年 1 月 15 日閲覧）
4) 国立がん研究センター：エドモントン症状評価システム改訂版（Edmonton Symptom Assessment System Revised Japanese Version：ESAS-J）の使用方法に関するガイドライン．〈https://www.ncc.go.jp/jp/epoc/division/psycho_oncology/kashiwa/ESAS-r-J_20150929.pdf〉（2024 年 1 月 15 日閲覧）

2 緩和ケアにおける患者の意思確認の重要性

　医療は選択の連続であり，薬物療法の場合，治療薬には何を使用するのか．そしていつ治療をやめ，どのような最期を迎えるのか，決断を強いられる．特にがん治療においては，その選択の1つ1つが予後に影響するため，患者も医療従事者も慎重にならざるを得ない．しかし，患者がこれら専門的な知識を有していることは少なく，いくつもの治療の選択肢を提示されても適切な判断ができるとは限らない．そのギャップを埋めるためのプロセスとして，インフォームド・コンセント（説明と同意）がある．

　ここで解説する医療やケアの決定プロセスは，最適な医療を提供する上で大変重要である．特に終末期患者への医療提供について医療倫理の4原則（自律尊重，善行，無危害，正義）の視点で考えた場合，時に「自律尊重」がその他の原則と対立しジレンマとなることがある．看取り期における本人の意思確認や，認知症患者に緩和ケアを提供する際の意思確認など，想像以上に本人の意思の確認が困難なことがある．このようなときは通常，家族が本人の意思を推定することになる．ところが，本人の意思が推定できるケースばかりではない．そこに至るまでに何度か本人の意思確認がなされていればよいが，現実には家族が本人の意思を推定できないことも少なくない．その際，多職種による話し合いが行われて治療方針が決定される．当然，薬剤師も緩和ケアチームの一員として主体的にその議論に加わらなければならない．そのためにも医療やケアの決定プロセスを正しく理解する必要がある．

1. インフォームド・コンセント

　インフォームド・コンセントで間違ってはならないのは，その主体者は患者であるということである．すなわち，医師や薬剤師などの専門家から患者自身の病状や治療方針，その際の治療の選択肢などについて，十分な説明を受け十分に理解した上で，患者が同意あるいは不同意（拒否），または提示された治療を選択することである．また意思決定する際の重要な要素として，患者自身の価値観に基づく判断がある．

　ここで，インフォームド・コンセントを臨床倫理の観点から医学的事実認識と倫理的価値判断について考察してみよう．まず医学的事実認識とは，検査や診断に基づく病名（診断名）やその経過，あるいは予後などを指し，これらの事実を踏まえて個人の価値観や人生観に従って，判断・決定をすることが倫理的価値判断である．すなわち，医学的事実（……である）は必ずしも倫理的価値判断（……である

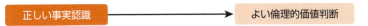
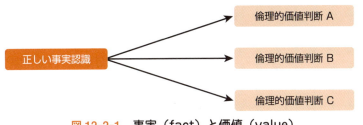

図 12-2-1　事実（fact）と価値（value）

（文献1より転載，一部改変）

表 12-2-1　インフォームド・コンセントの構成要素と開示すべき情報

構成要素	開示すべき情報
情報の公開	病名・病態
理解	検査や治療の内容・目的・方法・必要性・有効性
自発性	治療に伴う危険性と発生頻度
意思決定能力	代替治療とその利益・危険性・発生頻度
同意	医師が勧める治療を断った場合，それによって生じる好ましくない結果

べき）にはならない（**図 12-2-1**）[1]．患者は自分が受ける医療に対して自身の価値観や人生観に沿って自分で判断する権利を有しており，その結果は，当然1つであるとは限らない．

インフォームド・コンセントの構成要素と開示すべき情報について，**表 12-2-1**に示す[1]．緩和ケアにおいて治療の情報が十分に提供されていれば，それでよいわけではない．提供された情報の理解とそれに基づく同意に至るまでに，患者と医療者の間に十分な対話による意思決定プロセスがあることが重要である．

2. 緩和ケアにおける意思決定

WHOによる緩和ケアの定義によれば，患者およびその家族は生命を脅かす疾患に直面しており，痛みやその他の身体的・心理社会的・スピリチュアルな問題を有しているとされる．したがって，治療における意思決定には，言うまでもなく医療倫理的な側面からの支援が必要となる．たとえば，がん患者が「延命治療はしない」と意思表示をしていた場合，DNAR（do not attempt resuscitation）指示により，心停止時に心肺蘇生術（CPR）を行わないことは明らかであるが，抗菌薬や経管栄養，あるいは輸液や利尿薬など，生命維持に関わるあらゆる治療を行わないということではない．緩和ケアにおいては，患者が平穏な最期を迎えるために，本人に

とって無益な延命治療を差し控えて，痛みやその他の身体的・心理社会的・スピリチュアルな苦痛を和らげる緩和ケアを実践することにほかならない．その際，本人の意思決定が重要になるが，終末期においては本人が意思を表明できないことも容易に想定される．われわれ医療従事者は，本人が意思表明できるうちに「自分はどう生きたいか」について，あらかじめ考え，家族や大切な人，医療や介護ケアチームとくり返し話し合い，自分の思いを共有しておくこと，すなわちアドバンス・ケア・プランニング（advance care planning；ACP）の支援をしなければならない[2,3]．もちろん薬剤師も医療の専門家として，ACPの支援を担うべき重要な立場にある．

なお，厚生労働省では国民が馴染みやすいよう，2018年にACPの愛称を「人生会議」に決定し，ポスターや動画を作成して普及・啓発を行っている[4]．

引用文献

1) 箕岡真子：臨床倫理入門．In: 日本臨床倫理学会監，へるす出版，2017．
2) 日本医師会：アドバンス・ケア・プランニング（ACP）．〈https://www.med.or.jp/doctor/rinri/i_rinri/006612.html〉（2024年4月25日閲覧）
3) 東京都在宅療養推進会議監：わたしの思い手帳．東京都保健医療局医療政策部医療政策課，2021．
4) 厚生労働省：「人生会議」してみませんか．〈https://www.mhlw.go.jp/stf/newpage_02783.html〉（2024年5月1日閲覧）

3 がんに伴う疼痛とその治療薬

I 痛みの性質・分類とその発症メカニズム

痛みは「組織の損傷，あるいは損傷の可能性のある刺激に伴う不快な感覚あるいは情動体験」と定義される[1]．

1. 疼痛伝達系

痛みの刺激は，鋭い針で刺すような刺激を伝導する有髄のAδ線維（伝導速度が速い：5～25 m/秒）と局在不明瞭な鈍い刺激を伝導する無髄のC線維（伝導速度が遅い：2 m/秒）の2種類の末梢感覚神経（一次ニューロン）で脊髄に伝えられる．これらの神経の自由終末に侵害受容器が存在し，機械的刺激や温度刺激，化学刺激といった侵害刺激（がんの場合は腫瘍浸潤や炎症の波及）を受容し局所的な脱分極を発生させ，電位依存性ナトリウムチャネルの開口などにより活動電位が発生する．一次ニューロンで発生した活動電位は脊髄後角まで達すると，神経終末からグルタミン酸やサブスタンスPなどの痛覚情報伝達物質が遊離される．下行性疼痛抑制系や抑制性介在神経の調整を受けながら刺激は脊髄に伝達され，脊髄視床路などを上行し視床に入力され，大脳皮質に達し痛覚が発生する．また，脊髄毛様体路を介して脳幹に入力し，大脳辺縁系に達することで情動が惹起され，これらが統合されることで痛みを不快で苦痛なものと認識するとされている（**図12-3-1**）[3]．

また，さまざまな一次ニューロンから脊髄レベルに痛みの情報を伝導・伝達することから，痛みは原因部位から離れた同じ脊髄レベルに侵害刺激を入力する部位に皮膚の感覚異常や痛み，筋肉の収縮や痛みが生じることがあり，関連痛と呼ばれる．

2. 痛みの分類

痛みを分類すると，侵害受容性疼痛（体性痛と内臓痛）と神経障害性疼痛に分けられる（**表12-3-1**）[2,4]．がん疼痛は侵害受容性疼痛と神経障害性疼痛が混在していることが多い．がん疼痛の初期は侵害受容器活性化に伴って痛みが惹起され，時間の経過に伴って腫瘍が増大し，神経を圧迫し神経障害性疼痛を併発することが多い．

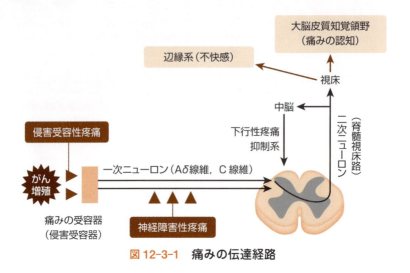

図12-3-1　痛みの伝達経路

1) 体性痛

体性痛は，骨，筋肉，関節などの体性組織の異常に伴って起こる痛みで，機械的刺激である．Aδ線維は痛みを伝える速度が速く（12〜30 m/秒），ズキッとするような鋭い痛みとして伝わり，患者がここが痛いと指し示すことができる．一方，C線維は痛みを伝える速度は遅く（0.5〜2 m/秒），機械的刺激だけでなく，熱や炎症に関与する化学物質に対しその程度に応じて興奮する受容器があり，持続的な鈍い痛みを伝えている．体性痛にはAδ線維とC線維が1：2の割合で分布している．体性痛の特徴は，持続的な鈍い痛みに，ズキッとするような鋭い痛みが混在することである．これらの痛みには非ステロイド性抗炎症薬（NSAIDs）やオピオイドが効果をもつ．また，たびたび短時間で増強する一過性の強い痛みが生じるため，効率的なレスキュー薬の使用がポイントとなる．

2) 内蔵痛

内臓痛は，肝臓や腎臓などの固形臓器，消化管などの管腔臓器の異常に伴って発生する痛みである．侵害刺激は，固形臓器の皮膜の急激な伸展や管腔内圧の上昇などであり，体性痛のような機械的刺激では痛みは発生しない．内臓にはC線維が多く分布し（Aδ：C＝1：8〜10），生理的状態では機能しないもの（silent nociceptors）も多く存在している．1つの臓器からの侵害刺激はいくつかの脊髄分節に分かれて入力されるため，広い範囲に漠然とした痛みが生じるのが特徴である．体性痛とは異なり，局在が不明瞭である．非オピオイド鎮痛薬・オピオイド鎮痛薬が有効である．

神経障害性疼痛は，末梢，中枢神経の直接的損傷に伴って発生する痛みで，NSAIDsやオピオイド鎮痛薬で効果がみられない痛みで，末梢神経系，中枢神経系，交感神経系さらには患者の心理的要因も絡む複雑な痛みである．痛みの特徴と

3 がんに伴う疼痛とその治療薬

表 12-3-1　痛みの性状と分類

分 類		痛みの性状	鎮痛薬の効果
侵害受容性疼痛	体性痛	皮膚・骨・関節・骨格筋・腹膜や胸膜などの器官が外傷を受けたり，炎症した場合 鈍い持続痛にズキッとする強い痛みが混じる 痛みの局在が明瞭	炎症を抑える NSAIDs やアセトアミノフェンが効きやすい
	内臓痛	消化管（食道〜胃〜小腸〜大腸），胆管・胆のう，膀胱，尿管〔管腔構造〕の炎症や閉塞 肝臓・腎臓・脾臓・すい臓〔固形臓器〕に炎症や腫瘍→臓器の平滑筋が伸びたり縮んだり→痛み 局在があいまいで鈍い痛み，ズーンと重い	オピオイド鎮痛薬が効きやすい
神経障害性疼痛		神経叢浸潤，脊髄浸潤など，びりびり電気が走るような・しびれる・じんじんする痛み	難治性で鎮痛補助薬を必要とすることが多い

（文献 2 を参考に筆者作成）

しては，障害された神経の支配領域にさまざまな痛みや感覚異常が発生する．神経障害性疼痛の痛みの性質として，「灼けるような痛み」「刺すような痛み」「ビーンと電気が走るような痛み」「鈍痛」「うずく痛み」と表現されることが多い．また，通常では痛みを感じない程度の痛み刺激に対しても痛みを感じる痛覚過敏や，刺激に対する感受性が亢進している感覚過敏，通常では痛みを引き起こさない軽い触刺激や温覚によって引き起こされる刺激で痛みとして認識するアロディニアなどが特徴的である．非オピオイド鎮痛薬・オピオイド鎮痛薬の効果が乏しい際には，鎮痛補助薬の併用を考慮する．鎮痛補助薬は，病態・患者の合併症や併用薬物を十分検討した上で，抗うつ薬や抗けいれん薬，抗不整脈薬，NMDA 受容体拮抗薬，副腎皮質ステロイドを投与する．

引用文献

1) 国際疼痛学会 International Association for the Study of Pain（IASP）: IASP Announces Revised Definition of Pain.〈https://www.iasp-pain.org/PublicationsNews/NewsDetail.aspx?ItemNumber=10475〉（2024 年 5 月 31 日閲覧）
2) 日本緩和医療学会編：がん疼痛の薬物療法に関するガイドライン 2020 年版．第 3 版，金原出版，2020.
3) 的場元弘ほか監：Q&A でわかる がん疼痛緩和ケア．第 2 版，じほう，2019.
4) 日本緩和医療薬学会編：緩和医療薬学．改訂第 2 版，南江堂，2023.

12章 緩和療法と治療薬

Ⅱ がん疼痛治療薬の種類と作用メカニズム

1. オピオイド鎮痛薬 [1,2]

　内因性オピオイド，あるいはオピオイドやそのアンタゴニストが特異的に結合し，その結果生理作用を発現させる部位をオピオイド受容体という．現在までに，μ（ミュー），κ（カッパ），δ（デルタ）と呼ばれる3種類のオピオイド受容体がクローニングされている[3]．これらの受容体は，中枢神経系に広く分布しており，特に大脳辺縁系，線条体，視床内側部，視床下部，中脳水道周囲灰白質，後角に多く，モルヒネなどの鎮痛作用発現にも関与している（**表 12-3-2，12-3-3**）[1,4]．

　オピオイド受容体を介した鎮痛作用発現部位・機序は次の3経路に大別される（**図 12-3-2**）[5,6]．①脊髄後角に存在するμ受容体を介して一次知覚神経からの痛覚伝達を直接抑制するもの，②中脳や延髄領域に存在するμ受容体を介して，下行性疼痛抑制系であるセロトニンおよびノルアドレナリン神経系などを活性化（賦活）し，脊髄での痛覚伝達を遮断するもの，③視床中継核／視床下部／大脳知覚領などで痛覚伝達を遮断するもの，である．

　その他の薬理作用として以下のものがある．

・鎮咳作用：延髄孤束核のオピオイド受容体に直接作用し，気道から咳中枢への知覚入力を抑制して鎮咳作用を発揮する．

・呼吸抑制作用：延髄の呼吸中枢を直接抑制することで，二酸化炭素に対する反応性が減弱し，チェーンストークス呼吸となる．1回換気量と呼吸数が減少し，努

表 12-3-2　オピオイド受容体タイプの特徴

受容体	μ受容体 （MOP）	δ受容体 （DOP）	κ受容体 （KOP）
細胞内情報 伝達系	$G_i \rightarrow AC \downarrow$（cAMP 産生抑制） K^+ current $\uparrow$（過分極） 電位依存性 Ca^{2+} チャネルの抑制	$G_i \rightarrow AC \downarrow$ （cAMP $\downarrow$）	$G_i \rightarrow AC \downarrow$ （cAMP $\downarrow$）
内因性リガンド	β-エンドルフィン	エンケファリン	ダイノルフィン
アゴニスト	モルヒネ，コデイン フェンタニル，オキシコドン		ナルフラフィン
麻薬拮抗性鎮痛薬 （部分活性薬）	ブプレノルフィン		ペンタゾシン
脳内分布	線条体，視床，視床下部，中脳， 橋-延髄など	線条体，中脳など	線条体，視床，視床下部，中脳，橋-延髄など
生理作用	鎮痛，呼吸抑制，縮瞳，鎮咳 鎮静，消化管運動抑制 多幸感，耐性・依存性形成	鎮痛，情動，抗不安	止痒，利尿，鎮静，徐脈 嫌悪感，依存性形成抑制

（文献 5, 6 を参考に筆者作成）

表 12-3-3　各オピオイドのオピオイド受容体タイプに対する結合親和性

オピオイド	μ受容体	δ受容体	κ受容体
コデイン	+		
トラマドール	+*		
モルヒネ	+++		+
ヒドロモルフォン	+++		
オキシコドン	+++		
フェンタニル	+++		
メサドン	+++		
タペンタドール	+		
ペンタゾシン	++（P）	+	++
ブプレノルフィン	+++（P）	++（P）	+++（P）

＊：トラマドール自体に結合親和性はなく，代謝物が部分作動薬として作用する
(P)：部分作動薬
（日本緩和医療学会ガイドライン統括委員会編：がん疼痛の薬物療法に関するガイドライン2020年版．p.60より転載）

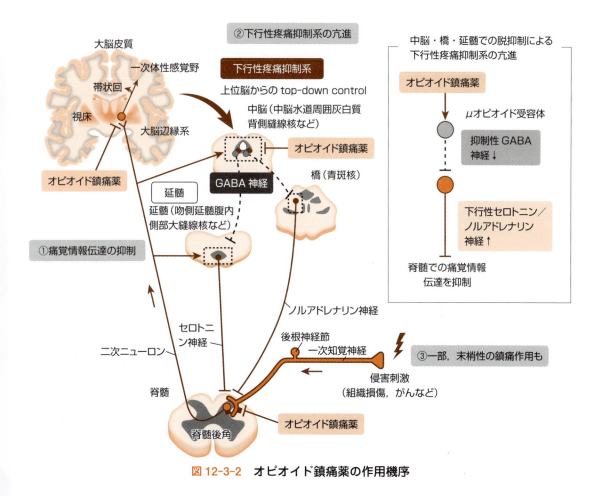

図 12-3-2　オピオイド鎮痛薬の作用機序

12章 緩和療法と治療薬

表12-3-4　各オピオイド鎮痛薬のおもな薬理作用と副作用の比較

	オピオイドμ受容体作動作用	ノルアドレナリン再取り込み阻害作用	セロトニン再取り込み阻害作用	NMDA受容体拮抗作用	副作用の頻度（悪心，便秘，眠気）
コデイン	○*				
モルヒネ	○				＋＋，＋＋，＋＋
オキシコドン	○				＋，＋＋，＋
ヒドロモルフォン	○				＋＋，＋＋，＋＋
トラマドール	○*	○	○		
タペンタドール	○	○	弱い		モルヒネ，オキシコドンより少ない
フェンタニル	○				±・±・±
メサドン	○			○	便秘は少なめ

＊未変化体のμオピオイド受容体作動作用は弱く，主として活性代謝物が作用するため，オピオイド作用についてはコデイン，トラマドールはプロドラッグと考えることができる．

（龍　恵美：Q&A でわかるがん疼痛ケア．第2版，じほう，p.90，2019．より改変）

力呼吸と呼吸困難（胸苦感）の緩和をもたらす．

・悪心・嘔吐作用：①延髄第4脳室底の化学受容器引金帯（chemoreceptor trigger zone；CTZ）のオピオイドμ受容体に作用して間接的にドパミン神経を刺激しドパミン遊離を促進する．②前庭系のオピオイドμ受容体に作用して，ヒスタミン神経を刺激してヒスタミン遊離を促進させ，これらが延髄の嘔吐中枢を刺激する．また，③消化管運動が抑制されると，内容物の停滞や消化管壁の伸展が生じ，迷走神経求心路を介して悪心・嘔吐が発生する場合もある．ただし，オピオイド鎮痛薬による悪心・嘔吐は数日～1週間後には耐性が形成される．

・消化管運動抑制作用：小腸や大腸の腸管膜神経叢に高発現しているオピオイドμ受容体に作用すると，腸管膜神経叢からのアセチルコリンの遊離を抑制し，また，腸管壁からセロトニンを遊離させ，腸管蠕動運動を抑制する．腸内容物の腸管内輸送が遅延すると，大腸における水分の吸収が進み，オピオイド誘発性便秘（opioid-induced constipation；OIC）が発生する．オピオイド鎮痛薬を投与された患者に高頻度に生じ，耐性はほとんど形成されない．

・中枢抑制作用：オピオイド鎮痛薬の中枢神経抑制作用により，眠気，注意力や思考力，記銘力などの低下が生じる．眠気は投与初期や増量時に生じるが，耐性がつきやすい．

　各オピオイド鎮痛薬のおもな薬理作用と副作用を**表12-3-4**[1,2,4]にまとめた．

1）コデイン

　コデインは，軽度～中等度の鎮痛効果を示す弱オピオイドである．コデインはオピオイド受容体作動薬であり，モルヒネ類似の薬理作用を示すが，その多くは，*O-*

脱メチル化により代謝変換されたモルヒネによるものである．コデインの作用は，モルヒネと比較して弱く，鎮痛作用はモルヒネの約 1/6，鎮静作用，催眠作用および呼吸抑制作用は約 1/4，止瀉作用は約 1/3 である．一方，鎮痛作用に比較して，強度の鎮咳作用を有しており（コデイン／ジヒドロコデイン自体の作用），中枢性鎮咳薬としても使用される．おもな副作用として，悪心・嘔吐，便秘および眠気がある．

2) モルヒネ

モルヒネは，強オピオイドに分類される．モルヒネの鎮痛作用は非常に強く，解熱鎮痛薬と異なり，内臓痛にも有効である．中枢ならびに末梢のおもに μ オピオイド受容体を介して鎮痛作用を発揮する．モルヒネは μ 受容体に対し δ および κ 受容体の 10 倍の強さの親和性をもつ．モルヒネは，経口や静脈内，直腸内，皮下，硬膜外，くも膜下腔内へ投与できる．経口投与されたモルヒネは，胃腸管から吸収され，肝初回通過効果により代謝され，生物学的利用率は約 19～47％である．このため，経口剤から注射剤へ切り替える場合は，1/2～1/3 の投与量とする．おもな副作用は，便秘，眠気，悪心・嘔吐である．呼吸困難感に有効であり，息苦しさの訴えがある場合に選択されることがある．グルクロン酸抱合により代謝され，約 44～55％がモルヒネ-3-グルクロナイド（M3G）に，約 10％がモルヒネ-6-グルクロナイド（M6G）に代謝され，いずれも鎮痛作用を有する．M3G，M6G はいずれも腎排泄であり，腎機能障害時には，M6G の蓄積による眠気やせん妄などが問題となる．

3) オキシコドン

オキシコドンは半合成のテバインの誘導体であり，強オピオイドに分類される．経口オキシコドンの生物学的利用率は約 50～87％であり，注射剤に切り替える際には 75％の投与量とする．経口投与時の鎮痛効果は，モルヒネの 1.5 倍とされている．オキシコドンは CYP2D6 でオキシモルフォンに代謝され，CYP3A4 によりノルオキシコドンに代謝される．ノルオキシコドンは主代謝物であるが，非活性である．オキシモルフォンは，鎮痛活性を示すが，血中濃度が少ないため臨床的に問題となることはなく，腎機能障害時にも使用できる．モルヒネと同様に有効限界がない．また，神経障害性疼痛にも有効性が高い．一方，便秘はモルヒネと同程度である．悪心・嘔吐の副作用が少ないが，体動時の悪心・嘔吐がある．

4) ヒドロモルフォン

ヒドロモルフォンは，強オピオイドに分類される．おもに μ 受容体を介して薬理作用を発現する．鎮痛作用や副作用はモルヒネやオキシコドンとほぼ同等である．鎮痛力価は経口剤の場合，ヒドロモルフォン：モルヒネ＝5：1，静脈内投与の場合，同 8：1 である．グルクロン酸抱合により代謝されるため，相互作用が少なく，

CYPの遺伝子多型の影響を受けにくい．代謝物に活性はないが，腎機能障害時は血中濃度が上昇するとされており，慎重な投与量調節を要する．経口投与での生体内利用率は約20％であり，注射剤に変更する場合は1/5の投与量とする．おもな副作用として，悪心・嘔吐，便秘および眠気がある．

5) トラマドール

トラマドールは，軽度〜中等度の鎮痛作用を示す弱オピオイドであり，コデインの代替薬として推奨されている．トラマドールの鎮痛作用は，弱いμオピオイド受容体刺激作用と，弱いノルアドレナリン／セロトニン再取り込み阻害作用の相乗効果により，ほかの弱オピオイドと同程度の鎮痛作用を発揮する．これらの特徴から，トラマドールはがん疼痛だけではなく，神経障害性疼痛を含む非がん慢性疼痛にも有効性が期待できる．トラマドールの代謝物であるモノ-O-脱メチル体（O-デスメチルトラマドール；M1）は，μオピオイド受容体への親和性が未変化体よりも高くトラマドールの数倍の鎮痛効果を示す．強オピオイド鎮痛薬と比較すると便秘，悪心・嘔吐の発生頻度は低い．モノアミン酸化酵素（MAO）阻害薬，三環系抗うつ薬などとの併用にはセロトニン症候群が生じるリスクがある．

6) タペンタドール

タペンタドールは，トラマドールのμ受容体活性とノルアドレナリン再取り込み阻害作用を強化しつつ，セロトニン再取り込み阻害作用を減弱させた作用を有する強オピオイドとして合成された．徐放性経口製剤の生物学的利用率は約32％であるが，血漿タンパク結合率は約20％で脳移行性が高く，経口での鎮痛効果はオキシコドンの1/5である．肝臓でおもにグルクロン酸抱合により代謝され，ほとんどが尿中排泄される．CYPによる代謝を受けないため，薬物相互作用が少なく，CYPの遺伝子多型の影響が少ない．代謝物に活性がないため，腎機能が低下している場合にも比較的安全に使用できる．副作用として眠気があるが，ほかのオピオイドに比べ，悪心・嘔吐および便秘は比較的少ない．MAO阻害薬，三環系抗うつ薬などとの併用にはセロトニン症候群が生じるリスクがある．

7) フェンタニル

フェンタニルは，フェニルピペリジン関連の合成オピオイドであり，強オピオイド分類される．フェンタニルは，麻酔補助薬として使用されてきた．μオピオイド受容体に対する親和性が非常に高く，静脈内投与した場合の鎮痛効果はモルヒネの約50〜100倍である．低分子量（MW=286）で脂溶性が高い（モルヒネの200〜1,000倍）ため，経皮吸収や経粘膜吸収に適している．経皮吸収製剤は，生物学的利用率92％とされているが，最高血中濃度に到達するまでに17〜48時間を要し，消失にも時間がかかるため，疼痛コントロール初期には調節が難しい．また，貼付部位の皮

膚乾燥による吸収低下やくり返し同部位への貼付による炎症などに注意が必要である．口腔粘膜吸収製剤はほかのオピオイド速放経口製剤より吸収が速いためより即効性がある．肝臓でCYP3A4により代謝されるが，代謝物は活性をもたず，そのために腎機能低下による影響を受けにくい．またタンパク結合能が高いため，透析による影響を受けにくい．フェンタニルはモルヒネに比べて便秘，悪心・嘔吐，眠気，せん妄が少ないとされている．

8) メサドン

メサドンは，合成オピオイド鎮痛薬の一つである．メサドンは光学異性体を有し，オピオイドμ受容体の親和性はd体よりもℓ体で約10倍高い．メサドンは，ℓ体によるオピオイドμ受容体作用に加えて，両異性体によるNMDA受容体拮抗作用により，鎮痛効果を発揮するため，神経障害性疼痛への効果も期待できる．経口剤の生物学的利用率は約85％である．薬効発現時間は約30分と比較的早い．半減期が約30〜40時間と長いため，投与後徐々に血中濃度は上昇し，定常状態に達するまでに約1週間を要する．また，アルカリ尿でメサドンの腎排泄が遅延したり，自己酵素誘導*を起こすことも報告され，血中濃度を予測することは困難である．使用にあたっては，QT延長および呼吸抑制に十分注意する．

メサドンは，ほかの強オピオイド鎮痛薬で疼痛管理が困難な患者に対して用いる強オピオイドという位置付けになっている．そのため，がん疼痛の治療に精通し，メサドンの副作用などについて十分な知識をもつ医師のもとで，適切と判断される症例にのみ使用する．

2. 麻薬拮抗性鎮痛薬

麻薬拮抗性鎮痛薬とは，オピオイド鎮痛薬が存在しない状況では作動薬として作用するが，オピオイド鎮痛薬の存在下ではその作用を拮抗する作用をもつ鎮痛薬である．

1) ペンタゾシン

ペンタゾシンは，κオピオイド受容体に対するアゴニスト活性とμオピオイド受容体に対する弱い部分アゴニスト活性を併せもつ化合物である．ペンタゾシンをモルヒネ，フェンタニル，オキシコドンなどの強オピオイドと併用すると，理論上，μオピオイド受容体部分アゴニスト活性による拮抗作用が生じると考えられるが，実臨床においては，低用量のペンタゾシンがモルヒネの作用を増強することもあり，併用には慎重を要する．鎮痛効果はモルヒネの1/2〜1/4である．拮抗性を有するため有効限界（天井効果）があり，退薬症状を誘発する可能性がある．精神依存

＊酵素誘導：薬物などの異物を取り込むことで，薬物代謝酵素の増加・活性化が起こり，自己の作用を抑制すること

性が強度に形成される危険性がある点と，強オピオイドの作用を拮抗するなど複雑な活性を有するため，がん疼痛緩和には推奨されない．

2) ブプレノルフィン

ブプレノルフィンは，μオピオイド受容体刺激作用を有する強力な部分アゴニストであり，μオピオイド受容体への親和性が高い．ブプレノルフィンがμオピオイド受容体と結合した後，解離するまでの時間が長いため，作用時間は6〜9時間と長い．鎮痛効果はモルヒネの33倍といわれている．κオピオイド受容体には拮抗作用を示すため，その効果には有効限界（天井効果）があるとされてきた．しかし，臨床的に用いられる用量範囲内では完全作動薬様の性質を示し，鎮痛効果に天井効果は認められない．依存の形成は軽度であるが，悪心・嘔吐は比較的高頻度に認められる．麻薬性鎮痛薬であるナロキソンにより，作用が完全に拮抗されない特徴を有する．

3. 非オピオイド鎮痛薬 [1,2]

オピオイド受容体に結合する鎮痛薬（疼痛への適応がある）をオピオイド鎮痛薬，オピオイド受容体に結合しないが疼痛に対して適応がある薬物を非オピオイド鎮痛薬と分類する．非オピオイド鎮痛薬としては，多数の非ステロイド性抗炎症薬（NSAIDs）とアセトアミノフェンがある．NSAIDsもアセトアミノフェンも，オピオイド鎮痛薬と比較して鎮痛作用が弱いため，おもに軽度の痛みの治療に用いられる．中等度〜高度の痛みに対してもオピオイド鎮痛薬との併用で用いられる．

1) 非ステロイド性抗炎症薬（NSAIDs）

非ステロイド性抗炎症薬（non-steroidal anti-inflammatory drugs；NSAIDs）は，炎症部位におけるプロスタグランジン（PG）の産生を阻害することにより，鎮痛作用，抗炎症作用を現す．組織が損傷されると細胞膜のリン脂質より遊離されたアラキドン酸から，シクロオキシゲナーゼ（cyclooxygenase；COX）の作用によりPGが産生され，損傷組織へ放出される．痛みに関与するのはおもにPGE_2とPGI_2であり，これらは発痛物質であるブラジキニンの疼痛閾値を低下させたり，局所での血流増加作用や血管透過性を亢進させたり，白血球の浸潤増加など，炎症を増強させる作用を有する．がん疼痛は，がんの浸潤に伴う病巣組織の損傷と炎症が原因となることが多く，軽度の痛みから高度の痛みに至るまでいずれの段階においても効果が期待できる．

COXには，COX-1とCOX-2の2つのアイソザイムが存在する．このうち，COX-1は，正常細胞や組織に分布し胃粘膜防御や血小板凝集などの生命維持に必要な機能を保つように働いている．そのため，NSAIDsの投与により胃腸障害や血小板凝集抑制による出血，腎機能障害などの副作用が発現する．COX-2は一部の正

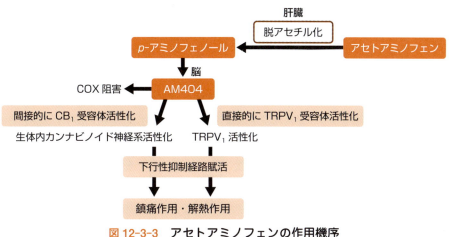

図 12-3-3　アセトアミノフェンの作用機序

常組織に存在するが，炎症局所で刺激依存性に誘導される．NSAIDs には，プロピオン酸系などに代表される COX-1 に比較的選択性を示す薬剤や，COX-2 に選択性を示すコキシブ系，オキシカム系などがある．

2）アセトアミノフェン

アセトアミノフェンには，抗炎症作用がなく，おもに中枢性の鎮痛作用および解熱作用がある．一般的には，解熱・鎮痛作用は中枢神経系における COX 阻害に起因すると推定されている（**図 12-3-3**）[4, 7]．

NSAIDs と異なり，通常用いる量では胃を刺激せず，血液凝固などの副作用が少ない．オピオイド鎮痛薬とも異なり，眠気などの副作用や，依存性，禁断症状なども生じない．アセトアミノフェンは，肝臓で 90％以上がグルクロン酸抱合または硫酸抱合を受け，腎臓から排泄される．数％が CYP2E1 によって中間代謝物の N-アセチル-p-ベンゾキノンイミン（NAPQI）になる．NAPQI は肝毒性がある中間代謝物であるが，通常は肝臓でグルタチオンにより無毒化される．過剰のアセトアミノフェンを摂取するとグルタチオンが枯渇し，NAPQI が増加し肝細胞壊死を引き起こす．がん疼痛に対し 1 日最大 4,000 mg の高用量が使用可能であるが，1,500 mg/日以上の長期間投与場合には，肝機能に注意を要する．

4. 鎮痛補助薬 [1, 2]

主たる薬理作用には鎮痛作用を有しないが，鎮痛薬と併用することにより鎮痛効果を高め，特定の条件下で鎮痛効果を示す薬剤である．オピオイド鎮痛薬が奏効しにくい，神経障害性疼痛などの難治性疼痛に対して，薬理学的にジャンルの異なるさまざまな薬理作用をもつ薬物が鎮痛補助薬として，鎮痛薬と併用される．しかし，多くの鎮痛補助薬は適切な臨床試験を経たものは少なく，その使用方法についても確立しているとは言いがたく，患者のニーズなどを踏まえて医師の裁量により

適用外使用として処方されている．近年，帯状疱疹後神経痛および糖尿病性末梢神経障害は，それぞれ痛みの性質が比較的均質として考えられ，これらの非がん性神経障害性疼痛に対する試験成績をもとに，がんによる神経障害性疼痛に使用されることが多い．

　鎮痛補助薬として用いられている薬物には，抗うつ薬（アミトリプチリン，デュロキセチンなど），ガバペンチノイド（ミロガバリン，プレガバリンなど），抗けいれん薬（カルバマゼピン，バルプロ酸ナトリウムなど），抗不整脈薬（メキシレチン，リドカインなど），NMDA受容体拮抗薬（ケタミン），副腎皮質ステロイド，骨修飾薬（ビスホスホネート系薬剤，RANKL阻害薬）など，さまざまな薬理活性をもつ薬剤があり，その作用機序や副作用などは異なる．この中で痛みに関連する保険適用を有する薬剤は，ミロガバリン，プレガバリン，アミトリプチリン，デュロキセチン，カルバマゼピン，メキシレチンのみで，ほとんどの薬剤は保険適用外の使用となる．そのため，患者の病態を考慮した上で適した鎮痛補助薬を用いることになるが，これらはいずれも他剤との併用であるため，鎮痛補助薬自体や主薬である鎮痛薬などの薬物動態についても十分に検討した上で薬剤を選択しなければならない．

引用文献

1) 日本緩和医療学会ガイドライン統括委員会編：がん疼痛の薬物療法に関するガイドライン2020年版．第3版，金原出版，2020.
2) 日本緩和医療薬学会編：緩和医療薬学．改訂第2版，南江堂，2023.
3) Wang JB, et al: Human mu opiate receptor. cDNA and genomic clones, pharmacologic characterization and chromosomal assignment. FEBS Letters, 338: 217-222, 1994.
4) 的場元弘ほか監：Q&Aでわかる がん疼痛緩和ケア．第2版，じほう，2019.
5) 加賀谷　肇：緩和医療薬学．京都廣川書店，2016.
6) 田中千賀子ほか編：New 薬理学．改訂第7版，南江堂，2017.
7) Högestätt ED, et al: Conversion of acetaminophen to the bioactive N-acylphenolamine AM404 via fatty acid amide hydrolase-dependent arachidonic acid conjugation in the nervous system. J Biol Chem, 280: 31405-31412, 2005.

III 痛みの評価尺度

がん患者においておもな身体的苦痛は疼痛である．進行がん患者の少なくとも66％が痛みを経験し，中等度から高度の痛みが55％にみられる[1,2]．このうち80％の患者は複数の痛みを有し[3]，痛みを有する患者の87％は痛みを緩和することが可能である[4]．

国際疼痛学会において，「痛み」は，「組織損傷が実在するまたはその可能性があることによる，あるいはそのような損傷を表す言葉として表現される，不快な感覚および情動体験である」と定義されている[5]．疼痛緩和では，この主観的な感覚である「痛み」の程度を評価可能な指標に置き換えるために痛みの評価尺度を用いる．

痛みの程度を評価するには，次のような尺度が汎用される．

1. 視覚的アナログ評価尺度

視覚的アナログ評価尺度（visual analog scale；VAS）は，水平に引いた100 mmの直線において，左端を「まったく痛みがない」，右端を「想像できる最大の痛み」として，患者の痛みの強さを記してもらい，その位置を「まったく痛みがない」0 mmからの長さで評価する方法である．

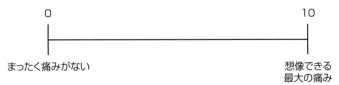

2. 数値評価尺度

数値評価尺度（numerical rating scale；NRS）は，痛みの強さを0～10までの整数で評価する方法である．口頭での確認が可能である．

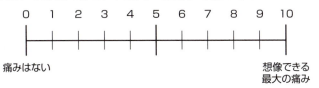

3. 表情尺度スケール

表情尺度スケール（face rating scale；FRS）は，痛みの強さを0〜5段階の表情で評価する方法である[6]．VASやNRSでの確認が困難な場合，すなわち言語によるコミュニケーションが困難な場合にも使用できる．おもに小児患者に用いられるスケールである．

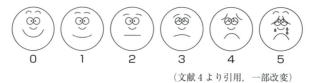

（文献4より引用，一部改変）

4. 言語表現評価尺度

言語表現評価尺度（verbal rating scale；VRS）は，痛みの強さを言語表現で評価する方法である．口頭での確認が可能．VASやNRSでの確認が困難な場合にも使用できるが，VASやNRSよりも主観的要素が大きく，細やかな評価は難しい．

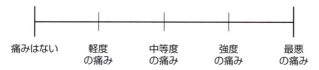

痛みの性質を評価するためにMcGillの疼痛質問票[7,8]などがある．

疼痛緩和を目指すには，まず疼痛を評価することが必要であり，これらの評価尺度について患者との相互認識を構築する必要がある．疼痛アセスメントは，患者の訴えを聞き，経時的に評価することが重要である[9]．①痛みの部位，②痛みの始まり，③時間帯による変化，④痛みの増強因子・緩和因子，⑤痛みの性質，⑥痛みの強さ，⑦生活への影響，⑧これまでの治療法とその効果を評価する[10]．医療スタッフと共有するため，共通の疼痛スケールを用い，継続的に評価を行い，さらなるアプローチにつなげることが重要である．

これらの評価尺度は，痛み以外に，しびれや呼吸困難感（胸苦感），悪心・嘔吐，全身倦怠感などのほかの症状の程度にも用いることができる．

引用文献

1) van den Beuken-van Everdingen MH, et al: Update on Prevalence of Pain in Patients With Cancer: Systematic Review and Meta-Analysis. J pain Symptom Manage, 51: 1070-1090.e9, 2016.
2) Bennett MI, et al: The IASP classification of chronic pain for ICD-11: chronic cancer-related pain. Pain, 160: 38-44, 2019.
3) Solano JP, et al: A comparison of symptom prevalence in far advanced cancer, AIDS, heart disease, chronic obstructive pulmonary disease and renal disease. J Pain Symptom Manage, 31: 58-69, 2006.
4) 厚生労働省：痛みの教育コンテンツ．〈https://itami-net.or.jp/itamikyouiku-form〉（2024年12

月23日閲覧）

5) Merskey H：Pain terms: a list with definitions and notes on usage. Recommended by the IASP Subcommittee on Taxonomy. Pain, 6: 249, 1979.

6) Whaley L, et al: Nursing care of infants and children. 3rd edition, p1070, 1987.

7) Melzack R: The McGill Pain Questionnaire: major properties and scoring methods. Pain, 1: 277-299, 1975.

8) 長谷川　守ほか：日本語版 McGill Pain Questionnaire の信頼性と妥当性の検討．日本ペインクリニック学会誌，3：85-91,1996.

9) 世界保健機構：がんの痛みからの解放—WHO方式がん疼痛治療法—第2版, In: 武田 文和訳, pp1-42, 金原出版, 1996.

10) 余宮きのみ：がんの痛みの評価—ペインスケールをどう使うのか. 薬局, 58：2899-2903, 2007.

12章 緩和療法と治療薬

Ⅳ　WHO方式がん疼痛治療法

　現在，がん疼痛治療戦略として汎用されている「WHO方式がん疼痛治療法2018年改訂版」[1] では，疼痛治療の原則として，7つの項目を掲げている（**表12-3-5**）.

　がん疼痛治療において，まず患者がどの程度痛みによって生活の質に影響を受けていると認識しているかを評価することが必要である．その上で痛みの原因や性状を評価し，疼痛治療の目標を設定する．疼痛治療の目標設定には，「WHO方式がん疼痛治療法第2版」（1996年版）[2] に記された段階的目標設定が有用である（**表12-3-6**）．鎮痛薬は，非ステロイド性抗炎症薬（NSAIDs），アセトアミノフェン，各種オピオイドの中から，患者の痛みと治療目標に適した薬剤を適切な量で投与する．従来のWHOがん疼痛治療ガイドラインでは，3段階除痛ラダーに基づいて鎮痛薬を選択することが推奨されていたが，痛みが強い場合には必ずしもNSAIDsやアセトアミノフェンから開始する必要はなく，高度の痛みには初めから強オピオイドを用いてもよい．ただし，高齢者では副作用が発現しやすいため，強オピオイドから開始する場合には少量から開始することを考慮する．WHO方式3段階除痛ラダー（**図12-3-4**）は，臨床において現在でも役に立つ場面がある．

表12-3-5　がん疼痛治療の基本原則（WHO方式がん疼痛治療法2018年改訂版）

① 疼痛治療の目標は，患者にとって許容可能な生活の質を保つレベルまで痛みを緩和することである．
② 包括的な評価が，患者個々の痛みの経験や表現に応じた治療方針の道標となる．
③ 患者，介助者，医療従事者，患者を取り巻く地域，社会の安全性をオピオイドの適正な管理により保障しなければならない．
④ がん疼痛マネジメントには薬物療法が含まれるが，心理社会的，精神的ケアも含まれる．
⑤ オピオイドを含む鎮痛薬は，いずれの国でも使用できるべきである．
⑥ 鎮痛薬は，「経口的に」「時間を決めて」「患者ごとに」「細かい配慮をもって」投与する．
⑦ がん疼痛治療は，がん治療の一部として統合すべきである．

（文献1を参考に筆者作成）

表12-3-6　がん疼痛治療の目標

第一目標	痛みに妨げられない睡眠の確保
第二目標	安静時の痛みの消失
第三目標	体動時の痛みの消失

（文献1, 2を参考に筆者作成）

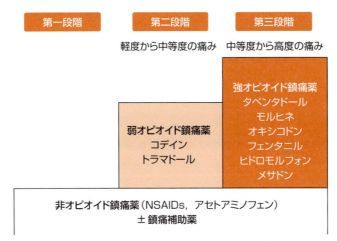

図 12-3-4　WHO 方式 3 段階除痛ラダー

痛みの強さに応じて鎮痛薬を選択する．高度の痛みでは，初めから強オピオイドが適応となる場合もある．メサドンは，ほかの強オピオイドで十分な除痛が得られない場合に適応となる．非オピオイド鎮痛薬（NSAIDs，アセトアミノフェン）や鎮痛補助薬は痛みの性質に応じてどの段階でも併用可能である．

（文献 2 を参考に筆者作成）

引用文献

1) Organization World Health, WHO Guidelines Approved by the Guidelines Review Committee: WHO Guidelines for the Pharmacological and Radiotherapeutic Management of Cancer Pain in Adults and Adolescents. 2018.〈https://iris.who.int/bitstream/handle/10665/279700/9789241550390-eng.pdf〉（2024 年 6 月 6 日閲覧）
2) 世界保健機構：がんの痛みからの解放―WHO 方式がん疼痛治療法―第 2 版．In：武田 文和訳，pp1-42，金原出版，1996．

V がん疼痛治療薬の類似点・相違点

1. 概　要

　がん性疼痛には，WHO方式三段階除痛ラダー(p.524)に準じて鎮痛薬が使用されてきた．第一段階としては，非麻薬性鎮痛薬〔非ステロイド性抗炎症薬（NSAIDs）やアセトアミノフェン〕が使用される．第一段階が無効または疼痛が強いようであれば，第二段階としてトラマドールなどの弱オピオイドを追加する．さらに第三段階としてモルヒネ／オキシコドン／フェンタニルなどの強オピオイドを追加していくものである．2018年改訂により，「除痛ラダーに沿って効力の順に（by the ladder）」の項目が削除されたが，WHO方式三段階除痛ラダーは鎮痛薬使用の基本となっている．

　NSAIDsやアセトアミノフェンをオピオイド鎮痛薬と併用する目的は，NSAIDsやアセトアミノフェンがオピオイドとは作用機序が異なることからオピオイドの不得意な痛みもカバーし，また，眠気や便秘，悪心などの副作用が重複しない結果，除痛率の向上やオピオイドの削減が期待できると考えられる．

　NSAIDsを使うか，アセトアミノフェンを使うか．さらに，NSAIDsには，30以上の成分，剤形も区別すると60近い選択肢があり，これらの類似点や相違点を整理する．

2. アセトアミノフェンと非ステロイド性抗炎症薬の類似点と相違点

1）アセトアミノフェン

　アセトアミノフェンの特徴は，シクロオキシゲナーゼ（COX）を阻害せず，NSAIDsとは薬理作用が異なる．アセトアミノフェンは，肝臓での活性代謝物が血液脳関門を通過し，脳・脊髄における鎮痛経路に作用する．さらに，アセトアミノフェンは，視床下部における体温調節中枢に作用し，熱放散（血管や汗腺を広げることで体外へ熱を逃すこと）を増大させることにより解熱作用も示す．COXを阻害しないことは，胃粘膜保護，腎血管拡張，血小板凝集抑制に働く内因性プロスタグランジンの産生抑制を生じないため，消化器障害，腎機能障害，心血管障害の影響が少ない．このように，アセトアミノフェンは効果と副作用のプロフィールがNSAIDsと異なるため，両者の併用も可能である．

　一方，長期・大量投与では肝機能障害に注意が必要である．一般の肝機能があれば，肝中毒域と治療域の用量差は10倍以上あるので問題ないが，アルコール多飲や低栄養，肝硬変の場合，注意が必要である．アセトアミノフェンは，多くがグルクロン酸や硫酸抱合され排泄されるが，一部はCYP2E1により中間代謝物となる．これは通常，グルタチオン抱合で排泄されるが，アルコールによるCYP2E1誘導や低

栄養，肝機能低下によるグルタチオン枯渇により，蓄積した代謝物が肝細胞を破壊する．アセトアミノフェンによる肝機能障害発現時には，アセチルシステインを使用する．アセチルシステインの使用は最後のアセトアミノフェン投与から8時間以内が望ましい．

がん性疼痛に対するアセトアミノフェンは，300～1,000 mgの範囲で用量依存的な効果がある．効果持続は4～6時間である．したがって，最大1回1g，1日4回の投与がされるが，長期投与では3g/日以下，体重50 kg未満では，1回15 mg/kg，1日総量として60 mg/kgを限度にすることが安全である．

2）非ステロイド性抗炎症薬

数多いNSAIDsの中から薬剤を選択する場合，①COX選択性，②副作用，③半減期，④剤形などを考慮する．

a シクロオキシゲナーゼ選択性

インドメタシンは，COX-1阻害作用が最も強く，消化性潰瘍への懸念から外用剤や坐剤として使用されることが多い．また，日本で最も使用されるロキソプロフェンは，COX-1選択的といえる．ジクロフェナクは，COX-1もCOX-2とも強く阻害する．セレコキシブは，COX-2選択性が高い．

b 消化性潰瘍

NSAIDsの副作用としては，消化性潰瘍，腎機能障害，心血管障害が代表的である．消化性潰瘍は，NSAIDsの服用中継続するが，特に投与開始3ヵ月以内が注意すべきである．さらに，高齢者や潰瘍の既往，ステロイドの併用，高用量NSAIDsや2種類以上のNSAIDs使用，抗凝固・抗血小板薬の併用，H.pylori陽性者，ビスホスホネートの併用は，NSAIDs潰瘍のリスクを増やすため注意する．一般的に消化性潰瘍は，上腹部痛などの自覚症状があるが，NSAIDs潰瘍の半分近くは，痛みを伴わない点が発見を遅らせる．

c 腎機能障害

NSAIDsによる腎機能障害については，COX-2選択薬の安全性に関する明確なエビデンスはなく，すべてのNSAIDsで注意すべきである．どうしてもNSAIDsを使用せざるを得ない場合，短期間，頓用にとどめる．糸球体濾過量（GFR）が30 mL/分/1.73 m^{2}未満の患者には，使用を避け，アセトアミノフェンを選択するべきである．併用薬では，メトトレキサートやペメトレキセドのクリアランスを低下させ，毒性を増すため注意する．また，レニン-アンジオテンシン（RA）系阻害薬と利尿薬の併用は，それぞれ腎機能を低下させる3要素が重なるtriple whammy（三段攻撃）と呼ばれ，急性腎障害のリスクとなる．

12章 緩和療法と治療薬

---

triple whammy による急性腎障害の機序

RA系阻害薬：腎臓の輸出細動脈の収縮を抑制させる結果，糸球体内圧が減少する

利尿薬：利尿作用により循環血流量が減少し，その結果として腎血流量が低下
　　　する

NSAIDs：輸入細動脈を収縮させる結果，糸球体血流量が減少する

---

d 心血管イベント

COX-2選択薬のうち，特にセレコキシブでは，心筋梗塞，脳梗塞，心不全などの心血管イベントの発生率増加が知られる．これは，非がん患者における3年間の長期投与で3%程度の発生率であるが，重篤な心機能不全のある患者や冠動脈バイパス術の周術期患者は，セレコキシブの使用は禁忌となる．しかし，心血管イベントをセレコキシブ，ナプロキセン，イブプロフェンで比較したデータでは，3剤の違いはなく，いずれのNSAIDsでも2.3〜2.7%の頻度で心血管イベントが発生する[4]．コキシブ系NSAIDsのみならずNSAIDs全般での注意が必要である．

3. オピオイドの類似点・相違点

あるオピオイドを用いて，①副作用が強く増量できない場合，②増量しても効果が出ない場合，③腎機能障害がある場合などの解決を目的として，ほかのオピオイド成分・剤形・投与経路の変更を行うことをオピオイドスイッチングという．具体的には，対処が難しい便秘，嘔気，眠気，ミオクローヌス（突発的な筋痙攣），瘙痒があるときなど，モルヒネをオキシコドンに，さらにフェンタニルに変えることがある．また，増量に応じない痛みに，経口，貼付剤から持続静注・皮下へと投与ルートを切り替える場合もスイッチングである．スイッチングの多くは有効に帰結する．

1) 腎機能障害時の使い分け

腎機能障害時，透析時に成分を変更（スイッチング）する必要がある（**表12-3-7, 12-3-8**）．

2) 肝機能障害時の使い分け

肝機能障害時には，どのオピオイドも代謝が遅延し，薬物血中濃度-時間曲線下面積（AUC）が増大する．肝機能障害時には，比較的機能が保たれるグルクロン酸抱合であっても注意が必要である．肝機能障害時には，通常用量の1/3〜1/2から開始する．

3 がんに伴う疼痛とその治療薬

表 12-3-7　腎機能障害時のオピオイドの使い分け

薬　剤	使い分け
モルヒネ	使用すべきではない 薬理活性をもつ活性代謝物（モルヒネ-6-グルクロニド，モルヒネ-3-グルクロニド）が腎排泄であり，蓄積し，傾眠となる 非がんなどで代替オピオイドがない場合，CCr；60 mL/min 以下から 75%，CCr；30 mL/min 以下 50%に減量する
コデイン	使用すべきではない 10%が CYP2D6 で代謝されてモルヒネになるため
オキシコドン	注意して使用する 20%は未変化体として腎排泄されるのでモルヒネより蓄積しにくい．多少の蓄積が効果増強になる程度で，臨床的に問題になることは少ない．ただし，軽度腎機能障害では 50%，中等度腎機能障害では 25～50%に減量，重度腎機能障害では減量とともに投与間隔を延長するとする指針もある
フェンタニル	使用可能 肝代謝であり，腎機能障害時には安全に使用可能である
ヒドロモルフォン	注意して使用する 腎機能正常者よりも，中等度腎機能障害では，AUC が 2 倍，重度腎機能障害では 4 倍高くなる
タペンタドール	使用可能 薬理効果のないグルクロン酸抱合体で排泄されるため
トラマドール	用量調節して使用可能 中等度腎機能障害：50%，重度腎機能障害：50%に減量かつ投与間隔を延長
メサドン	使用可能 代謝物が不活性かつ肝代謝なので安全である

表 12-3-8　透析時のオピオイドの使い分け

薬　剤	使い分け
モルヒネ	使用は推奨されない 透析時には，血液動態が安定しない
オキシコドン	使用は推奨されない 透析時には，血液動態が安定しない オキシコドンとその活性代謝物であるノルオキシコドンは，透析によって除去される
フェンタニル	使用可能 分布容積が高く，かつタンパク結合率が高いのでほぼ除去されないため，用量調節の必要がない．代謝物が不活性であり安全である
ヒドロモルフォン	使用不可 透析で 60%除去され，オピオイド濃度の急激な低下は離脱症状を引き起こす可能性がある
タペンタドール	タンパク質結合が低く，分子量が低く，溶解度があるため，透析される可能性がある
トラマドール	使用不可 透析で除去され，透析後に追加投与が必要である
メサドン	使用可能 透析でも除去されず，用量調節の必要がない．透析後のカリウムおよびマグネシウムの減少により不整脈が悪化することがあるので，QT 延長の測定が望ましい

12章 緩和療法と治療薬

中等度肝機能障害〔Child-Pugh（チャイルド・ピュー）分類でB程度〕の薬物動態変動

モルヒネ　　　　　：AUC：正常の2.4倍，Cmax：正常の2.7倍

オキシコドン　　　：AUC：正常の2倍，　　Cmax：正常の1.5倍

ヒドロモルフォン：AUC 正常の4倍

フェンタニル　　　：AUC：正常の1.7倍，Cmax：正常の1.3倍

タペンタドール　　：AUC4.2倍，　　　　　　Cmax：正常の2.5倍

3) 臨床用途に応じたオピオイドの使い分け

臨床効果や状況に応じてオピオイドをスイッチングすることもある．呼吸困難に対しては，フェンタニルの有効性は期待されず，モルヒネおよびオキシコドンの使用が推奨されている．また，コントロール不良な便秘や消化管閉塞（イレウス）がある例では，これ以上消化管運動を抑制したくない場合に消化管運動抑制の少ないフェンタニルが選択される．

フェンタニル貼付剤の超大量投与（フェントステープ®または5～6 mg/日以上貼付剤として使用）では，増量しても疼痛の改善の認められない症例が少なくない．フェンタニルの天井効果や耐性，皮膚透過性の飽和などが考えられるが詳細は不明である．オピオイドが大量になる場合，メサドンへのスイッチングが有効である．メサドンの換算は非線形であり，モルヒネの用量が増えるにつれて，換算比が高くなる．大量のオピオイドを経口投与可能な量のメサドンに置き換えることが可能である（経口モルヒネ＜100 mg/日：モルヒネメサドン換算量3：1，101～300 mg：5：1，301～600 mg：10：1，601～800 mg：12：1，801～1,000 mg：15：1，≧1,001 mg：20：1）[5]．

突出痛に対するレスキューでは，モルヒネ水，オキシコドン速放散に比べ，フェンタニル口腔粘膜吸収剤（バッカルや舌下錠）の効果発現が早い．粘膜吸収であるため，初回通過効果を受けず効果を示すが，飲み込むとフェンタニルの有効性は減少するため注意を要する．

引用文献

1) Warner TD, et al: Nonsteroid drug selectivities for cyclo-oxygenase-1 rather than cyclo-oxygenase-2 are associated with human gastrointestinal toxicity: a full in vitro analysis. Proc Natl Acad Sci USA, 96: 7563-7568, 1999.

2) Yoshino T, et al: Pharmacological profile of celecoxib, a specific cyclooxygenase-2 inhibitor. Arzneimittelforschung, 55: 394-402, 2005.

3) Castellsague J, et al: Individual NSAIDs and upper gastrointestinal complications: a systematic review and meta-analysis of observational studies (the SOS project). Drug Saf, 35:1127-1146, 2012.

4) Nissen SE, et al: Cardiovascular Safety of Celecoxib, Naproxen, or Ibuprofen for Arthritis. N

Engl J Med, 375: 2519-2529, 2016.
5) MSD製薬: MSDマニュアルプロフェッショナル版, 表&コラム オピオイド鎮痛薬の等鎮痛用量.

VI がん疼痛治療薬の副作用対策

1. オピオイドの副作用対策の重要性

　オピオイドの代表的な副作用として便秘，眠気，悪心・嘔吐がある．**図12-3-5**にオピオイドの用量に応じた鎮痛効果と副作用の発現段階を示した．モルヒネの場合，鎮痛が得られる量を基準とした場合，便秘は1/50量で，悪心・嘔吐は1/10量で発現する．つまり，鎮痛発現前に便秘や悪心・嘔吐が発現する．

　臨床では，オピオイドによる副作用が軽度な患者ほど除痛しやすいことが示されている．これは，オピオイドの増量がスムーズなためである．一方，オピオイドの導入時期が遅延するほど副作用発現頻度や症状の程度が増強する．これは，全身状態が悪化した状態では，オピオイドの副作用が出やすいためである．オピオイドの導入は，全身状態のよい早期から，副作用対策を万全に行うことが大切である．

　オピオイドの理解に乏しい患者や医療従事者においては，オピオイドの増量が，依存や耐性化，呼吸抑制などで生命をおびやかすと誤解していることがある．しかし，呼吸抑制は，鎮痛用量に対して，10倍量で発現する．過量投与による呼吸抑制は，その前に異常な傾眠があるため気がつく．多様な要因で混合痛を含む非がん性疼痛と異なり，がん性疼痛下では，耐性化になる前にタイトレーション（増量していく）ので問題になることがない．

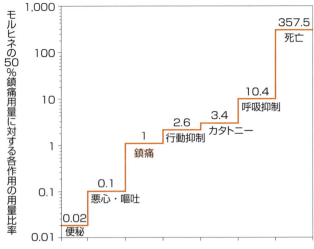

図12-3-5　オピオイド用量と鎮痛効果，副作用の発現

（文献1より転載）

3 がんに伴う疼痛とその治療薬

表12-3-9　眠気と痛みによるオピオイド至適用量の対応

	痛みなし	痛みあり
眠気なし	至適用量	用量不足あるいは吸収障害 増量して対応する
眠気あり	用量過多あるいは腎機能障害による代謝物蓄積 減量して対応する	神経因性疼痛 オピオイド不応性疼痛 対応：鎮痛補助薬，スイッチング，神経ブロック，照射（骨転移）

2. オピオイドによる眠気

通常，オピオイドによる眠気は，使用開始時や増量時に一時的に生じ，次第に軽快する．しかし，1週間以上経過しても眠気が改善しない場合，オピオイド以外の原因を詮索する．たとえば，薬物（向精神病薬・中枢作用薬），脳転移，高カルシウム血症，低ナトリウム血症，肝腎機能異常，高アンモニア血症，脱水・感染などである．そして，NSAIDsやアセトアミノフェンが併用されているか確認する．鎮痛補助薬や神経ブロックを考慮してオピオイドの減量を目指すこともある．また，経口投与されているオピオイドのルート変更（注射へのスイッチング）は，有効であることが多い．

眠気は，オピオイド過量投与のバロメータである．**表12-3-9**の痛みと眠気のマトリックスは方向性を考える上でわかりやすい．

過量投与時は，まず縮瞳（2〜3mm以下になる）が生じる．次に，浅い傾眠である．日中常にウトウトしていて声をかけると起きるような傾眠である．そして，傾眠が深くなるとともに，呼吸抑制に進展していく．呼吸は，安静時8回／分以下（通常13〜20回／分）のチェーンストークス呼吸であることが多い．過量投与時には，麻薬拮抗薬であるナロキソンを使用する．ナロキソン投与により，呼吸抑制→過鎮静→鎮痛の順に過量投与が解除されていく．

3. 悪心・嘔吐

オピオイドによる悪心・嘔吐対策の薬剤を**表12-3-10**に示す．悪心・嘔吐は，化学受容器引き金帯（CTZ）に豊富に存在するμ受容体にオピオイドが作用し，ドパミンが遊離され，嘔吐中枢が刺激されることによる．したがって，抗ドパミン薬（プロクロルペラジンなど）が用いられる．これ以外の機序として，オピオイドがヒスタミンを遊離する作用もあり，これが前庭器を刺激することによるめまいに関連した悪心・嘔吐を誘発することがある．体を起こすときや寝返りを打つとき，立ち上がるときなど体動時に，乗り物酔い様の悪心を生じる．この場合，抗ヒスタミン薬（ジフェンヒドラミン）が有効となる．また，オピオイドは上部消化管運動を抑制する作用があるため，食欲減退や食後のもたれ感とともに悪心・嘔吐を経験することがある．これに対し消化管運動亢進作用を有するメトクロプラミドやドンペリドンなどが用いられる．消化管運動を促進するモサプリドが有効なこともある．

533

12章 緩和療法と治療薬

表12-3-10　オピオイドの悪心・嘔吐の使用する薬剤

薬　剤	使用方法と特徴
プロクロルペラジン	予防的薬剤として第一選択 5 mg を頓用または1日15 mg を2〜3回（経口）
ハロペリドール	少量では眠気・錐体外路症状は出現しない 1日0.75〜1.5 mg を1〜2回（経口）
メトクロプラミド	胃もたれ感を訴える悪心・嘔吐の第一選択 5〜10 mg 頓用または1日15〜30 mg を3回（経口） 注射薬もあり
ドンペリドン	メトクロプラミドに類似．上部消化管と中枢にも作用 5〜10 mg 頓用または1日15〜30 mg を1日3回 高用量の60 mg 坐剤も使用可能
ジフェンヒドラミン・ ジプロフィリン配合	乗り物酔いの市販薬としても使用される 体動時の吐気に有効 1錠/回，1日3〜4回
モサプリド	消化管における5-HT$_4$作動薬．アセチルコリン遊離増大を介して上部および下部消化管運動を促進する 1回5 mg を1日3回
オランザピン	非定型抗精神病薬として，ドパミン，セロトニン，ヒスタミンなどを拮抗するため，あらゆる薬剤に無効の場合など．糖尿病に禁忌 1回2.5〜5 mg を就寝前

オピオイドの悪心・嘔吐に対する予防的な制吐薬の使用は，無効である．症状が発現したとき速やかに制吐薬を使用する．特にプロクロルペラジンなどのドパミン拮抗作用をもつ制吐薬の長期投与は，錐体外路系副作用を生じるため，1週間以内にとどめる．オピオイドによる悪心・嘔吐が，1週間以上持続したり，制吐薬で制御できない場合，脳転移や強固な便秘（イレウス），高カルシウム血症など，その他の悪心・嘔吐の原因がないことを確認し，成分（モルヒネ／オキシコドン→フェンタニル）や投与経路（経口→貼付剤，注射剤）のスイッチングを行うことが有効である．

4.　便　秘

オピオイドは，胃や十二指腸，直腸までのあらゆる消化管の運動を抑制する．さらに消化液の分泌も抑制する．食物の消化管滞留時間の延長により内容物の水分吸収が増え，硬便となる．さらに，オピオイドは肛門括約筋の緊張を増すため，排便はますます困難となる．便秘は，オピオイドの副作用の中でも，耐性が形成されないため服用期間中持続する．したがって，オピオイド開始時より便秘を生じない対策を行う．

便秘は，糞便を十分量かつ快適に排出できない状態である．便が週3回未満，排便の25％以上に，残便感，いきみ，硬便，肛門の閉塞感，摘便があるのうち2項目以上（Rome Ⅳ基準）という考えもある．快適に便が出るかという点で，便の性状を判断することが重要である．これには，ブリストル排便スケールが有用である（**図 12-3-6**）．

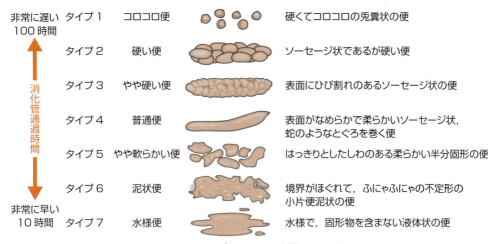

図 12-3-6　ブリストル排便スケール

タイプ 3〜5 が良好な便通とされる．

（文献 2 を参考に筆者作成）

　オピオイドの便秘に使用される薬剤一覧を**表 12-3-11** に示す．オピオイドの便秘に特化した保険適用の薬剤は，末梢性オピオイド拮抗薬であるナルデメジンのみである．しかし，経済性や予防投与の根拠が少ないことから，ガイドラインでは他剤無効の場合に使用が推奨されている．まずは，水分摂取，食物繊維の摂取，軽い運動，腹部マッサージ，排便習慣の維持とともに，便の性状に応じて浸透圧下剤（酸化マグネシウムなど）と蠕動運動低下に対して有効な刺激性下剤（ピコスルファート，センノサイドなど）を使う．これらの下剤が無効の場合，ナルデメジンや上皮変容薬（ルビプロストンやリナクロチド），胆汁酸トランスポーター阻害薬（エロビキシバット）を使用することもある．これらの薬剤は，効果良好かつ用量調整の必要性が少ない．あらゆる下剤を使用しても改善しない場合，次の手段を考える．

> **オピオイドによる便秘の改善手段**
> ①脱水や代謝異常（高カルシウム血症・糖尿病・低カリウム血症・尿毒症・甲状腺機能低下）をスクリーニングし，あれば改善を目指す．
> ②オピオイド以外の便秘誘発薬（抗コリン薬・セロトニン拮抗薬・降圧薬・鉄剤・制酸薬・利尿薬・抗けいれん薬）がないか，確認と整理を行う．
> ③モルヒネ／オキシコドンからフェンタニルへのスイッチングは，便秘の改善に有効である．また，経口剤は，消化管のオピオイド受容体に直接作用するため，注射剤の方が便秘は少ない．
> ④排便がみられても，水様性で，腹部膨満が続く場合，「溢流性便秘」の可能性がある．硬便が消化管を塞ぎ，隙間を通れるわずかな水分のみが排泄される．悪化すると消化性潰瘍や穿孔の原因となるため，浣腸や摘便を行う．

12章 緩和療法と治療薬

表 12-3-11　オピオイド使用患者の便秘に使用される薬剤

薬　剤	薬理作用と特徴
酸化マグネシウム	腎機能低下で高マグネシウム血症の可能性があるため腎機能障害（GFR：30 mL/分未満）がある患者での使用は避ける 制酸薬（プロトンポンプ阻害薬やヒスタミン H_2 拮抗薬）併用により効果減弱する
ラクツロース	浸透圧作用により緩下作用を発揮するほか，腸内細菌により分解されて有機酸（乳酸，酢酸など）を生成，整腸作用を示す
センノシド・大黄末	腸内細菌により加水分解されて生成したレインアンスロンが腸神経叢を刺激する 慢性的な使用は，大腸メラノーシス（黒皮症）や腸管耐性を生じるため，長期投与は避け，頓用にとどめる
ピコスルファート	大腸細菌叢由来のアリルスルファターゼにより加水分解され，ジフェノール体となり，大腸を刺激する．
マクロゴール 4000	マクロゴール 4000 の高い浸透圧効果により，消化管内に水分を保持する．安全性が高く，海外では第一選択薬とされている
ルビプロストン	Cl チャネル活性化による能動的な腸管内の水分分泌を促す．悪心が高頻度にある．肝機能障害や腎機能障害で効果増強する．流産の危険があり，妊婦に禁忌
リナクロチド	cGMP 増加による水分分泌を促す．内臓知覚過敏改善作用をもつため，便秘型過敏性腸症候群にも適用がある．腹痛が強い患者に効果的である 血中へ移行しないため，肝機能障害・腎機能障害患者にも安全である．食後投与により下痢症状発現率が上昇するので食前投与を行う
エロビキシバット	胆汁酸取り込み阻害による水分分泌と蠕動亢進の dual action * により効果を発揮する．腹痛や下痢がやや多い 食事の刺激により胆汁酸が十二指腸に放出される以前に投与が必要なため，食前投与を行う．胆道閉塞や胆汁酸分泌が低下している患者では効果が減弱する可能性がある
ナルデメジン	オピオイド誘発便秘に保険適用がある．中枢移行しないが，脳腫瘍（転移性を含む）などの患者では，オピオイド離脱症候群またはオピオイドの鎮痛作用の減弱に注意する 1 日 1 回 1 錠，用量調節の必要がない

＊ dual action：大腸腔内に水分を分泌させ，さらに消化管運動を促進させること

引用文献

1）鈴木　勉ほか：オピオイド鎮痛薬の適正利用―オピオイド鎮痛薬の有効性と限界―. Inflammation and Regeneration, 26: 96-100, 2006.
2）Blake MR, et al: Validity and reliability of the Bristol Stool Form Scale in healthy adults and patients with diarrhoea-predominant irritable bowel syndrome. Aliment Pharmacol Ther, 44: 693-703, 2016.

3 がんに伴う疼痛とその治療薬

VII オピオイド鎮痛薬への理解

1. 概　要

　医療用麻薬に関する内閣府の国民意識調査（2016 年）では，「正しく使用すれば効果的だと思う」と「正しく使用すれば安全だと思う」と回答した国民の割合がいずれも 53％いた反面，「最後の手段だと思う」「だんだん効かなくなると思う」という回答も 30％存在した．がんの痛みが生じ，「医師から医療用麻薬の使用を提案された場合，使用したいか」と思うという質問には，「使いたい」とする割合が 67％，「使いたくない」とする割合が 29％であり，一定の割合で医療用麻薬に対して否定的なイメージをもつ国民がいる．

　医療用麻薬に対して患者は，中毒，副作用，耐性化という誤解に加え，痛みを積極的に訴えたくないという心理的背景がある．これは，がん治療に熱心な医師に，痛みの手間をかけたくないという思いや，痛みを訴えることによりうるさい患者と思われたくないという思い，痛み＝病気の進行であり，これを認めたくないという複雑な心境が背景である．医療用麻薬を提案する医療従事者は，このような背景を理解して，緩和医療を実行する必要がある．

2. オピオイドへの理解を深める

　医療用麻薬の誤解を解き，円滑に導入し，痛みを除去するアプローチには，次の概念がある．

1）早期からの緩和ケア

　患者には，早期からの緩和ケアを提供するメリットを理解させたい．2010 年に早期から緩和ケアを導入した肺がん患者の QOL や予後は希望時からの緩和ケアを受けた患者より良好であったことが報告された[1]．早い段階から積極的治療に並行して緩和ケアの理解を進めることは結果的に患者にメリットがある．医療用麻薬の導入時期は，パフォーマンスステータスが 3〜4 の状態や治療がベストサポーティブケア段階になってから導入すると副作用のリスクが高いことも示されている[2]．全身状態の良好なうちに医療用麻薬を導入しておくことのメリットを患者とともに共有したい．

2）副作用のケア

　医療用麻薬導入後，急な増量は，副作用による患者の苦痛を招くことがある．痛みの緊急性や強さにもよるが，第一段階として，数日から 1 週間で痛みによる不眠をなくすことを目標としたい．第二段階として，安静時に痛みがないこと．第三段

537

12章 緩和療法と治療薬

階として体を動かしても痛みがないことである．段階的に除痛を目指す時間軸と除痛のゴールを医療従事者と患者が共有して進むとよい．

3) 必要以上に増量を提案しない

患者には，患者の望む痛みのゴールがあり，これは，personalized pain goal（PPG）と呼ばれる．患者には，「0から10まで，どのレベルで快適に感じますか？」という質問を行った結果，その中央値が3であることが報告されている[3]．患者には，「心地よい除痛のレベル」があるのである．痛みスケールゼロを目指して，必要以上に医療用麻薬を増量し，眠気などの副作用に注意が必要である．

4) 生活を尊重する

医療用麻薬の導入時に患者が懸念する理由の一つには，自動車運転がある．地方での交通手段に自家用車は必要不可欠であり，移動手段を奪われる懸念である．医療用麻薬の添付文書には，「眠気，めまいが起こることがあるので，本剤投与中の患者には自動車の運転等危険を伴う機械の操作に従事させないよう注意すること．」と一律に記載がある．ドライビングシュミレーターを用いた研究では，医療用麻薬は運転能力に影響ないという研究[4,5]はあるものの，これまで行われた数々の研究において13～39％で影響があったとされている[6]．

道路交通法では，医療用麻薬に限らず，「運転者が運転中に眠気を自覚した場合，車両等を運転してはならない」義務がある．患者が眠気を自覚した場合には，自己判断せず同乗者や家族，医師などの判断を仰ぐよう指導し，夜間の運転を避けるのも一つである．また，医療用麻薬の投与開始時期や増量中あるいは増量後まもない時期には，眠気を催す危険性が高く，運転を差し控えるよう指導するほかは，過度な患者指導が医療用麻薬の使用拒否にならないよう患者の生活やこれまでの副作用を考慮した指導を行いたい．

引用文献

1) Temel JS, et al: Early palliative care for patients with metastatic non-small-cell lung cancer. N Engl J Med, 363: 733-742, 2010.
2) 岸　里奈ほか：肺がん患者におけるオピオイドによる副作用の増悪因子の探索．日本緩和医療薬学雑誌，3: 85-92, 2010.
3) Dalal S, et al: Achievement of personalized pain goal in cancer patients referred to a supportive care clinic at a comprehensive cancer center. Cancer, 118:3869-3877, 2012.
4) Vainio A, et al: Driving ability in cancer patients receiving long-term morphine analgesia. Lancet, 346:667-670, 1995.
5) Sabatowski R, et al: Driving ability under long-term treatment with transdermal fentanyl. J Pain Symptom Manage, 25: 38-47, 2003.
6) Fishbain DA, et al: Are opioid-dependent/tolerant patients impaired in driving-related skills? A structured evidence-based review. J Pain Symptom Manage, 25:559-577, 2003.

4 終末期症状とその治療薬

I がん終末期に発現する症状と対応

1. 概要

　がん終末期に向けて増加する症状は，痛み以外に全身倦怠感やせん妄，呼吸困難（胸苦感），消化管閉塞などがある（図12-4-1）．月単位の予後予想スコア（palliative prognosis score）では，食欲不振や呼吸困難は，予測因子の一つである．さらに，週単位の予後スコア（palliative prognostic index）では，経口摂取困難や浮腫，せん妄が予後スコアに加わる．このように，終末期にみられるこれらの症状は，がんによる死期が迫っていることを示す．

2. 悪液質

　がん悪液質とは，栄養療法で改善することは困難な著しい筋肉減少，栄養不良の症候群である．悪液質は，体重減少と食欲不振を伴う前悪液質から，筋力減少を伴

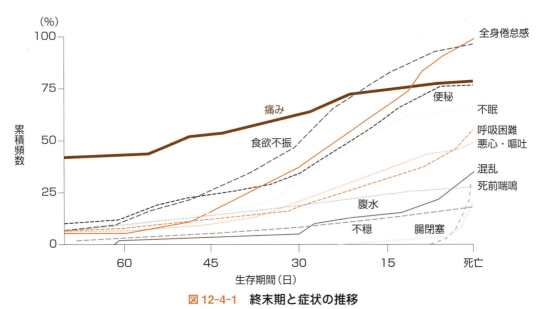

図12-4-1　終末期と症状の推移

（文献1より引用，一部改変）

12章 緩和療法と治療薬

表12-4-1　せん妄発症に至る3つの因子

準備因子	誘発因子	直接因子
せん妄の本態	直接原因にはならないが，発症を促進し，重篤化，遷延化させる	そのものの原因
高齢，脳血管障害の既往など器質的障害，認知症	環境（窓のない病室など） 感覚遮断 睡眠リズム障害 治療上の身体拘束など 苦痛（疼痛・呼吸苦・便秘・尿閉）	薬物（オピオイド，睡眠薬，抗コリン薬），脱水，低酸素，感染，貧血，DIC，肝心不全，高カルシウム血症，高血糖，低血糖，脳転移，がん性髄膜炎，手術侵襲
回避できない因子	看護ケアで改善しやすい	原因として除去できるものは除去する

う悪液質，低栄養による浮腫を伴う不応性悪液質へ進行する（**図12-4-4**，p.544）．詳しくは，12章4節Ⅱ（p.543），12章4節Ⅲ（p.546）を参照してほしい．

3. せん妄

　せん妄は，①意識障害（ぼーっとしていて，周囲の状況がわかっていない），②認知および知覚障害（月日，人物，場所などの見当識障害，幻覚や妄想がある），③日内変動（1日の中でムラがあり，特に夜間に悪化する，急な発症は，認知症との違いである），④原因となる薬物や身体的状況があることを診断基準とする．症状には，低活動性（無気力・傾眠型；30％）と過活動性（興奮・妄想型；20％），それらの混合型（50％）がある．

　せん妄は，患者自身が症状を記憶していることが知られ，それは苦痛であったと感じる患者が多い．その他にも，危険行動（自己抜去・転落・自殺・事故），家族とのコミュニケーション不足，家族の動揺，終末期の意思決定ができない，医療従事者の疲弊，入院長期化など終末期医療を提供する上で障壁となる．

　せん妄の発症には，次の3因子が関わる（**表12-4-1**）．準備因子は，患者のもつ器質的因子であり，除去は難しい．誘発因子は，直接の原因にはならないものの，せん妄の素地となる身体状態である．このような要因の多い患者における疼痛の増悪は，オピオイドの開始が必要となり，オピオイドが直接因子となる．感染は，発熱と脱水，電解質異常のきっかけとなる．これらは直接因子としてトリガーになり，せん妄発症に至るのである．せん妄の予防には，せん妄発症前より準備因子のリスク評価を行うことと，誘発因子のコントロールが重要である．

　せん妄発症時には，直接因子となっている病態の改善とともに，抗精神病薬を中心とした対症療法を行う．直接因子となる薬剤としては，抗潰瘍薬（ヒスタミン H_2 ブロッカー）含む抗ヒスタミン薬，抗コリン薬，ステロイド，ベンゾジアゼピン系薬剤がある．これらは，せん妄の増悪に働くため，身体状況の改善に関わらない限り，中止や代替薬に置き換えることを考慮すべきである．

　せん妄発症時の治療方針と薬剤を**図12-4-2**に示す．せん妄に対する抗精神病薬としては，ハロペリドール，リスペリドン，クエチアピン，ペロスピロンが「器質

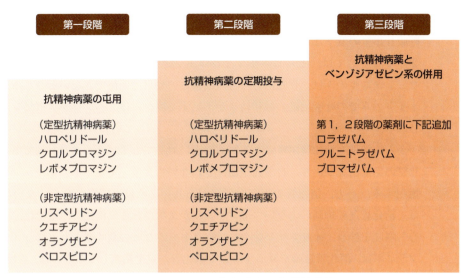

図 12-4-2　せん妄発症時の段階的治療

的疾患におけるせん妄, 易怒性, 興奮状態」に使用が認められている（ただし, 保険適用外）. 日本総合病院精神医学会の『せん妄の治療指針』[3]では, 上記 4 剤にオランザピンを加えた 5 剤を, 投与経路, 糖尿病既往, 錐体外路症状, 薬剤の半減期などを考慮して使用することが推奨されている.

せん妄治療薬の基本薬は, 定型抗精神病薬のハロペリドールである. しかし, ハロペリドールには鎮静効果が少なく, 過活動せん妄を制御できないことがある. また, 錐体外路障害も問題となる. 非定型抗精神病薬であるクエチアピンは, 鎮静効果発現が早く, 短時間作用型（半減期 3.5 時間）であり, 錐体外路障害も少ない. オランザピンは, ドパミン以外にセロトニン, ヒスタミン, アドレナリン, ムスカリン受容体に対して拮抗作用をもつ多元受容体拮抗薬である. 半減期が 24 時間以上あるため, 過鎮静に注意を要する. クエチアピンやオランザピンでは, 糖尿病に禁忌となるので注意する. リスペリドンは, ドパミン拮抗作用とセロトニン拮抗作用を併せもつ. 抗ヒスタミン作用がないため, 鎮静作用は少ないが, 抗幻覚, 抗妄想作用がある. 腎排泄型であるため, 腎機能障害で注意を要し, 糖尿病でも使用可能である.

せん妄は, 睡眠リズム障害が発症に関わるため, これらを整えるメラトニン受容体作動薬（ラメルテオン）やオレキシン受容体拮抗薬（スボレキサント）がせん妄の予防に使用されることがある（保険適用外）.

4. その他の症状

終末期に発現し, 苦痛が強く治療抵抗性の症状として, 呼吸困難と腹部膨満, 消化管閉塞がある. 呼吸困難に対するオピオイドは, 酸素吸入でも苦痛が改善しない場合に適用される. その作用機序としては, ①延髄呼吸中枢での CO_2 感受性の低

下，②呼吸数増加の抑制，③抗不安効果による深呼吸の確保（有効呼吸の確保），④呼吸仕事量の低下などが寄与して呼吸困難を改善する．呼吸困難に使用されるオピオイド種としては，モルヒネやオキシコドン，ヒドロモルフォンが使用される．フェンタニルのみは，呼吸困難の苦痛改善への効果は期待できないとされる．オピオイドのみでの呼吸困難の緩和効果が不足する場合には，ベンゾジアゼピンが併用される．

　がんの播種や消化管閉塞による腹部膨満に対してもオピオイドが有効である．消化管の完全閉塞があり，再開通が期待されない場合は，モルヒネ／オキシコドンを選択する．一方，消化管の不完全閉塞があり，これ以上閉塞させたくない場合には，消化管運動抑制の少ないフェンタニルが選択される．消化管閉塞では，強い悪心・嘔吐を伴う．オランザピンやハロペリドールなどの制吐薬とともに（メトクロプラミドは，消化管運動を賦活するので消化管が完全閉塞してる場合は，避ける），消化管分泌抑制薬（オクトレオチド）が使用される．さらに，ステロイド（デキサメタゾン）は，制吐効果とともに，消化管の浮腫・狭窄を緩和する点で有効である．

引用文献

1) 恒藤　暁：末期がん患者の現状に関する研究．ターミナルケア，6: 482-490, 1996.
2) Fearon K, et al: Definition and classification of cancer cachexia : an international consensus. Lancet Oncol, 12: 489-495, 2011.
3) 八田耕太郎：せん妄の臨床指針—せん妄の治療指針．第2版，精神医学，62：698-704，2020.

4 終末期症状とその治療薬

Ⅱ　がん悪液質の病態生理

1. 概　要

　　悪液質（Cachexia）は，栄養不良により衰弱した状態を指す言葉として古くから用いられている．悪液質はがんに限らず，種々の慢性代謝性疾患（心不全，慢性腎不全など）における栄養不良の最終像であり，治療抵抗性で患者の予後や生活の質（QOL）を悪化させることが知られている．中程度以上の食欲不振は，がん患者の半数以上にみられるといわれており，体重減少に至っては，がんの原発部位や進行度によって差はあるものの，がん患者の30～80％に認められるとされる．がんによる低栄養は患者の活動性や生活の質（QOL）を低下させるだけでなく，積極的がん治療に際しその耐用性を著しく低下させ，予後を悪化させる．悪液質の定義については，2006年の米国におけるエキスパート・コンセンサス会議において，「悪液質は基礎疾患により生じ，脂肪量の減少の有無にかかわらず，骨格筋量の減少を特徴とする複合的代謝異常の症候群」と定義づけされた（**図12-4-3 ⓐ**）．2011年には，がん患者の悪液質について，EPCRC（European Palliative Care Research Collaborative）が悪液質の3段階の病期（前悪液質，悪液質，不応性悪液質）の診断基準を発表した（**図12-4-4**）．しかし，人種による骨格筋量減少の基準の違いが考慮されておらず，サルコペニアの評価法も現在広く使われている基準とは異なるものであった．最近，アジア人を対象とし，かつ幅広い疾患を対象とした診断基準

ⓐ Cachexia Consensus Conferenceによる定義（Evans基準）

必要条件	以下の5つのうち3つ以上に該当
・悪液質の原因疾患の存在 ・12ヵ月で5％以上の体重減少 　（もしくはBMI 20 kg/m² 未満）	①筋力低下 ②易疲労性・倦怠感 ③食欲不振 ④除脂肪量指数（FFMI）の低下 ⑤検査値異常（CRP＞0.5 mg/dL，Hb＜12.0 g/dL，Alb＜3.2 g/dL，IL-6＞4.0 pg/mL）

ⓑ Asian Working Group for Cachexiaによる診断基準

必要条件	以下の3つのうち1つ以上に該当
・悪液質の原因疾患の存在（がん，うっ血性心不全，慢性閉塞性肺疾患，慢性腎不全，慢性呼吸不全，慢性肝不全，膠原病，制御できていない慢性感染症） ・3～6ヵ月で2％以上の体重減少もしくはBMI 21 kg/m² 未満	①主観的症状：食欲不振 ②客観的指標：握力低下 　（男性28 kg未満，女性18 kg未満） ③バイオマーカー：CRP＞0.5 mg/dL

図 12-4-3　がん悪液質の定義と診断基準

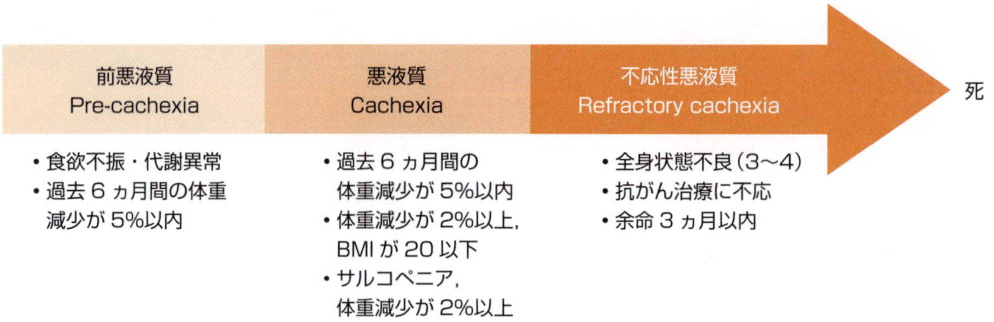

前悪液質 Pre-cachexia	悪液質 Cachexia	不応性悪液質 Refractory cachexia	死
・食欲不振・代謝異常 ・過去6ヵ月間の体重 減少が5%以内	・過去6ヵ月間の 体重減少が5%以内 ・体重減少が2%以上, BMIが20以下 ・サルコペニア, 体重減少が2%以上	・全身状態不良(3〜4) ・抗がん治療に不応 ・余命3ヵ月以内	

図12-4-4　がん悪液質の診断と病期分類

が発表され,「悪液質とは,体重減少,炎症状態,食欲不振に関連した慢性疾患に伴う代謝不均衡」と定義された.

　悪液質の診断基準として Asian Working Group for Cachexia による診断基準がある.この診断基準では,アジア人の体格的特徴を考慮し,慢性消耗性疾患と食欲不振を必須項目とし,BMI 21 未満,過去6ヵ月間で2%超の体重減少,握力低下（男性28 kg 未満,女性18 kg 未満）,CRP 0.5 mg/dL 以上のいずれかを満たす場合と規定された（**図12-4-3 b**）.

2. 症　状

　がん悪液質の症状としては,以下のものが知られている.

主観的症状

栄養・代謝関連：食欲不振

全身症状：疲労やだるさ,全身倦怠感,うつ・不安,睡眠障害,せん妄

消化器関連：悪心・嘔吐,口内炎,味覚障害・嗅覚障害,便秘,腹痛

疼痛関連：疼痛

客観的症状

栄養・代謝関連：体重減少,代謝異常,脂肪の分解と褐色化,骨格筋の分解・減少,栄養摂取の低下

全身症状：サルコペニア（筋肉量の減少や筋力の低下）

その他：低栄養,貧血,感染症のリスク増加,呼吸困難（胸苦感）,予測される生存期間の短縮,疼痛

3. 発現機序

　がん悪液質の発症機序は,がん細胞が分泌するサイトカインや炎症性サイトカインの影響による代謝異常がおもな原因である.がん細胞から分泌される炎症性サイトカイン類〔たとえば,腫瘍壊死因子-α（TNF-α）,IL-1β,IL-6〕は,食欲を抑制し,筋肉の分解を促進する.これら炎症性サイトカイン類により,骨格筋におけ

るタンパク質合成が抑制され，タンパク質分解が亢進するため，骨格筋の萎縮が起こる．さらに，脂肪組織の分解も亢進し血中における遊離脂肪酸の上昇がみられる．さらに，がんの進行や積極的がん治療で用いられる抗がん薬により食欲が低下し，栄養摂取が不十分になることも，悪液質の発症に関与している．これらの複合的な機序により体重が減少するが，特に，がんの進行が速い場合や，化学療法の副作用が強い場合には，体重減少が著明にみられる．

4. 発症時期

　がん悪液質は，がんのいずれのステージにおいても発症するリスクがある．がん悪液質は，慢性炎症，インスリン抵抗性，骨格筋の合成・分解の不均衡などの代謝異常を背景とする機能的疾患であるため，病理診断や画像検査ではその病因を肉眼的に確認することができない．このため，がん悪液質は進行性の意図しない体重減少の程度で診断される．また，進行がんの場合には，がんと診断された段階で症状がみられることもある．がん悪液質はがんの進行と密接に関係しており，進行がんの50〜80％でみられる．

5. リスク因子

　がん悪液質はいくつかの因子により発症率が変化してくる．その中でも最も強く影響するのががん種である．がん悪液質はがん種によって発症リスクが異なっており，膵がん，胃がん，食道がん，頭頸部がん，肺がん，大腸がんで高く，血液がん，乳がん，前立腺がんでは発症リスクは低い．また，がんが進行すれば悪液質の発症リスクは高まるが，腫瘍の大きさや転移巣の範囲によっては，悪液質の程度は予測できないとされる．男性はがん悪液質が重度となる傾向があり，食欲不振やカロリー摂取量の減少，慢性疾患（慢性腎不全や慢性肝臓病など）の有無，生活習慣（喫煙や運動不足）などもがん悪液質の発症リスクに関与しているといわれている．

12章 緩和療法と治療薬

Ⅲ　がん悪液質の治療

1. 概　要

　1950年代からさまざまな栄養療法のほか，コルチコステロイド，プロゲステロン製剤，アンドロゲン誘導体，NSAIDs，サリドマイド，カンナビノイド（医療用大麻），ω3系長鎖脂肪酸など多くの治療法の単剤または併用療法がランダム化比較試験で検証されてきた．しかし，一貫性のある研究成果は得られず標準治療とはなっていない[1]．現在は，栄養療法，運動療法，薬物療法を組み合わせた集学的なアプローチが用いられている．

2. 栄養療法

　がん悪液質の治療において，中心となるのが栄養療法である．がん悪液質は，体重減少により加速するため，その制御が重要である．栄養バランスを取りながら，必要な栄養素を補充することが推奨される．また，がんの種類や病期により，代謝エネルギー消費量が異なるため，多面的な観察と栄養管理が必須となる．経口療法として高カロリー，高タンパクな栄養補助により，体重増加や筋肉量を維持する．また，経口摂取ができない場合は，経腸栄養により高カロリー，高タンパク輸液を行うことや，中心静脈栄養（Total Parenteral Nutrition；TPN）により，タンパク質，炭水化物，脂質，電解質，ビタミン，無機物のバランスがとれた輸液を投与する．そのほかに，ω3系長鎖脂肪酸，ビタミンD，整腸薬，分岐鎖アミノ酸の補充により筋肉量の維持や筋肉機能が改善するとされている．

3. 運動療法

　運動療法によりがん悪液質の予防や治療に役立つことが示されている．日本におけるがん悪液質への運動療法のガイドラインは存在しないが，欧州臨床栄養代謝学会では，骨格筋量と筋力維持のため，それぞれの患者に合わせたレジスタンス運動*および有酸素運動の実施を推奨している．また，欧州臨床腫瘍学会でも，週に2〜3日程度のレジスタンス運動と中程度の有酸素運動の両方を行うことを推奨している．特に，ウォーキングなどの軽い運動や，中程度の筋力強化運動，中程度の有酸素運動，柔軟運動（筋肉や腱の伸展を行う）を組み合わせることで，がん悪液質にみられる骨格筋量や筋力の低下を緩徐にするとされている．

＊レジスタンス運動：筋肉に負荷をかける運動

546

4. 薬物療法

　がん悪液質の薬物療法としては，アナモレリンのみが臨床適応として認められているが，効果が期待される療法としては，ステロイドや漢方薬などがある．がん悪液質の病態とその治療を**図 12-4-5** にまとめた．

1）アナモレリン

　がん悪液質に対して用いられる薬物に，アナモレリンがある．アナモレリンは，グレリン様作用により，がん悪液質の進行を緩徐にするとされている．グレリンは，成長ホルモン（GH）の分泌促進や GH の分泌を促進する因子が結合する受容体（GHS-R）の作動薬である．GHS-R は，7 回膜貫通型の G タンパク質共役型受容体であり，Gq タンパク質と共役している．GHS 受容体には二つのサブタイプ（GHS-R1a と GHS-R1b）が存在し，GHS-R1a サブタイプの内因的リガンドとしてグレリンがある．グレリンは，胃において分泌されており，胃に存在する迷走神経末端のグレリン受容体を刺激して，強力な GH 分泌促進作用を示す．さらに，視床下部を介した摂食亢進，消化管運動促進，抗心不全，交感神経抑制などの多彩な生理作用をもつ．

　アナモレリンの保険適用は，切除不能な進行・再発の非小細胞肺がん，胃がん，膵がん，大腸がんの悪液質で，従来の栄養療法などでは効果不十分である場合である．具体的には，6 ヵ月以内に 5％以上の体重減少と食欲不振があり，かつ，次のいずれかのうち 2 つ以上を認めるときである．①疲労または倦怠感，②全身の筋力低下，③ CRP 値 0.5 mg/dL 超，ヘモグロビン値 12 g/dL 未満またはアルブミン値 3.2 g/dL 未満のいずれか 1 つ以上．

2）コルチコステロン

　コルチコステロンには，強力な炎症作用や食欲の促進作用がある．コルチコステロンによる食欲促進作用は，視床下部のコルチコトロピン放出ホルモン（CRH）を介して，副腎皮質刺激ホルモン（ACTH）の分泌を促進したり，視床下部の GABA 作動性神経細胞の抑制を解除し，CRH の分泌を促進することによると考えられている．また，糖代謝の改善作用により食欲を促進することも示唆されている．

3）漢方薬

　悪液質の治療には，六君子湯や人参養栄湯，補中益気湯，十全大補湯などの補剤が用いられる．漢方薬の悪液質改善作用については，エビデンスが確立されていないものの，六君子湯については，グレリンの放出を介して，食欲亢進や骨格筋量維持などの作用が知られている．また，人参養栄湯は，視床下部の神経ペプチド Y 神経の活性化を介して摂食を促進したり，複数の作用機序による骨格筋量の維持作用により，がん悪液質の進行を緩やかにする．

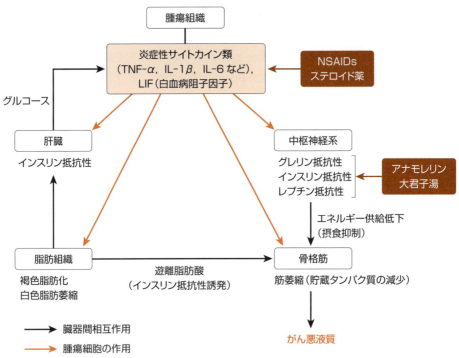

図 12-4-5　がん悪液質の形成機構と治療薬の作用点

4) その他

　非ステロイド性抗炎症薬（NSAIDs），アンドロゲン製剤，プロゲステロン製剤，ω3系長鎖脂肪酸，サリドマイドなどが有効であるとされているが，エビデンスが不足しており，標準的な治療法として用いられていない．

5. 心理療法

　抑うつ状態などが摂食低下を起こすことから，臨床心理士などによる心理療法や抗うつ薬などの治療が行われる．また，認知行動療法やマインドフルネスを患者自身で行い，ポジティブな思考を高めることで，全体的な生活の質の向上を行う．

引用文献
1) Naito T: Emerging Treatment Options For Cancer-Associated Cachexia: A Literature Review. Ther Clin Risk Manag, 29: 15: 1253-1266, 2019.

一般索引

外国語

A

α-フェトプロテイン	114
ABC 膜トランスポーター	100
ABC 輸送体	153
ABVD 療法	428
AC 療法	383
AKT	107
ALDH1	102
AP 療法	392

B

B7/CTLA-4	254
BCRP	153
biochemical modulation	281
BV-AVD 療法	428
B 型肝炎ウイルス	36

C

c-Myc 遺伝子	62
CapeOX 療法	352, 356
CAR-T 療法	258
CCR4	210
CD20	211
CD44	102
Child-Pugh 分類	362
CT	118, 139
CYP2D6	308
C 型肝炎ウイルス	36

D

DDS	268
DLd 療法	437
DNA 1 本鎖切断	56
DNA 2 本鎖切断	56
DNA 損傷	55
——性試験	80
DNA メチル化	64
dose-dence M-VAC 療法	411

E

EGFR	105, 209
EPR 効果	268
ERBB2 遺伝子	62
E-カドヘリン	84

F

FdUMP	281
focal therapy	405
FOLFIRI 療法	291
FOLFIRINOX 療法	374
FOLFOX 療法	356
FOLFOX4 療法	291

G

γ-BHC	28
GC 療法	369

H

HER2	209
HPV	34, 385

I

IARC	20, 76
IFN-γ	246
IL-2	246

M

MAP 療法	442
MAPK シグナル	105
MDR1	100
mFOLFOX6 療法	291, 356
MHC クラス I 分子	245
MHC クラス II 分子	246
miRNA	124
MRI	119
MRP1	153
mTOR	107

N

NF-κB シグナル	110
NO 合成酵素	54

P

PAV 療法	326
PCB	29
PCP	28
PD-1	257
PET	121
PFAS	31
PI3K	107
PI3K/AKT/mTOR シグナル	107
PI 療法	336

Pola-R

Pola-R-CHP 療法	433
PSA	128
P-糖タンパク	153

R

RANKL	208
RAS 遺伝子	60
R-CHOP 療法	433
ROS	53, 102

S

SPECT	121
SP 療法	352

T

TC +ベバシズマブ療法	397
TCR 遺伝子改変 T 細胞療法	260
therapeutic drug monitoring（TDM）	303
TNM 分類	3
TP53 遺伝子	63
TP +ベバシズマブ療法	390

U

UDP-グルクロン酸抱合転移酵素	307

V

VEGF	208
——シグナル	108

W

WHO 方式 3 段階除痛ラダー	524
WHO 方式がん疼痛治療法	524
Wnt/β-カテニンシグナル	109

日本語

あ

悪液質	539, 543, 546
悪性黒色腫	443
悪性腫瘍	3
悪性リンパ腫	327
アクリルアミド	26
アスベスト	41

549

索引

アドバンス・ケア・プランニング
　　　　　　　　　　　　　505
アルブミンナノ粒子　　　　271

い
1.5 次予防　　　　　　　　70
胃　　　　　　　　　　　342
　　——がん　　　　　　351
痛み　　　　　　　509, 521
一次発がん物質　　　　　48
一次予防　　　　　　　　70
一酸化窒素　　　　　　　54
遺伝子改変 T 細胞療法　247
遺伝子パネル検査　　　241
遺伝子ワクチン　　　　265
イニシエーション　　　　46
医薬品　　　　　　　　　15
飲酒　　　　　　　　　　13
インフォームド・コンセント 506
インフュージョンリアクション
　　　　　　　　　　　　499

え
エクソソーム　　　　91, 125
エチルベンゼン　　　　　22
エチレンオキシド　　　　27
エピジェネティック　　　46
エフェクター　　　　　281
エプシュタイン-バーウイルス
　　　　　　　　　　　　36
塩化ビニルモノマー　　　25
塩基除去修復　　　　　　56

お
嘔吐　　　　　　　465, 533
悪心　　　　　　　465, 533

か
下咽頭がん　　　　　　318
化学放射線療法　　　　319
化学療法誘発性末梢神経障害 490
核医学診断法　　　　　121
獲得耐性　　　　　　　146
ガス状物質　　　　　　　27
活性酸素種　　　　　53, 102
カドミウム　　　　　　　25
カビ毒　　　　　　　　　29
過敏反応　　　　　　　499
がん化学予防　　　　　　74
がん幹細胞　　　　　　　98

——マーカー　　　　　104
環境汚染　　　　　　　　14
がんゲノム医療　　　　240
がんゲノム療法　　　　202
がん原遺伝子　　　　　　60
肝細胞がん　　　　　　361
間質性肺障害　　　　　494
監視療法　　　　　　　405
感染症　　　　　　　　　17
肝臓　　　　　　　　　358
がん胎児性抗原　　　　116
がん微小環境　　　　　　92
がん免疫療法　　　　　245
がん抑制遺伝子　　　　　60
がん予防　　　　　　　　70
がんワクチン　　　　　262
緩和ケア　　　　　504, 507

き
喫煙　　　　　　　　　　10
キメラ抗原受容体　　　259
　　——遺伝子導入 T 細胞療法 258
急性骨髄性白血病　　　415
急性腎障害　　　　　　496
急性白血病　　　　　　415
急性リンパ性白血病　　415
局所浸潤　　　　　　　　84
金属　　　　　　　　　　23

く
クローン　　　　　　　　99
クロム　　　　　　　　　23

け
血管外漏出　　　　　　481
血管新生　　　　　　　　93
血管内皮細胞増殖因子　208
血小板減少　　　　　　456
下痢　　　　　　　　　467
限局性小細胞がん　　　334

こ
抗 CCR4 抗体　　　　　210
抗 CD20 抗体　　　　　211
抗 EGFR 抗体　　　　　209
抗 HER2 抗体　　　　　209
抗 RANKL 抗体　　　　208
抗 VEGF 抗体　　　　　208
口腔がん　　　　　　　318
甲状腺がん　　　　　　318

抗体依存性細胞傷害　205, 250
抗体医薬品　　　　　　249
抗体薬物複合体　　212, 269
抗体療法　　　　　247, 249
喉頭がん　　　　　　　318
口内炎　　　　　　　　465
高分子添加剤　　　　　　26
高分子・プラスチックモノマー
　　　　　　　　　　　　25
国際がん研究機関　　20, 76
姑息的手術　　　　　　137
骨髄抑制　　　　　　　455
骨軟部腫瘍　　　　　　439
コンパニオン診断　　　241
コンパニオンバイオマーカー 116
ゴンペルツ仮説　　　　143

さ
細菌復帰突然変異試験　　79
サイトカイン放出症候群　499
ざ瘡様皮疹　　　　　　476
サルファマスタード　　142
酸化エチレン　　　　　　27
三次予防　　　　　　　　70

し
紫外線　　　　　　　　　38
磁気共鳴画像撮像　　　119
色素沈着　　　　　　　479
子宮　　　　　　　　　385
　　——がん　　　　　385
　　——頸がん　　385, 388
　　——体がん　　385, 391
支持療法　　　　　　　452
シスプラチン＋ビノレルビン療法
　　　　　　　　　　　　338
シスプラチン＋放射線療法　320
自然耐性　　　　　　　146
ジヒドロピリミジンデヒドロゲ
　　ナーゼ　　　　　　308
終末期　　　　　　　　539
手術療法　　　　　　　135
樹状細胞ワクチン　　　265
術後補助化学療法　　　133
術前補助化学療法　　　133
腫瘍　　　　　　　　　　2
　　——間質線維芽細胞　92
　　——随伴症状　　　449
　　——随伴マクロファージ　92
　　——マーカー　　　114

一般索引

上咽頭がん	318
消化管	342
消化器障害	465
小細胞がん	334
小腸	342
上皮間葉転換	88, 90
上皮性腫瘍	2
静脈炎	481
職業的曝露	13
食道	342
——がん	348
食品添加物	32
食用植物	32
腎盂がん	400
腎がん	403
神経膠腫	325
神経障害	490
心血管障害	484
進行非小細胞肺がん	337
腎細胞がん	400
腎障害	496
腎臓	399
シンチカメラ	121
進展型小細胞がん	335
心毒性	484

す

膵臓	358, 371
膵がん	371
髄芽腫	328
膵体尾部がん	373
膵頭部がん	373
スキッパー仮説	143
煤	44

せ

生殖細胞遺伝子変異	307
セツキシマブ＋パクリタキセル 療法	320
赤血球減少	457
繊維・粒子状物質	41
前駆型発がん物質	48
腺腫−がん連関	344
染色体異常試験	80
染色体の異常	59
全人的苦痛	504
せん妄	540
前立腺	399
——がん	400, 405

そ

爪囲炎	480
造影剤	122, 123
造血器	412
——がん	413
——腫瘍	413
相同組み換え	56
損傷乗り越え複製	58

た

ダイオキシン	28
体細胞遺伝子変異	309
体性痛	510
大腸	342
——がん	354
多環芳香族炭化水素	20
多段階発がん説	46
脱毛	479
多発性骨髄腫	435
胆道	358, 368
——がん	368

ち

チオプリンメチルトランスフェ ラーゼ	309
チミジル酸合成酵素	281
中咽頭がん	318
超音波	119
直接型発がん物質	48

つ

爪障害	480

て

手足症候群	476
手足皮膚反応	476
ディーゼルエンジン排気微粒子	43
テガフール・ウラシル併用療法	283
転移	84
——増殖	87
電離放射線	40

と

頭頸部がん	314
疼痛伝達系	509
トータルペイン	504
トポイソメラーゼⅠ	182
トポイソメラーゼⅡ	182

ドラッグデリバリーシステム	268
トルエン	22

な

内視鏡	120
内蔵痛	510
ナイトロジェンマスタード	154

に

二次発がん物質	48
二次予防	70
ニッケル	24
ニトロソ化合物	30
乳がん	377
乳房	377
尿管がん	400

ぬ

ヌクレオチド除去修復	56

ね

ネダプラチン＋ドセタキセル療法	340
眠気	533
捻髪音	494

の

脳腫瘍	322
農薬	27

は

肺	331
バイオマーカー	116
肺がん	331
発がん性リスクアセスメント	76
白血球減少	455
白血病	414
発熱性好中球減少症	458

ひ

鼻腔がん	318
非小細胞がん	337
微小転移	87
非上皮性腫瘍	2
ヒストン修飾	65
ヒ素	24
非相同末端結合	58
ヒトT細胞白血病ウイルスⅠ型	37
ヒト絨毛性ゴナドトロピン	114

551

索 引

ヒトパピローマウイルス	34	
ヒトヘルペスウイルス	36	
ヒト免疫不全ウイルス	37	
泌尿器	399	
——がん	400	
皮膚障害	476	
非ホジキンリンパ腫	430	
ピロリ菌	34	
貧血	457	

ふ

5-フルオロウラシル・ロイコボリン併用療法	281
腹腔鏡手術	137
副鼻腔がん	318
ブタジエン	26
フリーラジカル	169
プレシジョン・メディシン	241
プログレッション	46
プロモーション	46
プロモーター	46

へ

併用療法	278
ペプチドワクチン	265
ベリリウム	24
変異原性試験	79
ベンゼン	22
ベンゾ [a] ピレン	20
便秘	467, 534
ペンタクロロフェノール	28

ほ

膀胱	399
——がん	400, 409

芳香族アミノ化合物	20
放射性医薬品	123
放射線	139
——療法	139, 320, 389
ホジキンリンパ腫	427
補体依存性細胞傷害	205, 250
ポリ塩化ビフェニル	29
ホルムアルデヒド	26

ま

マイクロ RNA	124
マイクロカプセル型徐放製剤	271
マイコトキシン	29
マスタードガス	27, 154
マトリックスメタロプロテアーゼ	85
慢性骨髄性白血病	423
マンモグラフィ	378

み

ミスマッチ修復	56
脈管内侵入	86

め

メトトレキサート・ロイコボリン救援療法	293
メラノーマ	443
免疫関連有害事象	449
免疫チェックポイント分子	254
免疫療法	247, 254

も

網膜芽細胞腫遺伝子	63
木材粉塵	44
モジュレーター	281

や

薬剤耐性	100
薬剤排出ポンプ	309
薬物相互作用	287
薬物代謝酵素	305
薬物動態	300
薬物トランスポーター	305
薬物療法	142

ゆ

有害事象	452
有機塩素系溶剤	23
有機フッ素化合物	31
有機溶剤	22

よ

養子免疫療法	258
予防的手術	138

ら

卵巣	394
——がん	394

り

リキッドバイオプシー	124
リポソーム	273

れ

レジメン	295

わ

ワールブルグ効果	95

薬剤索引

外国語

A
ALK 阻害薬　　　　　　　222

B
BCL-2 阻害薬　　　　　　235
BRAF 阻害薬　　　　　　226
BTK 阻害薬　　　　　　　219

C
CDK 阻害薬　　　　　　　228
CYP17 阻害薬　　　　　　195

E
EGFR 阻害薬　　　　　　220
EZH 阻害薬　　　　　　　234

F
FGFR 阻害薬　　　　　　225
FLT3 阻害薬　　　　　　　223

G
G-CSF 製剤　　　　　　　452

H
5-HT$_3$ 受容体拮抗薬　　　470
HDAC 阻害薬　　　　　　234
HER2 阻害薬　　　　　　220
HSP90 阻害薬　　　　　　236

K
KRAS 阻害薬　　　　　　236

L
L-アスパラギナーゼ　　　420

M
MEK 阻害薬　　　　223, 226
mTOR 阻害薬　　　　　　226

N
NK1 受容体拮抗薬　　　　470
NSAIDs　　　　492, 518, 527

P
PARP 阻害薬　　　　　　235

R
RET 阻害薬　　　　　　　225

S
S-1　165, 284, 288, 291, 374, 382

T
TAS-102　　　　　　　　285
TRK 阻害薬　　　　　　　225

U
UTF　　　　　　　　　　164

日本語

あ
アカラブルチニブ　　　　219
アキシチニブ　　　　230, 404
アクチノマイシン D　　　167
アクラルビシン　　　　　170
アセトアミノフェン　519, 526
アダパレン　　　　　　　478
アテゾリズマブ
　　　　　212, 252, 256, 363
アナストロゾール　　　　199
アナモレリン　　　　449, 547
アパルタミド　　　　　　195
アビラテロン　　　　　　195
アファチニブ　　　　　　221
アフリベルセプト ベータ　206
アプレピタント　　　305, 472
アベマシクリブ　　　　　227
アベルマブ　　　　　252, 256
アムルビシン　　　　170, 336
アルキル化薬　　　　150, 154
アルプラゾラム　　　　　471
アレクチニブ　　　　　　223
アレムツズマブ　　　206, 211
アロマターゼ阻害薬　　　199
アントラサイクリン系抗生物質
　　　　　　　　　　　　168

い
イキサゾミブクエン酸エステル
　　　　　　　　　　　　232
イサツキシマブ　　　212, 252
イダルビシン　　　170, 418, 420
イノツズマブ オゾガマイシン
　　　　　　　212, 253, 270
イピリムマブ
　　　　　212, 252, 256, 445
イブリツモマブ チウキセタン
　　　　　　　211, 252, 270
イブルチニブ　　　　　　219
イホスファミド　　　　　154
イマチニブ　　　　　304, 425
イリノテカン
　　183, 273, 289, 300, 336, 375

え
エキセメスタン　　　　　199
エストラムスチン　　　　193
エストロゲン薬　　　　　193
エトポシド　　　　　　　183
エヌトレクチニブ　　　　225
エピルビシン　　　　　　170
エプコリタマブ　　　212, 253
エベロリムス　　　　　　226
エルロチニブ　　　　　　220
エロツズマブ　　　　211, 252
エンコラフェニブ　　　　227
エンザルタミド　　　　　195
エンホルツマブ ベドチン
　　　　　　　213, 253, 270

お
オキサリプラチン　186, 356, 375
オキシコドン　　　　　　515
オクトレオチド　　　　　474
オシメルチニブ　　　221, 338
オシロドロスタット　　　449
オピオイド　492, 528, 532, 537
　──鎮痛薬　　　　　　512
オビヌツズマブ　　　211, 252
オファツムマブ　　　211, 252
オラパリブ　　　　　　　235
オランザピン　　　　470, 473

索 引

か
カプマチニブ	225
カペシタビン	164
カボザンチニブ	231
カルシトニン	449
カルフィルゾミブ	231
カルボプラチン	186, 397
カルムスチン	156

き
キザルチニブ	224
ギメラシル	284
ギルテリチニブ	224

く
グリセリン浣腸	474
クリゾチニブ	223, 339
グルカルピダーゼ	498
クロルマジノン	193

け
血小板製剤	461
ゲフィチニブ	220
ゲムシタビン	369
ゲムツズマブ オゾガマイシン	212, 252, 270

こ
抗アンドロゲン薬	193
抗エストロゲン薬	197
抗がん性抗生物質	152, 167
抗体薬	204
牛車腎気丸	492
ゴセレリン	191, 197
コデイン	514
コルチコステロイド	449
コルチコステロン	547

さ
サリドマイド関連薬	153
酸化マグネシウム	474

し
シクロホスファミド	383, 420, 433
シスプラチン	186, 304, 320, 336, 349, 352, 369, 389, 390, 393, 411, 441
シタラビン	165, 273, 418, 420
シトシンアラビノシド系	165
ジヌツキシマブ	207, 212, 252

受容体型チロシンキナーゼ標的低
分子薬　　　220

す
スニチニブ	230, 304
スルホン酸エステル類	158

せ
性腺刺激ホルモン放出ホルモン受容体関連薬	191, 197
セツキシマブ	210, 252
―― サロタロカンナトリウム	213, 252, 270
赤血球製剤	461
セミプリマブ	212, 252, 256
セリチニブ	223
セリン／スレオニン標的低分子薬	226
セルペルカチニブ	225
セルメチニブ	228
センノシド	474

そ
ソトラシブ	236
ソブゾキサン	183
ソマトスタチンアナログ	449
ソラフェニブ	230

た
代謝拮抗薬	150, 162
ダウノルビシン	170, 273, 418, 420
ダカルバジン	160, 428
タキサン系	180
ダコミチニブ	221
ダサチニブ	425
タゼメトスタット	67, 234
ダブラフェニブ	227
タペンタドール	516
タモキシフェン	198
タラゾパリブ	235
ダラツムマブ	212, 252, 437
ダロルタミド	195

ち
鎮痛補助薬	519

つ
ツシジノスタット	234

て
低分子薬	216
テガフール	283
―― ・ウラシル	164, 283
―― ・ギメラシル・オテラシルカリウム配合剤	165, 284, 288, 291, 374, 382
デガレリクス	192
デキサメタゾン	305, 437, 470
デクスラゾキサン	482
テトラサイクリン系抗菌薬	478
デノスマブ	208
テポチニブ	224
テムシロリムス	226
テモゾロミド	160
デュルバルマブ	212, 252, 256
デュロキセチン	492
天然物由来抗がん薬	152, 178

と
ドキシフルリジン	164
ドキソルビシン	170, 273, 383, 393, 411, 428, 433, 441
ドセタキセル	180, 320, 406
トポイソメラーゼ阻害薬	182
トラスツズマブ	209, 252
―― エムタンシン	213, 253, 270
―― デルクステカン	213, 253, 270
トラマドール	516
トラメチニブ	228
トリアゼン類	160
トリフルリジン・チピラシル配合錠	285
トレミフェン	198
トレメリムマブ	212, 252, 256
ドンペリドン	473

に
ニトロソ尿素類	156
ニボルマブ	212, 252, 256, 320, 350, 445
ニムスチン	156, 327
尿素含有製剤	478
ニラパリブ	235
ニロチニブ	425
ニンテダニブ	230

554

薬剤索引

ね

ネシツムマブ	210, 252
ネダプラチン	186
ネララビン	421

は

白色ワセリン	478
パクリタキセル	
	180, 288, 304, 390, 397
パゾパニブ	230
白金（プラチナ）製剤	
	150, 186, 302
パニツムマブ	210, 252
パノビノスタット	234
パルボシクリブ	229
バレメトスタット	234
パロノセトロン	472
半夏瀉心湯	474
バンデタニブ	231
パンテチン	474
パンテノール	474

ひ

非オピオイド系鎮痛薬	518
ビカルタミド	194
ピコスルファート	474
非受容体型チロシンキナーゼ標的	
低分子薬	216
微小管阻害薬	178
ビスホスホネート	449
ビタミン B_{12}	492
ヒドロモルフォン	515
ビニメチニブ	228
ビノレルビン	338
ピミテスピブ	236
ピラルビシン	170
ピリミジン系代謝拮抗薬	163
ビンカアルカロイド系	178
ビンクリスチン	273, 327, 420
ビンブラスチン	411, 428

ふ

5-フルオロウラシル	
	163, 281, 349, 356, 375
フェンタニル	516
副腎皮質ステロイド外用剤	478
ブスルファン	158
フチバチニブ	225

フッ化ピリミジン系抗がん薬	
	287, 300
ブプレノルフィン	518
プラチナ製剤	150, 186, 302
ブリナツモマブ	212, 253
フルタミド	194
フルベストラント	198
ブレオマイシン	173, 289
プレガバリン	492
プレドニゾロン	407, 420, 433, 495
ブレンツキシマブ ベドチン	
	213, 252, 270, 428
プロカルバジン	327
プロテアソーム阻害薬	231
分子標的薬	201

へ

ベネクレクスタ	235
ベバシズマブ	
	208, 252, 363, 390, 397
ヘパリン類似物質含有製剤	478
ペミガチニブ	225
ペムブロリズマブ	
	212, 252, 256, 350, 404, 428
ペムブロリズム	320
ベムラフェニブ	227
ペルツズマブ	209, 252
ペンタゾシン	517

ほ

ホスアプレピタント	472
ボスチニブ	425
ホスネツピタント	472
ポナチニブ	425
ポラツズマブ ベドチン	
	213, 253, 270, 433
ポラプレジンク・アルギン酸ナト	
リウム懸濁液	473
ボリノスタット	67, 234
ボルテゾミブ	231
ホルモン剤	152, 191

ま

マイトマイシン C	172
膜受容体標的抗体薬	209
膜上分化抗原標的抗体薬	211
マグネシウム	498
麻薬拮抗性鎮痛薬	517
マルチキナーゼ標的低分子薬	229

み

ミトキサントロン	170
ミファムルチド	273
ミリプラチン	186
ミロガバリン	492

め

メサドン	517
メトクロプラミド	471, 473
メトトレキサート	162, 304, 441
メルカプトプリン	287
メルファランベンダムスチン	154
免疫チェックポイント阻害薬	254

も

モガムリズマブ	210, 252
モザバプタン	449
モルヒネ	515

よ

葉酸代謝拮抗薬	162, 288, 303

ら

ラニムスチン	156
ラパチニブ	222
ラパマイシン	226
ラムシルマブ	210, 252
ラロトレクチニブ	225

り

リガンド標的抗体薬	208
リツキシマブ	211, 252, 433
リポソーム化抗がん薬	274
リュープロレリン	191, 197

れ

レゴラフェニブ	231
レトロゾール	199
レナリドミド	437
レボホリナート	356, 375
レンバチニブ	231

ろ

ロペラミド	474
ロミデプシン	67, 234
ロラゼパム	471
ロルラチニブ	223

555

■ 編者略歴 ■

川西　正祐　博士（薬学）

京都大学薬学部製薬化学科卒業後，同大学大学院薬学研究科博士課程を修了．京都大学医学部
公衆衛生学講座講師，三重大学医学部環境分子医学（衛生学）講座教授，鈴鹿医療科学大学薬
学部長を歴任．現在，三重大学名誉教授および鈴鹿医療科学大学客員教授

賀川　義之　博士（医学）

静岡薬科大学薬学部製薬学科卒業後，同大学大学院薬学研究科博士前期課程を修了．三重大学
医学部附属病院薬剤部を経て，静岡県立大学薬学部臨床薬剤学分野教授，薬学研究院臨床薬剤
学講座教授を務める．現在，静岡県公立大学法人理事・副学長

大井　一弥　博士（薬学）

城西大学薬学部薬学科卒業後，三重大学医学部研究助手や社会保険羽津病院薬剤部を経て，城
西大学薬学部助教授を務める．その後，鈴鹿医療科学大学薬学部臨床薬理学研究室教授，大学
院薬学研究科教授を併任．現在，鈴鹿医療科学大学薬学部長．日本老年薬学会副代表理事，日
本老年学会理事，日本医療薬学会理事なども務める

みてわかる薬学
図解 腫瘍薬学

2020年 8 月 1 日　1版1刷　　　　　　　Ⓒ2025
2025年 3 月 1 日　2版1刷

編　者
　　　かわにししょうすけ　　か がわよしゆき　　おお い かず や
　　　川西正祐　　賀川義之　　大井一弥

発行者
　　　株式会社 南山堂　代表者 鈴木幹太
　　　〒113-0034　東京都文京区湯島 4-1-11
　　　TEL 代表 03-5689-7850　　www.nanzando.com

ISBN 978-4-525-72162-6

JCOPY　〈出版者著作権管理機構 委託出版物〉

複製を行う場合はそのつど事前に(一社)出版者著作権管理機構(電話03-5244-5088,
FAX 03-5244-5089, e-mail: info@jcopy.or.jp)の許諾を得るようお願いいたします.

本書の内容を無断で複製することは，著作権法上での例外を除き禁じられています．
また，代行業者等の第三者に依頼してスキャニング，デジタルデータ化を行うことは
認められておりません．